JN225634

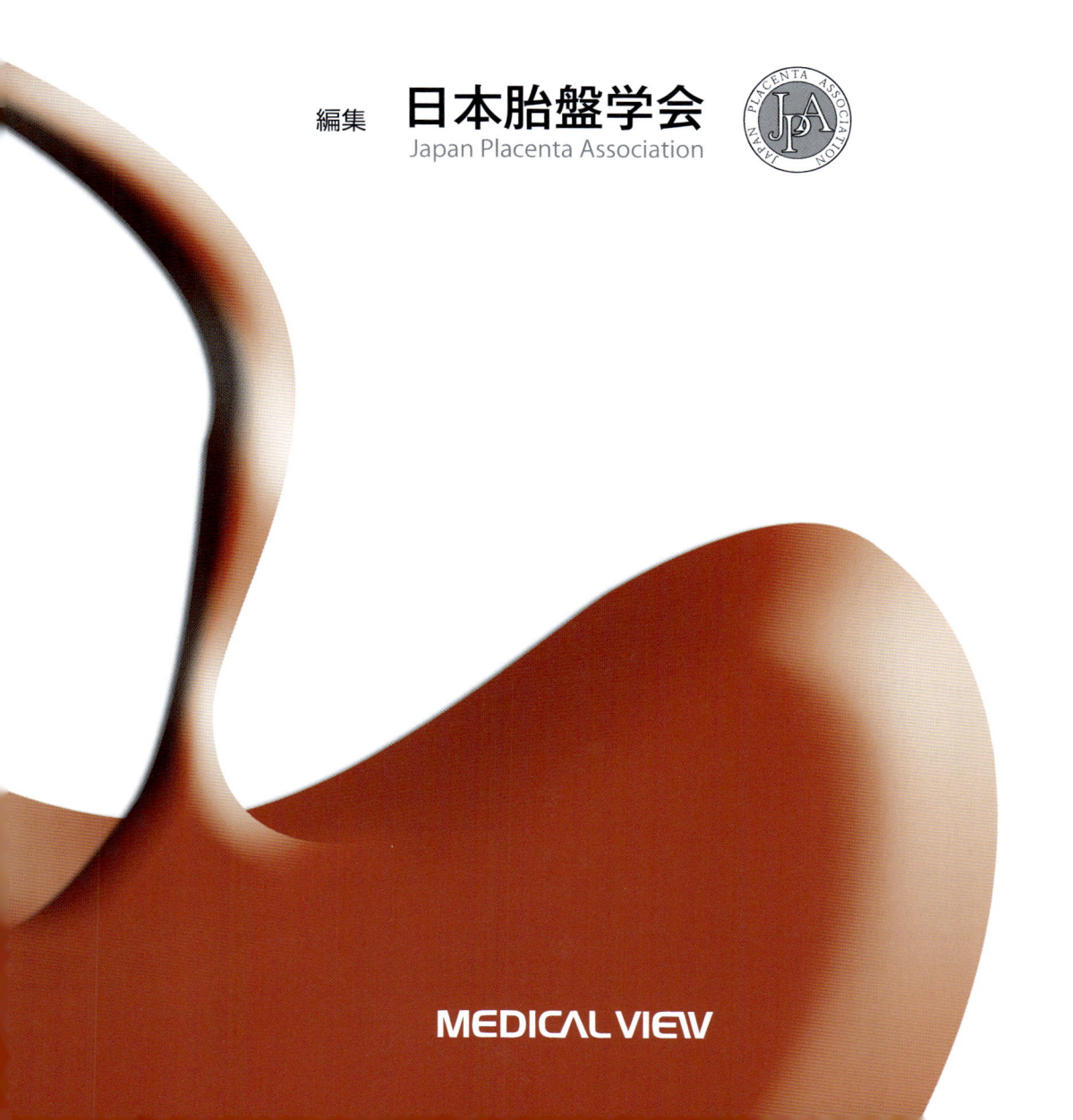

基礎と臨床の両側面からみた

胎盤学

編集　**日本胎盤学会**
Japan Placenta Association

MEDICAL VIEW

Basic and Clinical Placentology
(ISBN978-4-7583-1762-7 C3047)

Editor : Japan Placenta Association

2019. 12. 1 1st ed

©MEDICAL VIEW, 2019
Printed and Bound in Japan

Medical View Co., Ltd.
2-30 Ichigayahommuracho, Shinjuku-ku, Tokyo, 162-0845, Japan
E-mail   ed@medicalview.co.jp

刊行に寄せて

　この度，胎盤学の基礎と臨床，さらに最近のトピックを網羅した新しい刊行本『基礎と臨床の両側面からみた胎盤学』が，日本胎盤学会編集のもと発刊するに至った。これまでにも胎盤に関する本はそれほど多くはないが，形態学や病理学に関する優れた書籍がいくつか刊行されている。しかし，新書は永らく発刊されておらず，学問の進歩とともに新しい知識を加えた学術書を求める声も少なからず耳にしていた。そのような折，メジカルビュー社から胎盤に関する新しい学術書の作成依頼のお話を戴いた。

　胎盤は，母体と胎児の間に存在して多くの役割を果たしている重要な臓器であるが，その役割についてはいまだ未知の部分が多く残されている神秘的な臓器でもある。その謎を解明するには，従来の知識に加え最新の知識を集約することが重要であり，産婦人科医だけではなく多くの基礎研究者との連携も大切であると考える。

　今回新たに刊行される本書は，すでに確立された形態学や最新の臨床における診断・治療から，胎盤に関する新しいトピックまで幅広い分野での蘊蓄が詰め込まれた今までにない新しいタイプの学術書である。本書は，産科に携わる多くの若手医師やこれから胎盤に興味をもち研究を始める研究者，そしてこれまで胎盤を研究してきた研究者にとっても間違いなく必需の一冊となるであろう。このような学術書を日本胎盤学会において編集発刊することができたことは，我々胎盤学に携わる者にとってこの上ない喜びである。

　今回の学術書作成にあたり，本学会の齋藤 滋 学術担当常務理事には内容・テーマの構成および執筆者の選考などに多大なるご尽力を戴いた。この場を借りて深甚なる敬意と感謝を申し上げる。また，ご執筆された先生がたには，お忙しいなかで短期間に原稿を仕上げていただき心より感謝申し上げる。最後に，本書の編集にあたり多大のご迷惑をおかけした，メジカルビュー社編集部の浅見直博氏ならびに工藤亮子氏に厚く御礼申し上げたい。

令和 元年 11月 吉日

日本胎盤学会 理事長　　井坂惠一

序　文

　胎盤は母と子をつなぐ重要な臓器であるにもかかわらず，これまで基礎と臨床の両側面から解説する専門書は皆無でした。2018年の日本胎盤学会理事会で，学会として胎盤学の編集を行いたいということが井坂惠一理事長より提案され，私，齋藤　滋が編集を担当することになりました。私が胎盤のことを研究した際には，国内の胎盤に関する専門書がなく，海外の専門書も専門的すぎて初心者には理解しづらかった経験があります。また，図や写真が少なく文章のみで，初心者には理解しにくかった苦い経験がありました。一流の基礎研究者，臨床医においても，最新の基礎的な胎盤学，臨床胎盤学を学びたいと切望しています。そのため，まずは項目と担当執筆者一覧表を作成し，日本胎盤学会理事の先生方の支援を得て「基礎と臨床の両側面からみた胎盤学」を発行することになりました。

　本書では，①基礎と臨床の両側面から胎盤のことを理解する，②なるべく写真や図を多くして理解しやすくする，③日本のトップ研究者に執筆を依頼する，④日本胎盤学会が編集することにより学術的な質を担保する，⑤できるだけ購入しやすい価格設定とし多くの研究者，臨床医に本書を利用してもらう，ことにいたしました。今回，62名の先生方に執筆をお願いし，58編に及ぶ胎盤のすべての領域につき解説していただきました。

　私もすべての原稿に目を通しましたが，最新の知識を学ぶことができ，本書の有用性を確信しました。

　ぜひとも本書を利用していただき，最新の研究成果を日本胎盤学会もしくはIFPA（国際胎盤学会）で発表していただきたいと存じます。皆様の「胎盤」に関する関心が高まり，胎盤学が益々発展することを願っております。

　最後になりますが，本書の作成にあたりご尽力いただいたメジカルビュー社の浅見直博氏，工藤亮子氏に感謝いたします。

2019年11月 吉日

日本胎盤学会常務理事 学術担当
富山大学長　　齋藤　滋

Contents
基礎と臨床の両側面からみた胎盤学

Ⅲ章　胎盤をより詳しく知るために（ホットトピックス）

執筆者一覧

■ 編集
　日本胎盤学会

■ 執筆者 ［掲載順］

相馬　廣明	埼玉医科大学 客員教授／東京医科大学 名誉教授
伊尾　紳吾	京都大学大学院医学研究科器官外科学講座婦人科学産科学教室／京都大学iPS細胞研究所未来生命科学開拓部門
山田　重人	京都大学大学院医学研究科人間健康科学系専攻運動機能解析学分野 教授／京都大学大学院医学研究科附属先天異常標本解析センター 教授
瀧澤　俊広	日本医科大学大学院分子解剖学 教授
有澤　正義	東京都立大塚病院検査科 医長
伊東　宏晃	浜松医科大学産婦人科学講座 教授
谷口千津子	浜松医科大学産婦人科学講座／女性医師支援センター 特任講師
藤田　富雄	ふじたクリニック 院長
長谷川潤一	聖マリアンナ医科大学産婦人科学 准教授
堀越　義正	浜松医科大学産婦人科学講座
渡辺　　愛	公益社団法人 東京都助産師会助産所部会／つむぎ助産所 所長
成瀬　勝彦	奈良県立医科大学産婦人科学教室 講師
磯村　直美	浜松医科大学産婦人科学講座／周産母子センター 診療助教
松本　雅子	浜松医科大学産婦人科学講座
藤田　太輔	大阪医科大学産婦人科学教室 講師
中山　雅弘	サカイ生化学研究所 顧問
南口早智子	京都大学医学部附属病院病理診断科 准教授
登美　斉俊	慶應義塾大学薬学部薬剤学講座 教授
吉江　幹浩	東京薬科大学薬学部薬理学教室 講師
齋藤　　滋	富山大学 学長
炭竈　誠二	名古屋大学医学部産婦人科／国際医学教育学 特任講師
岩動ちず子	岩手医科大学医学部産婦人科学講座 助教
谷村　憲司	神戸大学医学部附属病院総合周産期母子医療センター 准教授
山田　秀人	神戸大学大学院医学研究科外科系講座産科婦人科学分野 教授
小谷　友美	名古屋大学医学部附属病院総合周産期母子医療センター 准教授
西島　浩二	新潟大学医歯学総合病院総合周産期母子医療センター 准教授
大口　昭英	自治医科大学産科婦人科学講座 教授
最上　晴太	京都大学医学部附属病院産科婦人科 助教
米田　　哲	富山大学医学薬学研究部産科婦人科学教室 講師

米田　徳子	富山大学医学薬学研究部産科婦人科学教室 助教
宮内　睦美	広島大学大学院医系科学研究科口腔顎顔面病理病態学 教授
占部　　智	広島大学病院周産母子センター 助教
工藤　美樹	広島大学大学院医系科学研究科産婦人科学 教授
岡本　愛光	東京慈恵会医科大学産婦人科学講座 教授
石井　桂介	大阪母子医療センター産科 主任部長
金山　尚裕	浜松医科大学附属病院 病院長／浜松医科大学産婦人科学講座
増山　　寿	岡山大学大学院医歯薬学総合研究科産科・婦人科学教室 教授
関沢　明彦	昭和大学医学部産婦人科学講座 教授
三浦　清徳	長崎大学大学院医歯薬学総合研究科産科婦人科学 教授
山本　英子	名古屋大学大学院医学系研究科医療行政学 准教授
大場　　隆	熊本大学大学院生命科学研究部産科婦人科学講座 准教授
福永　眞治	新百合ヶ丘総合病院病理診断科 部長
碓井　宏和	千葉大学大学院医学研究院生殖医学 講師
岡江　寛明	東北大学大学院医学系研究科情報遺伝学分野 准教授
有馬　隆博	東北大学大学院医学系研究科情報遺伝学分野 教授
杉本　　潤	広島大学大学院医系科学研究科産婦人科学 助教
本村健一郎	国立成育医療研究センター免疫アレルギー・感染研究部
副島　英伸	佐賀大学医学部分子生命科学講座分子遺伝学・エピジェネティクス分野 教授
生水真紀夫	千葉大学大学院医学研究院生殖医学 教授
中島　彰俊	富山大学医学薬学研究部産科婦人科学教室 講師
谷口　公介	国立成育医療研究センター周産期病態研究部
秦　健一郎	国立成育医療研究センター周産期病態研究部 部長
東阪　和馬	大阪大学大学院医学系研究科法医学教室 特任講師（常勤）／ 大阪大学大学院薬学研究科毒性学分野
吉岡　靖雄	大阪大学大学院薬学研究科創薬ナノデザイン学分野／ 大阪大学微生物病研究所ワクチン創成プロジェクト 特任准教授（常勤）
堤　　康央	大阪大学大学院薬学研究科毒性学分野 教授／大阪大学国際医工情報センター
山口　宗影	熊本大学大学院生命科学研究部産科婦人科学講座 講師
片渕　秀隆	熊本大学大学院生命科学研究部産科婦人科学講座 教授
根岸　靖幸	日本医科大学大学院微生物学免疫学教室 講師
板倉　敦夫	順天堂大学大学院医学研究科産婦人科学講座 教授
白砂　孔明	東京農業大学農学部動物科学科動物生殖学研究室 准教授
武藤　真長	カンザス大学メディカルセンター
伊川　正人	大阪大学微生物病研究所遺伝子機能解析分野 教授
新美　　薫	名古屋大学医学部附属病院産科婦人科 講師
井箟　一彦	和歌山県立医科大学産科婦人科学教室 教授

I 章

胎盤を知る
ための
基礎知識

1 胎盤とは

埼玉医科大学　**相馬　廣明**

　哺乳動物胎盤型式は，大別して妊娠期間のきわめて短い卵黄嚢胎盤に始まって，汎毛性胎盤，叢毛性胎盤，帯状胎盤，円盤状胎盤に分けられる。この型式にはそれぞれの子宮形態や妊卵の着床様式がかかわるだけでなく，各動物の生活環境の際，たとえば大型か小型か，水中か陸上か，樹上か草原かなどの分娩様式の違いも，長い歴史を経ての児発育のための適応性として醸成されてきたのかもしれない。ここではそのうち，ほんの一部の胎盤形態についてしか述べられないが，そのような観点から，各動物の胎盤様式を観察することは，他動物での生育期間を知るうえに役立つだけでなく，ヒト胎盤機能の重要性を再認識することになろう。

■ 胎盤とは

　ヒトを含めて有胎盤類といわれる哺乳動物は，受精して妊卵ができ，それが子宮内膜に着床して妊娠が成立するためには，胞胚とよばれる卵割の終わった妊卵の壁から栄養膜細胞trophoblast層が突出し，その細胞が子宮内膜に尖兵として侵入し，海綿状構造をなして広がり，絨毛となり，母体血が通ずる絨毛間腔を作り，その絨毛が母体血からの栄養を摂取するほか，ガス交換や種々の物質代謝を行う胎盤を形成する。胎盤は子宮内での胎児の発育成長のためには，不可欠で必要な器官である（**図1**）。

　ヒト胎盤は受精卵が着床してから約260日の寿命をもって発育し，胎児とともに娩出されるわけであるが，そのわずかな期間に急速に発育し，母体血や母体組織と直接接しながら，胎児のために呼吸代謝を行い，栄養物質を吸収し，排泄したり，さらにホルモンを産生したり，分娩に際しての止血にも働き，また母児間の免疫機能にも関与し，実に多面にわたる機能を胎児のために代行しているので，いわば胎児のための肺，肝，内分泌器官などの働きをしていることになる（**図2**）。

　このような短期間で，これほどの働きをする胎盤のような臓器は生体内ではほかにみられないが，普通の分娩では児が生れたのちに，胎盤は後産（あとざん，のちざん）として娩出される。昔はこれを胞衣（え

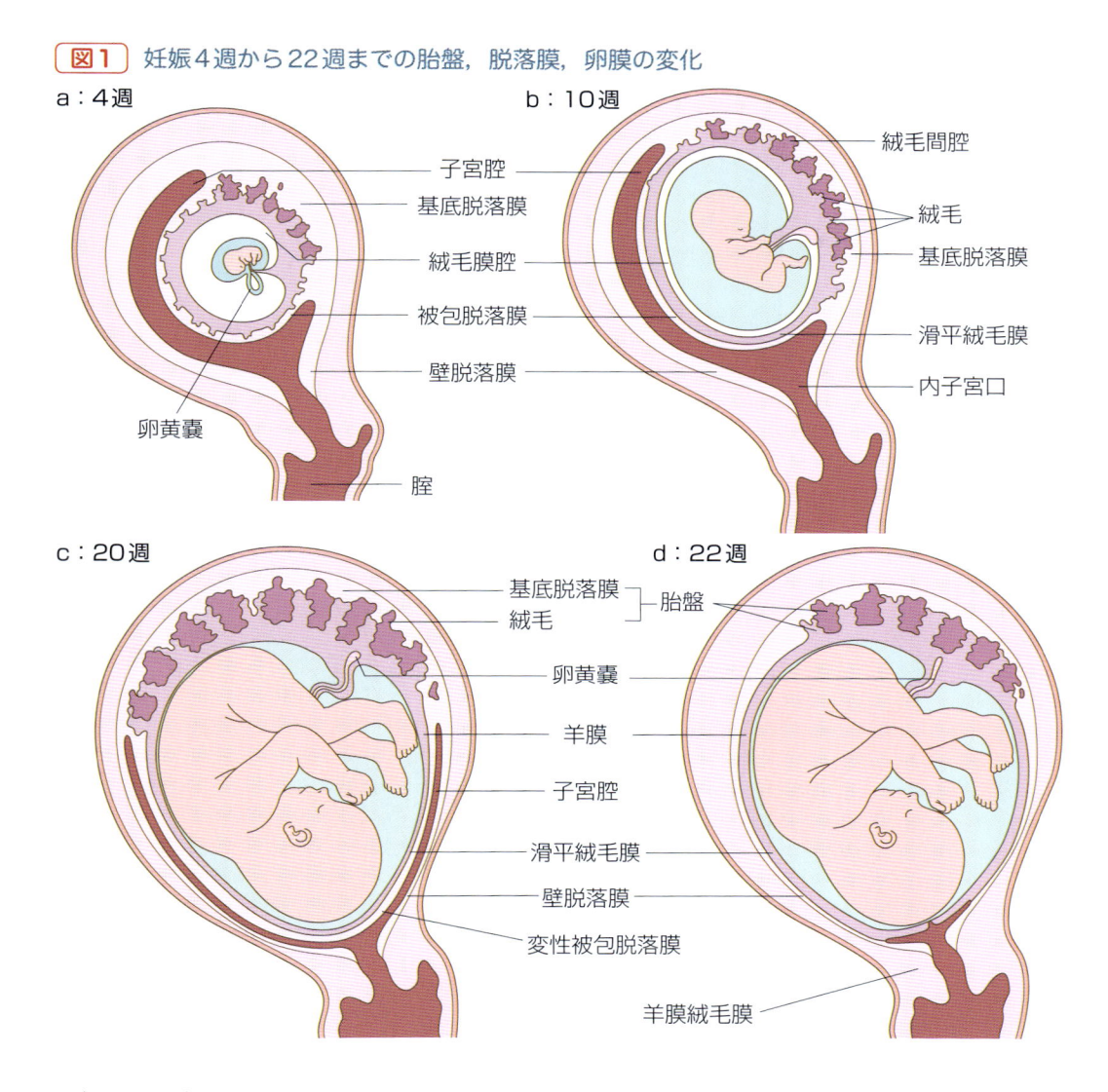

図1 妊娠4週から22週までの胎盤，脱落膜，卵膜の変化

a：4週

- 子宮腔
- 基底脱落膜
- 絨毛膜腔
- 被包脱落膜
- 壁脱落膜
- 卵黄嚢
- 腔

b：10週

- 絨毛間腔
- 絨毛
- 基底脱落膜
- 滑平絨毛膜
- 内子宮口

c：20週

d：22週

- 基底脱落膜 ┐
- 絨毛 ┘ 胎盤
- 卵黄嚢
- 羊膜
- 子宮腔
- 滑平絨毛膜
- 壁脱落膜
- 変性被包脱落膜
- 羊膜絨毛膜

な）とよんだ。

　胎盤は子宮内での胎児の生活状態を知るうえで，また，流死産や早産などを生じたり，双胎やその他の児異常などを合併したりしたときには，胎盤の観察は，その原因を知るための有力な手段となることが多い。

　しかし，胎盤の血液循環や胎盤の構造生理などについての研究は，ルネッサンス時代にさかのぼるものの，本当の研究は20世紀になって急に開花してきたといってよい。しかも胎盤はヒトだけでなく，実に約5,000種にもおよぶ有胎盤類は，妊娠のたびに胎盤を作り，母児間の大切な機能的なつながりの仕事がこれによってなされているが，それぞれ動物によって妊娠期間も異なり，これらの胎盤の形や構造も動物の種属によって異なり，子宮との付着状態も異なる。多くの動物

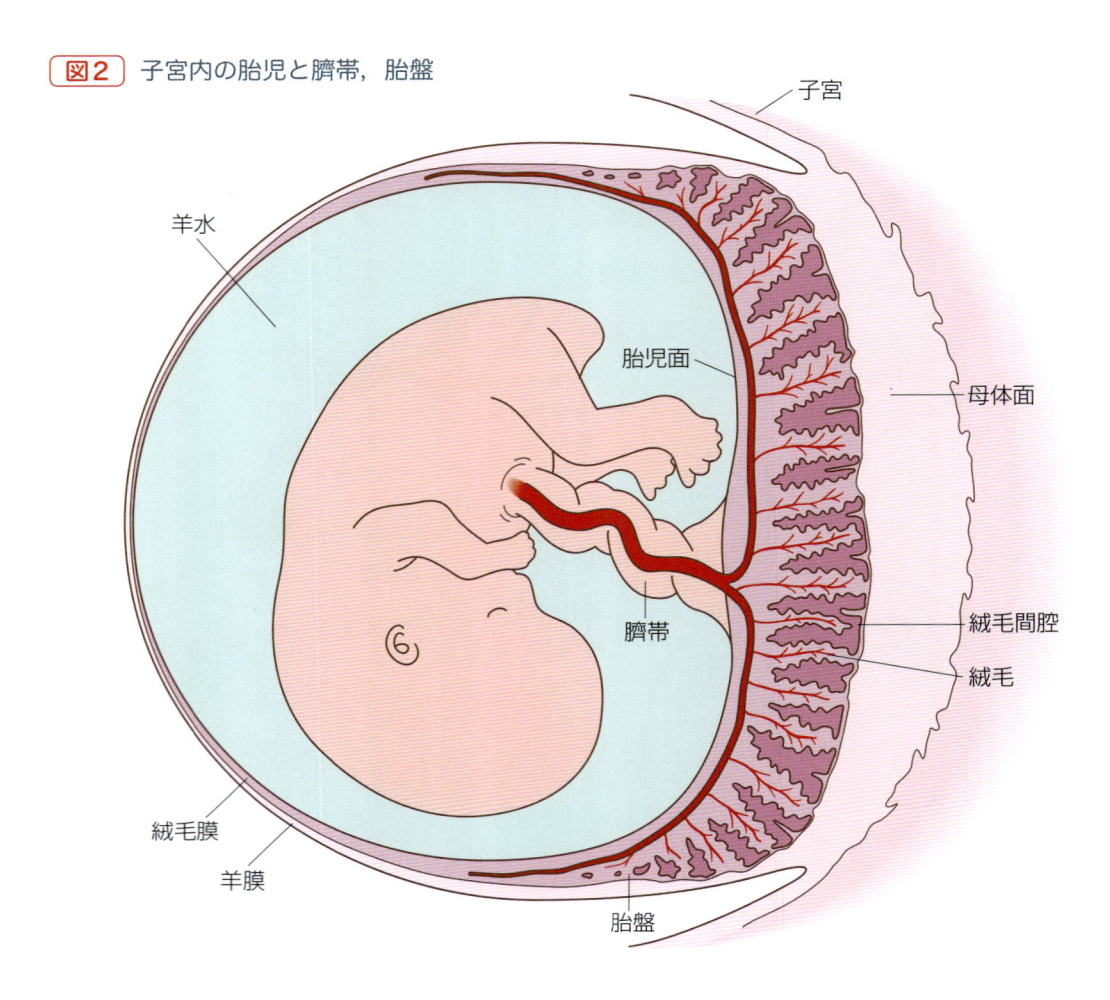

図2 子宮内の胎児と臍帯，胎盤

（図中のラベル）

子宮

羊水

胎児面

母体面

臍帯

絨毛間腔

絨毛

絨毛膜

羊膜

胎盤

は胎盤を産後間もなく食べてしまうので，その胎盤を収集し，これを観察することは必ずしも容易でない。

■ 哺乳動物胎盤の型式と分類

哺乳動物胎盤の基本型は，絨毛膜卵黄嚢胎盤と絨毛膜尿膜胎盤とに二大別できる。

絨毛膜卵黄嚢胎盤 choriovitelline or yolk sac placenta

これは哺乳動物のうちで最も原始型であり，カンガルーのような有袋類の胎盤にみられる。このような有袋類や単孔類の胞胚は，子宮内膜に深く着床しないで，子宮内膜のびらんにより作られた浅いくぼみの中に沈み，子宮との接合は胞胚の壁のしわによって増し，胞胚の吸収面を増すのに役立つ。従って胎仔は，子宮粘膜から分泌される子宮乳によって大部分栄養を受けるほか，ことに本胎盤では卵黄嚢が非常

図3 絨毛膜卵黄嚢胎盤模図

血管に富む卵黄嚢は膨大し，絨毛膜とともに子宮内膜に接して胎盤を作るが，胎仔と母体面の接合が弱く胎仔の栄養効率が良くないために妊娠期間はきわめて短縮されて12〜15日くらいである。

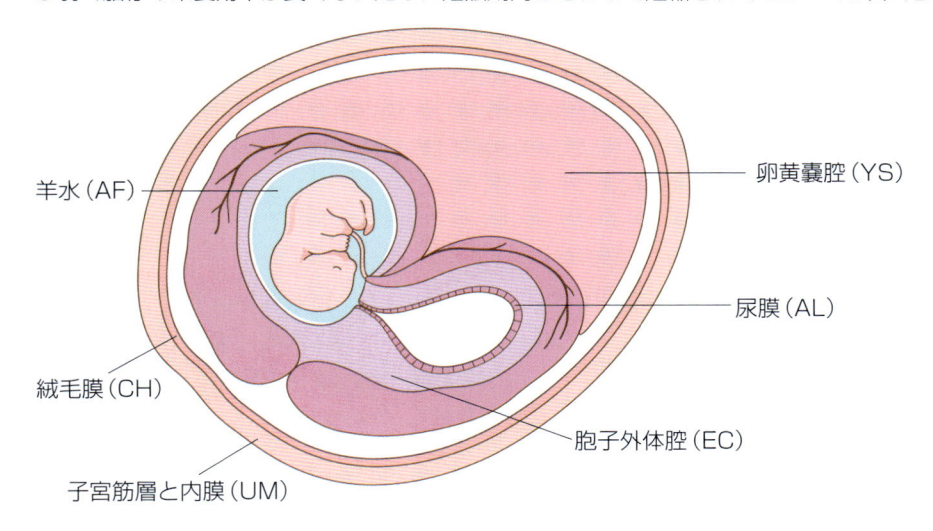

羊水（AF）

卵黄嚢腔（YS）

尿膜（AL）

絨毛膜（CH）

胞子外体腔（EC）

子宮筋層と内膜（UM）

に膨大し，しかも血管に富んでいるため，それを通じての拡散により栄養が補給される（**図3**）。

　しかし，胎仔と母体間の接合が弱く，胎仔の栄養の効率がよくないため，妊娠期間は極端に短縮されて12〜17日位と正常性周期より短く新生仔体重も新生仔マウスより小さくなり，母親との体重の割合は1：33,400となる。カンガルーの子宮構造は尿管がミュラー管の中央を走るため，ミュラー管の中央癒合が妨げられる。腟管は側方と中央に分かれ，精子は側腔を上昇し，分娩時には中央の腟管が利用される。マッチ棒状の仔が娩出されると自らの爪と前肢で這い上がり，母親の育児嚢の中に入り乳頭にかぶりつき，そして高蛋白低脂肪ミルクを吸い約235日を過ごす。

絨毛膜尿膜胎盤

　これは多くの哺乳動物にみられる胎盤の基本型である。尿膜が発達して大きな嚢となり，これが絨毛膜と接して子宮内膜に付着し，胎盤を作る。尿膜には血管が発達しており，尿膜と母体血との接着部分で尿膜を経て物質交換が行われる。しかも尿膜には絨毛がないので，そのしわが吸収面を増すのに役立つ。有袋類のバンディクート類（フクロアナグマ）の胎盤は，この型式を示すが，卵黄嚢も有している。尿膜の吸収効率がよくないので，この類の妊娠期間は短く（15日），その代わり哺乳期間が長い（50日）。これに対し真獣類胎盤にみられる絨毛膜尿膜胎盤は，もっと進化した状態であり，胎仔から子宮間への

物質拡散を迅速かつ容易にさせる働きがある。すなわち胞胚が子宮内膜に着床するにつれて，絨毛は急速に成長し，子宮内膜に侵入する。その際，子宮組織に局所分解が起こり，栄養産物が生じ，これが胞胚により吸収され，絨毛が完全に発育し，胎仔血管系が機能的に働くまで胎芽embryoのために栄養する。そのうえ着床側の子宮には，血管形成がなされ，血管化された絨毛が広い面をとり，母仔間の物質交換を迅速にさせる。このように絨毛膜尿膜胎盤構造の主体をなすものは，胎盤絨毛である。

汎毛性胎盤 diffuse epitheliochorial placenta

絨毛膜の外面はほとんど小絨毛やひだで覆われている。子宮内膜上皮と絨毛膜とがびまん性に密着しているが，剥離は容易である。組織学的には母体組織層（子宮内膜上皮，結合織，絨毛上皮）からなるが，絨毛上皮と子宮内膜上皮とは微絨毛microvilliを出して接している。これを，汎毛性上皮性絨毛膜性胎盤という（図4）。ウマ，サイ，ブタ，ラクダ，イルカ，クジラ，キツネザルなどの胎盤にみられるが，ガス交換や栄養摂取は，子宮血管壁から結合織や上皮を経て，胎仔血液に入る。脱落膜形成はみられない。

叢毛性胎盤 cotyledonary syndesmochorrial placenta

絨毛は均等に分布せず集合して円形の絨毛叢（子葉）を作る。剥離した子宮内膜面には肉壁caruncleが存在し，その絨毛叢と肉壁とが一緒になって胎盤葉が形成される（図5）。これが散在してみられるのが特徴であるが，主にヒツジ，カモシカ，キリンなどの反芻動物胎盤にみられる。しかし動物種によって胎盤葉の数が異なる。たとえば，ウ

図4 汎毛性上皮性絨毛膜性胎盤模図

子宮内膜上皮と絨毛膜とはびまん性に密着しているが，剥離は容易である。　絨毛上皮とは微絨毛を出して接している。

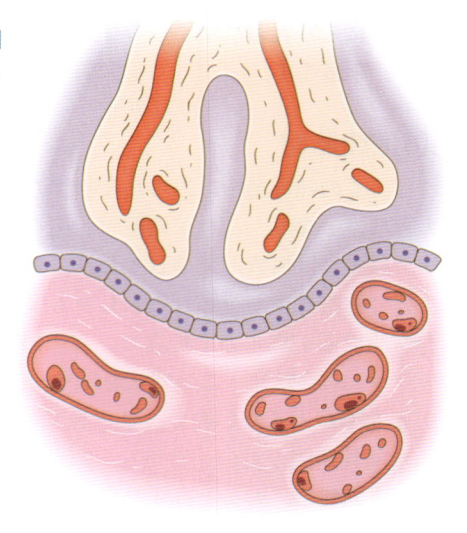

シは70 ～ 80個に，ヒツジは80 ～ 90個，キリンは100個以上と多い。
これに対し，シカではその数は4 ～ 6個と少ない。

帯状胎盤 zonary endotheliochorial placenta

　この胎盤は，絨毛や胎盤迷路層が絨毛膜嚢の赤道面を一周して帯状
を作る。食肉類に特有な胎盤である。イヌ，ネコのような完全帯状胎
盤を示すものと，アザラシ，クマやジャイアントパンダのような不完
全な帯状胎盤をもつものがある。その組織構造は内皮性絨毛膜性を示
す（**図6**）。母体の子宮上皮と結合織を欠き，絨毛上皮が母体側の毛細

図5 　叢毛性胎盤の胎盤葉模図

絨毛は均等に分布せず，集合して円形の絨毛叢を作る。剥離した子宮内膜面には肉壁が存在し，絨毛
叢と肉壁とで胎盤葉を作る。

a：ウシ

b：ヒツジ

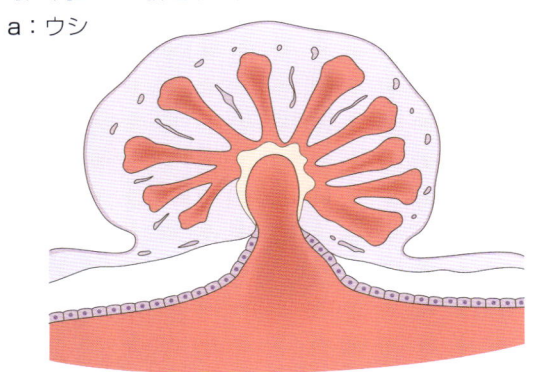
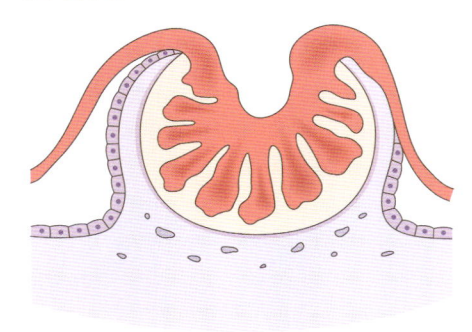

図6 　内皮性絨毛膜性胎盤模図

絨毛上皮が母胎側血管内皮と接している。

a：絨毛性

b：迷路性

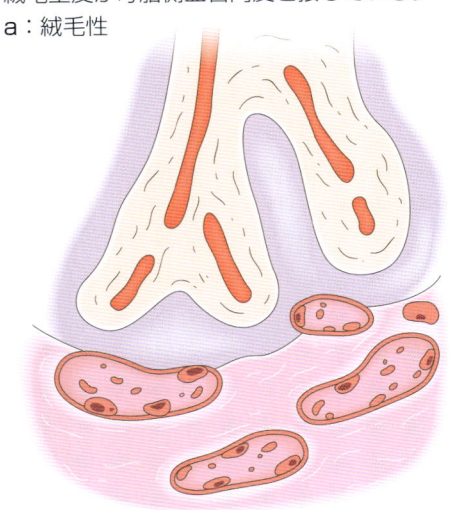
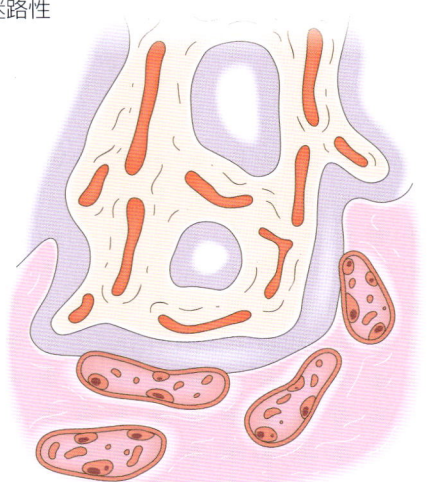

血管内皮と接し，子宮の血管内皮をも侵し，血腫をつくり，絨毛と母体とが接するようになる。

円盤状胎盤 discoid hemochorial placenta

ヒトをはじめサル類，齧歯類の胎盤にみられる。絨毛上皮が直接母体血と接し，迷路や絨毛間腔を作り，血腫性絨毛膜性胎盤を構成する。ヒトや類人猿胎盤は通常は1個からなるが，オナガザル科やオマキザル科の胎盤は2個の円形からなるものが多い（**図7**）。

図7 血腫性絨毛膜性胎盤構造図

絨毛上皮が直接母体血と接し，迷路や絨毛間腔を作り，血腫性絨毛膜性胎盤を構成する。

a：絨毛性　　　　　　　　　　　　　　b：迷路性

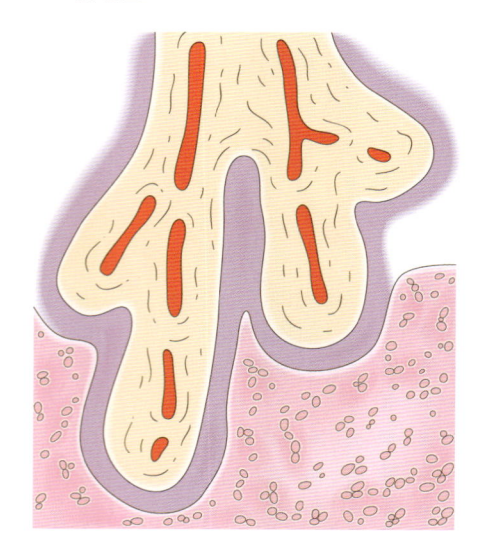 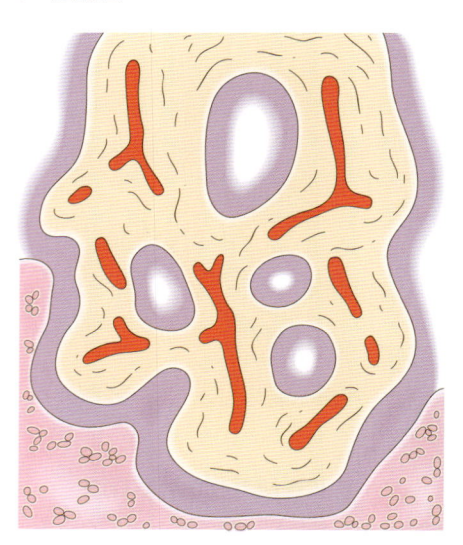

文献

1) 相馬廣明：胎盤－その進化の軌跡－．金原出版，1986．

2) 相馬廣明：胎盤の形態．高木繁夫，須川　佶，一条元彦，ほか編．胎盤－基礎と臨床－．p.2-11，南江堂，1991．

3) 相馬廣明：胎盤の比較解剖学．現代産婦人科学体系．p.123-59，中山書店，1978．

4) 相馬廣明：胎盤の構造と種差．産科と婦人科 2007；74（7）：765-72．

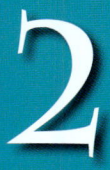

2 胎盤の発生

京都大学大学院医学研究科器官外科学講座婦人科学産科学教室／
京都大学iPS細胞研究所未来生命科学開拓部門　　　　　　伊尾　紳吾

京都大学大学院医学研究科人間健康科学系専攻／
京都大学大学院医学研究科附属先天異常標本解析センター　　山田　重人

　初期発生についての研究は盛んであるが，胎盤発生の研究は，ヒトでの実験が困難であることから，実験動物を用いることも多い。しかし，胎盤の形態や着床のパターンは，ヒトおよび霊長類とその他の動物種では大きく異なっていることから，実験動物のデータをそのまま用いることは難しい。本項では，ヒトのデータに着目し，これまでに貴重なヒト標本を用いて明らかとなっているヒト胎盤の形態発生について概説したうえで，現時点で明らかとなっている分子マーカーについてまとめた。

　形態発生については，カーネギー発生段階（CS）を用い，胚と母体との相互作用が始まるCS 4から三次絨毛の出現するCS 9までを特に詳細に解説した。

　分子マーカーについては，胎盤発生にかかわる細胞の種類ごとになるべく詳細に記載するようにした。今後，胎盤研究に適切な「ものさし」となる正常細胞の性質を反映した分子マーカーが定義され，それを用いた研究が発展することが期待される。

■ 胎盤を構成する細胞の種類

　胎盤では，栄養膜細胞trophoblastと称される細胞群が主な機能を担っていることが知られており，発生の初期に内細胞塊inner cell massと栄養外胚葉trophectoderm；TEに分化するのがその始まりである。この結果，胚盤胞腔blastocyst cavityを有する胚盤胞blastocystが形成される。着床後に胚盤胞表層の栄養外胚葉は増殖を始め，胎児側の細胞性栄養膜細胞cytotrophoblast；CTと母体側の合胞体栄養膜細胞syncytiotrophoblast；STの2種類の細胞が出現する（**図1**）。これらは絨毛を形成し，絨毛性栄養膜細胞villous trophoblastと総称される。一方，母体脱落膜と子宮螺旋動脈に浸潤する絨毛外栄養膜細胞extravillous trophoblast；EVTが出現する（図1）。以上に述べた

■ 栄養膜細胞 trophoblast
栄養外胚葉
trophectoderm,
細胞性栄養膜細胞
cytotrophoblast,
合胞体栄養膜細胞
syncytiotrophoblast,
絨毛外栄養膜細胞
extravillous trophoblast
の総称である。

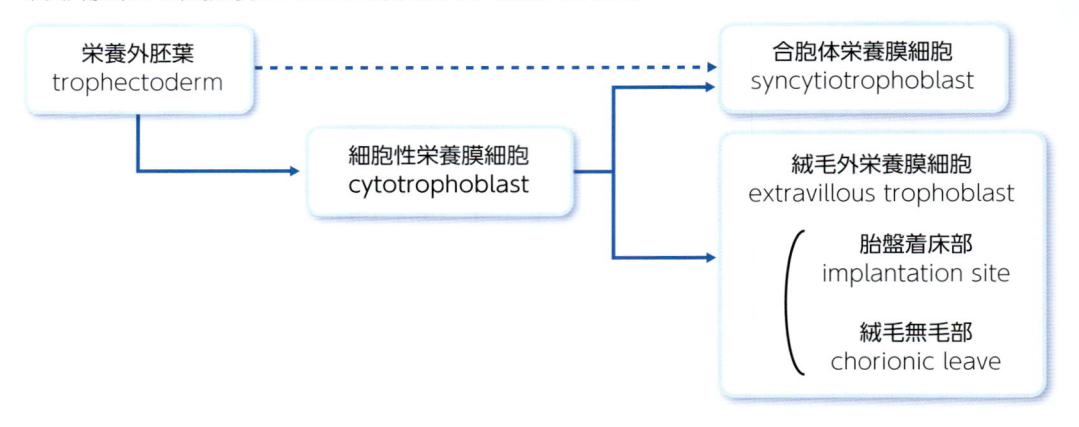

図1 栄養膜細胞 trophoblast の細胞系譜

栄養外胚葉は着床を経て，高い増殖能をもつ細胞性栄養膜細胞となる。細胞性栄養膜細胞は分化の最終段階である合胞体栄養膜細胞と絨毛外栄養膜細胞となる。一方で，初期に現れる合胞体栄養膜細胞は，栄養外胚葉から直接分化するという説もあり，破線で示した。

栄養外胚葉
trophectoderm

合胞体栄養膜細胞
syncytiotrophoblast

細胞性栄養膜細胞
cytotrophoblast

絨毛外栄養膜細胞
extravillous trophoblast

胎盤着床部
implantation site

絨毛無毛部
chorionic leave

CT，ST，EVT を，胎盤を構成する細胞として理解しておきたい。

■ カーネギー発生段階（CS）分類に基づく胎盤の形態発生

■ **カーネギー発生段階**
Carnegie stages
カーネギー発生段階は23段階で表現されたヒト胚の発生段階の指標であり，ヒトの発生については最も汎用されている発生段階表記である。受精卵を発生段階1，外形がほぼ整った胎齢8週の胚子を発生段階23とする。各発生段階は，胚の大きさや発生後の日数ではなく，形態の変化により定められており，このため各段階の時間軸は個体差が認められる。ヒト発生学では，胎齢（受精後）8週終わりまでの個体を胚子（胚芽），それ以後で出生までの個体を胎児とよんで区別する。

　ヒトの発生については，受精卵からの形態の変化を経時的に記載したカーネギー発生段階 Carnegie stages；CS を用いることが多い。23段階で記載されており，胎児および胎盤の所見について詳細な記載がある[1]。

　CS 1 は受精が起こり，受精卵ができる胎齢1をさす。CS 2（胎齢2〜3）で受精卵は18〜20時間ごとに卵割を繰り返し，桑実胚を形成する。割球同士が相互接着し，光学顕微鏡下で細胞境界が不明瞭となるコンパクション compaction が起こる。胚盤胞腔はまだみられない。CS 3（胎齢4〜6）になると外側に位置する割球が栄養外胚葉，内側に位置する割球が内細胞塊に分化し，胚盤胞腔を有する胚盤胞が形成される。胎齢5では hatching が起こり，胚の体積の増大が始まる。CS 4（胎齢6〜7）で胚盤胞が子宮内膜に固定され，胚と母体との間の相互作用が開始される（**図2**）。CS 5では着床が完了するが，栄養膜細胞の発生の程度により stage 5a・5b・5c とさらに細分化されている。Stage 5a（胎齢7〜8）では胚の本体では羊膜腔および二層性胚盤が出現する一方，栄養膜細胞は一塊で solid trophoblast とよばれる（図2）。Stage 5b（胎齢9〜10）になると栄養膜細胞は CT と ST に分化する（図2）。ST 内には多数の裂孔 lacuna を生じる。この

図2 カーネギー発生段階に基づく胎盤の初期発生

CS 4（胎齢6 〜 7）では胚盤胞が子宮内膜に固定される。CS 5a（胎齢7 〜 8）ではsolid trophoblast，羊膜腔，二層性胚盤が出現する。CS 5b（胎齢9 〜 10）ではsolid trophoblastが細胞性栄養膜細胞と合胞体栄養膜細胞の2層に分かれる。CS 7（胎齢15 〜 17）では間質をもつ二次絨毛が形成される。

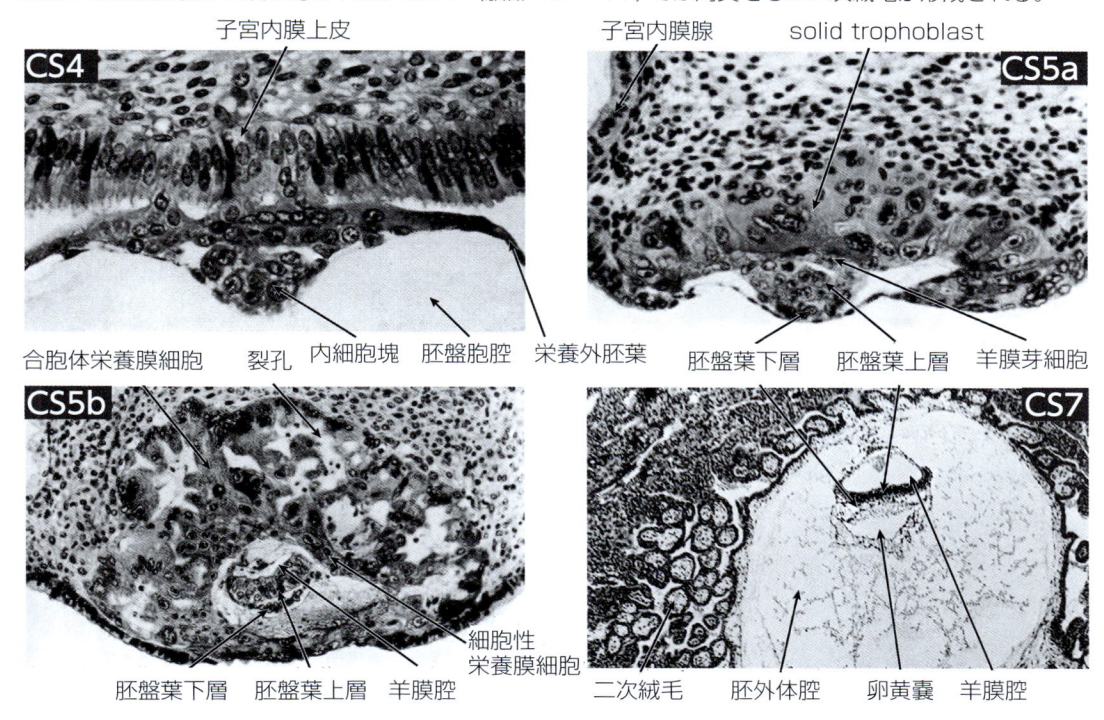

(Hill MA: Embryology Main Page [https://embryology.med.unsw.edu.au/embryology/index.php/Main_Page [2019年9月19日最終アクセス] より．著者の許諾を得て引用)

裂孔は癒合拡大を経て，子宮内膜の血管と連絡し，母体-胎盤循環を確立することになる。Stage 5c（胎齢11 〜 12）に至るとSTの裂孔内に母体血が流入する。この裂孔を伴う合胞体栄養膜細胞層はprimitive syncytiumとよばれ，後の絨毛間腔となる。CTには，中胚葉性の細胞が侵入し血管形成の準備を始める。

　CS 6（胎齢13 〜 14）ではCTが外へ向かって成長し，CTとSTの2層から細胞柱が構成され一次絨毛primary villiとなる（**図3**）。CS 7（胎齢15 〜 17）では胚外中胚葉extraembryonic mesodermが増殖し，一次絨毛の芯に侵入し二次絨毛secondary villiを形成する（図2，3）。CS 8 〜 9（胎齢18 〜 21）では，二次絨毛内の胚外中胚葉細胞が分化し，血管や血球を形成する。また胚子内の血管と連結し，胎盤循環が開始する。このような血管を備えた絨毛は三次絨毛tertially villiとよばれ，胎齢第3週末までに完成する（図3）。

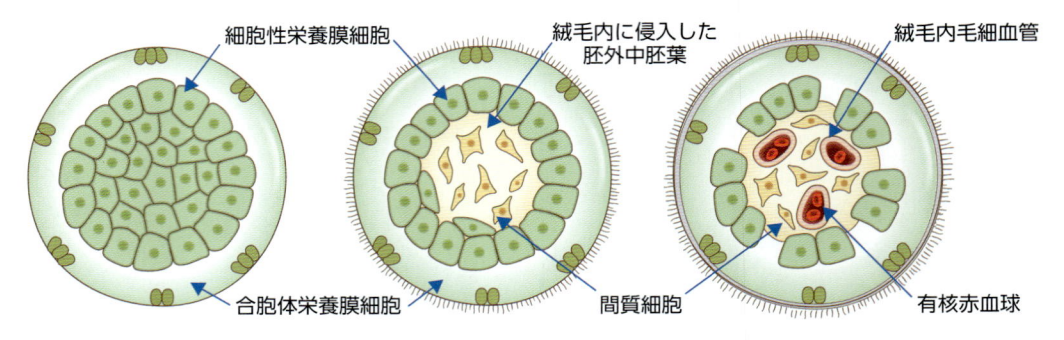

図3 自由絨毛の発生

細胞性栄養膜細胞と合胞体栄養膜細胞から構成される一次絨毛の芯に，胚外中胚葉が侵入し，間質を伴う二次絨毛が形成される。絨毛内の間質細胞から毛細血管が発生し，三次絨毛となる。

細胞性栄養膜細胞

絨毛内に侵入した胚外中胚葉

絨毛内毛細血管

合胞体栄養膜細胞

間質細胞

有核赤血球

胎齢第2週：一次絨毛　　　　　胎齢第3週：二次絨毛　　　　　胎齢第4週：三次絨毛

■ 胎盤の分子発生

　胎盤を分子生物学的に研究するにあたっては，部位あるいは時期特異的に発現する分子マーカーが不可欠である。特に表面抗原マーカーは，細胞が生きている状態で発現の有無を評価可能であり，細胞株の評価，中絶検体・分娩後胎盤から栄養膜細胞を抽出する際の分離マーカーとして有用である。細胞段階に特徴的な分子マーカーを**表1**に示す。ヒト栄養膜細胞における，分子マーカーの発現の報告はさまざまで[2,3]，発現の有無が明瞭に区別できないものもあるが，コンセンサスが比較的得られたものを取り上げる。

着床前：栄養外胚葉（TE）

　TEの代表的な分子マーカーは *CDX2* で，胎盤系譜のなかで栄養外胚葉に一過性に発現するマーカーであるだけではなく，マウスでは栄養外胚葉と内細胞塊の細胞運命決定に重要な機能をもつ[4~7]。妊娠5，6週などの非常に早期の絨毛にはCDX2発現細胞が少数残存しており，"residual trophectoderm"と表現されることもある[8]。

栄養膜細胞と胎盤間質細胞

　上皮性である栄養膜細胞は分化段階によらず，*GATA2*，*GATA3*，*TFAP2C*，*CK7*，*CK19* が陽性で，*HLA-A*，*HLA-B*，*THY1*（*CD90*），*VIM* が陰性である[4~6,9]。一方で，胎盤の間質細胞は *THY1*，*VIM* が陽性で，*GATA2*，*GATA3*，*TFAP2C*，*CK7*，*CK19* が陰性である。*GATA3*，*TFAP2C* に関してはSTでは発現していないと解釈する報告もみられるが[3]，筆者らの免疫染色ではSTとCTで同程度の発

表1 first trimester trophoblast の細胞段階と分子マーカー

現在のところコンセンサスが得られている代表的な分子マーカー。発現は＋（陽性），－（陰性）として示す。

	栄養外胚葉 trophectoderm	細胞性栄養膜細胞 cytotrophoblast	合胞体栄養膜細胞 syncytiotrophoblast	絨毛外栄養膜細胞 extravillous trophoblast	
				胎盤着床部 implantation site	絨毛無毛部 chorionic leave
GATA2	+	+	+	+	+
GATA3	+	+	+	+	+
TFAP2C	+	+	+	+	+
CK7	+	+	+	+	+
CK19	+	+	+	+	+
HLA-A	−	−	−	−	−
HLA-B	−	−	−	−	−
THY1	−	−	−	−	−
VIM	−	−	−	−	−
CDX2	+	−	−	−	−
TP63	−	+	−	−	+
ELF5	−	+	−	−	−
ITGA6	−	+	−	−	−
SDC1	−	−	+	−	−
CGB	−	−	+	partial +	
CSH1	−	−	+	+	+
HLA-G	−	−	−	+	+
MCAM	−	−	−	+	+
MUC4	−	−	−	+	−

現が認められるため（未発表データ），表1では*GATA3*，*TFAP2C* は陽性と扱った。

細胞性栄養膜細胞（CT）

　増殖能が高い CT は *TP63* が発現し，マウス胎盤幹細胞でも発現している *ELF5*，*TEAD4* も発現している[3, 9]。妊娠後期では，CT の増殖能は低下するため，*TP63* 発現も低くなる。

合胞体栄養膜細胞（ST）

　胎盤特異的ホルモンとして知られる hCG，hPL が ST の代表的分子マーカーで，妊娠初期では hCG 産生量が多く，妊娠後期では hPL 産生量が増加する。ただし，hCG，hPL が EVT にも発現しているという報告がある点で，マーカーとしての利用には注意が必要である[12]。ST の表面抗原マーカーとしては，*SDC1*（*CD138*）が知られている[9]。

■ *TFAP2C*
AP2転写因子ファミリーの一つであり，栄養膜細胞の発生以外にも，角化細胞，生殖細胞の発生に重要な働きをもつ遺伝子。マウス栄養外胚葉の運命決定における *Tfap2c* の機能は，内細胞塊で発現する *Oct4*，*Nanog* を抑制し，かつ，栄養外胚葉への分化を進めるために重要な転写因子の *Cdx2*，*Gata3*，*Elf5* を活性化することである。

絨毛外栄養膜細胞（EVT）

EVTは大まかに胎盤着床部 implantation site と，胎盤着床部以外の絨毛膜無毛部 chorionic leave のEVTに分類される。胎盤着床部EVTでは*MUC4*が陽性，絨毛膜無毛部EVTでは*TP63*が陽性となる点が特徴的である。

今後の展開

これまで胎盤の基礎的研究で主に用いられてきた絨毛癌細胞株や不死化細胞株は，生体の栄養膜細胞とは性質が異なっており，これらを用いた研究結果をそのまま正常細胞へ適用することはできなかった。実験に用いる細胞株については，細胞形態が異なっていたり，分化能に差が生じていたり，重要な分子機構の破綻が起こっているなど，必ずしも同条件とは限らない。そのため，栄養膜細胞の細胞段階に特徴的な分子マーカーや，*ELF5* promoter の脱メチル化に代表されるエピジェネティクスマーカーにより[3]，正常細胞の性質を反映した細胞を定義し，分子生物学的・細胞生物学的な検討を行っていくべきである。つまり，正常胎盤の性質を評価する"ものさし"を作り，適切な*in vitro*の細胞を用いることは胎盤研究の発展に重要と考えられる。

発現量が低い分子マーカーについては，次世代シークエンスデータ・免疫染色結果に誤った解釈をもたらす可能性がある。特に着床前胚・着床直後胚は標本が少ないうえに，免疫染色では的確なコントロールを設定されていないことがあるため，慎重な取り扱いが必要である。霊長類に分類されるカニクイザル，また実験動物としてのマウスについては，発生初期の次世代シークエンスデータが公開されており[13〜15]，着床前後のデータを補完できる可能性がある。しかしながら，マウスでは胎盤の形態，栄養膜細胞の構成が異なること，マウス・カニクイザルの着床形態は表面着床であり，ヒトと異なることなど，種差を十分に考慮する必要がある。以上を踏まえ，ヒト胎盤研究にさらに有用な分子マーカーが出現することを期待する。

文献

1) O'Rahilly R, Müller F: Developmental Stages in Human Embryos, Including a Revision of Streeter's 'Horizons' and a Survey of the Carnegie Collection. Publication 637, Carnegie Institution of Washington, 1987.

2) Gamage TK, Chamley LW, James JL: Stem cell insights into human trophoblast lineage differentiation. Hum Reprod Update 2016; 23(1): 77-103.

3) Lee CQ, Gardner L, Turco M, et al: What Is Trophoblast- A Combination of Criteria Define Human First-Trimester Trophoblast. Stem Cell Reports 2016; 6(2): 257-72.

4) Yan L, Yang M, Guo H, et al: Single-cell RNA-Seq profiling of human preimplantation embryos and embryonic stem cells. Nat Struct Mol Biol 2013; 20(9): 1131-9.

5) Petropoulos S, Edsgärd D, Reinius B, et al: Single-

Cell RNA-Seq Reveals Lineage and X Chromosome Dynamics in Human Preimplantation Embryos. Cell 2016; 165(4): 1012-26.

6) Stirparo GG, Boroviak T, Guo G, et al. Integrated analysis of single-cell embryo data yields a unified transcriptome signature for the human pre-implantation epiblast. Development 2018; 145(3). pii:dev158501.

7) Niwa H, Toyooka Y, Shimosato D, et al: Interaction between Oct3/4 and Cdx2 determines trophectoderm differentiation. Cell 2005; 123(5): 917-29.

8) Haider S, Meinhardt G, Saleh L, et al: Self-Renewing Trophoblast Organoids Recapitulate the Developmental Program of the Early Human Placenta. Stem Cell Reports 2018; 11(2): 537-51.

9) Okae H, Toh H, Sato T, et al: Derivation of Human Trophoblast Stem Cells. Cell Stem Cell 2018; 22(1): 50-63.

10) Kubaczka C, Kaiser F, Schorle H: Breaking the first lineage barrier - many roads to trophoblast stem cell fate. Placenta 2017; 60 Suppl 1: S52-6.

11) Krendl C, Shaposhnikov D, Rishko V, et al: GATA2/3-TFAP2A/C transcription factor network couples human pluripotent stem cell differentiation to trophectoderm with repression of pluripotency. Proc Natl Acad Sci U S A 2017; 114(45): E9579-88.

12) 南口早智子:【病理診断に直結した組織学】女性生殖器 胎盤. 病理と臨床 2017; 35: 349-61.

13) Nakamura T, Okamoto I, Sasaki K, et al: A developmental coordinate of pluripotency among mice, monkeys and humans. Nature 2016; 537(7618): 57-62.

14) Nelson AC, Mould AW, Bikoff EK, et al: Single-cell RNA-seq reveals cell type-specific transcriptional signatures at the maternal-foetal interface during pregnancy. Nat Commun 2016; 7: 11414.

15) Wen J, Zeng Y, Fang Z, et al: Single-cell analysis reveals lineage segregation in early post-implantation mouse embryos. J Biol Chem 2017; 292(23): 9840-54.

3 胎盤の電顕所見

日本医科大学大学院分子解剖学　　**瀧澤　俊広**

　正常妊娠と比較した異常妊娠（妊娠高血圧腎症，稽留流産，糖尿病）の胎盤における電子顕微鏡（電顕）所見の差異を要約した。ヒト胎盤の電顕解析を行う際，同じ標本の肉眼所見と光学顕微鏡（光顕）所見を把握しておくことが大切である。また，電顕試料作製過程で「固定」が最も大切である。

■ 胎盤学における電顕解析

　産婦人科医がヒト胎盤を電子顕微鏡（電顕）で解析する主な目的は，さまざまな異常妊娠において，光学顕微鏡（光顕）レベルではわからない，微細構造上の変化や，微細構造上での分子の局在・動態をとらえるためである。例えば，妊娠高血圧症候群の主要な病型である妊娠高血圧腎症の胎盤解析（純形態学的解析；微細構造のみを解析）は，電顕の医学生物学への応用とともに1960年代から始まり，主に1980～1990年代に報告がなされているが，その報告数はそう多くないし，それ以降も報告が散見される程度である。微細構造上での分子の局在・動態を明らかにするための電顕レベルの組織化学（免疫電顕など）の報告も1980～1990年代がピークであり，それ以降，電顕レベルの解像力はないが簡易な共焦点顕微鏡による光顕レベルの解析で済まされた報告がほとんどである。電顕試料作製の煩雑さ（固定，脱水，包埋，超薄切片作製，電子染色）と電顕の専門性（大型研究装置であり各教室にあることは少なく，また，撮影操作に習熟が必要）から，電子顕微鏡を主とした胎盤解析を行う研究者はほとんどいないのが現状である。

■ 電顕解析のポイント

　上記のような現状において，電顕解析を行う際にいくつかの注意が必要である。

同標本の肉眼所見と光顕所見の把握

電顕は高分解能であるが，観察エリアは0.5×0.5mm程度であり，非常に狭い範囲を観察することになる。今，電顕観察している部位の所見が，胎盤全体の変化を反映しているのか，局所的な非特異的な変化なのか，または，試料作製過程のアーチファクトなのかを判断するためには，肉眼所見と光顕所見を把握しておく必要がある。

試料作製過程で最も大切な『固定』

最初の固定が適切でなければ，正確な形態解析，分子の局在解析を行うことはできない。ヒト胎盤を固定する際，大きく切り出した胎盤塊（母指頭大）のまま固定液に浸ける浸漬固定をしても，サンプルの中心部では速やかな固定が行われないため，死後変化の影響を強く受けた状態で細胞が固定される。よって，均一な固定ができず，アーチファクトの形態像を観察することになる。デンタルワックスの板上で，切り出した胎盤塊に固定液を少量垂らし，両刃のカミソリで刃と刃をすり合わせて米粒大の絨毛サンプルに細切し，その後，固定液の入ったビーカーに移して浸漬固定を行う[1]。米粒大までに細切する理由は，できうる限り均一に固定するためである。また，固定において，"分娩や手術より胎盤を受け取ってから，細切したサンプルの固定液への投入までの過程"をできる限り早く完了させることが大切であり（可能ならば20分以内を目標），いくら綺麗な米粒状のサンプルに切り出せても，時間がかかっては，死後変化のアーチファクトの構造や分子局在を観察することになるため注意が必要である。臨床において「20分」は難しい場合が多いが，可能な限り新鮮な胎盤から，素早い固定のための切り出しと浸漬固定を行うことが望ましい。臨床の先生方から，「手術材料をとりあえず-80℃のフリーザーに保存してあるので，なんとかならないか」と相談を受けるが，固定をしていない凍結標本は氷晶形成によるダメージを引き起こしており，電顕解析は難しく，細切して固定液に浸ける「ひと手間」を加えておくことが大切である。

また，多くの大学・研究施設では，電顕が施設内の支援施設（共同利用施設など）に設置・利用されている場合が多いので，固定以降の試料作製過程は支援施設に支援してもらうことが現実的である（外注も可能）。観察（撮影）に関しては，フィルムに撮影していた時代は1日に50枚程度が撮影限界であったが（撮影のみでなく現像なども必要なため），現在の電顕はデジタル化されており，切片上の広範囲を観察して，低倍から高倍像を含んだ，できるだけたくさんの撮影を行うことを勧める。先に述べたように，電顕の観察エリアは極小であり，それゆえに，可能な限り観察・撮影することが大切である。

■ 電顕の分解能
細胞内の微細構造の詳細な観察と同定が可能で，例えば細胞内のリボソーム（約20nm）の一つひとつが観察可能。

■ 浸漬固定
細切した組織を直接固定液に投入して固定する方法。一方，血管（動脈）から固定液を注入して行う固定法は灌流固定。

固定液の選択

　たくさんの電顕用固定液の種類があるが，胎盤の純形態学的解析にはhalf Karnovsky固定液（2.5% glutaraldehyde and 2% formaldehyde in 0.1M cacodylate buffer，pH7.4）を勧める[2]。前日または当日に（下記レシピ順に混合して）作製し，使用する。固定力の優れたグルタールアルデヒドと，浸透性の優れたパラホルムアルデヒドの混合液で固定する。1サンプルあたり約45mlの固定液（デンタルワックス上に垂らした固定液の残りの固定液）を使用し，室温で2～3時間固定すればよいが，翌日まで固定液に浸漬させておいてもよい。免疫電顕用の固定には，4%パラホルムアルデヒド固定液（4% paraformaldehyde in PBS）による2時間，室温固定を勧める[1,3]。

① 12.5 ml　8% paraformaldehyde in distilled water
② 　7.5 ml　distilled water
③ 25.0 ml　0.2M cacodylate buffer，pH7.4
④ 　5.0 ml　25% glutaraldehyde（電子顕微鏡グレード）

　固定以降の試料作製法（純形態的解析と免疫電顕解析）は，参考文献を参照していただきたい[1,3]。

■ 正常胎盤の構造 [4]

　絨毛を横断面で観察した際の基本構造は，中心部が中胚葉由来の間質である結合組織，間質細胞（含Hofbauer細胞），胎児血管よりなる芯と，それを覆う栄養膜細胞は，基底膜を介して芯と接する細胞性栄養膜細胞cytotrophoblast；CTよりなる内層と，表面で母体血に直接接する合胞体栄養膜細胞syncytiotrophoblast；STよりなる外層の2層より構成されている（**図1**）。絨毛は太い幹絨毛から，中間絨毛，後期胎盤では中間絨毛より，たくさんの蕾を出芽するような形で終末絨毛が分枝している。

　週数が進むにつれてSTの核は異質染色質に富み，CTの真正染色質優位の核とは異なり区別がつく。STの頂上側の細胞膜は微絨毛が発達し，被覆小胞が観察される。細胞内は，粗面，滑面小胞体，ゴルジ装置もよく発達しており，エンドソーム，多胞体（エクソソームの起源），ライソゾーム，ミトコンドリア等の細胞内小器官が観察される（図1）。STの一部は薄く引き伸ばされ薄層となり，薄層の胎児血管内皮細胞も合わさり（両者の基底膜も含まれる），厚さが1~2μmほどの血管合胞体膜vasculosyncytial membrane（**図1b**）を形成し，母児間の物質交換に寄与している。妊娠初期では，STと立方状のCTの2層は明瞭であるが（**図1a**），妊娠後期において，CTは細胞突起をもった非常に薄い扁平状の細胞に変形するため，非常に薄くなったCTの層は認め難く，あたかも断裂したように観察される[5]（図1b）。

■ 物質交換
→ p.80「Ⅰ-6物質交換」

図1 正常胎盤の電顕像

a：初期胎盤。合胞体栄養膜細胞（ST）には細長い微絨毛，たくさんの細胞内小器官がみられ，核は真正染色質である。細胞性栄養膜細胞（CT）は，立方状ではっきりとした内層を形成する。ミトコンドリア，ゴルジ装置が観察され，核は真正染色質である。幼若な胎児血管内皮細胞 fetal endotherial cell；FEC（▲）と，赤血球red blood cell；RBC も観察される。

b：満期胎盤。合胞体栄養膜細胞（ST）には血管合胞体膜（→），異質染色質の増加した核がみられる。細胞性栄養膜細胞（CT；▽）は非常に薄くなっており，層としては認めがたい。胎児血管内皮細胞（FEC）にはタイトジャンクションも観察される。

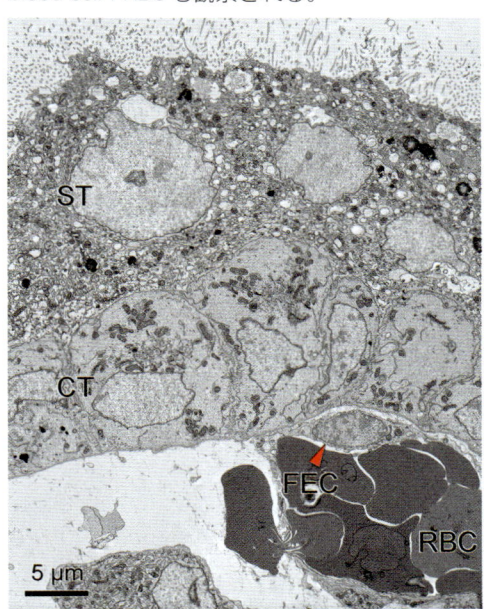 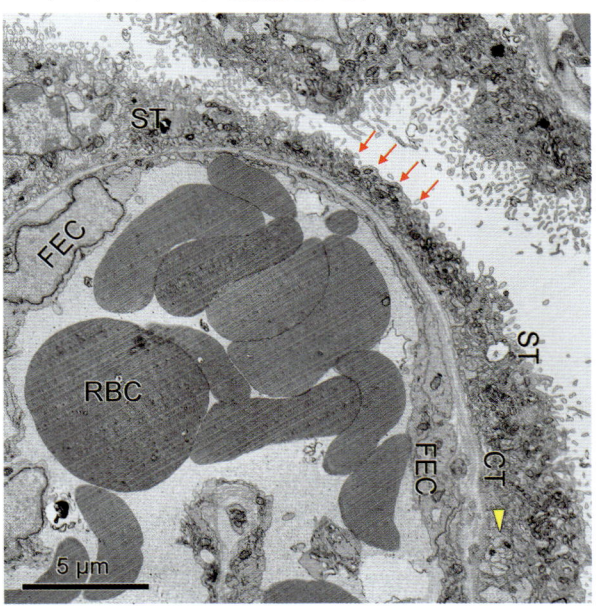

胎児血管内皮細胞は，連続型毛細血管があり，細胞間はタイトジャンクションで接着されている（図1b）。細胞内にはカベオラが観察される。また，絨毛間質内にテロサイト（長い突起をもつカハール間質細胞様の細胞）の存在が報告されている[6]。

■ 異常妊娠における電顕所見

正常妊娠と比較した妊娠高血圧腎症の胎盤電顕所見の差異を**表1**に示した。他の異常妊娠である稽留流産胎盤において，①STの変性とその直下の再生ST像，②STにおける微細構造の異常〔微絨毛配列の乱れ，小胞体腔の著明な拡張，ミトコンドリアのクリスタ異常（乱れ，内腔拡張）〕が観察されるが，CTと胎児血管内皮細胞においては正常と差がないと報告されている[7]。糖尿病妊婦胎盤に関しては，ST微絨毛の密度増加が報告されている[8]。また，管理された糖尿病妊婦胎盤において形態的変化はないが，胎児発育不全fetal growth

■ **タイトジャンクション**
細胞間接着装置の一つであり，主な接着構造を形成している構成分子はクローディンである。

■ **カベオラ**
細胞膜に存在する直径50〜100nmの蛸壺状の凹み。カベオリンが主要構成分子。脂質取り込み，シグナル伝達，エンドサイトーシスなどに関与している

■ **テロサイト**
胎盤においては，ペースメーカー活性をもち，胎児血管平滑筋に作用して，血管緊張を調節している可能性が示唆されている。

■ **カハール間質細胞**
スペインのサンティアゴ・ラモン・イ・カハール（Santiago Ramón y Cajal）によって発見された，消化管運動のペースメーカー細胞。

表1 妊娠高血圧腎症の胎盤における電顕所見

細胞	微細構造	正常胎盤	妊娠高血圧腎症	文献
合胞体栄養膜細胞 (ST)			壊死部位：ST層の菲薄化	[11]
	微絨毛	長さと径：初期＞後期 シリンダー状，棍棒状，桿状	菲薄化，部分欠損 狭小化，先端膨隆	[11-14]
	ピノサイトーシス		減少	[14]
	多胞体	豊富に存在	数は症例でばらつきがある	[14]
	小胞体		内腔の拡張	[11,13-15]
	ゴルジ装置		大型空胞化	[11,13-15]
	分泌顆粒		減少	[14]
	ミトコンドリア	楕円状，桿状	小型化，または変化なし COX活性陽性ミトコンドリア 数の減少	[16,17] [17]
	グリコーゲン顆粒	散在	増加	[15]
	核	核の輪郭は不規則 妊娠初期：主に真正染色質 妊娠後期：全体が異染色質または核辺縁に厚い帯状の異質染色質	壊死部位以外は変化なし	[14]
	フィブリノイド沈着		増加	[13]
	合胞体芽 (syncytial sprout)	表面からの真の突出構造 増殖の徴	増加（光顕所見）	[18]
	合胞体結節 (syncytial knot)	表面より隆起した結節 成熟・老化の徴	増加しないか微増（光顕所見） 重症度とは一致しない	[18,19]
	基底嵌合		増加 （ただしCTの可能性もあり）	[14]
細胞性栄養膜細胞 (CT)		妊娠後期：CT層の薄層化	薄層化の鈍化？	[12]
	ミトコンドリア	STより大型 STよりクリステ膜数多い	小型化，または変化なし COX活性陽性ミトコンドリア数減少	[16,17] [17]
	グリコーゲン顆粒	集積		
	核	真正染色質 核小体（＋）		
栄養膜細胞基底膜			肥厚	[12,14]
絨毛間質			コラーゲン線維，基質の増加	[11,12,14]
胎児血管内皮細胞			管腔の狭小化，球根状膨化 一部に変性変化（菲薄化）	[11,14]
	細胞質		タイトジャンクションの 変性・破壊	[11]

COX: cytochrome c oxidase

restriction；FGRを伴うような重症症例においては，栄養膜細胞の基底膜の肥厚，内皮細胞の細胞増殖と膨隆による血管内腔の狭小化などの所見が報告されている[9]。Zacksらは，妊娠高血圧腎症および糖尿病妊婦胎盤で微細構造に変化がないことを報告しているが懐疑的である[10]。

　これら電顕所見の差異はあくまで目安であり，個々の症例や上述したサンプルの取り扱い（特に固定条件）に影響を受けるので，肉眼所見と光顕所見を合わせて，注意深い電顕観察・解析が必要である。

文献

1) 瀧澤俊広：基礎研究から学ぶ　組織細胞化学シリーズ（若手研究者へのヒント）　光学免疫組織化学の基礎　固定と凍結切片を用いた蛍光免疫組織化学（1）. 日本医科大学医学会雑誌 2009；5：136-40.

2) Graham RC Jr., Karnovsky MJ: The early stages of absorption of injected horseradish peroxidase in the proximal tubules of mouse kidney: ultrastructural cytochemistry by a new technique. J Histochem Cytochem 1966; 14: 291-302.

3) Takizawa T, Robinson JM: Correlative fluorescence and transmission electron microscopy in tissues. Methods Cell Biol 2012; 111: 37-57.

4) Benirschke K, Burton GJ, Baergen RN: Basic strucure of the villous trees. Benirschke K, Burton GJ, Baergen RN eds, Pathology of the Human Placenta. 6th ed. pp 55-100, Springer, Heidelberg, 2012.

5) Mori M, Ishikawa G, Luo SS, et al: The cytotrophoblast layer of human chorionic villi becomes thinner but maintains its structural integrity during gestation. Biol Reprod 2007; 76: 164-72.

6) Nizyaeva NV, Sukhacheva TV, Serov RA, et al: Ultrastructural and immunohistochemical features of telocytes in placental villi in preeclampsia. Sci Rep 2018; 8: 3453.

7) Hempstock J, Jauniaux E, Greenwold N, et al: The contribution of placental oxidative stress to early pregnancy failure. Hum Pathol 2003; 34: 1265-75.

8) Teasdale F, Jean-Jacques G: Morphometry of the microvillous membrane of the human placenta in maternal diabetes mellitus. Placenta 1986; 7: 81-8.

9) Pietryga M, Biczysko W, Wender-Ozegowska E, et al: Ultrastructural examination of the placenta in pregnancy complicated by diabetes mellitus. Ginekol Pol 2004; 75: 111-8.

10) Zacks SI, Blazar AS: Chorionic villi in normal pregnancy, pre-eclamptic toxemia, erythroblastosis, and diabetes mellitus. A light- and electron-microscope study. Obstet Gynecol 1963; 22: 149-67.

11) de Luca Brunori I, Battini L, Brunori E, et al: Placental barrier breakage in preeclampsia: ultrastructural evidence. Eur J Obstet Gynecol Reprod Biol 2005; 118: 182-9.

12) Anderson WR, McKay DG: Electron microscope study of the trophoblast in normal and toxemic placentas. Am J Obstet Gynecol 1966; 95: 1134-48.

13) Pavelka M, Pavelka R, Gerstner G: Ultrastructure of the syncytiotrophoblast of the human term placenta in EPH-gestosis. Gynecol Obstet Invest 1979; 10: 177-85.

14) Jones CJ, Fox H: An ultrastructural and ultrahistochemical study of the human placenta in maternal pre-eclampsia. Placenta 1980; 1: 61-76.

15) Arkwright PD, Rademacher TW, Dwek RA, et al: Pre-eclampsia is associated with an increase in trophoblast glycogen content and glycogen synthase activity, similar to that found in hydatidiform moles. J Clin Invest 1993; 91: 2744-53.

16) Zsengeller ZK, Rajakumar A, Hunter JT, et al: Trophoblast mitochondrial function is impaired in preeclampsia and correlates negatively with the expression of soluble fms-like tyrosine kinase 1. Pregnancy Hypertens 2016; 6: 313-9.

17) Matsubara S, Minakami H, Sato I, et al: Decrease in cytochrome c oxidase activity detected cytochemically in the placental trophoblast of patients with pre-eclampsia. Placenta 1997; 18: 255-9.

18) Alvarez H, Benedetti WL, De Leonis VK: Syncytial proliferation in normal and toxemic pregnancies. Obstet Gynecol 1967; 29: 637-43.

19) Fox H: The significance of villous syncytial knots in the human placenta. J Obstet Gynaecol Br Commonw 1965; 72: 347-55.

4

娩出胎盤の診断
（マクロの見方）

東京都立大塚病院検査科　　有澤　正義
浜松医科大学産婦人科学講座　伊東　宏晃
浜松医科大学産婦人科学講座　谷口千津子
ふじたクリニック　　　　　藤田　富雄

　妊娠中に胎盤からの問題がわかるために，本項では，胎盤の肉眼所見の見方について，有澤と浜松医科大学産婦人科学講座の胎盤チームの日々の胎盤検査から，また，東京都助産師会のデータや日本産科婦人科学会の先生方のアドバイスを受け，以下を記載する。

- ■ 診断の準備
- ■ 臍帯の見方
- ■ 卵膜の見方
- ■ 胎盤重量と容積測定
- ■ 胎盤胎児面の見方
- ■ 胎盤母体面の見方
- ■ 組織学的検査
- ■ 多胎胎盤の見方

■ 診断の準備

東京都立大塚病院検査科　　有澤　正義
ふじたクリニック　　　　　藤田　富雄

　ここでは3つのことを説明する。
- ■ なぜ胎盤をみるのか
- ■ 胎盤病理の進化
- ■ 実際の道具，包丁とまな板（切り出し用ナイフとボード）

■ なぜ胎盤をみるのか

　胎盤を分娩後肉眼で観察するのも，病理医が顕微鏡で検索するのも，

基本的には母と児のためである。これは当たり前のことで，患者が「おなかが痛い」と言ってきたら，診察をし治療をして，治してあげないと患者は困る。胎盤病理も，今困っている周産期の問題を明らかにして，治療や予防に貢献しないと意味はない[1]。

　胎盤病理をみるのは，「母と児を幸せにするためである」。

■ 胎盤病理の進化

　胎盤病理は，第Ⅰ世代は胎盤所見，第Ⅱ世代は所見と臨床の関係を明らかにする，第Ⅲ世代は治療につなげる役割へと進化してきた[2]。しかし，実際は30年以上前から，第Ⅲ世代は始まっている。約30年前，筆者（有澤）が大阪府立母子保健総合医療センター（当時）で病理の研修医として3カ月，中山雅弘先生のもとで勉強していたころ，7回の子宮内胎児死亡intrauterine fetal death；IUFDの患者の標本が藤田（筆者）のいる母性内科から病理に提出された。中山先生が見せてくれて，絨毛周縁フィブリン様変化perivillous fibrinoid change；PVFCという診断に一緒にサインをしたのだが，忘れたころに藤田と廊下で会ったとき，「有澤がPVFCと診断した例，7回のIUFD例の○○さん，今のところヘパリンを使ってうまくいってる」と教えられた。しかし，筆者には何のことかさっぱりわからなかった。詳しくは覚えていないのだが，抗リン脂質抗体症候群antiphospholipid syndrome；APSで，しかも胎盤に広範囲にフィブリンが沈着している例に藤田はヘパリンが効くと考え，当時わが国では誰も使用していなかったヘパリンを使用し妊娠の継続を成功させたのである。胎児発育不全fetal growth restriction；FGRを伴っていたが，妊娠30週ぐらいで分娩となったことを覚えている。筆者（有澤）にとっては，これが胎盤病理の第Ⅲ世代の始まりであった。

　最近の症例であるが，考え方は30年前と同じであるとわかる一例を紹介する。臨床診断は「不育症」，検査値では，「腟培養でウレアプラズマ陽性」，胎盤病理として「脱落膜炎からの常位胎盤早期剥離」という例である（**図1**）。症例は，繰り返すIUFDであった。高度の脱落膜炎から常位胎盤早期剥離を発症し，IUFDに至った例である。前回も同じ病理像であった。では，次回の妊娠に向けて，常位胎盤早期剥離についてどのように治療するか？　まず，胎盤の病理学的検査を施行する。脱落膜に血栓や血管病変があれば，血液検査，主に凝固異常やループス抗凝固因子（LAC）などの抗体の検査を進める。それらの検査の結果を十分に検討し，低用量アスピリン，スタチンなどを考慮する。脱落膜に強い炎症があった場合は，腟培養，抗菌薬，その後，経口のビフィズス菌製剤などについて臨床医と相談する。常位胎盤早期剥離の場合，病理医のほうがやや強い意見をもつ。理由は目の前の

■ LAC
lupus anticoagulant

顕微鏡で，渦を巻くような出血，高度の炎症細胞の浸潤，脱落膜の壊死を見るからである。病理医が貢献できる，臨床に参加できるのは，説明に役に立つ，脱落膜炎から出血している写真で，主治医だけでなく，患者への説明にも使用してもらう。図1はそのような例の写真で，主治医は，繰り返す不育症であったことから，前医にも紹介状の返事に図1を添付している。Benirschkeの教科書には，胎盤辺縁から発生する脱落膜炎から常位胎盤早期剥離に至る例があると記されている[3]。

■ Benirschkeの教科書
Pathology of the Human Placenta. Springer, New York, 2006.

　他の施設でも多数の同様の例があるので，不育症セットのなかには単に検査値や病理所見を入れるだけでなく，他の検査所見や臨床所見との関連，その因果関係，病態を考えて治療にあたることが大切であり，胎盤病理を切り口に治療がされるという第Ⅲ世代を証明している。

図1 ウレアプラズマ性脱落膜炎を繰り返す不育症の組織写真

a：脱落膜内の強い炎症

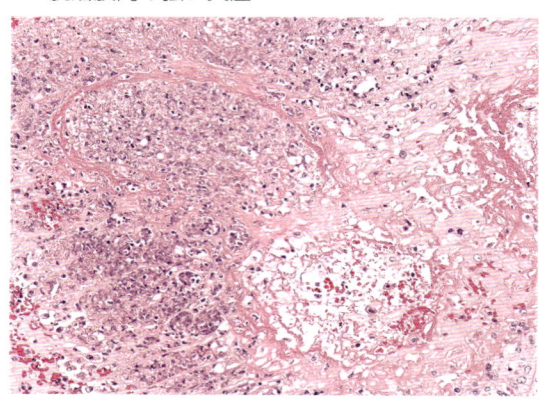

b：脱落膜内の出血は脱落膜下だけでなく絨毛間腔にも広がる。

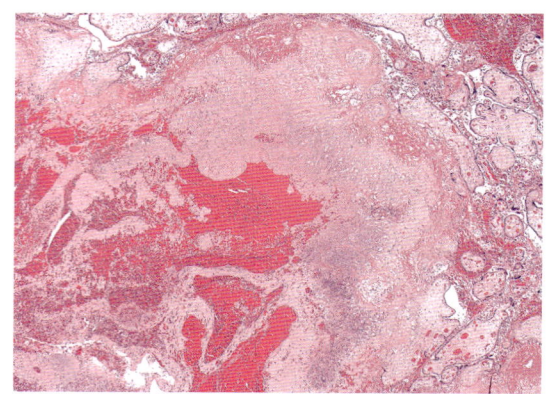

c：出血内は好中球も多く炎症による出血と考える。

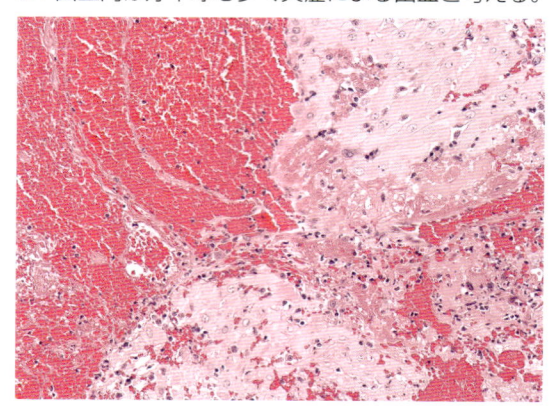

d：左がコントロール，右が患者の腟分泌物を培地に塗ったもの。ウレアプラズマ陽性で培地は赤くなる。

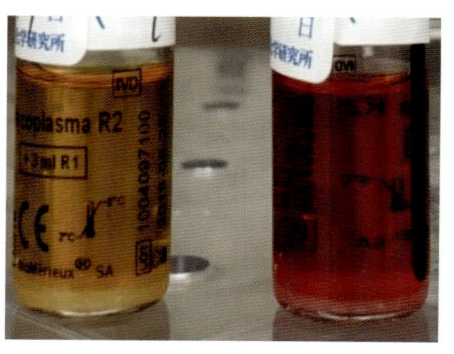

■ 実際の道具
― 包丁とまな板（切り出し用ナイフとボード）（図2）

Benirschkeの"Pathology of the Human Placenta"[3]にも同じような写真が載っている。

30年前，筆者（有澤）が大阪府立母子保健総合医療センター（当時）で産婦人科の研修をしていたころ，母性内科の藤田（筆者）がわれわれ産婦人科医に教えた言葉がある。

「産婦人科医は，分娩室に『切り出し用ナイフとボード』を持ち込むべきだ」。（実際は『包丁とまな板』と教えられた）

その意味は，「長い間，妊婦を入院させ，厳しい安静度を強いた。こんな苦しい思いをさせた原因は何かを知りたい。だから，分娩室ではないが，横の部屋で胎盤に割を入れ原因を観察し，妊婦に伝えたい。だから，『切り出し用ナイフとボード』なのだ」と教えられた。「今生まれてきた児と母のため」である。（実際は「赤ちゃんのため，お母ちゃんのため」と教えられた）

Amsterdam Placental Workshop Group Consensus Statement（APWGCS）では，最初に3枚の肉眼所見の説明で病理標本の写真が載っている[4]が，母性内科の先生は「切り出し用ナイフとボード」と言っているので，ここではあえて「切り出した」3枚の割面写真を載せる（図3）。

割面を見る

妊娠中に診断ができても，図3の例はいずれもすでに完成した病態なので，根本的な治療が難しく妊娠継続は困難であったが，生児を得た。では，なぜ，この3枚の割面をお見せするか？

これらの病態は，周産期センターで産婦人科として働いていると1～2年に1度は遭遇する。いずれも，臨床像，血液検査，超音波像に特徴があるので，上級医であれば，分娩前に診断し，研修医に指導

■ APWGCS；Amsterdam Placental Workshop Group Consensus Statement（Amsterdam分類）

わが国ではAmsterdam分類，あるいは「Amsterdam会議による」と称している。2014年Amsterdamにおいて，標本の採取場所，数，肉眼所見の取り方，組織所見（MVM，FVM，未熟絨毛，Inflammation，VUEなどの診断，Stage分類，Grade分類）などの取り扱いについて協議された。これまでみられた胎盤病理に関する専門家と一般の病理医の診断基準の差に一定の基準を作り，胎盤病理を確立させる意図が見受けられる。この会議の内容はここまでで，胎盤病理で診断された胎盤の病態やその後の治療方針に関することは協議されていない。わが国では胎盤病理を得意とする病理医は当然，臨床医も胎盤病理を活用し，治療にあたっている。

図2 実際の道具
（切り出し用ナイフとボード）

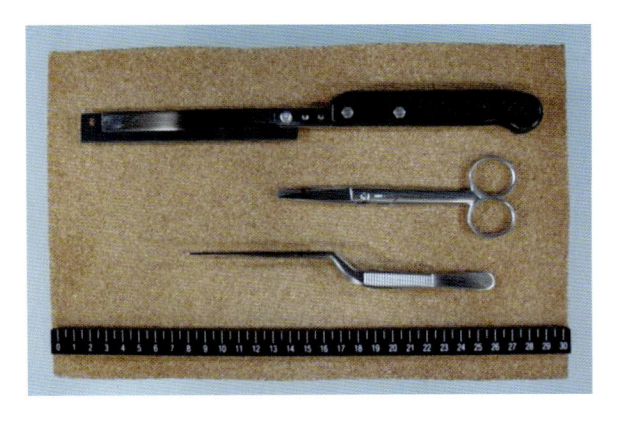

してあげてほしい。しかし，分娩前にいくら特徴があっても，実際の
胎盤の肉眼像および割面像を知らなければ，妊娠中に診断することが

図3 病態にみる胎盤割面

a：Breus'mole

図の胎盤の割面は約5cmで大
変厚い。上部には絨毛膜羊膜が
認められる。その下に赤褐色の
大きな血腫を認める。下部には
脱落膜，薄っぺらい胎盤実質が
みられる。胎盤実質はやや白色
調で胎児循環が悪いことが考え
られる。

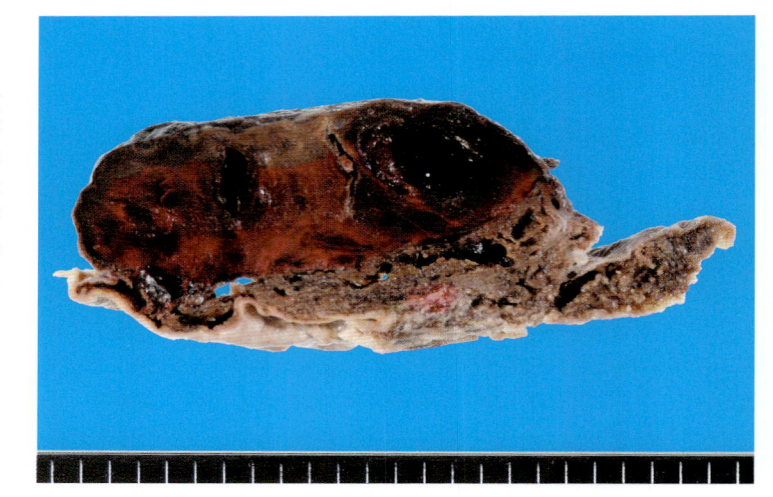

b：胎児母体間輸血症候群

胎盤実質は厚く約3cmあ
り，白色調である。そのな
かに層状の血腫を複数認め
る（↓）。これらの出血が
胎児のものであることは免
疫染色で証明した（→有澤正
義：胎盤が語る周産期異常．有
澤正義．P112-7，東京医学社，
2015）。

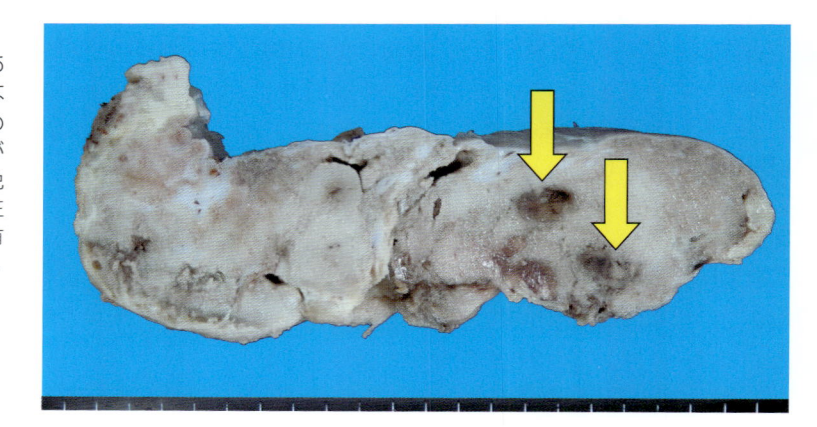

c：massive perivillous fibrin deposition

約3cmの割面は高度のフィ
ブリンが沈着した部分と赤
色調の胎盤実質を認める。
割面を見る限り，胎児への
栄養供給や酸素供給が不良
で児が胎内では育ちにくい
ことが想像される。この割
面は"Gitter infarkt"ともよ
ばれている。

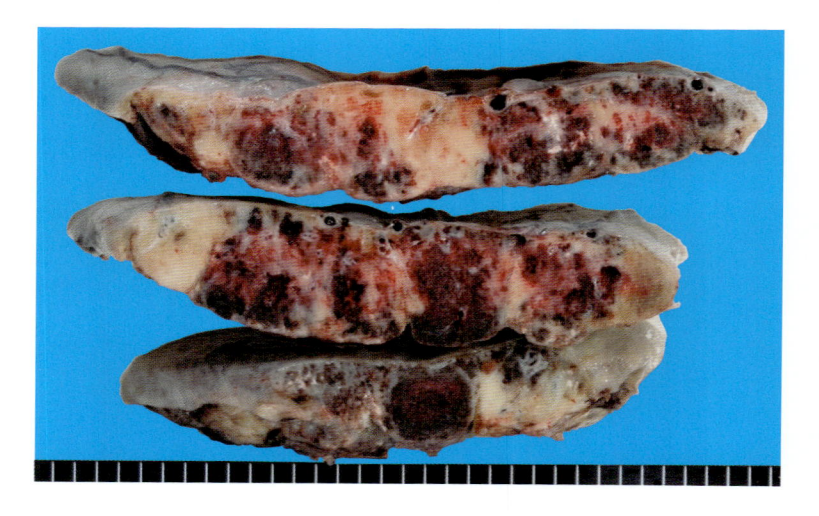

難しいこともある。だから，お見せしておきたいのである。出生前診断のためには，切り出し用ナイフとボードが必要であるという意味をわかってもらえると思う。

Breus' mole

図3aは巨大絨毛膜下血腫（Breus' mole）の胎盤の割面である。このような胎盤の合併症としては，FGRやIUFDが知られている。筆者（有澤）が知る頻度について，Shanklinは1/2,000分娩（0.05％）[5]，大阪府立母子保健総合医療センター（当時）は12/11,703分娩（0.10％）[6]，東京都立大塚病院では4/10,000（0.04％）と報告している。病因論については，母体の血栓傾向や脱落膜部の血栓が考えられている。また，血腫を形成するので母体の貧血の報告もある。超音波診断としては，胎盤内の無血管像などの報告がある[7]。鑑別としては，腫瘍などがあるが，分娩後の割面を産婦人科医が見ておくことは出生前診断の向上につながる。

胎児母体間輸血症候群

図3bは胎児母体間輸血症候群であった胎盤割面である。合併症としては胎動の減少，胎児水腫，胎児貧血が知られている。胎盤は白色調で浮腫状，胎盤の実質に複数の血栓を認める。小さいがKline's hemorrhageと診断する。少量の胎盤出血であれば多数例に認めるが，症候群と名前が付き，胎児水腫，貧血，胎盤浮腫を伴う頻度は1/300（0.3％）～1/500（0.2％）で，死産は0.04％で合併すると報告されている[8]。最近筆者（有澤）が，発表した頻度は2/1,000（0.2％）で他の報告と変わらない。超音波検査としては，胎児水腫，胎盤浮腫だけでなく，胎児の中大脳動脈最高血流速度 middle cerebral artery peak systolic velocity；MCA-PSVの計測が重要である。また母体血でKleihauer-Betke試験をして，母体循環にどれくらいの胎児赤血球が存在するかを知ることは出生前診断につながる。分娩後の胎盤割面は，病態の進行，重症度を考えるために大変役立つ。このように，胎盤の割面を見ていれば症例に精通し，治療に役立つことは明らかである。

massive perivillous fibrin deposition

図3cは，massive perivillous fibrin depositionの胎盤の割面である。maternal floor infarction（MFI）ともよばれている。FGRやIUFDの合併が有名である。頻度については，Naeyeは1/200，そのなかで死産が17％認められたと報告している[9]。超音波検査では分厚い胎盤，高エコー領域や腫瘍，嚢胞の形成がみられると報告がある[10]。αフェトプロテイン alpha fetoprotein；AFPが，MFIの母体血で上昇することも知られている。経時的に観察される推定体重，

■ Kline's hemorrhage：急性絨毛間腔出血・血栓
Klineが1948年初めて記載した胎児循環から絨毛間腔への出血。絨毛間腔への出血は，胎盤検査では胎盤の母体面と胎児面の中間に血栓として認められる。程度が強ければ，胎児母体間輸血症候群を合併する。原因としては絨毛の微小血栓や抗リン脂質抗体症候群などが報告されている。最近では超音波検査で絨毛間に出血する胎児血液の静止像・動画像も報告されている。

胎盤の超音波像，母体の血液検査などを駆使して，分娩前に病態を推測することはできる。しかし，産婦人科医が分娩後に胎盤割面を観察することを習慣づけていれば，同様の症例に遭遇したときに，推測がより正確なものになるのは当然のこととなろう。胎児診断をする医師は，分娩室に切り出し用ナイフとボードを持ち込み，割面観察することが必須の研修ではないかと思う。また，胎盤病理に精通した医師がいれば，その指導を受けられるとなれば，さらなる診断力の向上が望めるであろう。

　最近のトピックスとしては，繰り返すMFI例，4回IUFDを繰り返す例にプラバスタチンが使用され，34週の早産児を得た例の報告もある[11]。われわれだけでなく，胎盤病理で母と児を幸せにしているチームもあることが証明されている報告である。このチームは，リサーチメンバーだけでなく，産婦人科医も中心となって活躍している。わが国でも頑張ってもらいたい。1,200件／年の分娩であれば1年に6例もあることが推測される。後期流産例には実は，多数のMFI例が隠れているという事実はあまり知られていない。

その他の用意

　その他，用意すべき器具や環境として，手袋，前掛け，計り，ゾンデ，スポンジ，水道設備などがある[12]。

　さらに，組織標本を作製する切り出しを行うのであるのであれば，通常の分娩室では難しい。ホルマリン対策の整った病理検査室で行わなければならない。

文献

1) 有澤正義：糖代謝異常における胎盤病理の特徴．周産期医学 2019；49(1)：60-5.

2) 有澤正義：FGRに分娩至適時期はあるのか 胎盤病理の観点から．日本産科婦人科学会雑誌 2017；69(9)：1823-8.

3) Benirschke K, Kaufmann P, Baergen R: Infectious Diseases; Chorioamnionitis. In; Pathology of the Human Placenta 6th ed, p.557-9, Springer, New York, 2012.

4) Khong TY, Mooney EE, Ariel I, et al: Sampling and Definitions of Placental Lesions. Arch Pathol Lab Med. 2016 Jul; 140(7): 698-713.

5) Shankulin DR, Scott JS: Massive subchorionic thoronboohematoma(Breus' mole). Br J Obstet Gynaecol 1975; 59:13-24.

6) 有澤正義：Breus' mole の頻度と病理の特徴について．臨床婦人科産科　1992；46(7)：776-8.

7) El-Agwany AS: Large Subchorionic Hematoma: Breus' Mole J Med Ultrasound 2017; 25(4): 248-50.

8) Heise RH, Van Winter JT, Ogburn PL Jr.: Identification of acute transplacental hemorrhage in a low-risk patient as aresult of daily counting of fetal movements. Mayo Clin Proc 1993; 68(9): 892-4.

9) Naeye RL: Maternal floor infarction. Hum Pathol 1985; 16(8): 823-8.

10) Mandsager NT, Bendon R, Mostello D, et al: Maternal Floor Infarction of the Placenta: Prenatal Diagnosis and Clinical Significance. Obstet Gynecol. 1994 May; 83(5 Pt 1): 750-4.

11) Chaiworapongsa T, Romero R, Korzeniewski SJ, et al: Pravastatin to prevent recurrent fetal death in massive perivillous fibrin deposition of the placenta(MPFD) . J Matern Fetal Neonatal Med 2016; 29(6): 855-62.

12) 相馬廣明：胎盤の検査法．胎盤－臨床と病理からの視点－．p.7-8，篠原出版新社，東京，2005.

4 娩出胎盤の診断（マクロの見方）

■ 臍帯の見方

東京都立大塚病院検査科　　有澤　正義
聖マリアンナ医科大学産婦人科学　　長谷川潤一

ここでは4つのことを書く。
- なぜ臍帯を見るのか
- 筆者（長谷川）の妊娠初期からの臍帯スクリーニング
- 肉眼所見のこだわり
  Altshuler先生の「目を近づけて胎盤を見てください」。
  中山先生の「虫眼鏡も使ってください」。
- その他の臍帯異常と周産期異常

■ なぜ臍帯を見るのか

　なぜ臍帯を見るのか。それは，臍帯付着異常からわかる新たな臨床があるからである。

　一般に臍帯辺縁付着，卵膜付着についてFoxは，辺縁付着は1.9〜15％くらい，卵膜付着は0.02〜13.6％くらいの報告があると"Pathology of the Placenta"に記載している[1]。

　Benirschkeの調査[2]，筆者（有澤）の臍帯辺縁付着，卵膜付着についての調査[3]を**表1**に示す。

妊娠糖尿病（GDM）と臍帯付着異常

　妊娠糖尿病gestational diabetes mellitus；GDMの胎盤を見ていると，一つの事実に遭遇する。卵膜付着や辺縁付着，前置胎盤が多いことである。202例のGDMのなかに卵膜付着13例（6.4％），辺縁付着50例

表1　臍帯辺縁付着，卵膜付着の頻度

	調査胎盤数（n）	辺縁付着	卵膜付着
Benirschke（14論文）	194,365	6.89%	1.11%
有澤	6,219	7.59%	0.90%

（24.8％），前置胎盤が5例であった[4]。Benirschkeに載っている14論文の臍帯付着異常のまとめでは，一般的に辺縁付着が6.89％，卵膜付着が1.11％であった。筆者（有澤）が調べた辺縁付着は7.59％，卵膜付着は0.90％であり，この頻度は，ほぼ同程度と考えた。上記のGDMに合併する卵膜付着，辺縁付着は高度であると考えられる。

　そこで筆者は56例の膜付着についてGDMの合併を調べたところ，14／56例（25％）の合併を確認した。このことは，卵膜付着からみてもGDMの合併率が高い。GDMからみても卵膜付着の合併が高率である。すなわちGDMは発生初期の異常をもたらす例があるということになる。これが正しければ，卵膜付着が合併した例は初期の経口ブドウ糖負荷試験（OGTT）で陽性となることが予測されるが，はたして，その通りであった。11／13例が初期のスクリーニングでGDMと診断されていた。新しいGDMのtypeが胎盤病理からみつかったので，胎盤病理もGDMの分類についてガイドラインの仲間に入れてもらいたい。

　また，GDMではないがDMに卵膜付着，辺縁付着の合併が高度であることが1992年に出版されたNaeyeの“Disorder of the placenta, Fetus, and Neonate”に記載されている[3]。

　これで臍帯付着部位から考えたGDMのなかの一群，すなわち胎盤病理から分類される発生異常を伴うGDMの存在が明らかになった[5]。

　辺縁付着については，一般的には，臍帯の付着部位が最短の胎盤の端から2cmで診断していたが，筆者（有澤）は付着部から胎盤の外縁に向かって胎盤表面の血管走行がないことなどで診断していた。Amsterdam分類では辺縁から1cmということになっている[6]。少し厳しくして，卵膜付着は1パーセンタイル，辺縁付着は5パーセンタイルということになるのかもしれない。**図1**の辺縁付着（別名battledore placenta）と診断した例は端から1cm以内の付着，外縁に向かって血管走行もない。

　辺縁付着として間違いないが，この写真を見返すと辺縁部にポッとついているのが辺縁付着という印象をもった。図1の辺縁付着も**図2**の卵膜付着もGDMを合併していた。

GDMの前置胎盤の合併

　臍帯の項でなぜ前置胎盤かは，前置胎盤に臍帯付着部異常が高率に合併するからである。前置胎盤の頻度については，Williamsの産科書第23版によると300分娩に1例，約0.3％と記されている[6]。Foxの書には4／1,000の頻度が用されている[7]。筆者（有澤）の調査では，GDMの前置胎盤は5／202例（2.5％）と高率であり，GDMの妊娠初期からの発生の問題を裏付けることになった。Naeyeは頻度0.7％としているが，合併するものとして，GDMやDMは含まれておらず，子宮筋腫，多産，たばこ，双胎，早産，死産などが高率であると書い

■ battledore placenta
battledoreとは，「ヘラ，ヘラ状，羽子板」の意で，19世紀前半の英国にすでにあったヘラのような板でコルク栓に羽を付けて物を打ち合うゲームの板であったといわれている（図1a）。形が似ているので臍帯の辺縁付着をBattledore placentaともよぶ。ところで問題は，辺縁付着の臨床的な問題である。辺縁付着に合併するHDP，GDM，DCH，IUFDの胎盤を検査することもある。

ている[8]。本書を読まれた方が，この事実を検証され，臨床に役立てて
くれると思う。

図1 辺縁付着（別名：battledore placenta，ヘラ状胎盤）

a：battledore
バドミントンの源流といわれる
ゲームの，ヘラ状の板。辺縁
付着は形が似ていることから
"battledore placenta"（ヘラ状
胎盤）ともよばれる。

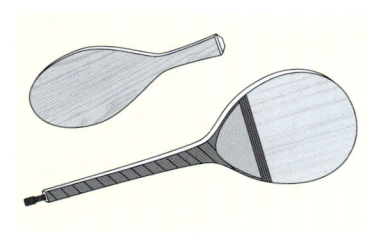

b：付着部から反対方向に向かって血管が走行している。

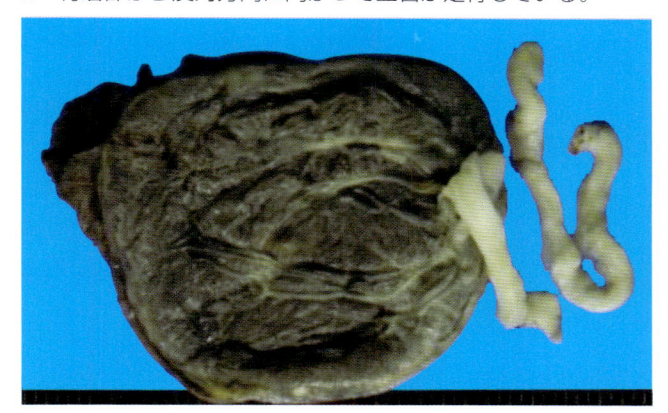

c：辺縁部に臍帯が置かれたように
付着している。

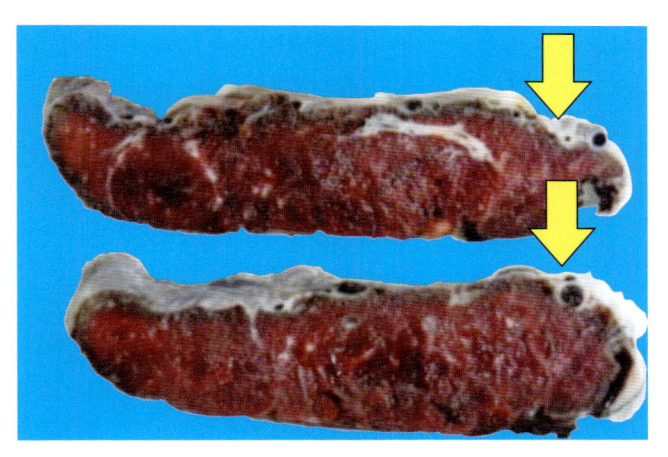

図2 卵膜付着

ワルトン膠質の欠
損した血管が卵膜
内を走行し胎盤を
循環している。

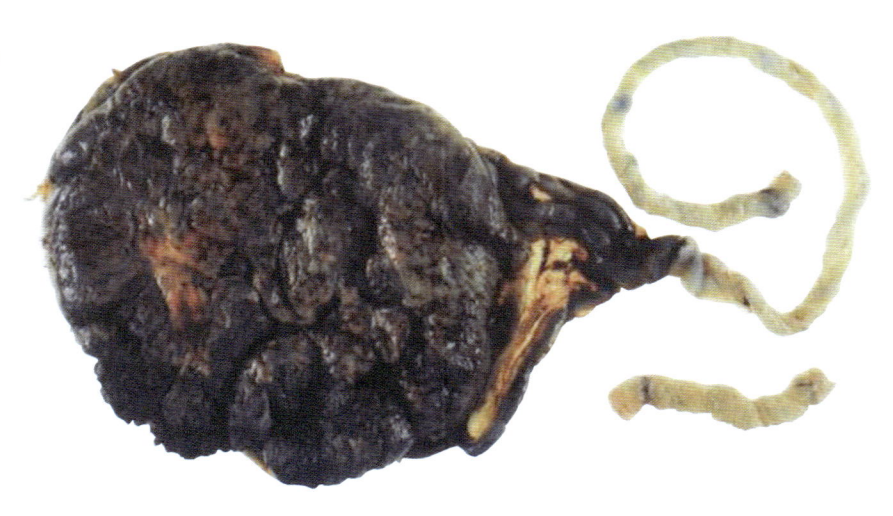

■ 超音波診断でリスクを予測する 妊娠初期のスクリーニング [9, 10]

　前項では，胎盤病理の第Ⅲ世代まで言及した。

　第Ⅳ世代の胎盤病理として，胎盤病理を利用して妊娠中のリスクを明らかにし，児や母を守るという点で，治療から予防にまたがる胎盤病理と考えた。長谷川らがまとめた論文の内容は，そのタイトルが示すとおり，「妊娠9〜11週の超音波検査で臍帯の付着異常を予測できる」というものである[9]。また，別の論文[10]では，前置胎盤の38.3％が子宮の下部1/3の部分に臍帯が付着していると報告している。このことはやはり，胎盤病理は妊娠を管理するうえで大切であるということを，「第Ⅳ世代の胎盤病理」として教えてくれている。

■ 肉眼所見の取り方のコツ

■ Geoffrey Altshuler, M.D.
(1938-2014). Clinical Professor of Pathology and Pediatrics at the University of Oklahoma Health Sciences Center, University of Oklahoma Children's Hospital. 2014年7月没。

　筆者（有澤）は米国でGeoffrey Altshulerに，日本で大阪府立母子保健総合医療センター（当時）の中山雅弘先生に胎盤病理の手ほどきを受けたが，Altshuler先生も中山先生も，胎盤病理を始めるときにまったく同じことを筆者に教えた。米国では「目を胎盤に近づけてじっくりと見なさい」。日本では「ここに虫眼鏡があるからこれを使ってください」。筆者はその通りにしている。それらが胎盤観察をするには一番良く，「極意」だと思っているからである。

2例の臍帯異常

　臨床医は，臍帯過捻転を超音波で診断している。筆者（有澤）が検査をするときに，よく見ると藍染めを絞ったようなしわがある。最初「藍染めしわ」とよんでいたが，報告がないので先輩の勧めで，自分の名前のイニシャルをとって"MA wrincle"とよぶことにした。

　図3, 4は，「よく見るということ」という教えそのものだと思う。

■ その他の臍帯異常と周産期異常

　どの胎盤の教科書にも書かれているが，ここではFox[11]，Perrin[12]や中山[13]の論文を使って解説する。

　長さについては，Foxは「35cm以下を過短臍帯，70cm以上は過長臍帯」を採用している[11]。筆者の統計では5パーセンタイルと95パーセンタイルを用いて「過短臍帯を35cm以下，過長臍帯を77cm以上」とした。これはfreshな胎盤の計測で得られた値なので参考にしてもよいが，各施設で独自のものを作成したほうが，より臨床に適したものになる。その他，臍帯偽結節や真結節，単一臍帯動脈，血管腫の解

図3 MA wrinkle〔筆者（有澤）が命名〕

過捻転が緩んだ後と考える。

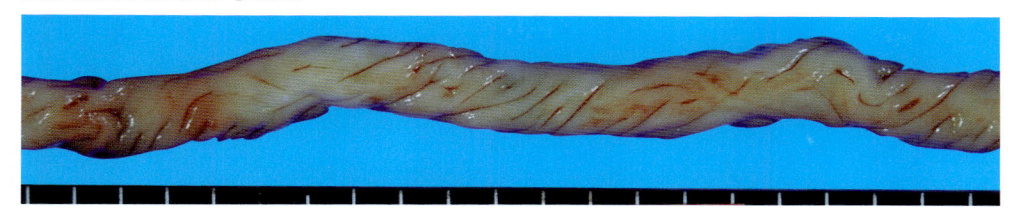

図4 カンジダ性白斑

臍帯の胎児の付着部でみられた表面隆起白斑（破線）。周囲は浮腫状になっている。

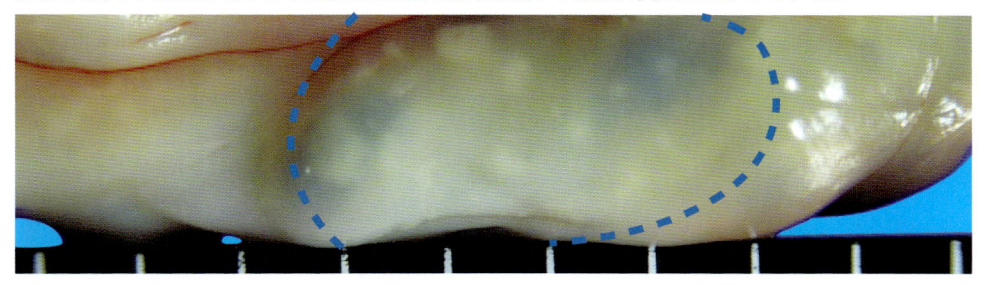

図5 見逃してはならない臍帯異常

a：臍帯の過捻転と絞扼（⬇）
この写真では腹部は暗赤色となっている
ことがわかる。臍帯過捻転と絞扼により
胎児の臍帯からの血流は途絶して，胎児
肝が壊死を合併していることが肉眼でわ
かる。

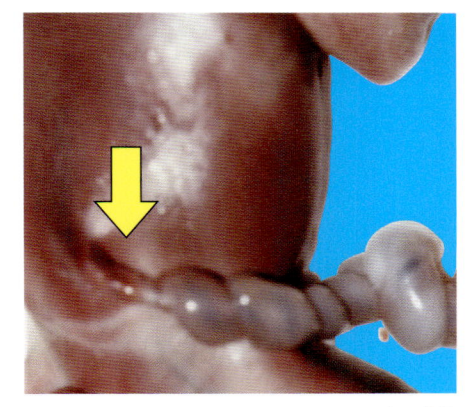

（つづく）

説もあるが，見逃してはならないものとして，超音波診断可能な胎児
発育遅延 fetal growth restriction；FGR の合併が高率な臍帯過捻転（図
5a），死産に結び付くワルトン膠質の欠損した絞扼（図5a，矢印部），
奇形症候群と関係のある単一臍帯動脈（SUA）（図5b）がある。単一
臍帯動脈の頻度は約1％と報告されている[12]。図5cに，新生児慢性
肺疾患を高率に合併する亜急性壊死性臍帯炎（SNF）（臍帯血管周囲
にリング状の絞扼を伴う）を示す[13]。これらはすべて，分娩室近くの
小部屋で診断可能である。ここでも，切り出し用ナイフとボード（包丁
とまな板）が大切であるということが証明された。

■ SUA
single umbillical artery

■ SNF
subacute necrotizing
funisitis

図5 見逃してはならない臍帯異常（つづき）

b：単一臍帯動脈（SUA）

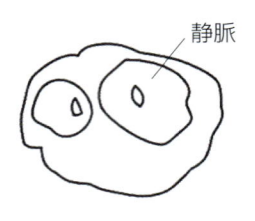
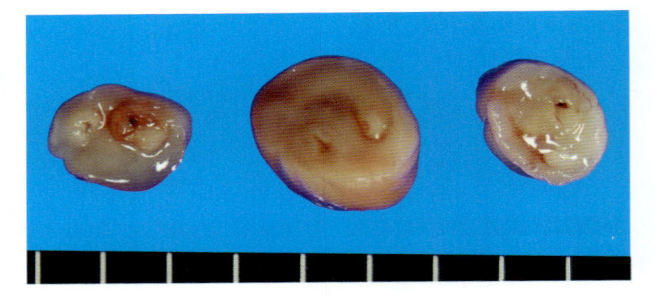

c：亜急性壊死性臍帯炎（SNF）

Wilson-Mikity syndrome（WMS）の1例。1〜2日目は呼吸状態はよいが，3〜4日頃から肺野が真っ白になってくる。その後，酸素離脱が延長し，結果として慢性肺疾患（CLD）となる。血管を囲む輪状の隆起が特徴的な所見である。

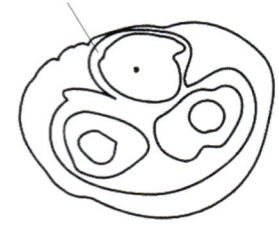
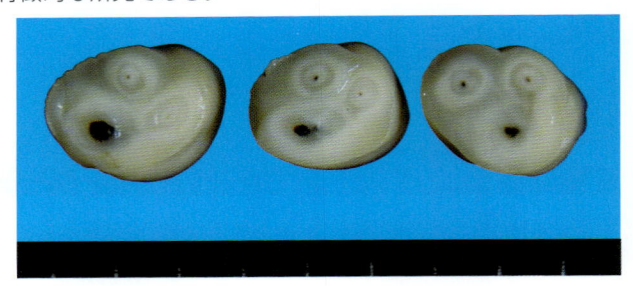

壊死と石灰化

文献

1) Fox H, Sebire NJ: Pathology of the Placenta 3rd ed. p482-7, Elsevier-Saunders, 2007.

2) Benirschke K, Burton GJ, Baergen RN: Anatomy and Pathology of the Umbilical Cord. p332, In; Pathology of the Human Placenta 6th ed. Spinger, New York, 2012.

3) Naeye RL: Disorder of the Umbilical Cord. Disorders of the Placenta, Fetus and Neonate Diagnosis and Clinical Significance, Mosby Year Book. p99-102, Mosby, 1992.

4) 有澤正義：妊娠糖尿病の胎盤病理．月間糖尿病 2019；11(1): 19-29.

5) Khong TY, Mooney EE, Ariel I, et al: Sampling and Definitions of Placental Lesions: Amsterdam Placental Workshop Group Consensus Statement. Arch Pathology Lab Med 2016; 140(7): 698-713.

6) Obstetrical Hemorrhage. Cunningham FG, Leveno KJ, Bloom SL, et al(eds). Williams Obstetrics 23rd ed. p770, McGraw-Hill, 2009.

7) Fox H: Abnormalities of Placentation and Placental Development. Fox H, Sebire NJ(eds). Pathology of the Placenta 3rd ed. p.84, Elsevier-Saunders, 2007.

8) Naeye RL: Disorder of the Placenta and Decidua. Disorders of the Placenta, Fetus and Neonate Diagnosis and Clinical Significance, Mosby Year Book. P217, Mosby, 1992.

9) Hasegawa J, Matsuoka R, Ichizuka K, et al: Cord insertion into lower third of the uterus in the first trimester is associated with placental umbilical cord abnormalities. Ultrasound Obstet Gynecol. 2006; 28(2): 183-6.

10) J Hasegawa J: Sonoembryological evaluations of the development of placenta previa and velamentous cord insertion. J Obstet Gynaecol Res 2015; 41(1): 1-5

11) Fox H, Sebire NJ: Pathology of the Placenta 3rd ed. p475, Elsevier-Saunders, 2007.

12) Lewis SH, Perrin E: Pathology of The Placenta 2nd ed. p.4, Churchill-Livingstone, Philadelphia, 1999

13) Nakayama M: Significance of pathological examination of the placenta, with a focus on intrauterine infection and fetal growth restriction. J Obstet Gynaecol Res 2017; 43(10): 1522-35.

4 娩出胎盤の診断（マクロの見方）

■ 卵膜の見方

浜松医科大学産婦人科学講座　堀越　義正，谷口千津子，伊東　宏晃

- ■ 評価項目は，卵膜欠損の有無・破膜部から胎盤辺縁までの距離・色調である。
- ■ 卵膜の色調変化は絨毛膜羊膜炎（CAM）やメコニウム・出血を反映する。
- ■ Blanc分類Stage3のCAMは肉眼所見のみで同定可能である。

卵膜 fetal membrane は胎児と羊水を被包する薄い膜状物である。母体由来の脱落膜と胎児由来の絨毛膜・羊膜の3層から構成され，胎盤周囲を取り囲む。

主な評価項目は，卵膜欠損の有無・卵膜裂口部（辺縁）と胎盤辺縁部との最短距離（破膜部までの距離に相当する，通常9〜14cm）・色調（混濁の有無）である。以下に示す肉眼所見のうち，特に色調の観察は，即座に，そしてかなりの確率で絨毛膜羊膜炎を診断でき，臨床に有用である。

■ 色調 （図1）

ホルマリンにより着色されるため，色調観察はホルマリン固定前に行う。主に胎盤胎児面で混濁の有無を観察する。混濁がない場合，色調は灰白色で半透明 translucent であり，膜を通して胎児面を走行する血管を明瞭に観察できる（図1a）。以下の病態では，卵膜に混濁を示す。

絨毛膜羊膜炎 chorioamnionitis；CAM （図1b）

卵膜は黄白色調に変化し，不透明 opaque になる。絨毛膜板のフィブリン沈着と混濁の区別が紛らわしいことがあり，注意する。Blanc分類Stage3のCAMは，全例，肉眼のみで評価可能とされる[1]。

■ CAM
→ p.226「Ⅱ-12 絨毛膜羊膜炎」

胎便 meconium （図1c）

胎便排出時期により色調が異なる。急性期は青緑色で光沢を有し，実際に卵膜表面に胎便が付着していることが多い。亜急性期では暗緑〜茶褐色へと変化し，ぬめりを認める。慢性期は卵膜全体が光沢の

図1 卵膜の色調変化

a：混濁なし。米粒大の白色結節（⬇）は卵黄嚢の遺残であり正常所見。

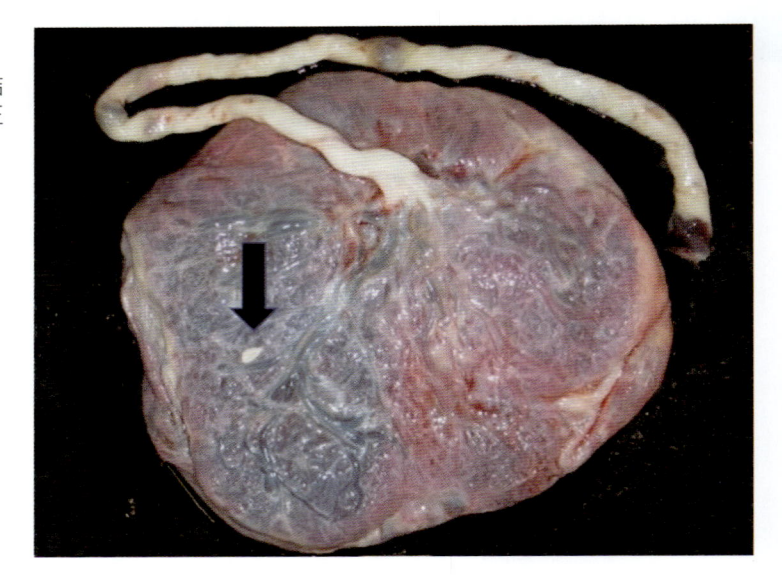

b：絨毛膜羊膜炎。すりガラス状に混濁している。臍帯はWharton's jellyに石灰化（⬅）を認め，亜急性壊死性臍帯炎（SNF）の像である。

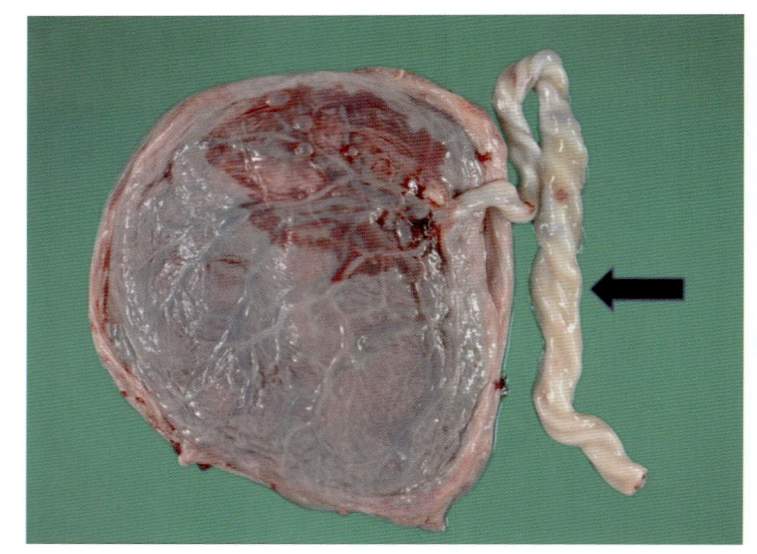

c：胎便沈着。全体的に緑色調に変色しており，臍帯にも同様の変化（⬅）を認める。新鮮な胎便も付着している。

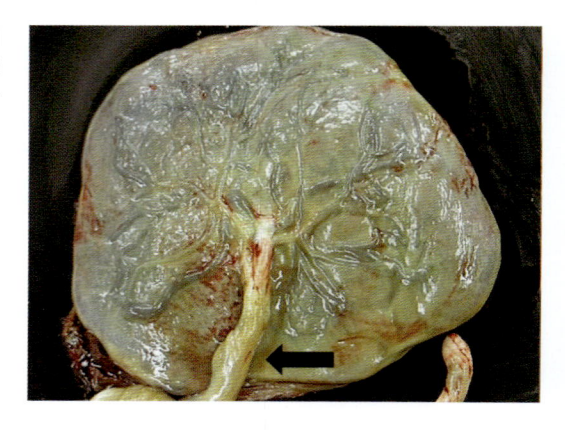

ない濁った茶褐色へと変色する。

出血 retromembranous hemorrhage（図1d）

陳旧性の出血は，典型的には赤褐色を呈する。欧米の成書では"tan（日焼けをしたような）"とも表現される[2]。絨毛膜下血腫は，胎盤辺縁の出血が胎児面へと波及して卵膜に色調変化を起こすため，胎盤辺縁と母体面の所見にも注意する。組織学的にびまん性絨毛膜羊膜ヘモジデローシスdiffuse chorioamniotic hemosiderosis；DCHを示す。

■ 羊膜結節 amnion nodosum（図2a）

胎児面の羊膜に多数の灰白色・褐色の不規則な形をした微小隆起である。羊水過少または欠失が長期間続いたときにみられる[3]。扁平上皮化生（図2b）とは区別する。

■ 羊膜剥離

胎盤娩出時に人工的に剥離することがあるが，胎便汚染が原因となることもある。炎症が遷延すると羊膜と絨毛膜が癒着して剥離できなくなり，癒着の程度をみることで炎症が急性か慢性かある程度推測できる[4]。

■ DCH：びまん性絨毛膜羊膜ヘモジデローシス
胎盤における出血により卵膜においてマクロファージがヘモジデリンを貪食し，茶色顆粒が沈着した状態。

図1 卵膜の色調変化（つづき）

d：陳旧性出血：絨毛膜下出血症例。辺縁に変性した赤褐色の血液付着を認める（◯）。

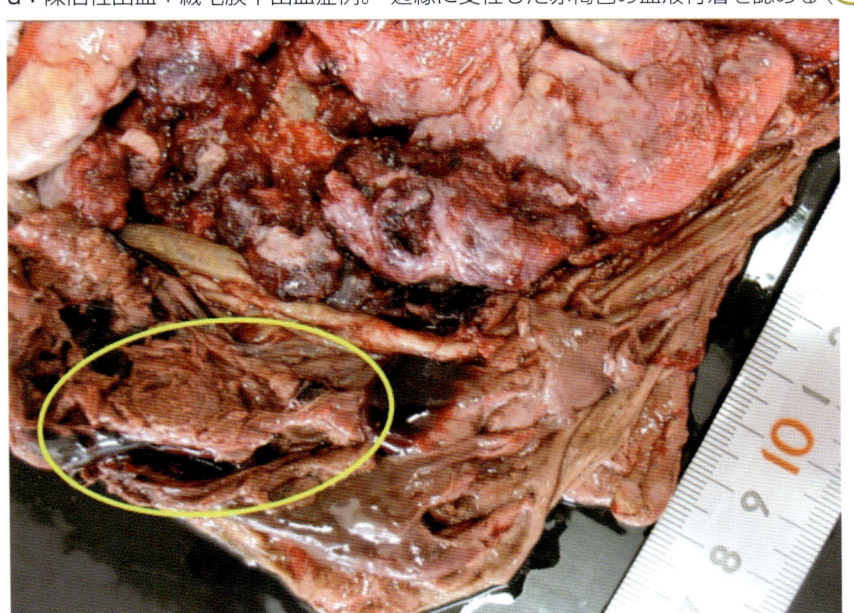

図2 羊膜結節と扁平上皮化生

a：羊膜結節。軟らかい隆起物（⬇）。びまん性にみられ，容易に剥脱する。

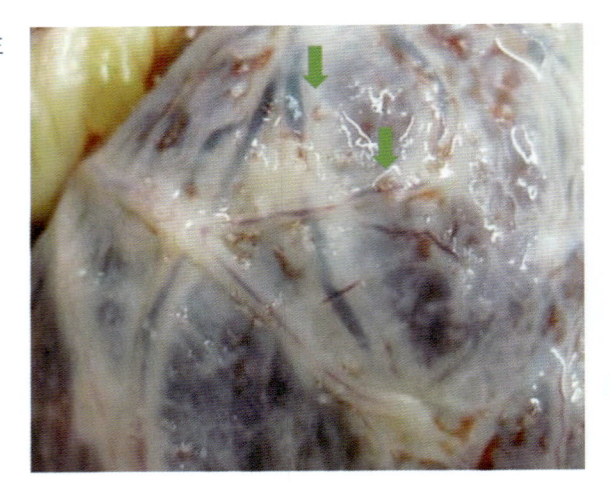

b：扁平上皮化生。平たくて小さい白色の沈着物（⬇）。臍帯周囲に集中してみられ，剥離できない。

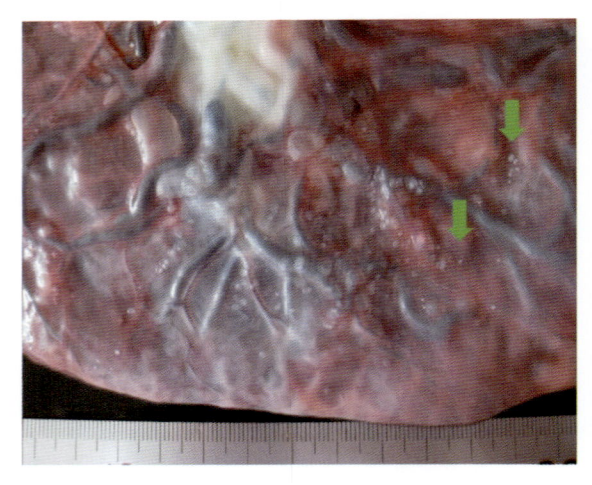

■ 肥厚

絨毛の遺残や凝血付着により生じる。胎児発育不全の胎盤でみられることが多い[5]。

文献

1) Nakayama M: Significance of pathological examination of the placenta, with a focus on intrauterine infection and fetal growth restriction. J Obstet Gynecol 2017; 43 (10): 1522-35.
2) Gross Evaluation and Normal Histology of Membranes. Diagnostic pathology: placenta. Heerema-McKenney A, Popek EJ, De Paepe ME, (eds). (Ⅰ-2-2) - (Ⅰ-2-5), Amirsys, 2015.
3) 相馬廣明：卵膜のみかた．胎盤－臨床と病理からの視点－．p11-2, 篠原出版新社，2005.
4) 中山雅弘：胎盤の絨毛膜羊膜炎の臨床的意義．病理と臨床 1994；12：417-24.
5) 松岡健太郎：卵膜の肉眼所見．周産期医療にかかわる人のためのやさしくわかる胎盤のみかた・調べかた．佐合春彦（監修），p30-2, 診断と治療社，2016.

4 娩出胎盤の診断（マクロの見方）

■ 胎盤重量と容積測定

東京都立大塚病院検査科　　有澤　正義

東京都助産師会助産所部会　渡辺　　愛

奈良県立医科大学産婦人科学教室　成瀬　勝彦

ここでは，助産師にも現場ですぐに用いることのできる胎盤病理を解説する。
- ■ 胎盤計測からみた病理検査の必要性
- ■ 実際の胎盤重量
- ■ 胎盤の病理検査の現状と胎盤重量から推測されるリスク
- ■ 測定のこだわり

■ 胎盤計測からみた病理検査の必要性

　胎盤重量については，小さな胎盤は児が小さく，新生児科への入院が高率であることは知られている。また大きな胎盤は，絨毛が浮腫状であることが多い。大きな血腫や大きな血管腫もある。また，絨毛うっ血状態になっていることもある。胎盤表面の血管が怒張していることもある。これらの事実は，肉眼所見の準備の割面写真で一部示した（p.26，図3）。このような大きな胎盤も，小さな胎盤と同じように循環不全を伴っている。小さな胎盤から生まれた児は死産が多い，大きな胎盤から生まれた児は新生児有害事象が多いことも報告されている[1]。

　表1，2に，筆者（有澤）の施設におけるデータを示す。これら874例の正期産の胎盤重量1パーセンタイル以下，99パーセンタイル以上の胎盤では小さな胎盤はほとんど病理検査が施行されているが，大きな胎盤ではされていない例も多い。これらを認識するために1パーセンタイルと99パーセンタイルの臨床像を示す。

■ 実際の胎盤重量

　胎盤重量1パーセンタイル以下での胎盤病理検査は6/9例，新生児科入院は9/9例，99パーセンタイル以上の胎盤重量では，胎盤病理

表1 正期産の胎盤重量（総重量）1パーセンタイル以下の臨床像

	週数	胎盤重量 (g)	児体重 (g)	新生児科入院	Ap 1／5分	帝王切開	臨床所見
1	37	364	2,070	+	8／9	−	SFD，単一臍帯動脈
2	38	359	2,205	+	8／9	+	SFD，胎盤でVUE
3	38	358	2,094	+	8／9	+	NRFS，辺縁付着
4	38	355	2,235	+	8／9	+	SFD，骨盤位
5	37	344	2,180	+	8／9		SFD
6	39	341	2,490	+	8／9		SFD，胎盤VUE
7	40	336	2,425	+	8／9		NRFS，SFD
8	38	320	2,425	+	9／9	+	新生児嘔吐
9	39	308	1,978	+	7／8	+	GDM，胎盤VUE，SFD

Ap：Apgar score，SFD：small for date，NRFS：non-reassuring fetal status，VUE：villitis of unknown etiology，
GDM：gestational diabetes mellitus，HDP：hypertensive disorders of pregnancy，HFD：heavy for date

表2 正期産の胎盤重量（総重量）99パーセンタイル以上の臨床

	週数	胎盤重量 (g)	児体重 (g)	新生児科入院	Ap 1／5分	帝王切開	臨床所見
1	38	1,008	3,995	+	6／9	−	HDP，HFD
2	37	878	3,808	+	6／9		HFD，一過性多呼吸，副耳
3	40	845	3,750	+	8／9		口唇裂
4	42	842	3,295	+	8／9		梅毒治療後
5	38	840	3,535	+	8／9		HFD，弛緩出血
6	38	831	2,980	−	8／9		GDM
7	38	828	3,235		8／9		
8	41	821	3,540	+	8／9	+	
9	40	820	3,690	−	8／9		

Ap：Apgar score，SFD：small for date，NRFS：non-reassuring fetal status，VUE：villitis of unknown etiology，
GDM：gestational diabetes mellitus，HDP：hypertensive disorders of pregnancy，HFD：heavy for date

検査1／9，新生児科入院は6／9例であった。このような極端値を示し，新生児科入院あるいは管理が必要であった児の胎盤であるにもかかわらず99パーセンタイル以上の大きな胎盤が病理検査されていないのは，胎盤重量が重くて新生児も大きいので，リスクがわかりにくく，その後の児の発育に問題が生じる可能性が認識されにくいのかもしれない。

　10年前，かつて筆者（有澤）の施設にはあるシステムがあった。胎盤を1週間冷蔵保存し，新生児に異常があれば胎盤を病理検査して，その後の児のフォローに役立てるというものである。このシステムは

■ Altshuler
→p.32

大切であったのかもしれない。胎盤の管理にそれだけ手間をかける Altshuler から教わったシステムであった。

■ 胎盤の病理検査の現状と胎盤重量から推測されるリスク

　胎盤「純重量」と「総重量」というと，聞きなれない言葉があると思う人がいるかもしれない。一般的に純重量とは「病理検査室で測定される，臍帯も胎盤外の膜を取った胎盤自体の重さ」，総重量は「分娩室で測定される，胎盤，胎盤外の膜，臍帯すべてを含んだ重量」である。ほとんどの胎盤の教科書では純重量の計測が勧められているが，実際は，分娩室での総重量が日本産科婦人科学会周産期登録では集計されている。また，多くの助産院の計測でも総重量が記録されている。本項でも総重量による評価をした。**表3**を見ると，東京では助産院と病院での計測にはそれほど違いはない。

胎盤の病理検査の現状

　現状の問題は，助産院ではほとんど胎盤は病理組織学的検査をされていないという点である。また，分娩が年間2,000件近い産科専門病院でも病理検査室はなく，年に数例を外注するにすぎない病院が多いということである。もし，周産期異常があり，「お母さん」と「赤ちゃん」に何かあるのであれば，そして胎盤がそれを裏付け，治療に役立つのであれば，胎盤は病理検査されるのが当然であると思う。これをどのように解決するかは，今，日本産科婦人科学会や胎盤学会で考えなければならない大きな問題であるということを，本書を執筆するにあたっての調査で知った。筆者（有澤）ができることは，もっと胎盤病理の有用性を見出し，母児のために情報を伝え，少しでも胎盤のことをわかってもらうということであろうかと思っている。

　胎盤総重量や，胎盤総重量／新生児体重比，各病院から日本産科婦人科学会に報告される胎盤総重量の多くは，助産師が計測していると推測される。表を見ると助産師会と病院の胎盤総重量も胎盤総重量／新生児体重比も変わらない。比べると少しの誤差はあるかもしれないが，計測方法というより，施設の患者の特色なのかもしれない。これもやはり，各施設独自の基準表を作成されたほうがよいと考える。

表3 　東京における正期産胎盤計測値

		胎盤総重量 (g)	胎盤総重量／新生児体重比	長径 (cm)	短径 (cm)	厚さ (cm)
病院	874例	566±98	0.185±0.025	18.7±2.2	17.8±2.4	1.9±0.5
助産院	1,109例	542±92	0.172±0.022			

胎盤総重量・胎盤総重量 / 新生児体重比・胎盤容積による帝王切開率

　病院の胎盤重量（総重量），胎盤総重量 / 新生児体重比，胎盤容積による帝王切開率を比べた。

　極端値を1%および99%を超える例，基準値を2.5 ～ 97.5%としている。

　胎盤総重量の平均は566 ± 98.1 g，基準範囲外は820 ～ 1,008 g，308 ～ 364 g，P/F比の平均は0.187 ± 0.025，基準範囲外は0.239 ～ 0.301，0.126 ～ 0.145，胎盤容積（長径 × 0.5 × 短径 × 0.5 × 3.14 × 厚さ）の平均は510 ± 168 cm^3，基準範囲外は1,140 ～ 1,584 cm^3，128 ～ 293 cm^3であった。

　胎盤重量が2.5%以下を示すものは，帝王切開率が高く新生児管理も必要となってくる。今回検討した胎盤総重量 / 新生児体重（P/F）比では，比の小さなもの，すなわち児体重に比し胎盤が小さい例は帝王切開が高率であった。おそらくこれは，単に胎盤重量が小さいことと関係するものと思われた。注意しなければならないのは，比の小さなものも大切であるが，PF比 99%以上の極端値のなかに死産の既往歴，奇形児，甲状腺機能異常，妊娠糖尿病gestational diabetes mellitus；GDM，胎児心拍異常，前置胎盤，胎児肝腫大の合併が認められたことである。99%以上のPFでは背景にハイリスク疾患が重なっているときがあり，胎盤病理検査が勧められる。

　胎盤容積が小さいと帝王切開が高率であることもハイリスクであるが，前回・今回とも胎盤容積1%以下の症例があった。前回例は脳性まひcerebral palsy；CP，今回例は脳腫瘍が疑われている。

■ 測定のこだわり

　肉眼所見をとるときに筆者が最初に教えられたことである。重量計測では「目の高さに計りを置いていること」，胎盤の厚さの計測では「上から見ると厚さが変わる」と教えられた。

　図1のように，病理医のなかにもこだわって測定する人もいる。臨床医も，なんとか妊娠中に胎盤の計測ができるとよいかなと思う。

表4 　東京の病院874例の正期産における胎盤総重量，胎盤総重量 / 新生児体重比（P/F比），胎盤容積の極端値，基準値帝王切開率

	99%以上	97.5%以上	2.5%以下	1%以下
胎盤総重量と帝王切開率	2/9（22%）	5/22（22.7%）	13/22（59.1%）	5/9（55.6%）
P/F比と帝王切開率	3/9（33%）	6/22（27.3%）	10/22（45.5%）	6/9（66.7%）
胎盤容積と帝王切開率	1/9（11%）	2/22（9.1%）	6/22（27.3%）	6/9（66.7%）

図1 測定のこだわり

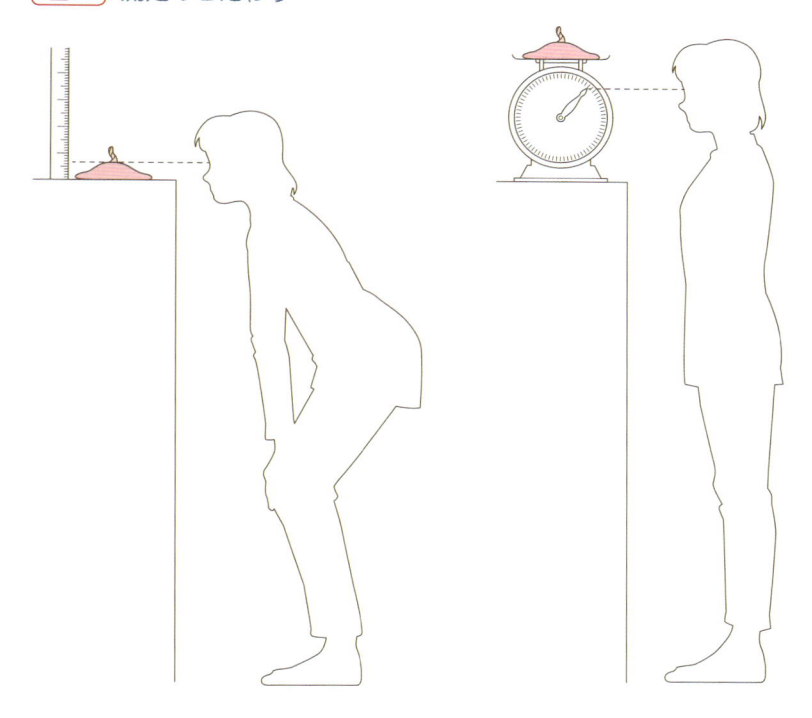

文献

1) Hutcheon JA, McNamara H, Platt RW, et al: Placental weight for gestational age and adverse perinatal outcomes. Obstet Gynecol 2012; 119(6): 1251-8.

4 娩出胎盤の診断（マクロの見方）

■ 胎盤胎児面の見方

浜松医科大学産婦人科学講座　　**磯村　直美，谷口千津子，伊東　宏晃**

- 胎児・新生児に異常が生じた場合，血管の走行異常や血栓・梗塞など胎盤胎児面に原因となる病変を認めることがある。
- 胎盤胎児面の観察は主に胎盤の形態，色調，血管の走行について観察する。

■ 形態 （図1）

通常，楕円型もしくは円型である。2個の胎盤の大きさが同程度であれば，二分葉胎盤とよばれる。臍帯付着部の異常や絨毛外血管を伴う症例もあり，娩出時などの損傷により胎児機能不全や胎児死亡の原因となることがある（図1a）。

■ 胎児機能不全
non-reassuring fetal
status；NRFS

大小不同が明らかであれば副胎盤である。副胎盤は娩出胎盤の5〜6%程度に認める。胎盤の大きさにかかわらず臍帯の付着している側を主胎盤，そうでないほうを副胎盤とする。

胎盤の面積が広くて非常に薄い場合，子宮内腔を全体に覆う膜様胎盤を疑う。卵膜がほとんど絨毛で覆われている状態で，しばしば出血を招きやすい。

胎盤内部に実質が一部欠損し，窓状に見えるものを有窓胎盤という。胎盤の形状形成には，着床後より栄養状態の良い部分を求めて広がろうとする栄養膜細胞trophoblastの向栄養性がかかわっているとされる。着床部の脱落膜形成不良や血管化不良が可能性としてあり，子宮筋腫，搔把などの手術の既往，双角子宮などが原因となる。これらは不妊症，不育症，胎児発育不全fetal growth restriction；FGRの原因ともなる[1]。

絨毛膜外性胎盤

通常，卵膜の付着部位は胎盤辺縁から始まるが，なかには胎盤組織が卵膜付着部を越えて突き出ている場合がよくみられる。これを「画縁胎盤（周縁胎盤）」とよぶ（図1b）。

これに対し，卵膜が胎盤辺縁部で二重に折り重なっているため厚い画縁を呈し，胎児面を非常に狭くしている状態を，「周郭胎盤」とよ

ぶ（図1c）。

　これらの異常は部分的にみられたり全面的に及んだりするので，部分的であれば1／2周や1／3周など範囲を記録する必要がある。

　この両者を総称して，絨毛膜外性胎盤という（図2）。画縁胎盤は全胎盤の25％程度にみられ，臨床的意義は乏しい。周郭胎盤は全胎盤

図1 分葉胎盤

分葉胎盤。臍帯から分岐した血管が胎盤実質外を走行する「絨毛外血管」となっている。

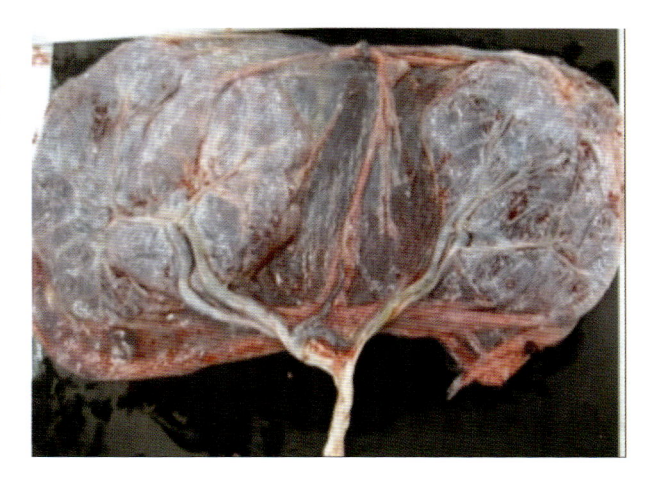

図2 絨毛膜外性胎盤

a：画縁（周縁）胎盤

b：周郭胎盤。臍帯は辺縁付着で絨毛膜板静脈の怒張がみられる。

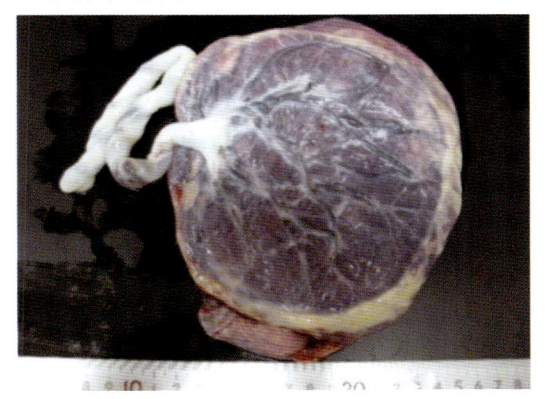

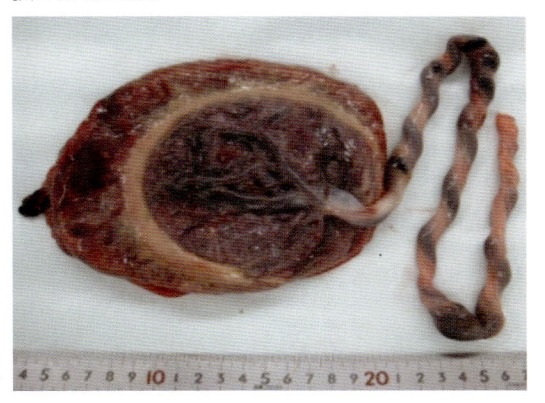

c：シェーマ

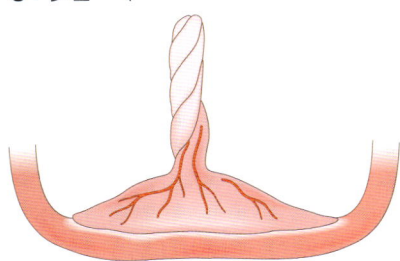

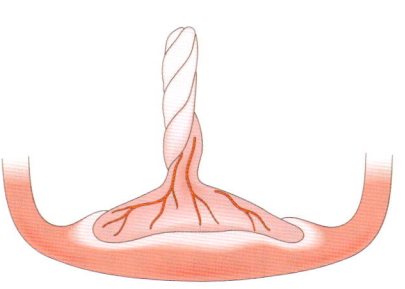

画縁（周縁）胎盤　　　　　　　周郭胎盤

の1〜6.5%にみられ，一部は妊娠中の出血，早産や前期破水，FGRと関係がある。特に，妊娠中後期にかけての反復出血の一因となるので，妊娠中にたびたび出血を繰り返す場合で，前置胎盤や低置胎盤を否定できるときには周郭胎盤の存在を推定しておき，娩出胎盤の卵膜の付着部位を調べることが確診となる。成因は，妊娠早期に胎盤辺縁に出血が起こり，その出血が絨毛膜板を侵し剥離したままで妊娠が続けば，辺縁が巻き上がり，このような状態ができると考える[2]。

■ 色調

正常胎盤胎児面は灰白色で，絨毛膜板の血管は透けて確認できる。胎盤の一部に米粒大〜半米粒大の白色の腫瘤がみられることがあるが，これは卵黄嚢の名残で特に臨床的な意義はない[3]。メコニウムで汚染されていれば黄褐色にみえる。感染のあるときは不透明な白色を呈し，絨毛膜板の血管は混濁で追いづらくなる。（卵膜の項参照）

絨毛膜板下に血腫が存在する場合があり，その範囲が広い場合はBreus' mole を疑う。

■「卵膜の見方」
→p.35

■ Breus' mole
→p.27

■ 血管

胎児面の血管は動脈が表層を走り，その下をくぐるように静脈が走行する。通常，血管は紫〜青紫色に確認できる。まず，血管の分布を確認する。FGRの場合，血管は細く分布は少なくなる。走行が胎盤実質外に及ぶ場合があり，絨毛外血管という（**図3a**）。

胎盤実質のクッションがないため，分娩時に血管断裂が生じると辺縁出血や膜出血が起こり，胎児機能不全を生じることがある。

次に，血管の怒張や狭窄・閉塞の有無を確認する。

血管狭窄があると表在血管は拡張し（**図3b, c**），領域の幹絨毛血管の閉塞により，絨毛は無血管となる。また，臍帯動脈に血栓が生じた場合には，より末梢にあたる胎児面の血管は虚脱し白色に見える（**図3d**）。この所見は，FGRや死産胎盤に随伴してみられることがある[2]。

■ その他の所見

成熟胎盤には，絨毛膜板下に黄褐色を呈したフィブリン沈着が認められることが珍しくない。

病的な胎盤では絨毛膜板下の血流動態の停滞をきたし，フィブリン沈着が著明に認められる。胎児面の羊膜下に透明または赤褐色の小嚢胞がみられることがあり，絨毛膜嚢胞とよばれ，内容はケラチン溶液を含んでいる[2]（**図3e**）。

図3　胎児面に認められる異常所見

a：絨毛外血管（⬊）

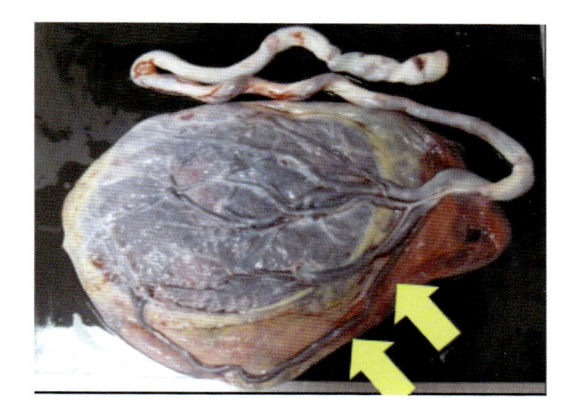

b：絨毛膜板血管の狭窄

c：絨毛膜板血管の狭窄（強拡像）。狭窄部（⬇）。末梢の動脈が拡張していることがわかる。

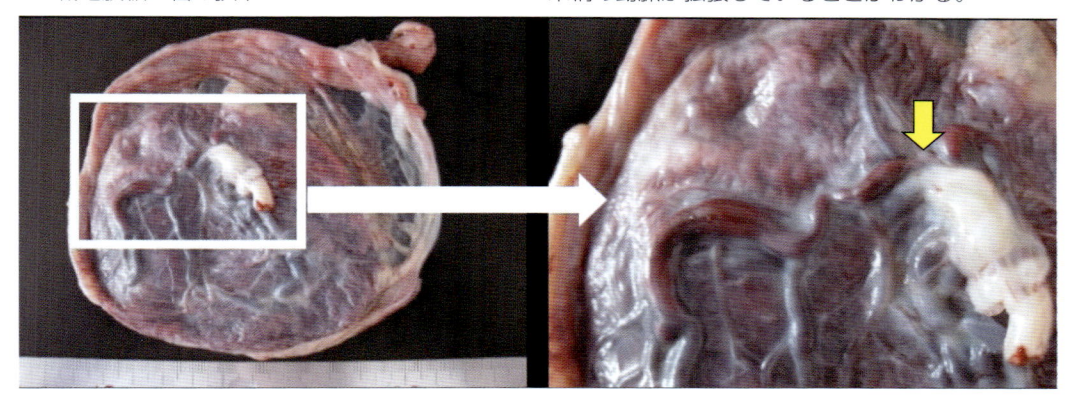

d：臍帯過捻転。臍帯付着部の血管の閉塞により絨毛膜板の血管は虚脱して白く見える。

e：絨毛膜嚢胞

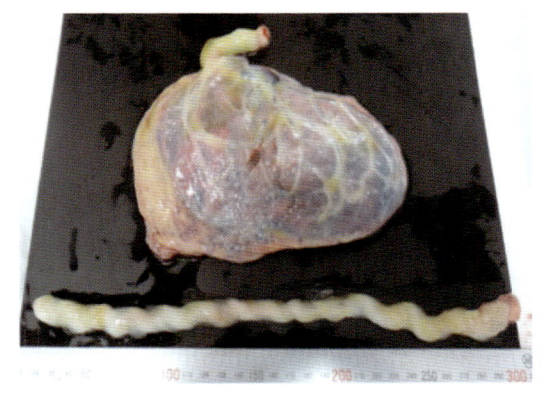
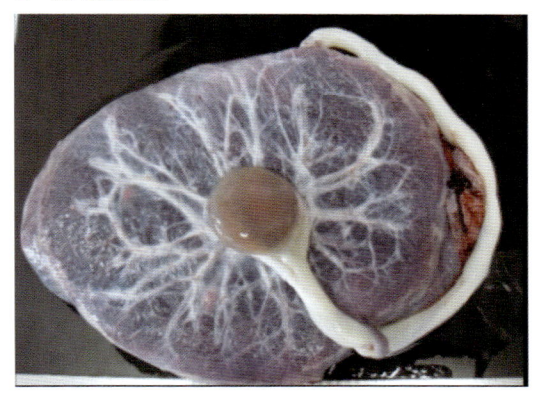

文献

1) 松岡健太郎：卵膜の肉眼所見．周産期医療にかかわる人のためのやさしくわかる胎盤のみかた・調べかた．佐合春彦（監修），p.35-7，診断と治療社，2016.
2) 相馬廣明：胎盤 −臨床と病理からの視点．p.11-4，篠原出版新社，2005.
3) 中山雅弘：目で見る胎盤病理．p.30-3，医学書院，2002.

■ 胎盤母体面の見方

浜松医科大学産婦人科学講座　　**松本　雅子，谷口千津子，伊東　宏晃**

> ■ 妊娠中・分娩時の異常は，胎盤母体面の異常所見として確認できることがある。
> ■ 母体面の観察では，色調，白色病変や血腫の有無に留意して観察する。
> ■ 白色病変は正常な症例でも観察されるため，妊娠週数や程度を考慮し判断する。
> ■ 分娩時に異常出血を認める症例は必ず母体面を注意深く観察し，原因となる出血点・出血範囲を確認することで常位胎盤早期剥離や辺縁出血の診断が可能となる。

　胎盤母体面は母体–胎盤循環の基点となるため，なんらかの異常が生じた場合には母児に重篤な影響を及ぼすことが考えられる。妊娠中または分娩時に母体または児に異常が生じた場合には，まず，胎盤母体面の観察が重要となる。妊娠中の異常や母体合併症によって母体から胎盤への循環異常が生じた場合には，肉眼的にもさまざまな変化を示すため，肉眼的な胎盤母体面の観察は重要である。

　胎盤母体面は暗赤色で，基底脱落膜の薄い層に覆われている。胎盤小葉cotyledonに不完全に分かれており，妊娠週数が進み，成熟するにつれ分葉が進むことが知られているが，その数には個人差があり，臨床的には意義がないと考えられている。

■ 色調

　胎盤母体面の色調は暗赤色である。うっ血や血管増多があるときはより強い暗赤色となり，血流障害のある症例では白色調となる。

■ 白色病変

石灰化

　胎盤母体面の白色病変には，石灰化・梗塞・フィブリンがある。白色の細かい粒として見られるのは石灰化である。撫でるように触れるとザラザラとした感触であり，石灰化が集簇している部位に割を入れ

るとジャリっとした手応えがある。石灰化は成熟に伴って生じるものであり，満期の胎盤では強い石灰化沈着であっても臨床的意義は乏しい。妊娠高血圧症候群 hypertensive disorders of pregnancy；HDP など母体灌流障害のある病態では，早期産の胎盤でもみられることがある。

■ 妊娠高血圧症候群
→p.176「Ⅱ-6妊娠高血圧症候群」

梗塞・フィブリン沈着

　肉眼的に目立つ白色病変は梗塞やフィブリン沈着である。梗塞は境界が明瞭で硬く触れ，フィブリンは境界が不明瞭で軟らかく触れる。子宮から胎盤への血流障害が起こると梗塞が生じ，梗塞に陥った絨毛はやがて線維化し肉眼的に白色斑として観察される。成熟した胎盤では梗塞がみられることが多く，軽度や辺縁の梗塞であれば臨床的な意義は乏しい。早期産やHDPの胎盤でみられる場合や，全体の5％以上を占める場合は母体灌流障害を疑う。抗リン脂質抗体陽性例で認められることが多い。出血や炎症のあった症例では，胎盤辺縁にフィブリン沈着がみられることが多い。

■ 血腫

　病的な胎盤後血腫は，常位胎盤早期剥離の際にみられる。胎盤母体面に付着している血液を軽く拭っても取れない場合は，脱落膜内や絨毛内への出血を疑い組織検査を行う。

■ 常位胎盤早期剥離
→p.142「Ⅱ-3常位胎盤早期剥離」

　辺縁出血は妊娠中・分娩中の出血や胎児機能不全 non-reassuring fetal status；NRFS の原因となることがある。妊娠初期や中期に出血のあった症例では，辺縁に陳旧性の血腫がみられることがある（図1）。

図1 胎盤母体面の肉眼像

a：正常胎盤。胎盤母体面は異常を認めない場合，暗赤色で小葉に分かれている。

b：びまん性の石灰化（⬆）。白色の細かい粒で触れると硬い感触がある。

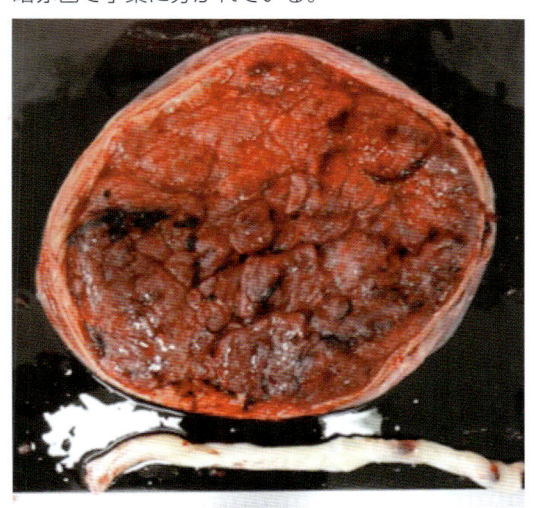

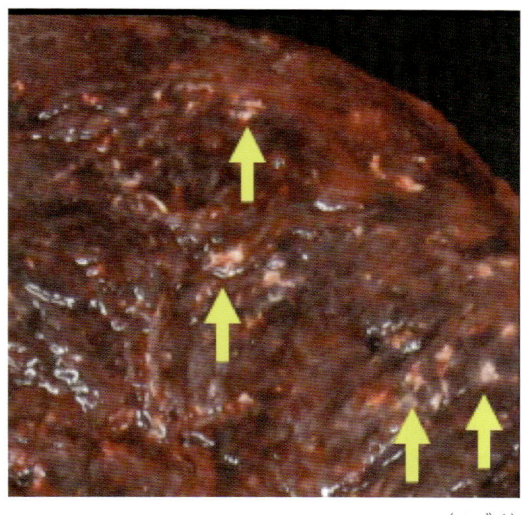

（つづく）

図1 胎盤母体面の肉眼像（つづき）

c：フィブリン沈着。白色で軟らかい組織が辺縁や小葉間にみられる。

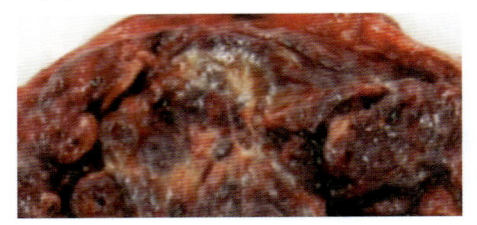

d：梗塞。境界明瞭な白色の組織で，正常胎盤でも辺縁などにみられる。

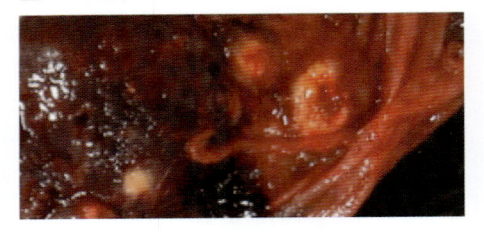

e：胎盤後血腫（常位胎盤早期剥離の症例）。胎盤実質部に付着している血腫を拭っても剥がれず硬く触れる。

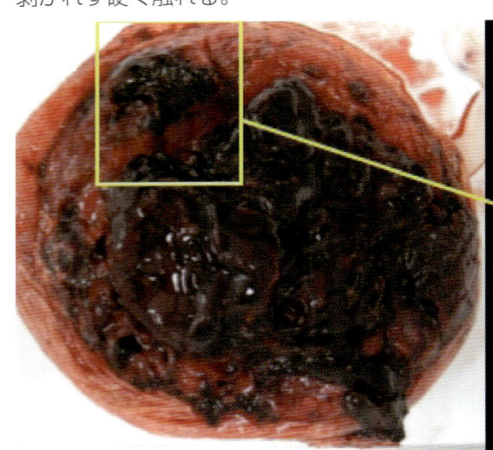

f：絨毛に及ぶ後血腫。eの拡大図。血腫の一部は胎盤実質部に入り込んでいる。

g：辺縁出血。胎盤辺縁にある血管が破綻すると，胎盤実質に影響の少ない血腫が辺縁にみられる。

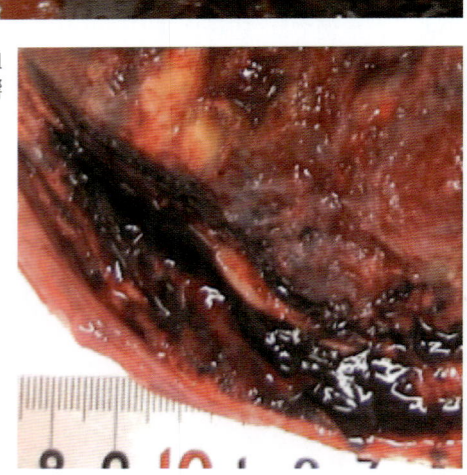

文献

1) 中山雅弘：胎盤の観察法．目でみる胎盤病理．1994；12：p3-5, 医学書院, 2012
2) 松岡健太郎：胎盤母体面．周産期医療にかかわる人のためのやさしくわかる胎盤のみかた・調べかた．佐合春彦（監修）, p38-41, 診断と治療社, 2016.
3) Benirschke K: Macroscopic Features of the Delivered Placenta. Pathology of the Human Placenta-4th ed. p.13-5, Spinger, 2000.

4 娩出胎盤の診断（マクロの見方）

■ 胎盤割面の見方

浜松医科大学産婦人科学講座　谷口千津子，伊東　宏晃

> ■ 母体面・胎児面の観察では見逃されてしまう所見があるため，胎盤割面の観察は必要である。
> ■ 割面の詳細な観察によって，組織検査の際にも適切なブロック作成が可能となる。
> ■ 代表的な所見は白色梗塞・血栓・血腫であり，正常妊娠であっても認められる生理的変化による所見と，臨床症状を理解するための病態を示す所見もある。

　胎盤を肉眼的に観察する際，母体面・胎児面を観察してから割を入れて割面を観察することは，表面から見えない所見を見逃さないためには重要である。

　割面を肉眼的に観察して認められる代表的な所見は，白色梗塞・血栓・血腫である[1]。正常の胎盤実質部は絨毛組織が樹枝状に広がっているため，肉眼像ではスポンジ様の柔らかい割面像を呈している。一方，腫瘍や循環障害による梗塞・血栓・フィブリン沈着が認められる場合には充実性の滑らかな断面が認められるため，割面の性状も詳細に観察することで組織検査のためのブロック作成時に的確に病変を切り出すことが可能になる。

■ 色調

　通常，胎盤実質部は絨毛や絨毛間腔を循環する血流によって暗赤色を呈している。胎児血流を反映して絨毛内にうっ血や血管増多があるとき（例：糖尿病合併妊娠）には，割面はより暗赤色が強くなり（**図1a**），反対に出血や梗塞・絨毛炎などによる血流障害や血管の減少によって，割面は白色調を呈するようになる（**図1b**）。また絨毛発達異常によっても割面の色調は白色に変化をする[2]。

　本来，血液が循環している場合は暗赤色を呈するが，割面が白色調に変化している部位では広範囲なフィブリン沈着・絨毛炎・微小梗塞が疑われるため，病態把握の必要がある場合は，組織検査によって病巣を確認することが重要である。

■ 糖尿病合併妊娠
→ p.254「Ⅱ-15糖代謝異常と胎盤」

■ 白色梗塞

　胎盤実質内に，境界明瞭な白色結節像を呈する「梗塞巣」をしばしば観察できる。直接触れると弾力があり，固い腫瘤状を示す。母体側からの血栓による血流異常や，出血による病的なものがある一方，満期～過期妊娠の胎盤の辺縁部では生理的にみられるものもある。観察する胎盤の臨床背景を踏まえて観察する必要がある。

　自己免疫疾患や膠原病合併妊娠症例で胎児発育不全fetal growth restriction；FGRや胎児死亡intrauterine fetal death；IUFDとなった場合，胎盤母体面全体に梗塞が広がり，胎盤実質部が全層にわたって網目状の梗塞巣が観察されるmaternal floor infarction（massive perivillous fibrin deposition）がみられることがある[3]（図1c）。

■ massive perivillous fibrin deposition；MPFD
広範囲に絨毛の周囲に大量のフィブリンが沈着している状態を意味し，maternal floor infarctionの梗塞は胎盤床から絨毛へと網目状に広がる絨毛周囲フィブリン沈着が本態とされるようになったため，現在同意義で使用されている。

■ 血栓

　胎盤に血流が存在している時期に，局所的な出血と凝固を繰り返すことで赤色血栓と白色血栓が層をなし，肉眼的にも限局した赤色と白色の縞模様の病変が認められる（図1d）。FGRや妊娠高血圧症候群hypertensive disorders of pregnancy；HDPで観察されることがある。

■ 血腫

　母体から胎盤への循環を担う血管が分娩前に出血をきたすと，そこに血腫が形成される。母体および胎児の予後に最も影響を及ぼす血腫は胎盤後血腫retroplacental hematomaであり，臨床的には常位胎盤早期剥離を意味する（図1e）。胎盤辺縁の静脈洞が破綻して起こる絨毛膜下血腫も肉眼的に診断可能である。

■ 腫瘤

■ chorangioma
絨毛膜血管腫。絨毛組織内にみられる良性の腫瘤で，栄養膜細胞・絨毛間質・毛細血管からなる。大小さまざまで小さいものは臨床的意義は少ないとされる。

　胎盤にみられる腫瘤では，血管腫であるchorangiomaがしばしば観察されることがある。腫瘤内の線維化の程度や血流によって黄白色～赤色の腫瘤として観察され，周囲絨毛組織とは境界が明瞭であっても見逃しやすい。図1fに示すchorangiomaは，うっ血した血管成分の多い腫瘤であったため，暗赤色で周囲絨毛との境界が明瞭である。HDPでみられることがある一方，内部の脆弱な血管が破綻することで胎児母体間輸血症候群の原因となることもある。

図1 胎盤割面（ホルマリン半固定状態）

肉眼所見から組織学的変化を推測することができる。

a：うっ血を伴う胎盤割面（◯部）。糖尿病合併妊娠や早剥の際，絨毛内出血のときにみられる。正常絨毛部より暗赤色が強くなる。

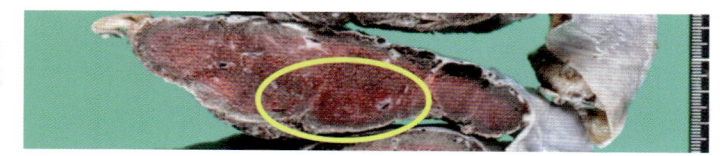

b：蒼白色調を呈する胎盤。分娩時出血や胎児母体間輸血症候群など胎盤内の血流が悪くなると割面も白色調となる（↑）。絨毛炎では病変部が斑状に白くなる。

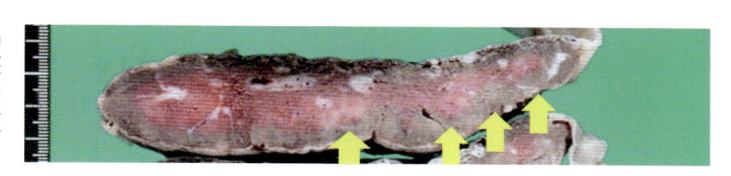

c：maternal floor infarctionにみられる。梗塞像。母体面（脱落膜）側が白色で肥厚し，上方に向かって白色梗塞が広がっている。

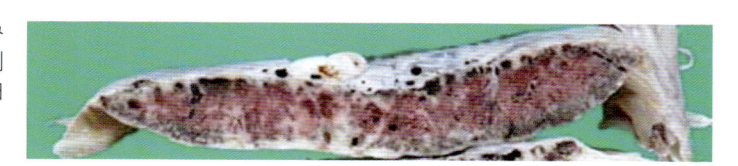

d：絨毛間腔血栓（↑）。母体面から見て梗塞や出血のある部位の割面を見ると，しばしば縞模様の血栓がみられる。HDPやFGRでもみられる。

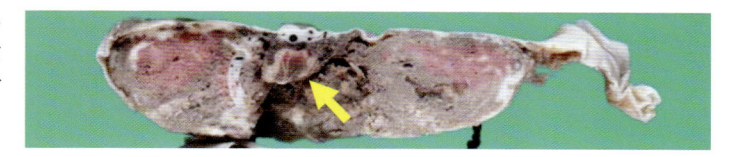

e：胎盤後血腫。常位胎盤早期剥離症例。脱落膜を越えて胎盤実質に入り込むように血腫が形成されている。周囲の白色部は梗塞巣である。触れると硬い。

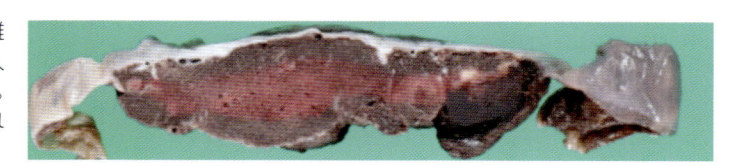

f：chorangioma（↑）。色調が周囲より暗赤色で境界が明瞭である。周囲絨毛と同じ栄養膜細胞や毛細血管からなる腫瘤はHDPに合併する。

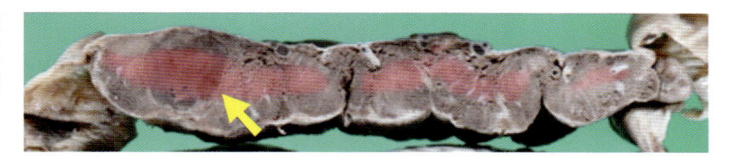

文献

1) Nakayama M: Significance of pathological examination of the placenta, with a focus on intrauterine infection and fetal growth restriction. J Obstet Gynecol 2017; 43(10): 1522-35.

2) Baergen RN: Manual of pathology of the human placenta, second edition. p.25-42, Springer, 2011.

3) 有澤正義：臨床胎盤学．p43-44，p126-128．金芳堂，2013.

4 娩出胎盤の診断（マクロの見方）

■ 組織学的検査

東京都立大塚病院検査科　　有澤　正義
大阪医科大学産婦人科学教室　藤田　太輔

ここでは2つのことを述べる。
一つは，どの胎盤を検査するのか？
もう一つは，組織学的検査をして何が得られるのか？

■ どの胎盤を検査するのか？

College of American Pathologists（CAP）のガイドラインに従うと，胎盤の40～50%が病理検査されることになる[1]。また，以前の東京都立大塚病院の病理検査されるべき胎盤[2]および貯蔵システム（1週間冷蔵保存して，新生児に異常が見つかったときなどは病理検査に提出されるシステム）での胎盤病理検査数は53%であった。どの胎盤を病理検査するかは現在各施設に任されている。産科にあるさまざまな医療問題について，今後の医療に役立つよう考えていただきたい。

■ 組織学的検査をして何が得られるのか？

わからなかった有害事象の説明・病態の解明から，今後の方針が立つ。

サイトメガロウイルス（CMV）

症例は妊娠22週，子宮内胎児死亡 intrauterine fetal death；IUFDで経腟分娩となった胎盤検査の依頼であった。胎盤の肉眼写真の詳細は，小さくてわからなかった。

形質細胞の絨毛炎，核内封入体はいわゆる「フクロウの目」（図1b，矢印），やや幼弱な好中球増生（類白血病反応）を認めた（図1）。

最終診断のコメントには「サイトメガロウイルス cytomegalovirus；CMV感染による胎内死亡が疑われる」と記載した。肉眼だけでは診断は困難で，組織検査が必要な症例であった。組織検査によりIUFD

図1 サイトメガロウイルス（CMV）感染が疑われた組織写真

a：リンパ球・形質細胞の浸潤

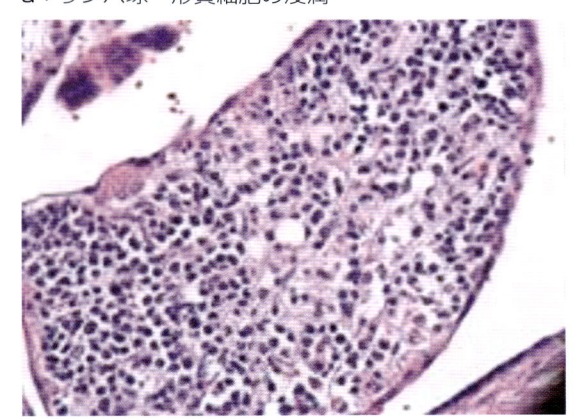

b：核内封入体（⬇）

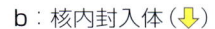
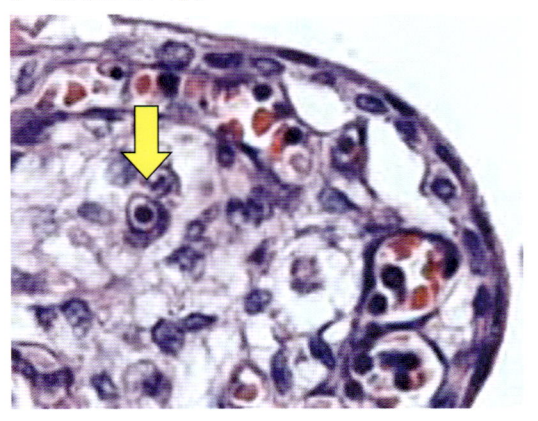

c：MPO染色　類白血病反応。白血球が著増し幼若球も認められる。この症例の場合CMV感染であるが，その他の感染症や悪性腫瘍，薬物，血液疾患でもみられる。

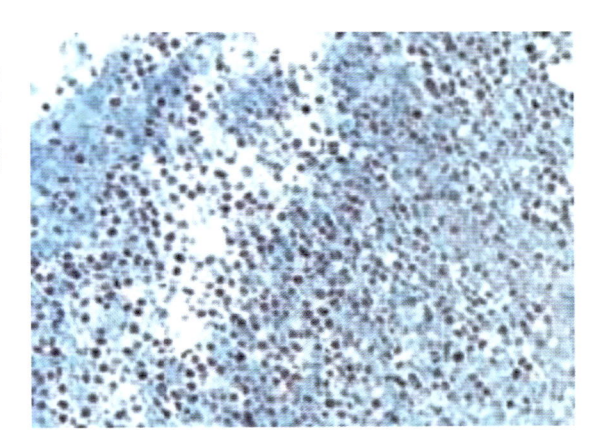

の原因が判明した症例である。産科医が患者へ「次回妊娠においてCMV感染を繰り返す可能性はきわめて低い。つまり，IUFDを同様の原因で繰り返す可能はきわめて低い」と伝えてあげることは，「次回妊娠も子宮内胎児死亡となるのではないか？」と不安視する患者に有益な情報となるであろう。

　ところで先の項で触れたAmsterdam Placental Workshop Group Consensus Statement（APWGCS，Amsterdam分類）の内容は，胎盤病変をmaternal vascular malperfusion of the placental bed（MVM），fetal vascular malperfusion of the placental bed（FVM），絨毛発育不全[4, 5]，絨毛膜羊膜炎，villitis of unknown etiology（VUE）に分けている。MVM，FVMについて，肉眼像から組織像へ，すなわちマクロからミクロへの架け橋として説明する。

■「I-4娩出胎盤の診断（マクロの見方）■ 診断の準備」
→p.22

■ APWGCS
（Amsterdam分類）
→p.25

■ malperfusion

　新しい言葉として，"malperfusion"がある。malperfusionという言葉は，大動脈解離が冠動脈や頸動脈を閉塞し，それらの臓器の血流の障害をきたして臓器不全を起こすことで知られている。胎盤床の血管に血栓ができ破裂する像は大動脈解離と似ている。**図2a**に，大動脈解離のため血液が解離したところに入っている上行大動脈から下行大動脈を示す。赤い部分が偽腔に血腫ができていることを示す。図2bは正常の冠動脈の分離部分であるが，やがて内膜が変性し動脈解離が始まり（**図2c**）解離腔に血液がたまり冠動脈を塞いでいる（**図2d**）。これがいわゆる大動脈解離malperfusionといわれているもので，現在の研修医は1年目で習う。救急の当直において胸痛を訴える患者の鑑別診断である。例えば，突然の胸痛，心電図でT波の変化を主訴に患者が搬送されてきた。当直医は急性冠症候群と考え，当初は入院，ニトログリセリン，ヘパリン，アスピリン，β-ブロッカーを考えた。しかし，痛みに「裂けるような痛み」とか，「移動する痛み」，また，血圧の左右差などがあれば少し考えなおし，大動脈解離の鑑別のため，造影CTをとってみるであろう。すると，大動脈解離が見つかる。ここで鑑別できなければヘパリンを投与し，状態を悪化させていたかもしれないという，研修医への教育に使われるような例である。Amsterdam分類では，母体の血管病変が絨毛血管を侵している，臍帯血管異常が絨毛血管を侵しているというふうに考えmalperfusionという言葉を使用していると考える。

■ MVM
maternal vascular
malperfusion of the
placental bed

MVM — Amsterdam 分類から[3]

　脱落膜の血管がアテローシースや閉塞を合併すると，梗塞ができるだけでなく胎盤内は低酸素となり末梢絨毛は障害を受ける。絨毛虚血と

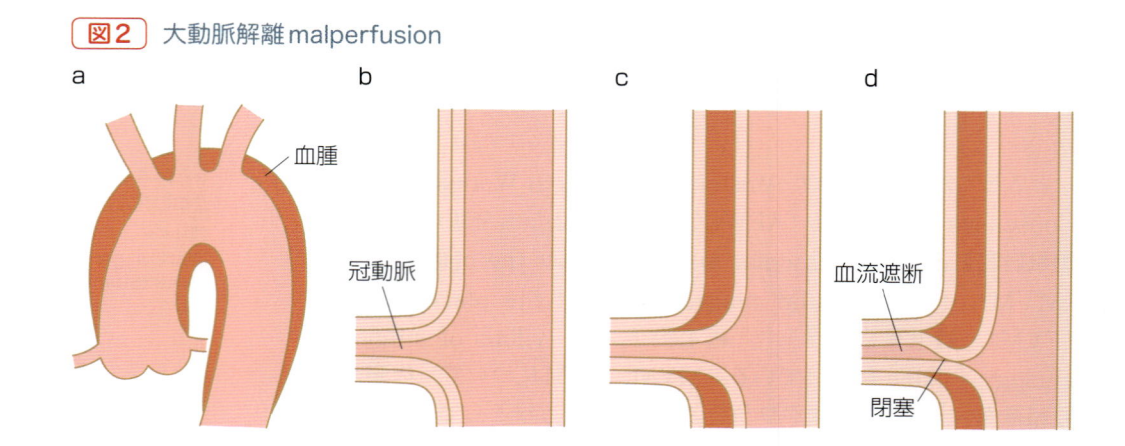

図2 大動脈解離 malperfusion

a　　　　　　　b　　　　　　　c　　　　　　　d

血腫

冠動脈

血流遮断

閉塞

よんでいるが，合胞体結節 syncytial knots が増加し，絨毛周囲の膜が一部欠損するような絨毛のダメージがある。やがて絨毛は線維化し，血管が減少する。絨毛周囲にフィブリンが沈着する。

　MVM は胎盤床のすなわち母体血管異常から始まり，絨毛の血管異常すなわち胎児の血流異常が発生し周産期異常をもたらすという意味でmalperfusionという言葉が用いられている。

　実際のAPWGCS[3]（Amsterdam分類）では絨毛病変から記載が始まっているが，原因は胎盤床の血管から始まっているので，筆者（有澤）は胎盤床から説明する（図3〜6）。

■ **syncytial knots**
syncytial knotsとは合胞体結節のことで，絨毛の表面のsyncytial層の細胞のなかで核が一極に集まる。意義は低酸素による絨毛障害あるいは酸素をより胎児に供給するための機能的な役割，成熟と考えている。

図3 胎盤床からわかる梗塞（↓）

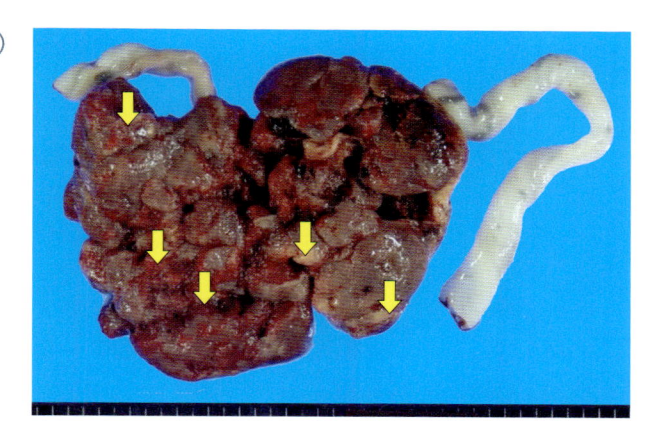

図4 割面でわかる梗塞

胎盤割面でも梗塞（↑）は，母体面から始まっている。割面観察のほうが母体面（胎盤床）からの観察よりもよくわかる。

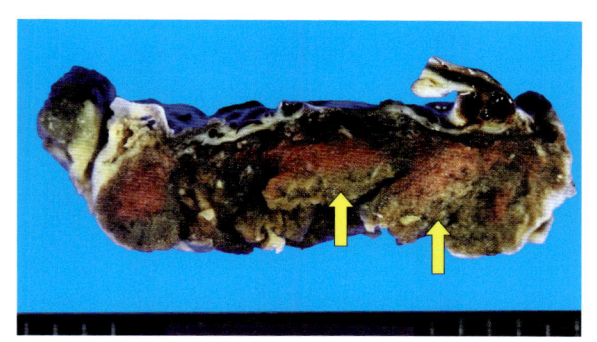

図5 胎盤床の血栓と梗塞のミクロ像

血栓（⇐）ができると，母体からの血流が途絶するのでその上の胎盤実質内に梗塞（⇧）が発生する。

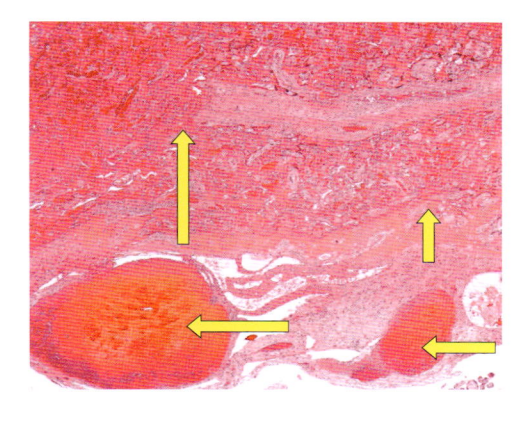

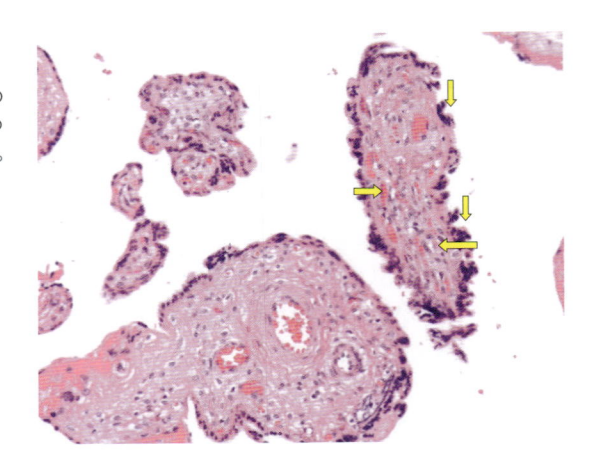

図6 絨毛の虚血性病変（絨毛障害）
絨毛間質は線維化し血管が萎縮している（⇒）。syncytial cellは増殖し節状になっている。syncytial knots（⬇）とよばれる。

　　MVMは胎盤床のすなわち母体血管異常から始まり，絨毛の血管異常すなわち胎児の血流異常が発生し周産期異常をもたらすという意味でmalperfusionという言葉が用いられている。

■ FVM
fetal vascular
malperfusion of the
placental bed

FVM — Amsterdam 分類から [3)]
　　胎児面からの所見を図7〜9に示す。

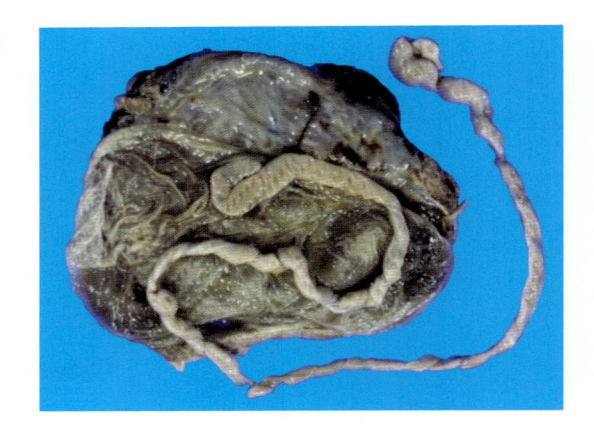

図7 胎児面からの胎盤観察
臍帯は絞扼を示す。

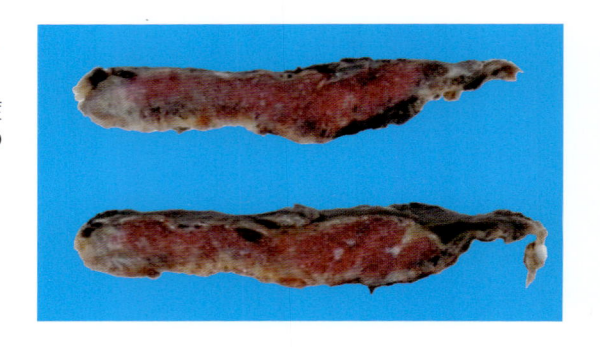

図8 臍帯過捻転と絞扼から発症したFVM
割面はやや白色調にみえる。発症の理由は胎児から胎盤への血流の減少によると肉眼ではみえる。

図9 FVMの顕微鏡像

胎盤表面の血管はHEV（hemorrhagic endovasculitis=karyorrhexis ）。胎盤表面の血管は，1つは閉鎖し，もう1つは血管壁に血栓が付着し周囲の間質に赤血球や平滑筋細胞の破片が見られる。その下流の絨毛は上流の血管が閉鎖したため無血管絨毛を示している。そのため，肉眼ではやや白く見える。

■ karyorrhexis
→p.166, 図4b

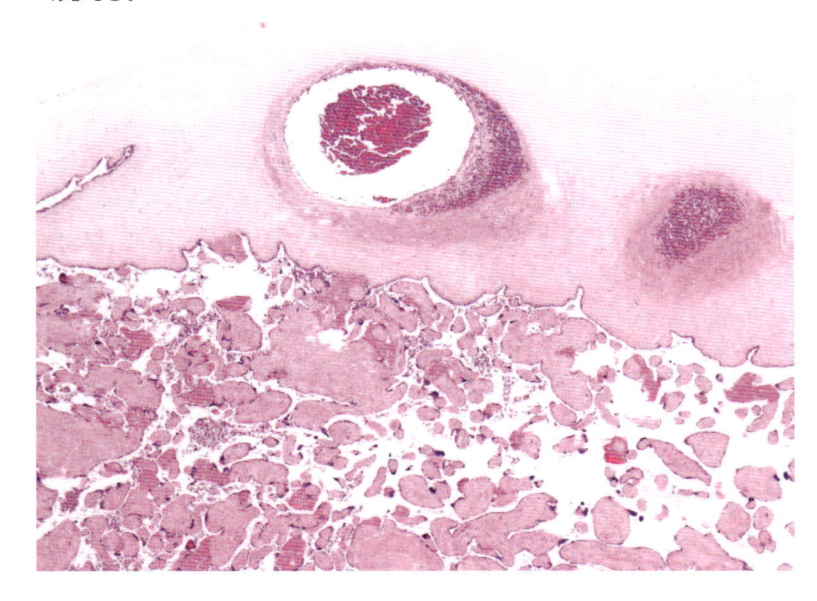

　APWGCS（Amsterdam分類）には，絨毛血管の閉塞は生きている子供にも死産児にもみられると書かれている。また，そのような血管病変に対しGrade分類を推奨している。おそらく，Amsterdam分類はわれわれと同じように，部分的な血管病変が胎盤全体に広がれば，胎盤機能不全が進み，死産に進むということをわかってもらいたいと思っているのかもしれない。

文献

1) Langston C, Kaplan C, Macpherson T, et al: Practice guideline for examination of the placenta: developed by the Placental Pathology Practice Guideline Development Task Force of the College of American Pathologists. Arch Pathol Lab Med. 1997; 121(5): 449-76.
2) 有澤正義：臨床胎盤学．p189，金方堂，京都，2013.
3) Khong TY, Mooney EE, Ariel I, et al: Sampling and Definitions of Placental Lesions: Amsterdam Placental Workshop Group Consensus Statement. Arch Pathol Lab Med 2016 Jul; 140(7): 698-713.
4) 有澤正義：妊娠糖尿病と胎盤．月刊糖尿病　2019；115：19-29.
5) 有澤正義：糖代謝異常における胎盤病理の特徴．周産期医学　2019；49：60-5.

■ 多胎胎盤の見方

東京都立大塚病院検査科　　有澤　正義

　　産婦人科から病理に双胎の胎盤が提出されるときに，1つの袋に2つの胎盤（DD双胎）が入ってくる施設がある。また，新生児は2人なのに，1つの伝票で双胎胎盤が提出されている施設もある。「臍帯に紐を付けているから区別ができる」という産婦人科医もいるが，紐をつけ忘れたりはずれたりすることもある。

　　間違いが多ければ，システムの改正が必要である。解決策は「1人の児に1枚の伝票」である。胎盤はfused DD（二絨毛膜二羊膜）もMD（一絨毛膜二羊膜）もあるので分けられないこともあるが，少なくとも分娩室で助産師は計測するので，胎盤の区別は間違わないというのは基本である。

　　本項では，産婦人科医が分娩室で胎盤を見るという仮定で肉眼所見を解説する。

■ 肉眼所見の手順

　　ここでは筆者の双胎胎盤の肉眼所見の手順を書く。

　　単胎でも同じだが，「患者と胎盤が一致するか」から始まる。依頼伝票を見て胎盤が患者と考えられるか？

　　具体的に週数や合併症と胎盤が一致しているか？　双胎の胎盤では，経腟分娩の場合は子宮腔に近い胎盤がより強い感染を合併する[1]。これに対する例外はなく，帝王切開で子宮口から離れた児，すなわち上の児を先に娩出した場合，上の児が第1児となる。このときは例外的に第2児のほうが感染が高度となる。ある例を挙げる[1]。二絨毛膜二羊膜胎盤の臍帯で第1児側に紐が付いていた。この施設では第2児の臍帯に紐をつけるのが決まりなので紐が間違っていることがわかる。なぜかというと紐のついている分娩形式は経腟分娩で，第2児のほうに強い感染があるとは考えられない。主治医に確かめ胎盤の取り違えを防ぐことができた症例であった。

　　実際の見方としては，最初に依頼用紙をじっくりと読むのが始まりである。単胎の胎盤と基本的には同じである。次に胎盤を全体的にみる。このときに色だけでなく，胎盤表面に羊水過少の原因である羊膜結節がないかなども見る。ここで時間をかけると双胎の胎盤で半日過

ごすことになるので，写真を撮りながらどんどん観察すべき場所を見ていく。すなわち，決まったやり方を観察者が決めて，それに従って観察する，観察者の実力が上がれば，当然肉眼観察の部位も増えてくるが，腕が上がった分，時間はあまり変わらない。

次に膜性診断を施行する。多胎妊娠は臍帯の付着異常が高率なので，臍帯の付着部位を確認する。母体面の出血や双胎であれば，それぞれの側の母体面の観察を行う。それぞれの児の特徴が母体面の色となって観察される。それぞれの児の胎盤の占拠面積を確認し，計測をする。施設によっては1絨毛膜胎盤の血管吻合を，色素を注入して確かめる施設もある。

これらの肉眼観察を終えた後は，胎盤の割面観察，標本作製ということになる。単胎でも同じであるが，ほぼ肉眼でいろんなことがわかるので，作製者はレポートを思い浮かべながら，すなわち答えを書けるように標本を作製する。決してやみくもに標本を作製するのは勧められない。答えが書けないときもあるので，肉眼所見を見直せるように胎盤を保存しなければならない。報告書を書いた後で，当たり前のことであるが，臨床医が胎盤の肉眼を見たいといってくれば，しばらくの間であれば見せてあげられるような管理体制も必要である。標本の作製方法として，1児と2児の胎盤を切り出すときは，決して番号を混ぜない。もし，1児の胎盤を7つ作製すれば番号は1〜7までは1児の膜と胎盤と臍帯，2児は8〜14の番号となる。それ以後は胎盤の吻合部や分離膜の作製となる。あくまでこれは筆者のやり方であるが，1児と2児側の胎盤が混ざるのは混乱を招く。

実際の胎盤で観察方法を書いていく。

図1，2に，二絨毛膜二羊膜 dichorionic diamniotic；DD 双胎の胎盤を示す。

図1 分離二卵性（二絨毛膜二羊膜 dichorionic diamniotic；DD）双胎

「2つの胎盤分離したDD胎盤。左（a）の胎盤はbilobed様の形態，右（b）の胎盤は辺縁付着」。このように書いておけば，病理に運ばれてもどちらの胎盤かがわかる。双胎には臍帯の付着異常が多いことは知られている[2]。

a：bilobed様の形態   b：臍帯側方付着胎盤・辺縁付着胎盤

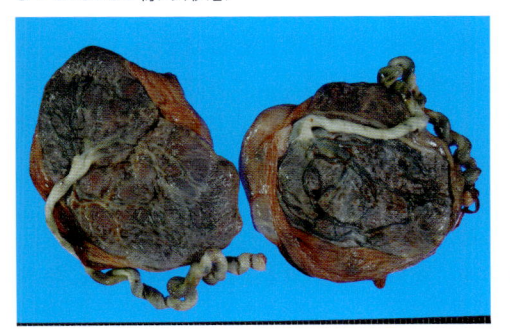
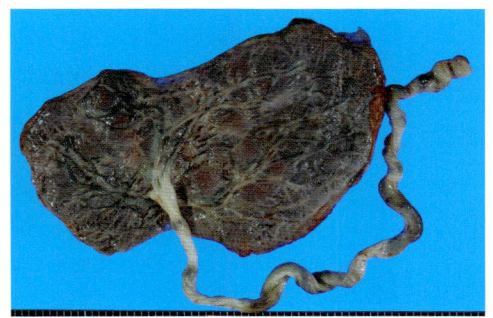

図2 二絨毛膜二羊膜胎盤
（DD胎盤）

aの写真を見れば，双胎の臍帯付着のリスクがわかる。また卵膜付着部の胎盤の付着部から絨毛膜部が赤くなっているので出血の可能性を考える。証拠の一つは胎盤表面の血管の虚脱である。bは，癒合DD胎盤。癒合したDD胎盤で羊膜と羊膜の間に絨毛膜がある。

a：分離DD胎盤
臍帯の卵膜付着と辺縁付着

b：癒合DD胎盤
羊膜と羊膜の間に絨毛膜を認める（⬆）。

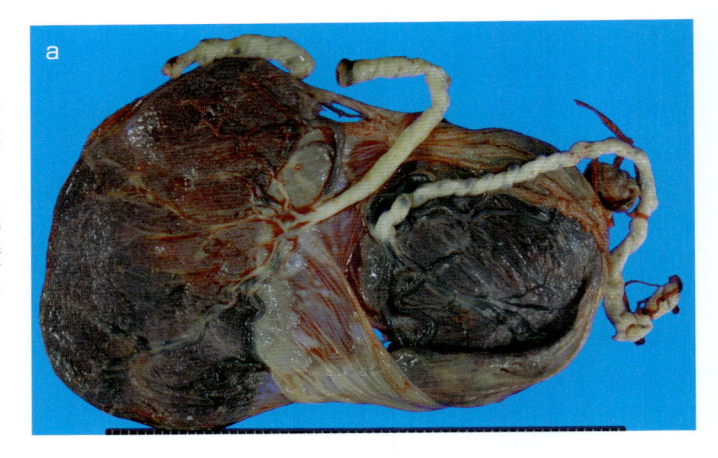

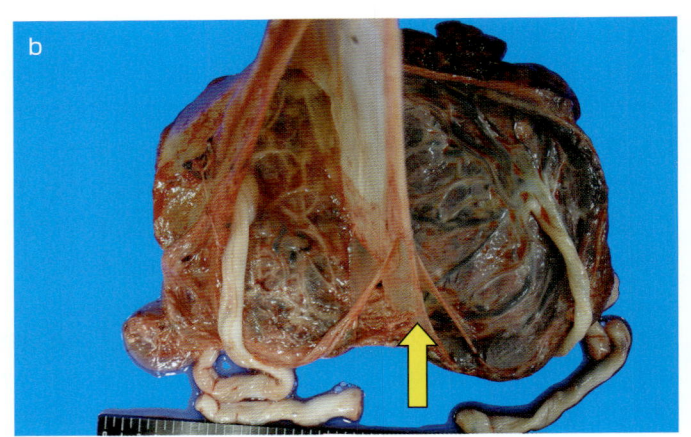

　図3は一絨毛膜二羊膜 monochorionic diamniotic；MD双胎胎盤である。占拠部位，膜性診断，臍帯間距離，吻合，大きさ，臍帯付着部位は，すべて分娩室で診断できる。

　占拠部分は隔壁で分かれるわけではない。図3では，第1児側と第2児側の胎盤の占拠部位を分離膜で比べると第1児のほうが広い。色の違いで見ると第2児（色黒い）のほうが広い。図3cだけでもおおよそ胎盤の占拠部位はわかるが，バリウムを注入することで占拠部位が明らかになると同時に，動脈─動脈（AA）吻合も確かめられる。AA吻合もわかるが占拠部位は隔壁より左にあることがわかる。「注入しなくても水もミルクもなしに肉眼だけでわかる」と，Benirschke は言っていた。

　以上のように，順番に見ていく。

　病理医は何を見るか。これだけ肉眼診断を取ったあとは，体重の差，分娩時の児の状態や病理学的に組織所見を加え，患者や臨床医に報告する。

図3 一絨毛膜二羊膜（MD）双胎胎盤

a：MD胎盤の胎児側
分離膜は第2児側に寄っている。

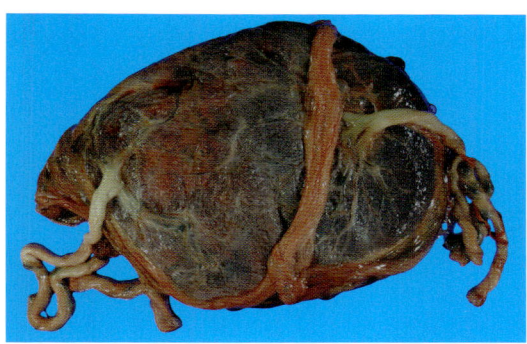

b：MD胎盤母体面
色の黒いほうが第2児側

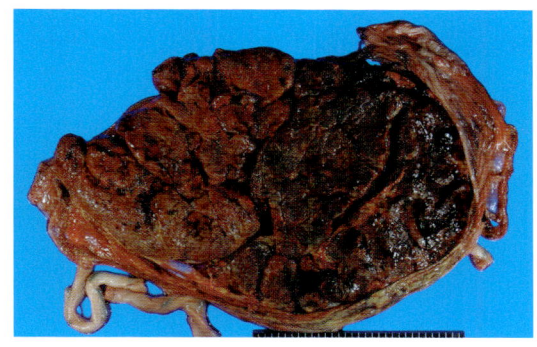

c：分離膜を少し切除して観察した。

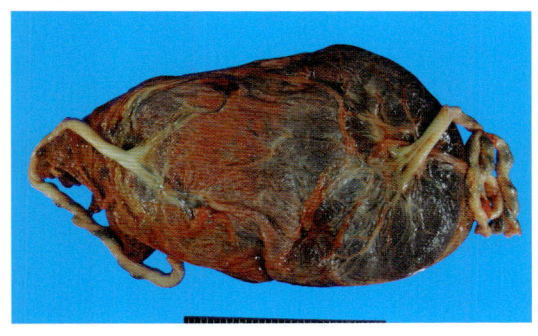

d：第2児側にバリウムを注入すると血管の吻合が
わかる（⬇）。

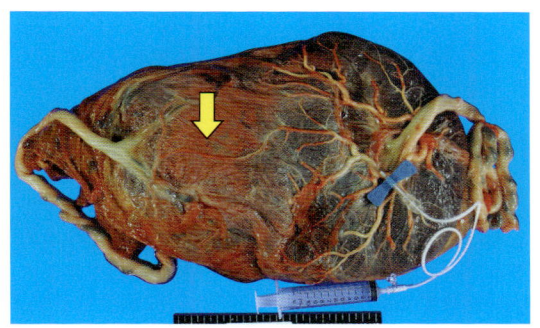

● ● ●

　米国でも日本でも，マクロの見方は，「目を皿のようにして胎盤に
顔を近づけ，ときには虫眼鏡などを使い，しっかりと見る」。それが，
筆者が習ったことであり，お伝えできることである。

文献

1) 有澤正義：臨床胎盤学．p22，金方堂，京都，2013．
2) Pathology of the Placenta. Perrin EVDK(ed), p.165-182, Churchill Livingstone, 1984.

5 病理診断アトラス（ミクロの見方）

絨毛, 卵膜, 胎児母体血, 胎児面, 母体面, 臍帯

サカイ生化学研究所　　中山　雅弘
京都大学医学部附属病院病理診断科　　南口早智子

> 　胎盤病理診断においては，マクロ所見と合わせた組織像の理解が必要である。また，胎盤の病理検査で何がわかり，臨床にどう反映させるか，産科医，病理医，また新生児科医の相互理解が重要である。
> 　ここでは，卵膜，絨毛，臍帯など胎盤各部所の正常構造，病的意義のない所見も含め，各疾患に特徴的，代表的とされる組織所見を示す。また，解説には病理所見とともに各疾患の診断の意義なども記載する。

図1　正常胎盤全体の構造，見方のポイント

胎盤の割面を横から見た像である。絨毛膜板が胎児側，脱落膜は母体側である。絨毛は，樹枝状に別れ，幹絨毛から末梢絨毛になるにつれ，小型化する。絨毛膜板部，胎盤実質部（絨毛），脱落膜部で上記に留意して検鏡する。写真：南口

見方のポイント

絨毛膜板 chorionic plate
血管・膜への好中球浸潤（急性絨毛膜羊膜炎など）
絨毛膜板直下→血栓，好中球浸潤

絨毛 villi
週数と比較した成熟度（栄養膜細胞）
炎症細胞浸潤
血管の増減
梗塞，絨毛間血栓

脱落膜 decidua
脱落膜血管のアテローシスや
肥厚（妊娠高圧症候群）
癒着胎盤の有無
（絨毛露出や平滑筋が絨毛に直接付）
胎盤後血腫（常位胎盤早期剥離など）

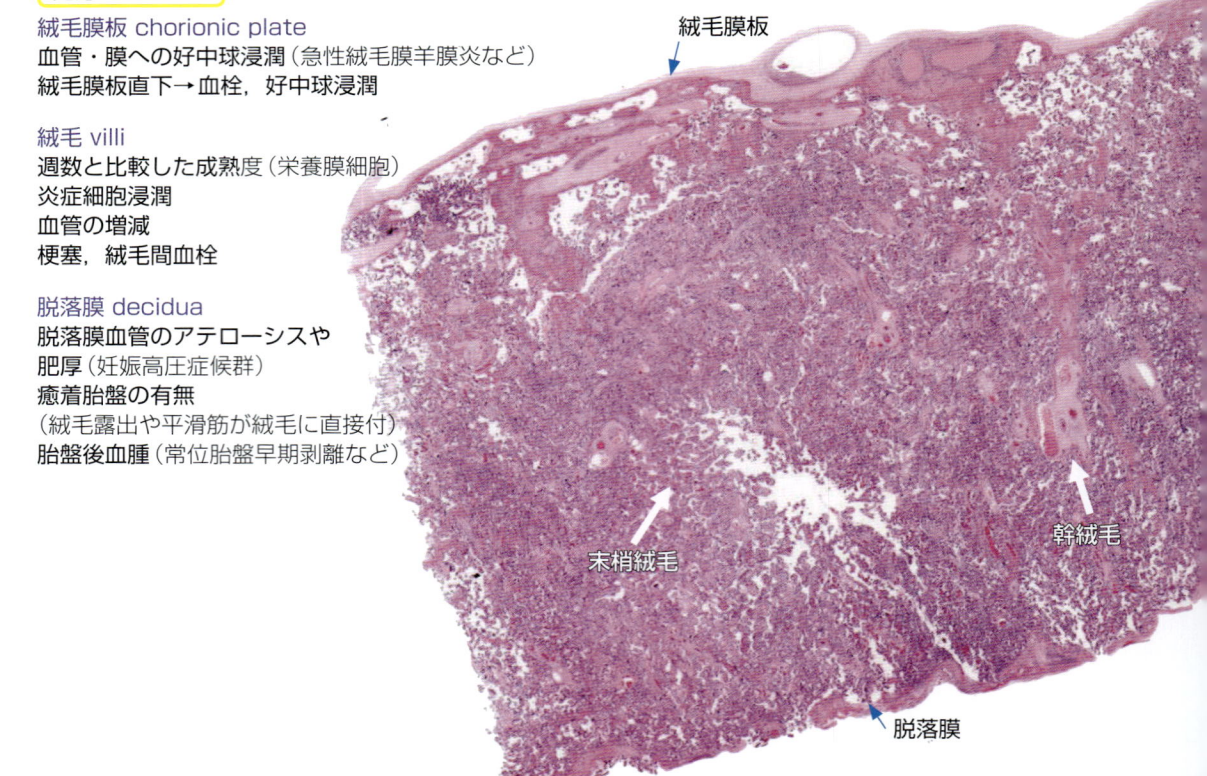

絨毛膜板

末梢絨毛

幹絨毛

脱落膜

図2 妊娠前期胎盤

絨毛の直径は 100 μ 程度である。表層の合胞体栄養膜細胞（↑）は，立方状で，個々の細胞境界は不明瞭である。合胞体栄養膜細胞の下に細胞性栄養膜細胞（↑）が存在し二層構造をなしている。間質は薄い星形の原始間葉組織で形成され，多くの Hofbauer 細胞（↑）が認められる。写真：中山

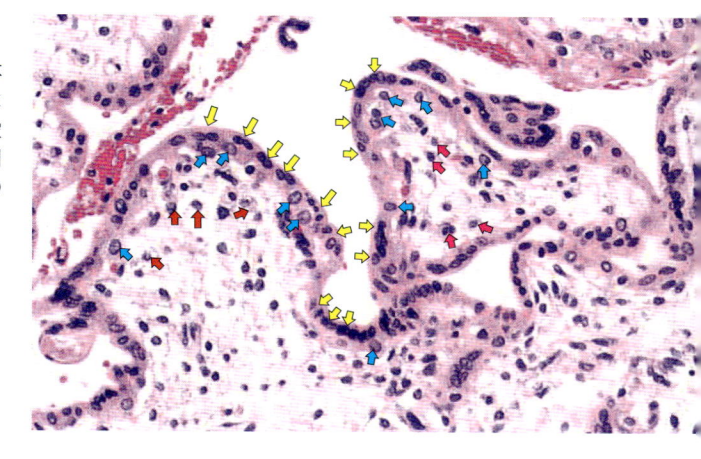

図3 妊娠中期胎盤

絨毛の大きさは 70 μ 程度である。細胞性栄養膜細胞（↑）は少量認める。合胞体栄養膜細胞（↑）は立方-扁平状で，高さも不均一である。間質は密で，線維芽細胞やコラーゲンが認められる。Hofbauer 細胞（↑）の出現はやや少ない。絨毛毛細管（↑）はかなり目立つ。

写真：中山

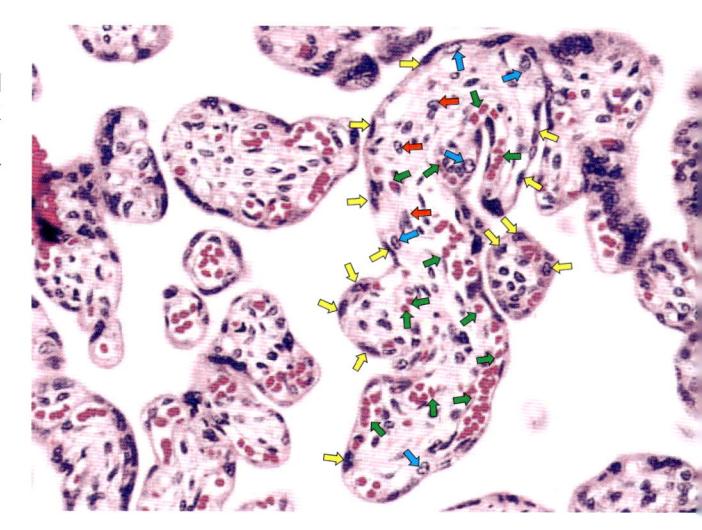

図4 妊娠後期（成熟）胎盤

絨毛の直径は約 40 μ になり，満期の胎盤は 10 〜 20 μ 程度のものも多い。合胞体栄養膜細胞（↑）は薄く，不規則である。細胞性栄養膜細胞（↑）はごくわずかである。毛細管（↑）は表層の合胞体栄養膜細胞に限りなく近づき，合胞体栄養膜細胞の基底膜や絨毛間質や血管の基底膜はあたかも一層の膜であるかのごとくに見え，血管合胞体膜 vasculo-syncytial membrane；VSM（◯）とよぶ。Hofbauer 細胞は認めがたい。

写真：中山

VSM形成

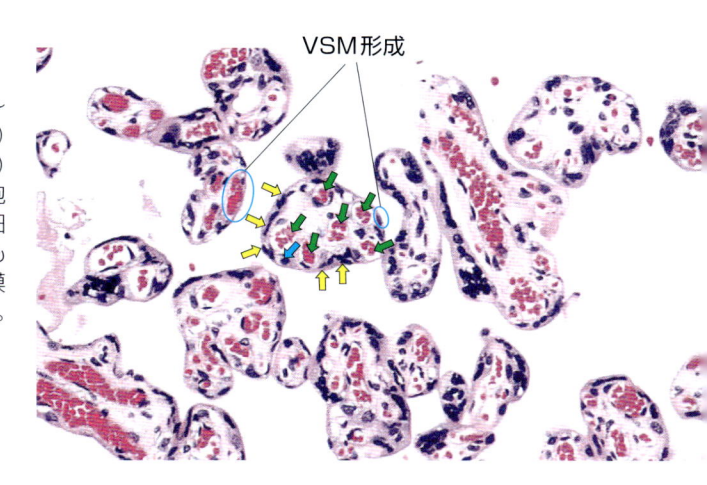

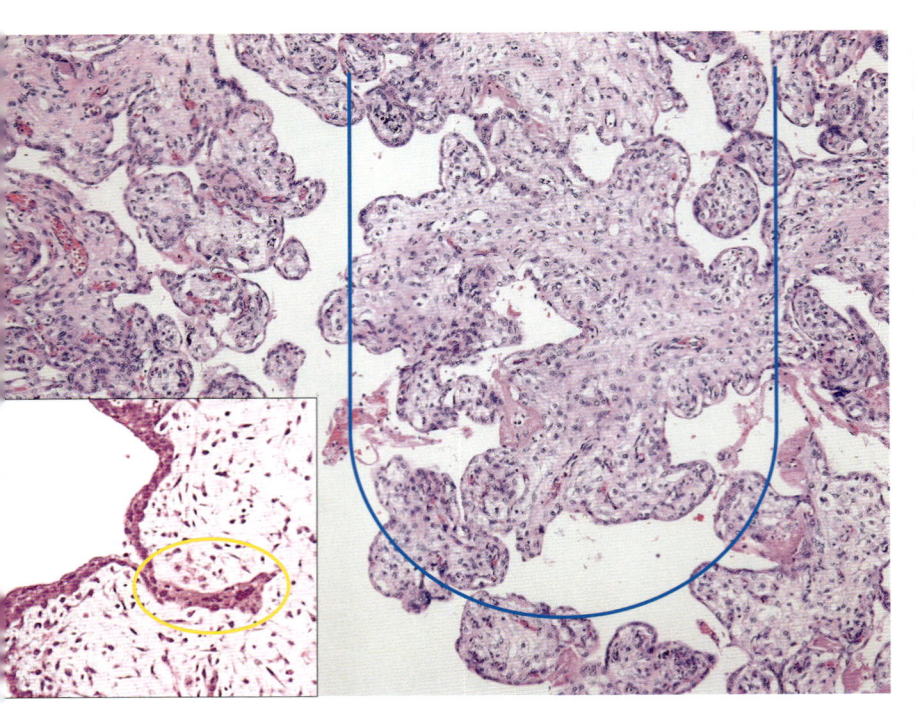

図5 異形成絨毛

大型で異常な絨毛であり，表面はヤツデの葉状に凹凸が強く（∪），正常の発育過程では見られないものであり，絨毛内に栄養膜細胞による管腔構造trophoblastic inclusion（◯）を認めることもある。未熟絨毛は絨毛発育がその週数より以前の像を示すものであるが，異形成を伴うことも多い。

写真：中山

図6 虚血像

絨毛の梗塞（◯）とその周辺に合胞体結節syncytial knotsの増加（◯），絨毛周囲にはフィブリンの沈着が強くみられる。妊娠中期以後では妊娠高血圧症候群がその代表的なものであり，前期流産でもみられる所見である。写真：中山

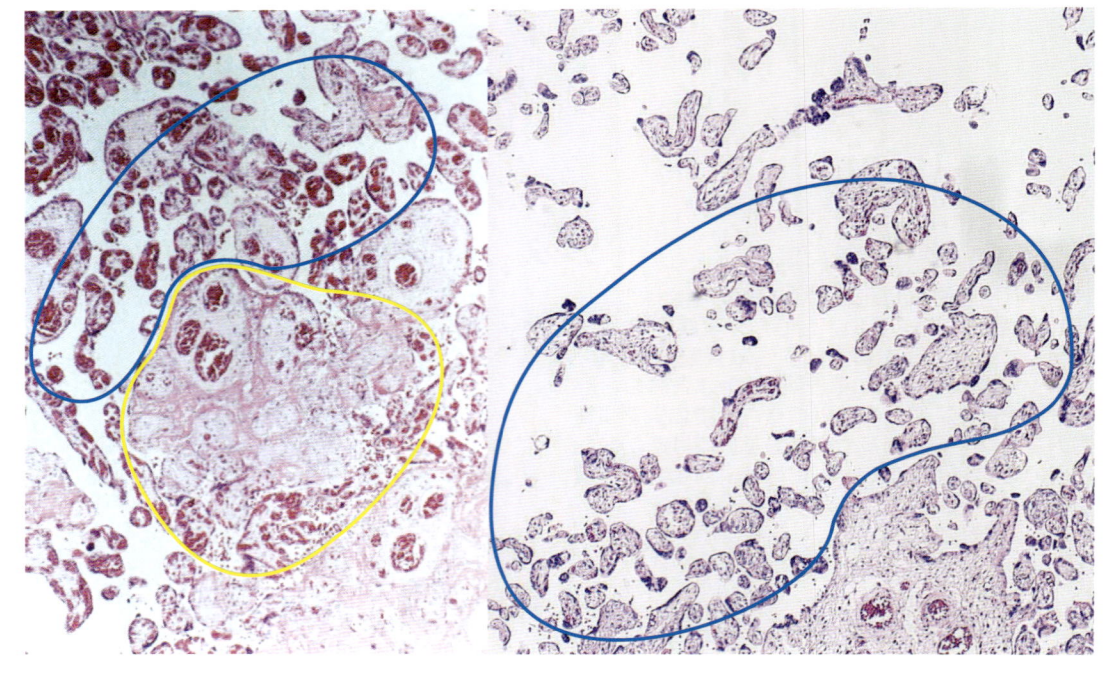

図7 非特異的絨毛炎 villitis of unknown etiology；VUE

絨毛内にリンパ球中心の細胞浸潤があり，絨毛の変性・破壊がみられる。母体側の絨毛で検出しやすい。これらのリンパ球は母体由来と考えられている。このVUEは胎児発育不全（FGR）と非常に密に相関する。34週以降のFGR児が特に多い。母体には感染症の所見はみられず，絨毛膜羊膜炎とも関係しない。写真：中山

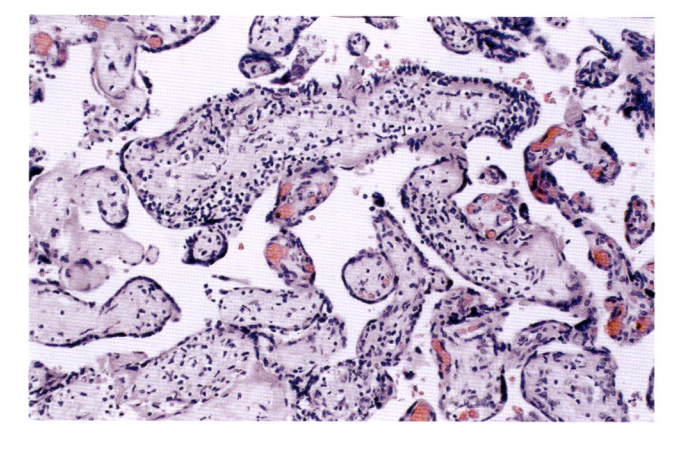

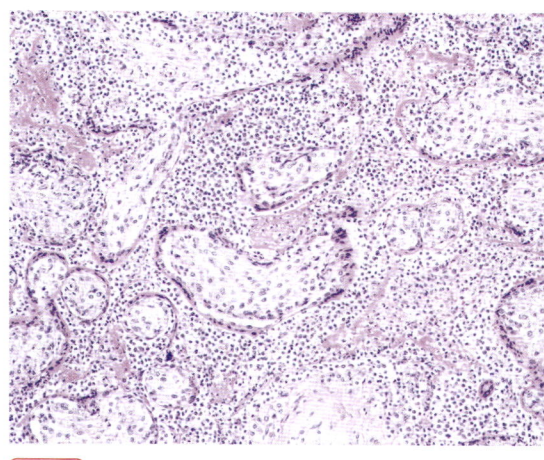

図8 絨毛間炎 intervillitis，膿瘍 intervillous abscess

絨毛間に好中球中心の広範な細胞浸潤があり，絨毛の変性・破壊もみられる。母体の細菌性感染症が強く示唆される。リステリア症のときなど，絨毛膜羊膜炎の合併もしばしば認められる。

写真：中山

図9 サイトメガロウイルス cytomegalovirus；CMV絨毛炎

a：特徴的な封入体〔owl's eye：“フクロウの目”（⬇）〕が見られると診断は容易である。

b：浸潤細胞はリンパ球（◯）とともに形質細胞（◯）が見られる。

c：CMVの同定のためには，抗サイトメガロウイルス抗体を用いての免疫組織化学が有用である。　写真：中山

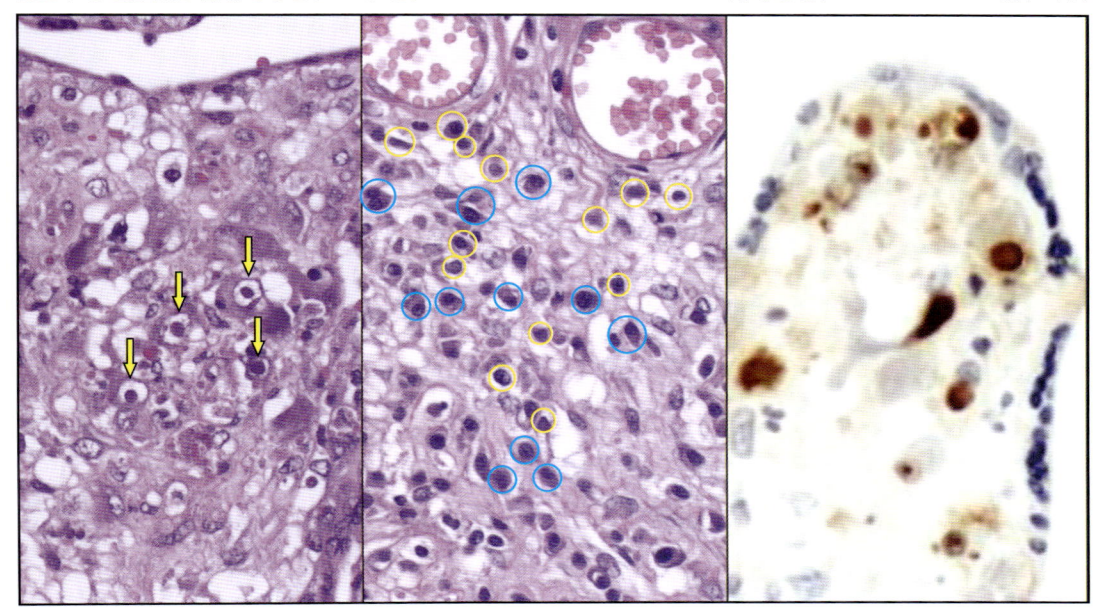

図10 パルボウイルスB19

ヒトパルボウイルスB19は，胎盤絨毛ではウイルス単純通過型であり，絨毛炎を観察することはできないが，胎児の赤芽球系細胞に感染しその細胞が胎盤の絨毛血管の赤芽球内（⬇）に認められるので，胎盤からの病理診断が可能である。ヘマトキシン-エオジン（HE）染色標本で診断が疑われたとき（a），抗パルボウイルスB19抗体の免疫組織化学的検査にて確定する（b）。写真：中山

a b

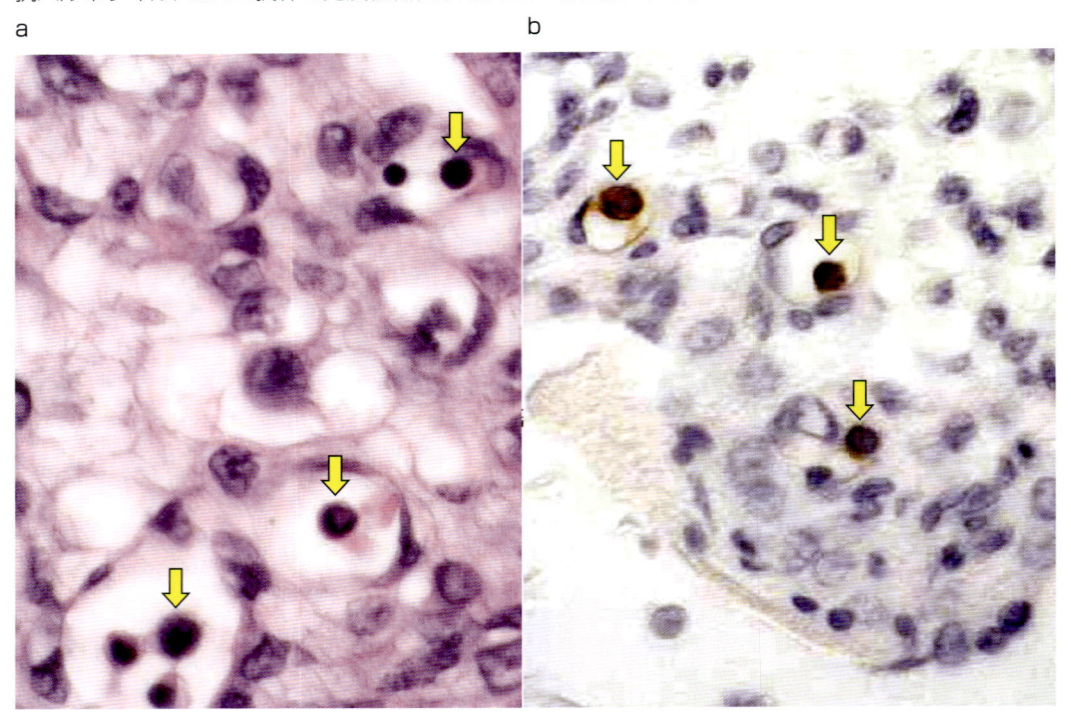

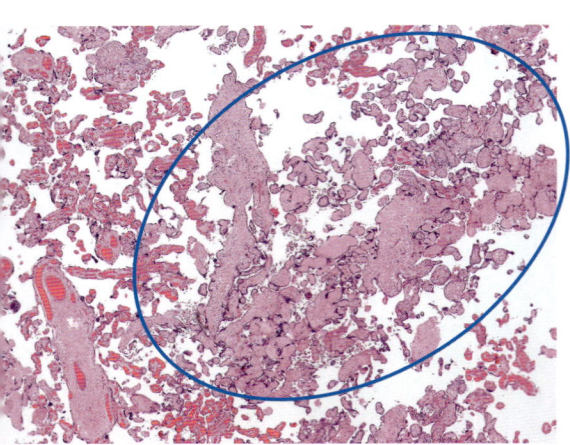

図11 胎児血管血栓症 fetal artery thrombosis/ fetal thrombotic vasculopathy

中央部に，血管が閉塞された絨毛hypovascular/avascular villiの集団（⬭）が見られ，周囲には反応性と考えられるchorangiosisが認められる。その上流の絨毛にはしばしば血栓が認められる。fetal thrombotic vasculopathyの名称も使われる。このような所見を呈する重症のFGR症例が少なからず存在する。

写真：中山

図12 絨毛間フィブリン
massive intervillous fibrin deposition

絨毛間フィブリンが広範囲に，ときには胎盤全体に沈着する。診断的には，肉眼的に胎盤の割面が，びまん性に粗かつ硬くなっており，2カ所以上とられた切片において絨毛間フィブリンがほぼ全面に認められるものとする。妊娠前期では習慣性流産と，中期では繰り返す早産やFGRと相関する。

写真：中山

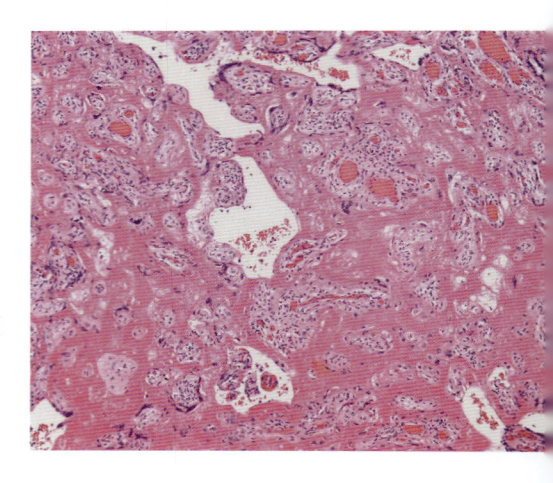

図13 絨毛周囲フィブリン沈着
perivillous fibrin deposition

絨毛周囲の合胞体性栄養膜細胞にフィブリンが沈着し（〇），その部位に免疫グロブリンの沈着がみられることが多い。母体の膠原病や異常抗体が関連することもある。写真：中山

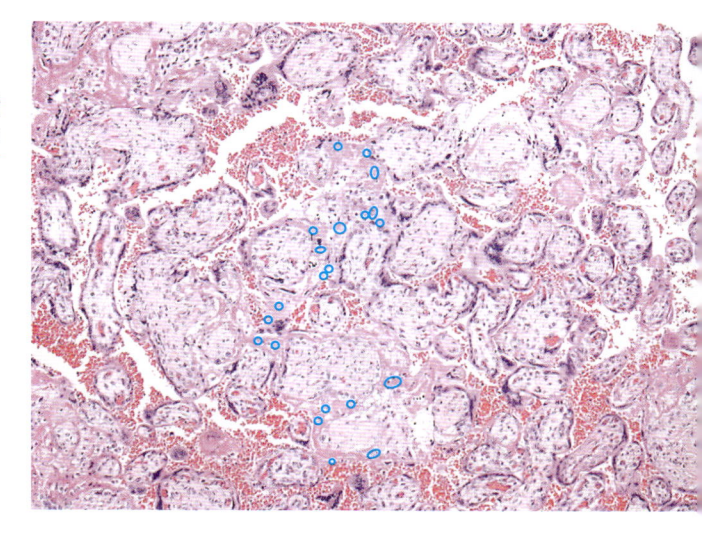

図14 母体面梗塞 maternal floor infarction

母体面のフィブリンが梗塞を伴う場合（ ）に maternal floor infarction とよばれ，母体の膠原病や凝固異常症を示唆する所見である。写真：中山

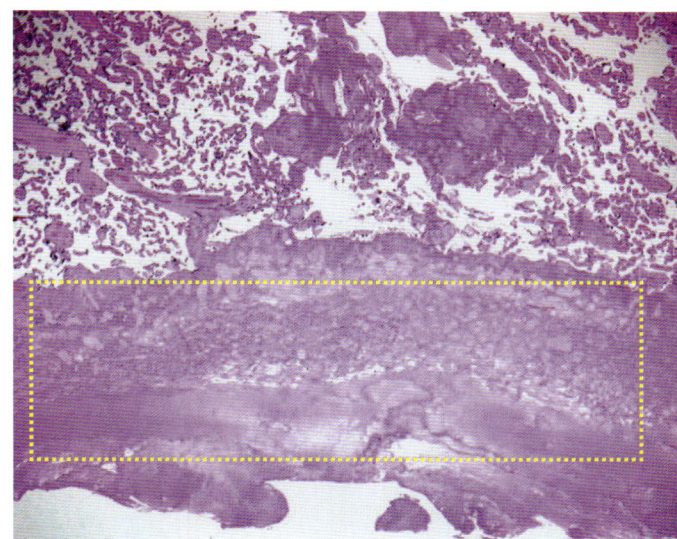

図15 間葉性異形成
placental mesenchymal dysplasia；PMD

間葉性異形成胎盤の絨毛組織。多数の囊腫形成あり。間葉性組織の増生を伴う絨毛（〇）もみられる。絨毛内に異常血管（〇）やしばしば血栓が認められる。写真：中山

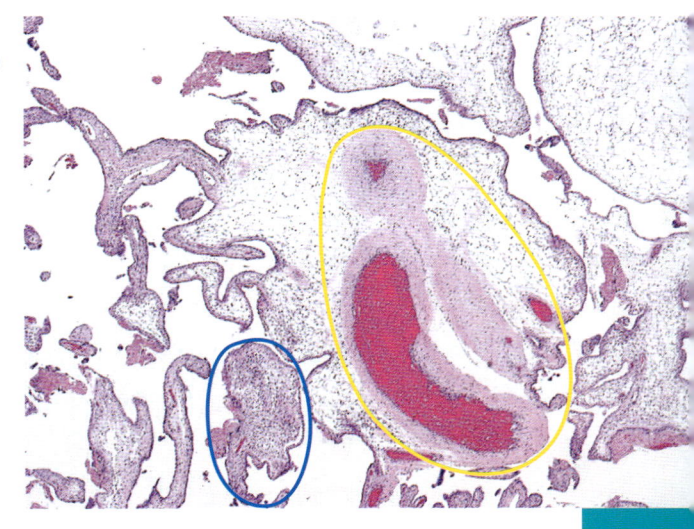

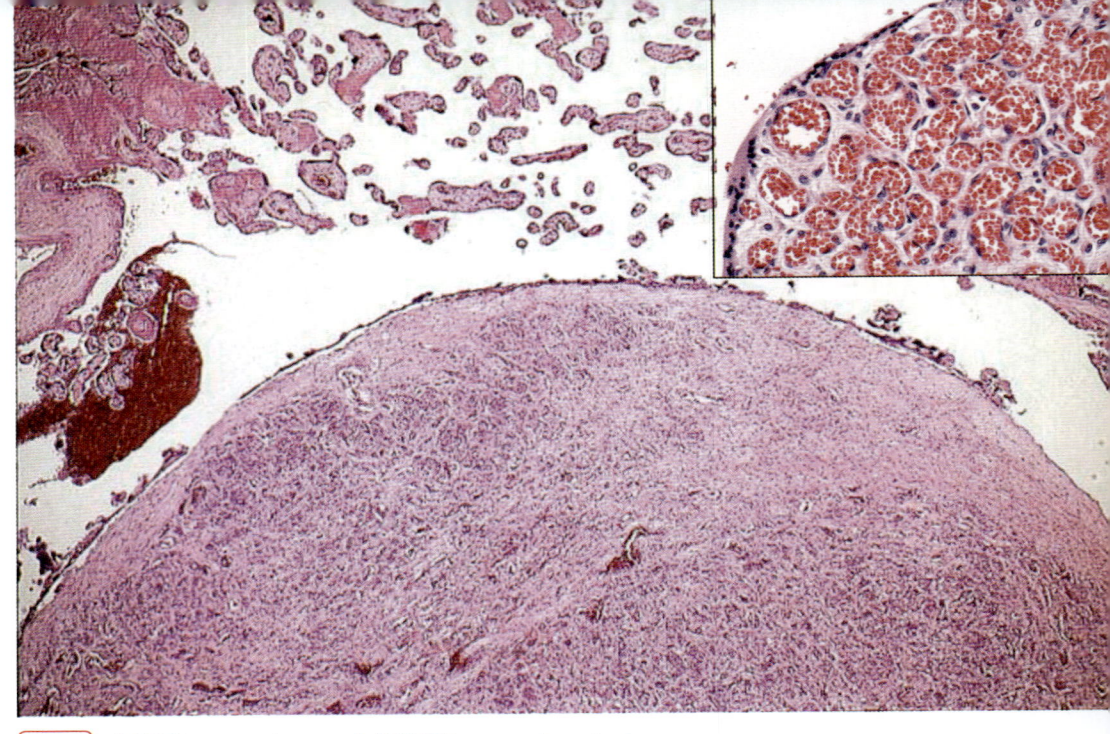

図16 血管腫 hemangioma，血管腫症 hemangiomatosis

血管由来の細胞から構成される腫瘍が絨毛内に発生する。ほとんどは毛細管性の良性血管腫であり，表面は栄養膜細胞で覆われる。小腫瘤が多発性に認められるときには，血管腫症とよばれる。

写真：中山（強拡大処理：南口）

図17 胎児腫瘍の絨毛内転移像

a：絨毛には種々の胎児腫瘍の転移像（↑）がみられる。胎児の神経芽腫はしばしば絨毛内血管に認められ，胎盤での診断から胎児腫瘍が発見されることもある。

b：まれには，胎児の皮下腫瘍（黄色肉芽腫）の転移が絨毛内に発見されることもある。絨毛内に組織球由来の異型細胞（↑）が認められる。

写真：中山

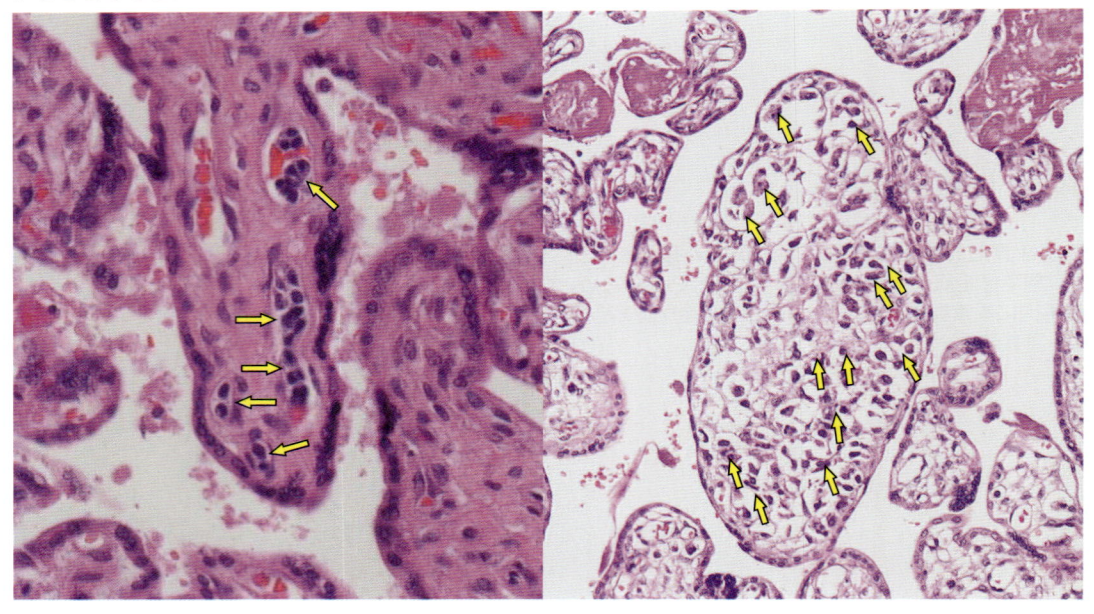

図18 絨毛内出血 villous hemorrhage

絨毛内出血が多発性に認められる所見（◯）であり，胎児の奇形（無脳症）や奇形症候群が関連することが多い。写真：中山

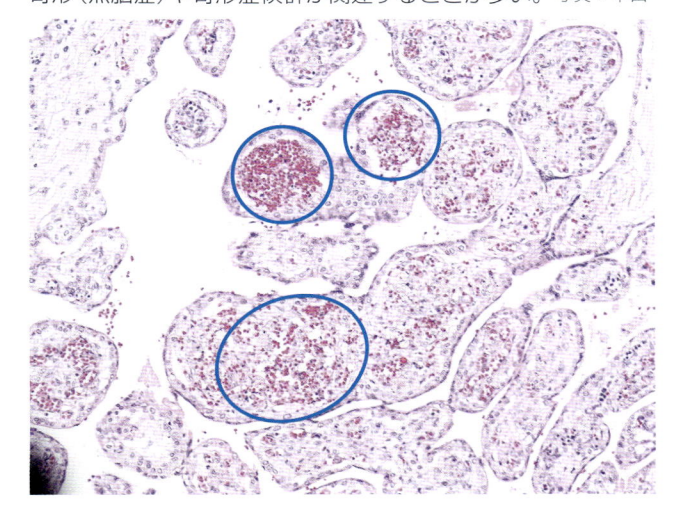

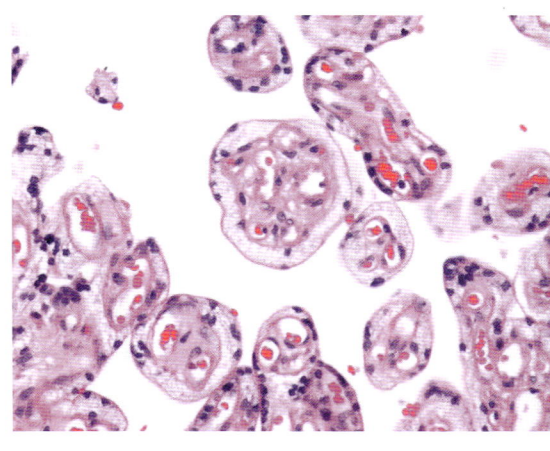

図19 胎児の代謝異常症
I cell disease

絨毛の栄養膜細胞に多数の空胞があり，Ⅰcell病の診断がなされた。胎児の脂質代謝異常症は，ときに胎盤の組織所見が診断のきっかけとなることがある。
写真：中山

図20 卵膜（胎盤外膜）

単層立方上皮に被覆された羊膜，絨毛外栄養膜細胞 extravillous trophoblast；EVT を含む絨毛膜で構成され，多くはその下に脱落膜を認める。絨毛膜の円形構造物は，萎縮した絨毛であり，病的意義はない。写真：南口

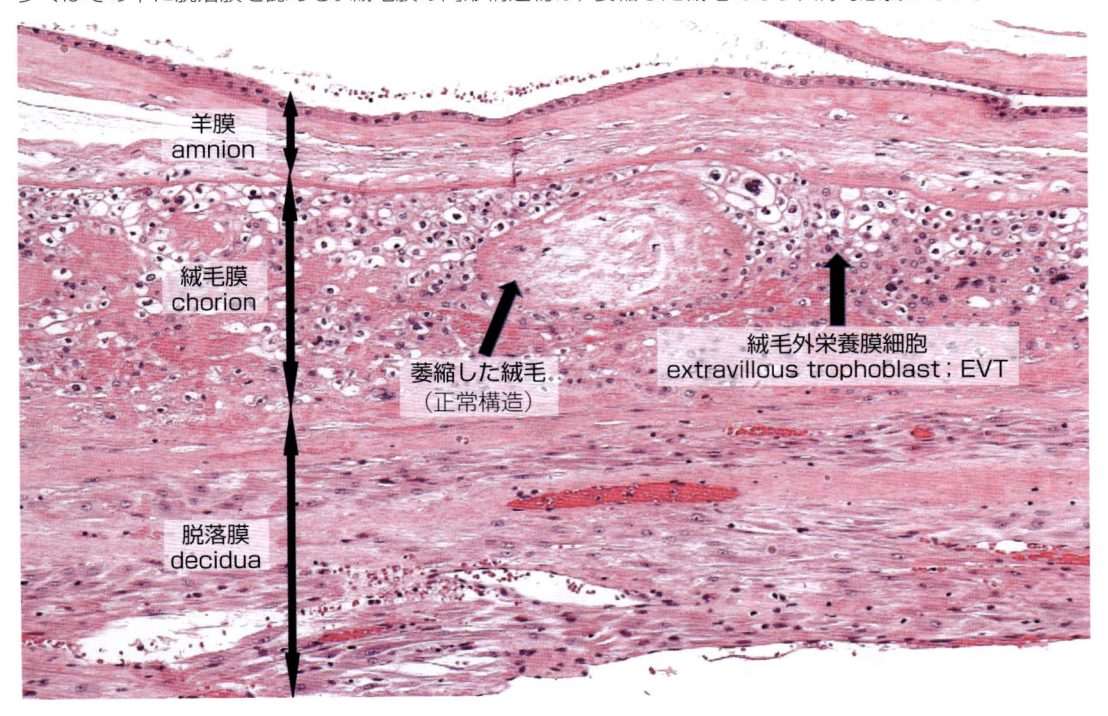

羊膜
amnion

絨毛膜
chorion

脱落膜
decidua

萎縮した絨毛
（正常構造）

絨毛外栄養膜細胞
extravillous trophoblast；EVT

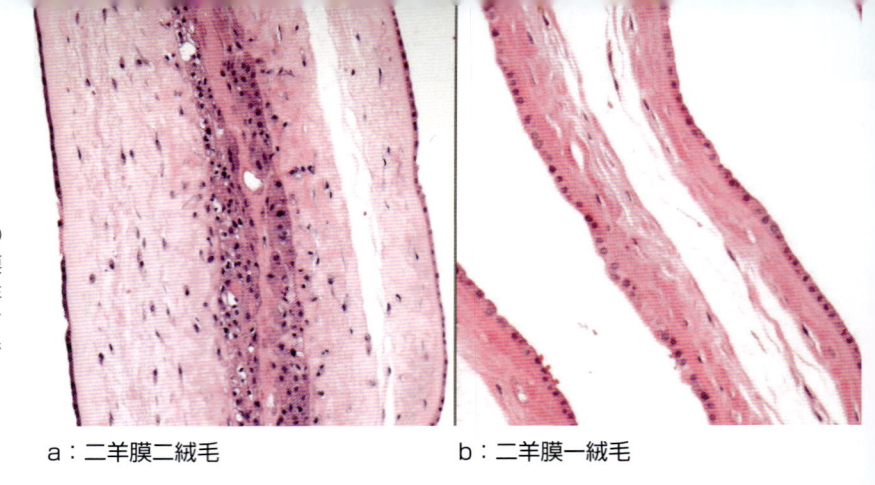

図21 双胎境界卵膜

いずれも双胎胎盤の境界部の卵膜であるが，aでは絨毛膜が介在しているが，bでは羊膜のみで，絨毛膜が介在していない。bは一卵性双生児であるといえるが，aは，一卵性，二卵性両方の可能性がある。

写真：南口

a：二羊膜二絨毛　　　　　　　　b：二羊膜一絨毛

図22 絨毛膜羊膜炎 chorioamnionitis；CAMと臍帯炎の模式図

上行性感染症は，胎盤表面の絨毛膜・羊膜や臍帯が主たる炎症の場となり，絨毛膜羊膜炎（CAM）とよばれる。母体好中球浸潤の程度を，StageⅠは「絨毛膜下に留まる」，StageⅡは「絨毛膜まで」，StageⅢは「羊膜まで炎症が及ぶ」，としてStageⅠからStageⅢまで分類する。

（中山雅弘：目で見る胎盤病理．p.20，医学書院，2002．より引用）

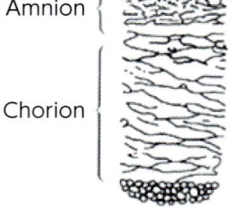
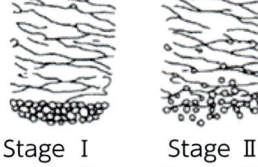

Amniotie Cavity

Amnion

Chorion

| Stage Ⅰ | Stage Ⅱ | Stage Ⅲ |
| Intervilositis (Subchorionic) | Chorionitis | Chorioamnionitis |

図23 絨毛膜炎 chorionitis と絨毛膜羊膜炎 CAM

aは，この部位では好中球浸潤は絨毛膜に留まる好中球浸潤であり，絨毛膜炎StageⅡの所見であるが，bは羊膜まで好中球浸潤が及んでおり，CAM StageⅢの所見である。

写真：南口

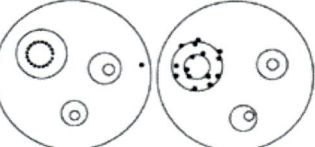
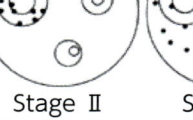

Intervilous Space

| Stage Ⅰ | Stage Ⅱ | Stage Ⅲ |
| Confined to endothelium | Confined to vascular wall | Advanced to Wharton's jelly |

○ Maternal PMNL ● Fetal PMNL

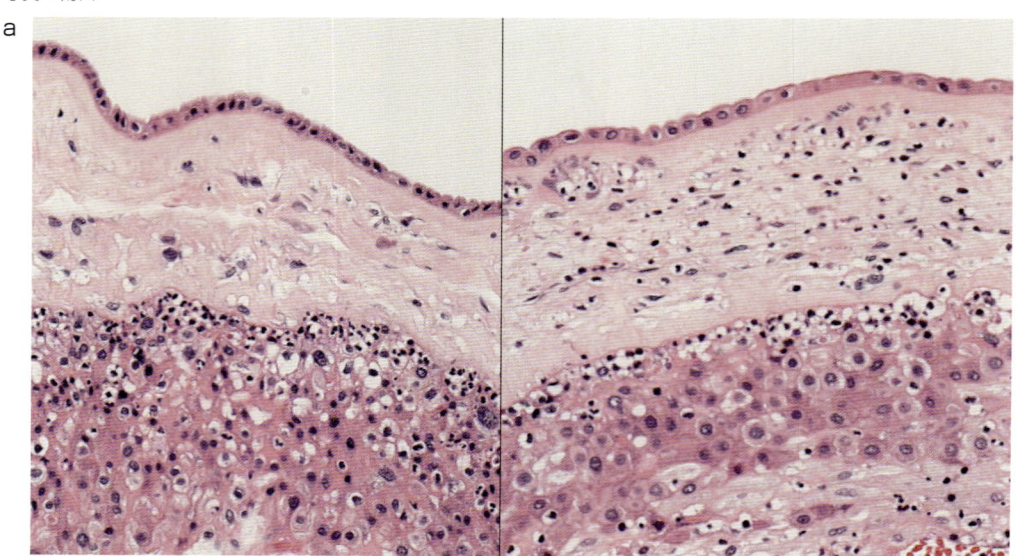

a　　　　　　　　　　　　　　　　　　　　　　　　b

図24 妊娠中期急性絨毛膜羊膜炎

妊娠中期にはCAMの特異な病像がみられる。Stage Ⅲ の帯状に強い細胞浸潤があり，表面の羊膜壊死を伴ない，絨毛膜の細胞浸潤はやや乏しく，絨毛膜下に強い細胞浸潤をもつ二層性構造を示す。早産や新生児の肺の異常と関連する重要な所見である。写真：中山

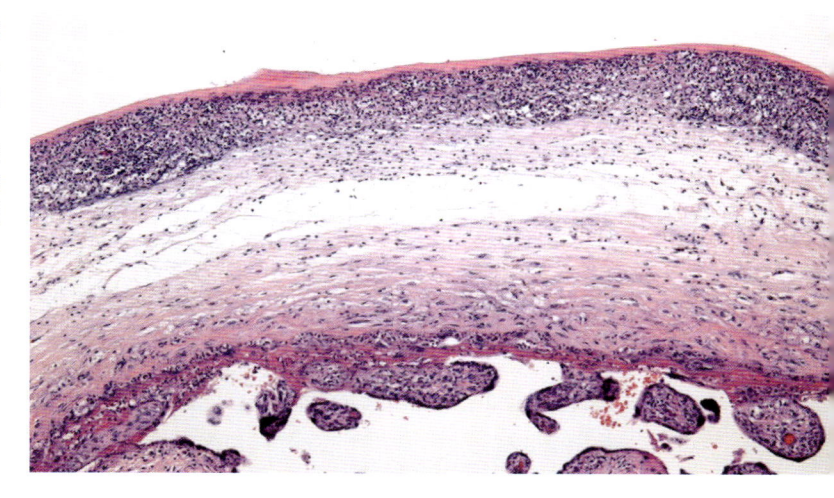

図25 母体B群溶連菌感染・敗血症による子宮内胎児死亡の一例

羊膜は軽微な好中球浸潤によるCAMであったが（a），絨毛間質（b），絨毛間腔（c）に著明な好中球浸潤を認め，グラム染色において，グラム陽性菌を認めた（d）。CAMの多くは経腟感染によるが，まれに血行性感染によることもある。写真：南口

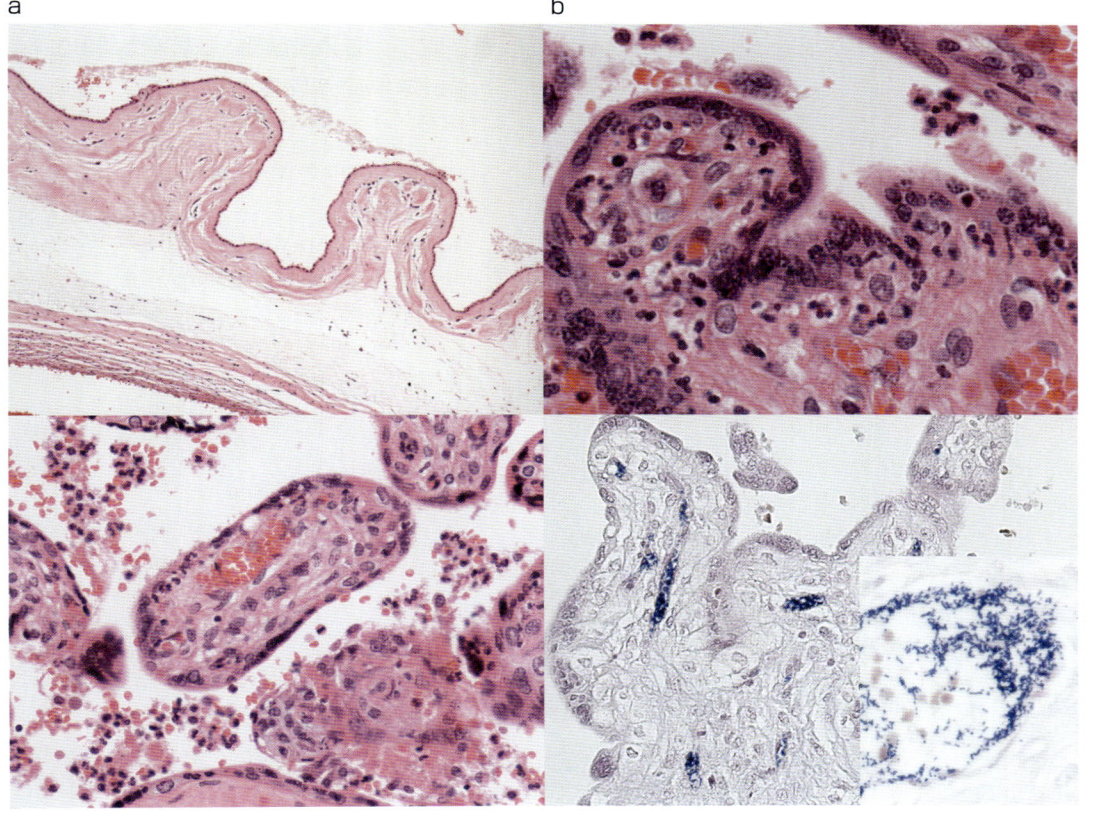

a b

c d：グラム染色陽性

図26 胎便吸引症候群 meconium aspiration syndrome；MAS（上段），
びまん性絨毛膜羊膜ヘモジデローシス diffuse chorioamniotic hemosiderosis；DCH（下段）

いずれも褐色色素の貪食を示すマクロファージを羊膜間質にみる（➡）。MASは臨床像・肉眼像（黄緑色の卵膜）が重要である。DCHは慢性早剥羊水過少症候群の病理像で，ベルリン青染色（鉄染色）にて青染するヘモジデリン貪食マクロファージ（➡）を広範囲に認める。早産，児の慢性肺疾患と関連する。写真：南口

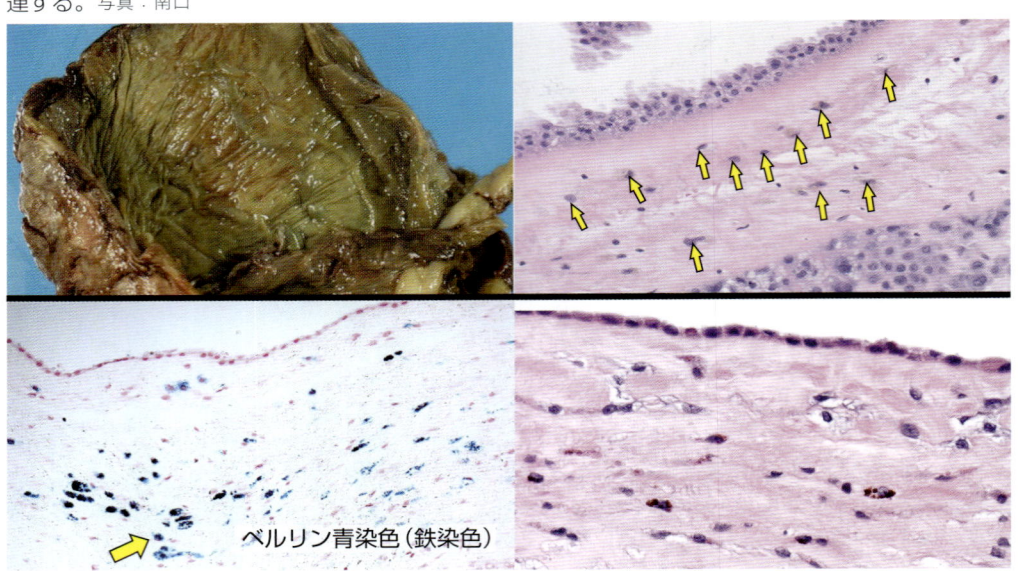

ベルリン青染色（鉄染色）

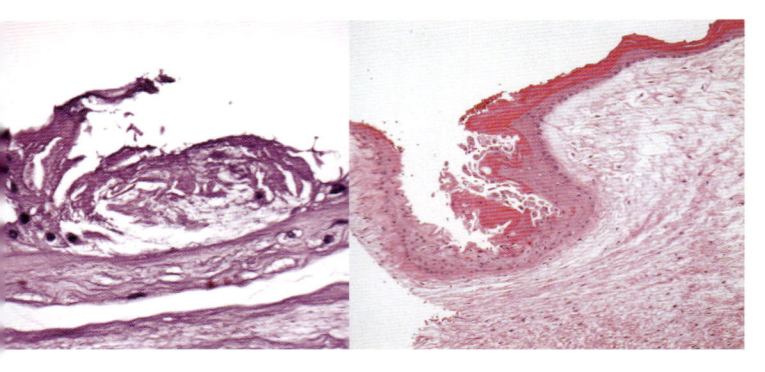

図27 羊膜結節（a）と扁平上皮化生（b）

a：羊水成分が羊膜上皮に付着し，時間の経過とともに新たな羊膜上皮で覆われる。炎症反応は伴わない。羊水過少と関連する。胎児の腎奇形を伴うことが多い。写真：中山（a）

b：羊膜上皮において角化を伴う扁平上皮化生を示す。物理的刺激などで生じると考えられており，病的意義はない。写真：南口（b）

図28 卵膜の脱落膜におけるアテローシス
decidual vasculopathy /atherosis

脱落膜内血管において，フィブリノイド壊死や血管内皮に泡沫状マクロファージの浸潤がみられる（⬆）。妊娠高血圧症候群，特に重症例にみられることが多い。胎盤本体の脱落膜は十分検体に含まれていないため，卵膜で確認することが多い。

写真：南口

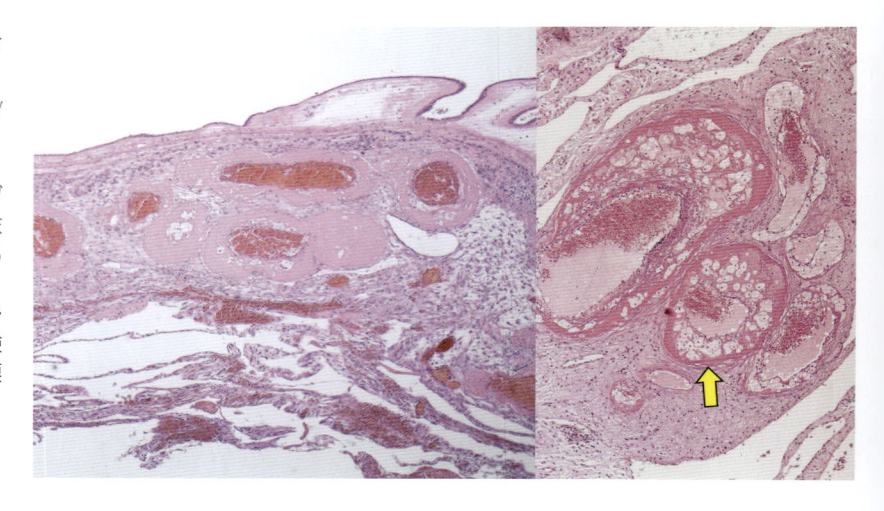

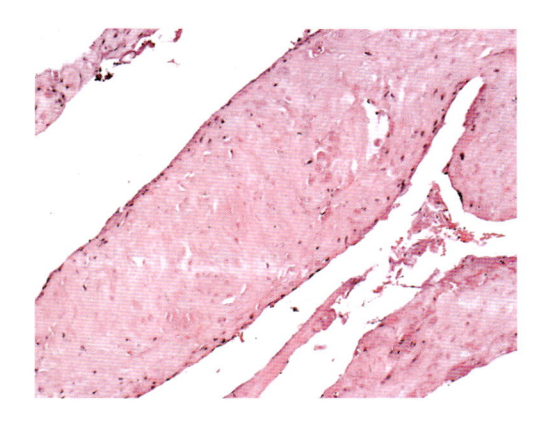

図29 羊膜索 amniotic band

索状物の組織像は，線維性結合織主体であるが，表面には単層立方上皮の残存をみるなど羊膜に類似した所見を示す。原因不明の羊膜の破綻により羊膜組織が胎児に癒着し，胎児の体の一部の切断・奇形や，臍帯に結びつくことによる循環障害などの原因となる。写真：南口

図30 正常臍帯（a），単一臍帯動脈（b）を輪切りにした割面

a：2本の臍動脈（a）と1本の臍静脈（v）の3本の血管を割面において認め，周囲にはワルトン膠質 Wharton jelly とよばれる間質成分が広がる。写真：南口（a）

b：臍動脈は1本のみであり，臍帯血管の異常所見である。先天奇形との合併がみられることがある。写真：中山（b）

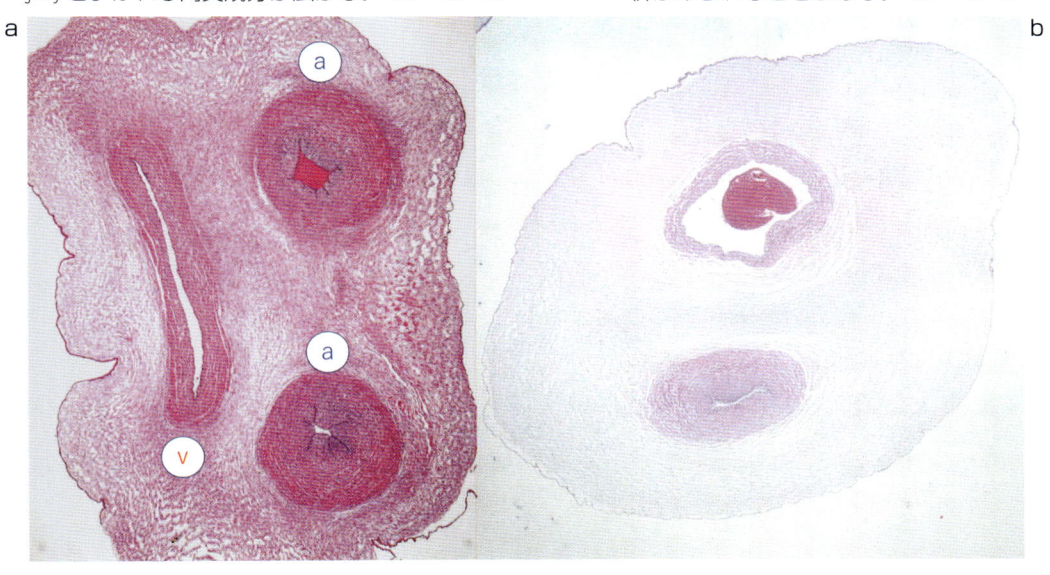

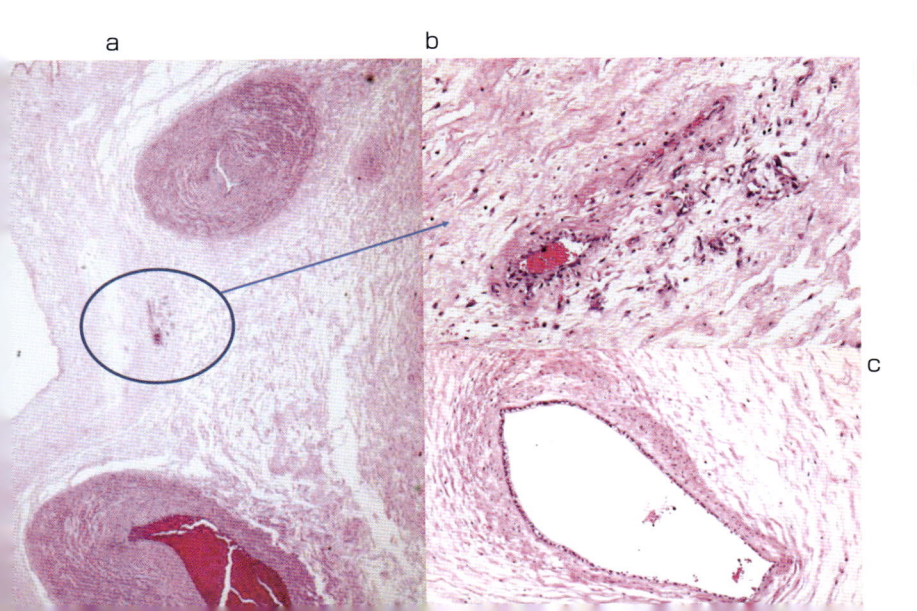

図31

卵黄囊動静脈 vitelline vessels と臍腸管 omphalomesenteric duct の遺残

a：臍帯弱拡大　間質に微小な毛細血管の集簇を認める（◯）。

b：aの強拡大。卵黄囊動静脈の遺残である。

c：単層の高円柱上皮に被覆された管状構造を認める場合もある。臍腸管の遺残である。いずれも病的意義はない。

写真：南口

図32 臍帯炎（前期破水，23週）

a：臍帯弱拡大，b：臍動脈，c：臍静脈

いずれにも血管壁に好中球浸潤を認め，ワルトン膠質 Wharton jelly にも炎症細胞浸潤が及ぶ（➡；矢印の示す小さな粒すべてが好中球浸潤）。図22のシェーマでは Stage Ⅲ に相当する。臍帯血管炎でみられる好中球は胎児由来であり，胎児が炎症反応を示している。CAMや絨毛膜板血管への好中球浸潤も合併していることが多い。写真：南口

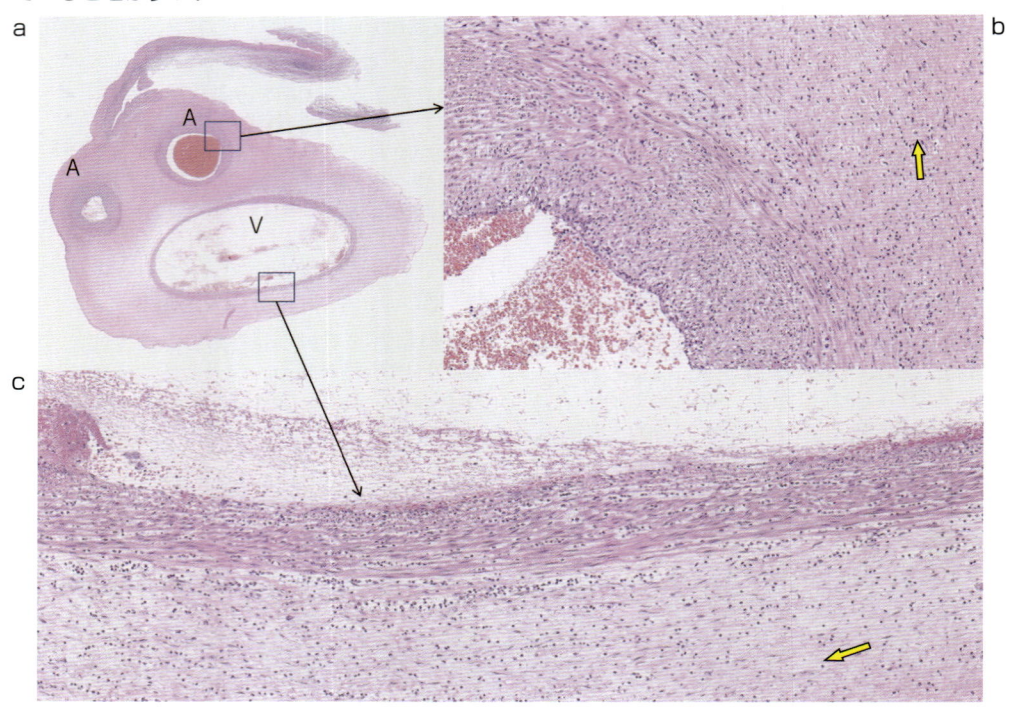

図33 臍帯カンジダ感染

a：臍帯弱拡大，b：強拡大，c：Grocott染色

臍帯表面に細胞密度の高い部位を認める（a：◯内）。強拡大では好中球主体の炎症細胞浸潤を認め（b），Grocott染色にて真菌の菌糸を認める（c：➡）。細菌性感染は多くはCAMが主体であるが，カンジダ感染は臍帯表面に所見がみられることが多く，絨毛膜や羊膜で菌糸を認めることは少ない。写真：南口

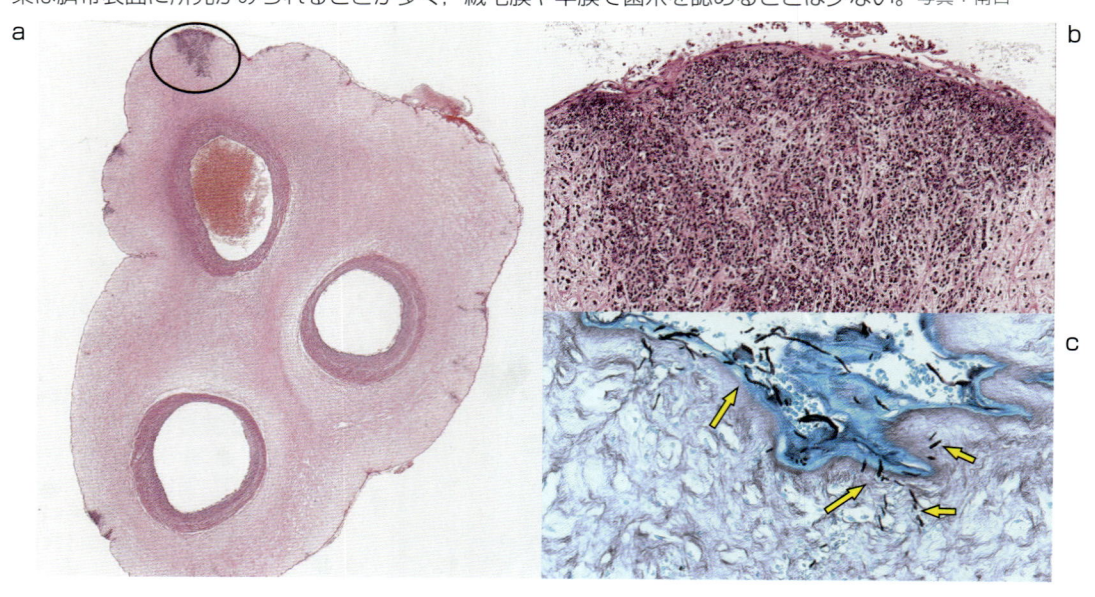

図34 先天梅毒の胎盤組織像

a：弱拡大，b：臍帯付着部血管中拡大，c：絨毛中拡大，d：*Treponema pallidum* の免疫組織化学，
e：dの強拡大

梅毒感染では，非特異的ではあるが，臍帯や絨毛膜板血管にリング状の炎症細胞浸潤がみられ（b：➡），絨毛には好中球，形質細胞，リンパ球浸潤を伴う絨毛炎を示す。免疫組織化学で炎症所見の強い血管周囲や絨毛で *Treponema pallidum* の確認が可能である（e：➡）。写真：南口

a

b

d

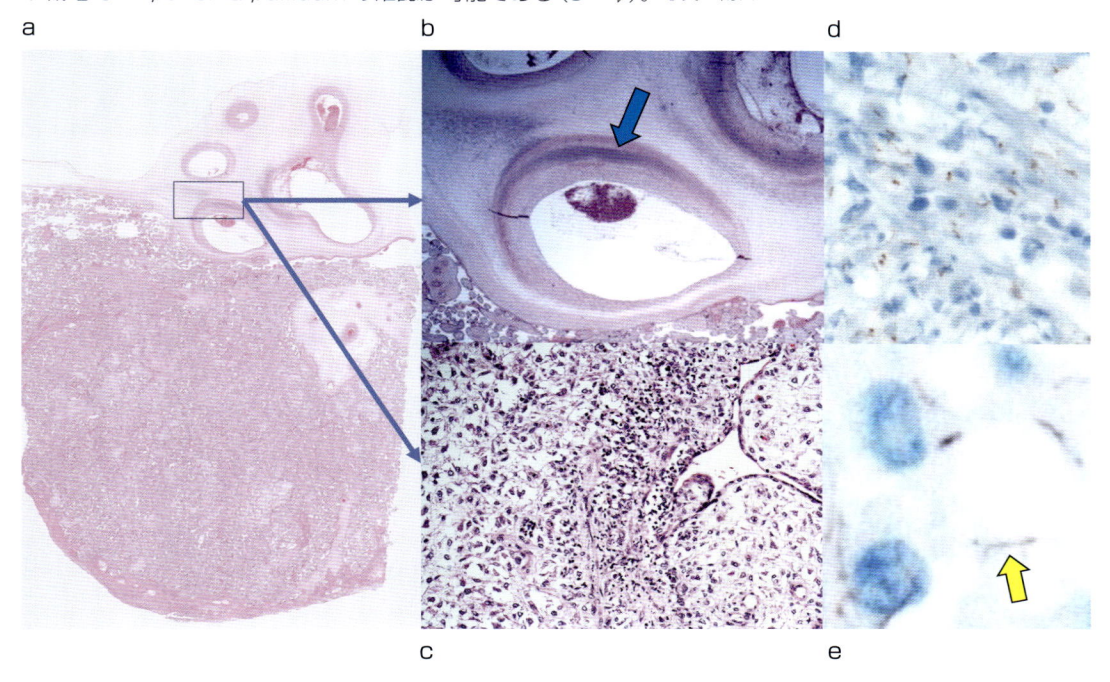

c

e

図35 *Ureaplasma* 臍帯炎

著明な好中球主体の炎症細胞浸潤を臍帯表層から間質に認める。培養結果から *Ureaplasma* 感染であることが確認された例。*Ureaplasma* は絨毛膜羊膜炎による早産原因細菌であるが，一般的な検査や染色，培養では同定が困難である。写真：中山

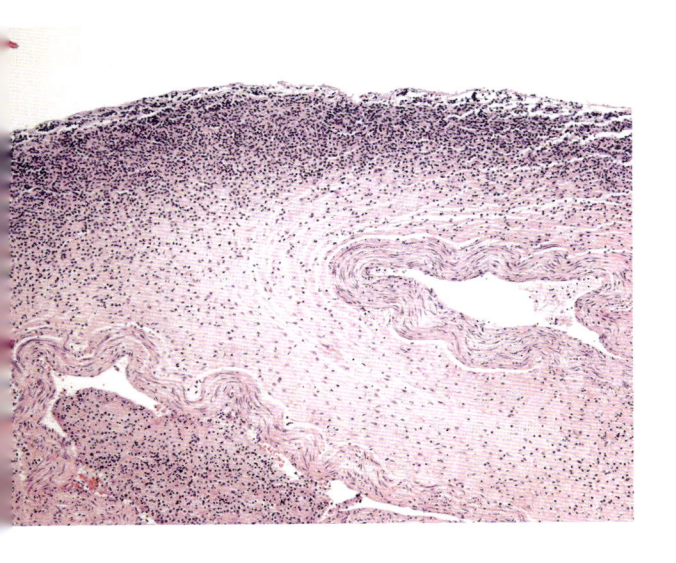

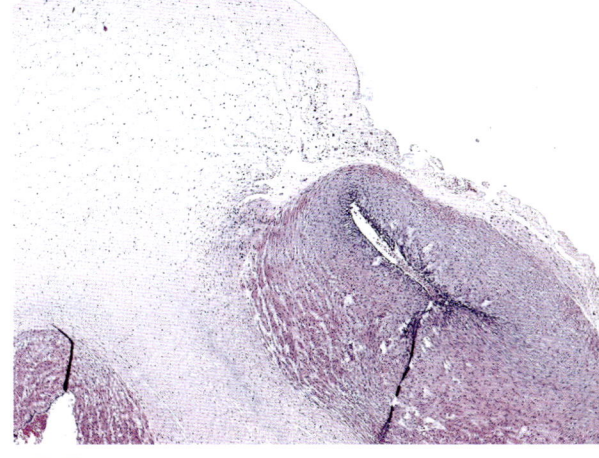

図36 十二指腸閉鎖に伴う臍帯潰瘍・出血

臍帯表面に組織球の浸潤などの反応性変化，間質の菲薄化などにより臍帯血管に障害が発生している。十二指腸閉鎖などの先天性上部消化管閉鎖の合併症として，臍帯潰瘍からの出血による重度の胎児貧血や子宮内胎児死亡が報告されている。写真：中山

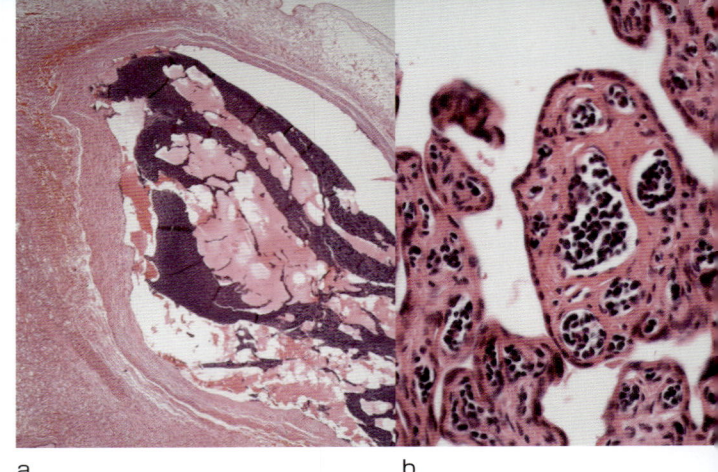

図37

一過性骨髄増殖症
transient abnormal myelopoiesis；TAM

a：臍動脈，b：絨毛
子宮内胎児死亡の原因精査のため，提出された胎盤。臍帯血管内および絨毛血管内に広範囲にN/C比が高く，核クロマチンの増量を示す芽球様細胞の増殖を認めた。TAMの所見であり，胎児がDown症候群であった可能性が示唆される。写真：南口

a   b

図38　脱落膜や妊娠子宮筋層における意外と知られてない正常像

a：脱落膜。脱落膜間質には脱落膜細胞と絨毛外栄養膜細胞extravillous trophoblast；EVT，リンパ球浸潤がみられ，血管および上皮の扁平化した内膜腺などからなる。b：妊娠初期掻爬検体に混在する脱落膜（➡）。血管内にEVTの浸潤がみられる。正常の所見であり病的意義はない。c：妊娠時子宮浅層筋層のEVT（➡）。筋層内に多核，大型のEVTの浸潤がみられるが，子宮筋層の内腔側から1/3程度までEVTは浸潤する。病的意義はない。写真：南口

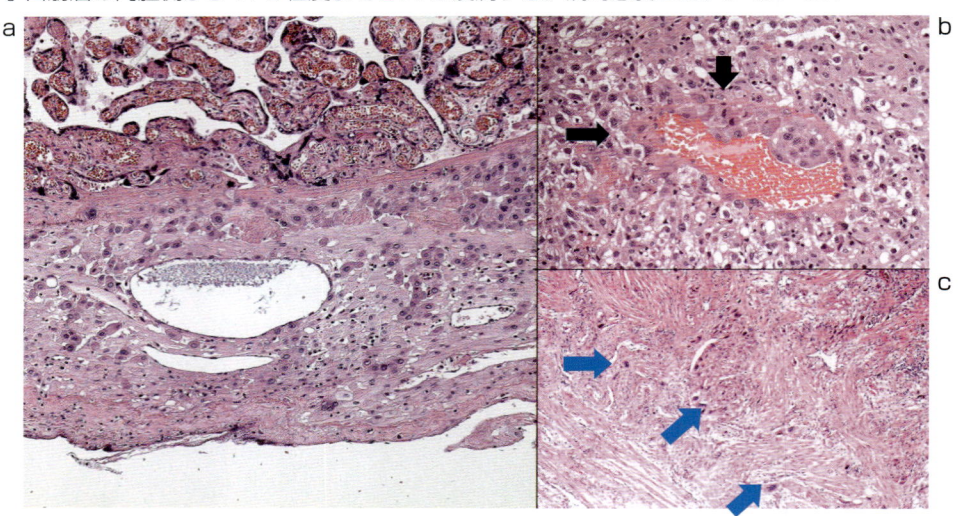

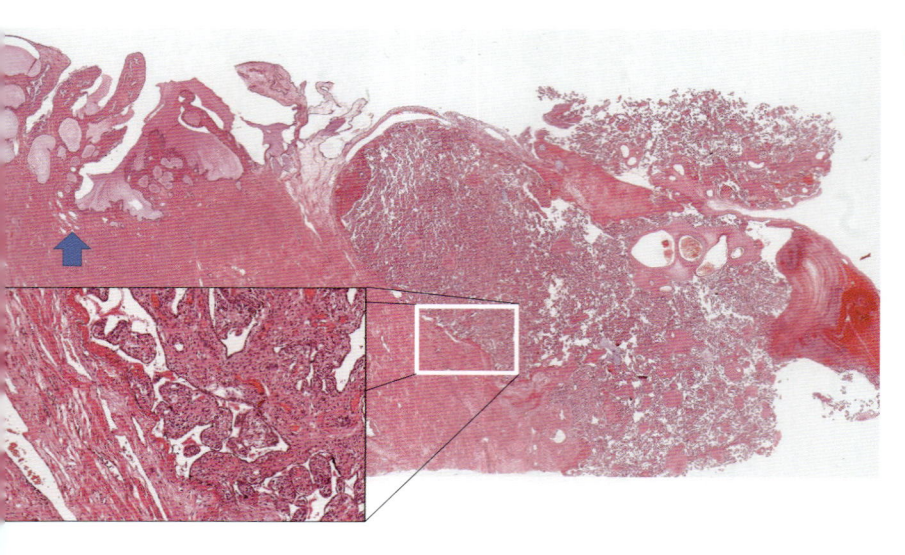

図39　癒着胎盤

26週，全前置胎盤，緊急帝王切開・子宮摘出術が施行された例。前置胎盤は内膜が存在しない子宮頸部に胎盤形成が及び（頸管腺➡），脱落膜形成が不十分であり，癒着胎盤を合併しやすい。組織学的には，絨毛と子宮筋層が脱落膜を介さず，直接接する像を認める（inset）。写真：南口

図40 癒着胎盤

癒着胎盤の組織像は，絨毛と子宮筋層が直接接する像であるが，本例のように非常に薄い（1 mm以下）脱落膜（↕）しか介在しない場合も，癒着胎盤の所見である。
写真：南口

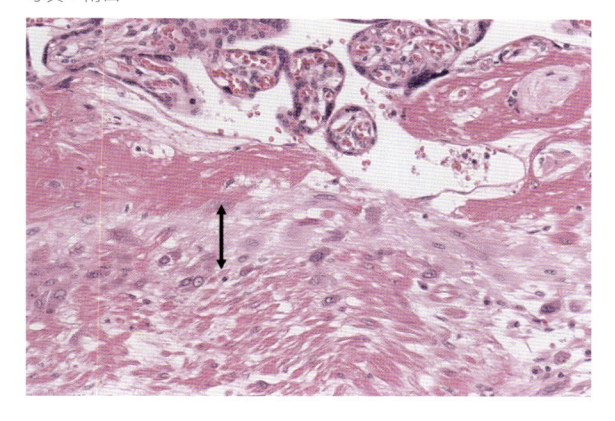

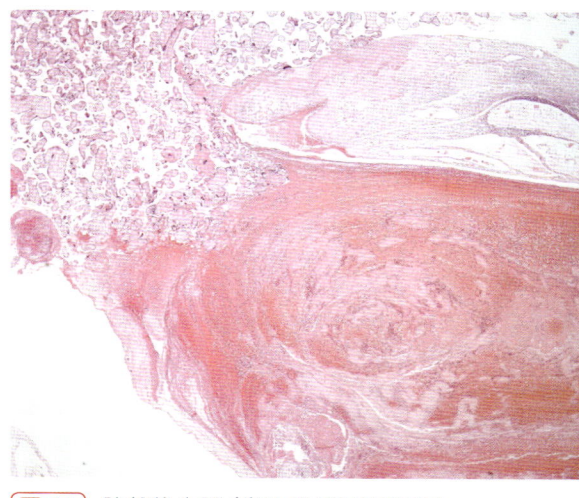

図41 胎盤後血腫（常位胎盤早期剥離）

血性羊水や臨床像が最も重要であるが，病理学的には胎盤後血腫を肉眼的に確認する。凝血塊の付着（アーチファクト）との違いは，常位胎盤早期剥離では，用手的に血腫の剥離が困難であり，フィブリンの析出を顕微鏡的に確認できる。写真：南口

図42 羊水塞栓症（子宮型）

頸管裂傷，帝王切開術後に子宮収縮不良，出血多量にて子宮摘出術施行。子宮筋層血管内に炎症細胞浸潤を認め（a），強拡大・cytokeratinの免疫組織化学にて胎児由来角化物（⇨）を確認した（b，c）。Alcian blue染色で羊水内胎児由来ムチン（➡）が確認された（d）。写真：南口

a　　　　　　　　　　　　　　　　　　　b

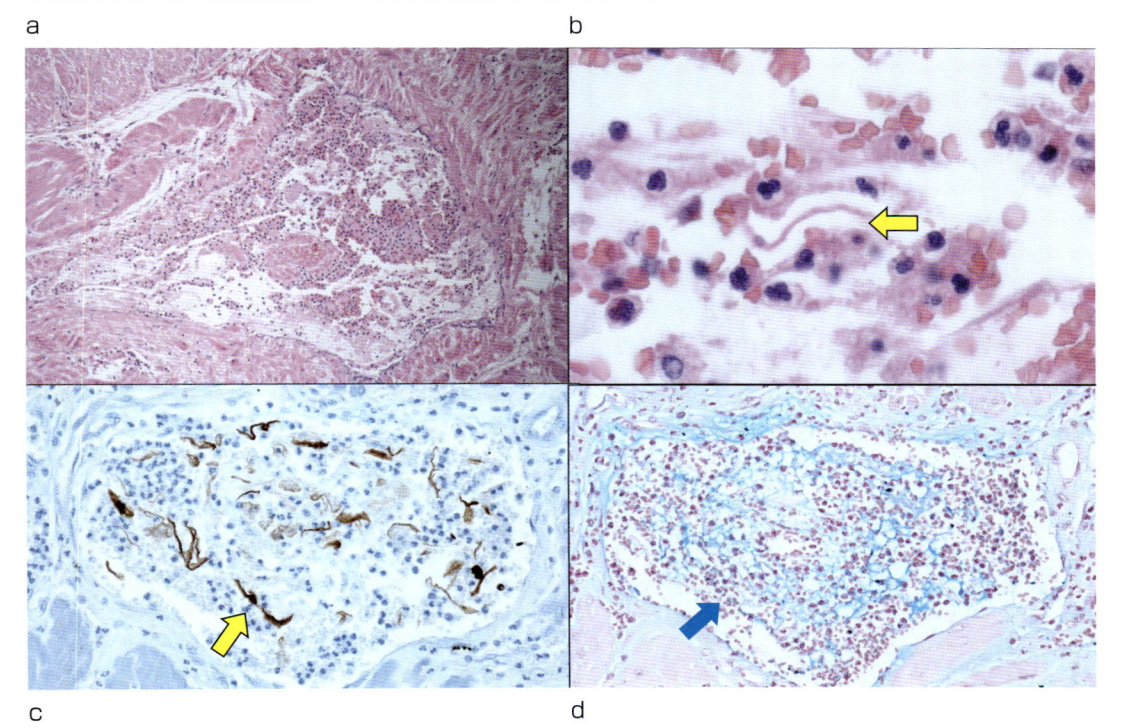

c　　　　　　　　　　　　　　　　　　　d

6 物質交換

慶應義塾大学薬学部薬剤学講座　**登美　斉俊**

　合胞体栄養膜細胞層は胎盤関門の実体として，母胎間の物質交換を担っている。合胞体栄養膜細胞層において，母体側細胞膜の頂端膜と胎児側細胞膜の基底細胞膜には，それぞれ輸送体が極性をもって局在し，栄養物質や代謝物に加えて薬物など異物の胎児移行性を制御している。本項では，胎児発育を支援する生理機構としてだけでなく，薬物の胎児移行性を規定する機構として，合胞体栄養膜細胞に発現する，細胞膜輸送体を介した物質輸送機構について概説する。

■ 胎盤関門の実体

　栄養物質の供給を母体に依存する胎児において，胎盤を介した母胎間の物質交換を適切に制御することは成長に必須である。また，胎盤は薬物の胎児移行性も規定するため，胎児での薬物有効性や安全性を考えるうえでも重要である。

　ヒト胎盤において，母胎間の物質交換が活発化するのは，母体血が胎盤絨毛間腔に流入し始める妊娠12週以降である。母体血と胎児血は，合胞体栄養膜細胞 syncytiotrophoblast；ST を介して向き合うため，ST層は母胎血液間の物質交換を担う胎盤関門の実体である。細胞同士が融合したST層を物質が透過するには細胞膜を拡散，あるいは輸送体（トランスポーター）蛋白を介した輸送などで透過する必要がある。胎児に必要なグルコース，アミノ酸など水溶性の栄養物質は，輸送体による基質選択的輸送を介して胎児に供給される。一方，細胞膜への親和性が高い脂溶性物質は拡散による細胞膜透過が可能であるが，必ずしも自由に透過できるわけではなく，細胞外へのくみ出し輸送を担う輸送体によって胎児移行が抑制される場合もある。これら輸送体は，母体側細胞膜である頂端膜 microvillous membrane と胎児側細胞膜である基底細胞膜 basal plasma membrane のそれぞれに極性をもって局在し，透過する物質の量や種類を制御している[1]（**図1**）。

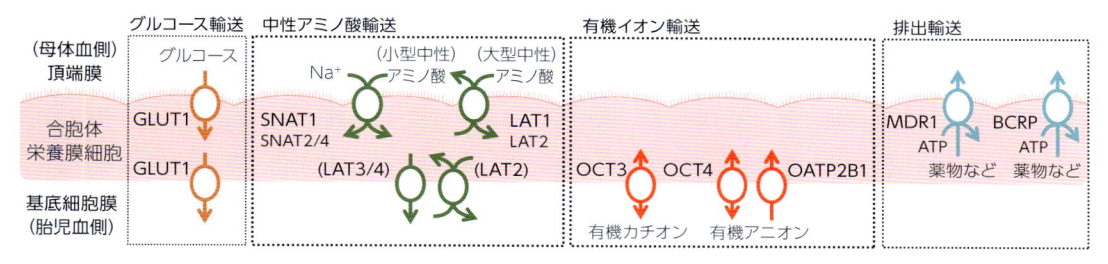

図1 ヒトSTに発現する輸送体とその基質

輸送体がSTの頂端膜あるいは基底細胞膜いずれに発現するかで，基質の輸送方向性が規定される。

GLUT 1: glucose transporter 1, SNAT: sodium-coupled neutral amino acid transporter, LAT: L-type amino acid transporter, OCT: organic cation transporter, OAT: organic anion transporter, OATP: organic anion transporting polypeptide, MDR 1: multidrug resistance protein 1, BCRP: breast cancer resistance protein, ATP: adenosine triphosphate

■ グルコース輸送体

　母体からの大量のグルコース供給は，胎児成長に不可欠である。グルコースは，ST細胞膜を主にglucose transporter（GLUT）1（SLC2A1）を介して透過する（図1）。GLUT 1は，濃度勾配に従った輸送を行う促進拡散型輸送体である。グルコース血中濃度は母体のほうが胎児より高いため，濃度勾配に従った効率的な胎児へのグルコース供給が可能である。頂端膜でのGLUT 1発現量は基底細胞膜の約3倍，また頂端膜の表面積は基底細胞膜の5倍以上とされており，頂端膜のグルコース輸送能力は基底細胞膜と比較して著しく高い。これは多くのエネルギーを必要とするSTにおいて，母体血から取り込んだグルコースの一部を利用するうえで合理的である。また，グルコースの胎盤透過における律速段階は，基底細胞膜透過であることも示唆している。

　胎盤の構造には動物種差が大きいが，実験動物として汎用されるマウス・ラットは，ヒトと同じ盤状の血絨毛性胎盤である。ただし，STはヒトでは単層なのに対し，マウス・ラットでは二層である。マウス・ラットにおいて，GLUT 1は母体側ST-Iの頂端膜および胎児側ST-IIの基底細胞膜に発現する。二層のST層はギャップ結合を形成するコネキシン26で結ばれており，その欠損はグルコースの胎盤透過を低下させることから[2]，グルコースはコネキシン26を介して透過している（図2）。つまり，構造的種差はあるものの，グルコースについては，母体血側からの取り込みと胎児血側への排出がGLUT 1によって担われているという点で共通している。

■ GLUT 1
促進拡散型輸送体として，濃度勾配に従ったグルコース輸送を担う。

■ ギャップ結合
細胞間結合様式の一つで，コネキシンによって構成される。内部に親水性の孔をもつため，分子量約1,200以下の分子はギャップ結合を介して細胞間を双方向に透過できるとされている。

図2 合胞体栄養膜細胞（ST）層を介した物質透過におけるヒトとマウス・ラット間種差

グルコース，および排出輸送体MDR1およびBCRP基質のST層を介した母体血から胎児血への透過機構をそれぞれ矢印で示した。

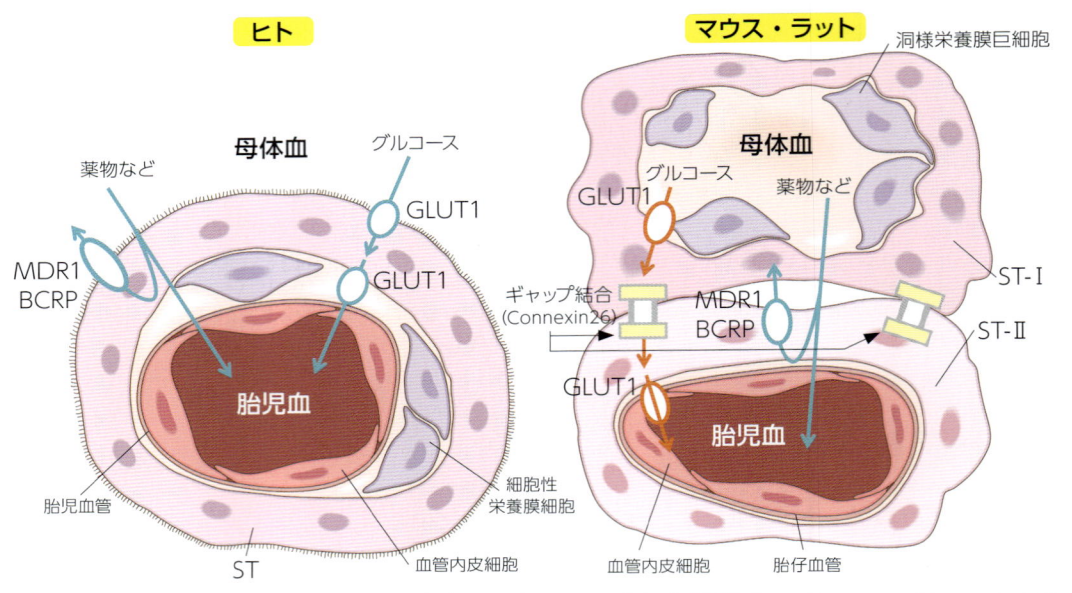

GLUT1: glucose transporter 1, MDR1: multidrug resistance protein 1, BCRP: breast cancer resistance protein

■ アミノ酸輸送体

■ LAT
アミノ酸同士の交換輸送によって，主に大型中性アミノ酸の輸送を担う。

■ SNAT
内向きのNa^+濃度勾配を駆動力として，小型中性アミノ酸の細胞内への濃縮的輸送を担う。

　胎児成長にとってアミノ酸，特に必須アミノ酸の母体からの供給は不可欠であり，アミノ酸の胎児血中濃度は母体血よりも概して高い。母体血からのアミノ酸取り込みを担う輸送体のうち，中性アミノ酸については，L-type amino acid transporter（LAT）と，sodium-coupled neutral amino acid transporter（SNAT）が中心的役割を果たす。ヒトSTの頂端膜にはLAT1（SLC7A5）およびLAT2（SLC7A8）が発現する[3]（図1）。LAT1はトリプトファンやバリン，ロイシンなど大型の中性必須アミノ酸を細胞内に輸送し，胎児成長に必須の役割を果たす。一方，LAT2は大型中性アミノ酸に加えて，より小型の中性アミノ酸も幅広く輸送可能である。SNATにはSNAT1（SLC38A1），SNAT2（SLC38A2），SNAT4（SLC38A4）のサブタイプが存在し，いずれもヒトSTの頂端膜に発現するが，満期胎盤において最も寄与が大きいのはSNAT1である（図1）[4]。SNATはNa$^+$依存的に小型中性アミノ酸を濃縮的に胎児へと供給するだけでなく，LATを介した大型中性アミノ酸の取り込みにおいて細胞外へと交換輸送される細胞内アミノ酸の供給をも担うと考えられており（脚注参照），その役割は幅広い。なお，マウス・ラットにお

いても，ST頂端膜にはLAT1およびSNAT1が主に機能すること
が報告されている[4,5]。

　LAT1は大型中性アミノ酸だけでなく，レボドパ，ガバペンチン，
プレガバリンといった薬物を輸送することにも注意が必要である[6,7]。
これら薬物の胎児移行にはLAT1が関与している可能性が高く，胎
児における薬物動態や毒性を評価するうえでも重要な輸送体である。

■ 有機イオン輸送体

　薬物の体内動態を制御する輸送体の一つとして，有機イオン輸送体
がある。ヒトST基底細胞膜にはorganic cation transporter（OCT）
3（SLC22A3），organic anion transporting polypeptide（OATP）
2B1（SLCO2B1），およびorganic anion transporter（OAT）4
（SLC22A11）が局在する（図1）。OCT3については，その欠損マウ
スにおいて基質であるメトホルミンの胎児移行が低下すると報告され
ている一方[8]，胎児から母体方向の輸送への関与も報告されている[9]。
OATP2B1は，プラバスタチンなどのHMG-CoA阻害薬やフェキソ
フェナジンなどの消化管吸収を担う輸送体であり，胎盤においても胎
児移行を制御している可能性が高い。OAT4は胎児肝臓で合成され
たエストリオール前駆体，16α-hydroxydehydroepiandrosterone
sulfateを胎盤に取り込むことで，胎盤エストリオール合成の一端を
担う[10]。げっ歯類にはOAT4遺伝子のオルソログが見出されていな
いが，これは，げっ歯類の胎盤には胎児から前駆体を取り込んでエス
トロゲンに変換する機構がないことと一致する。げっ歯類における
OAT4発現の欠失は，OAT4が薬物の胎児移行性に種差を生み出す
原因となりうることを意味している。OAT4は，オルメサルタンな
どアンジオテンシン受容体拮抗薬を両方向に輸送する[11]。アンジオ
テンシン受容体拮抗薬による胎児毒性はヒトにおいて強く示される
が，OAT4による胎盤関門透過性制御も影響している可能性がある。

■ 排出輸送体

　ヒトST頂端膜には排出輸送体であるmultidrug resistance
protein（MDR）1（ABCB1）およびbreast cancer resistance
protein（BCRP／ABCG2）が発現し，ATPの加水分解エネルギー
を利用して細胞内の基質を細胞外に排出し，幅広い物質の胎児移行を
抑える役割を果たす[12]（図1）。マウス・ラットでは，母体側ST-I層
ではなく，胎児側ST-II層の頂端膜に発現しているため[13]，直接母
体血にくみ出すことはできないが，胎児移行の抑制に寄与する点では
ヒトと同様である（図2）。HIVプロテアーゼ阻害薬であるサキナビル

■ OCT
促進拡散輸送体として，細胞膜を介した双方向性のカチオン性薬物輸送を担う。膜電位感受性をもち，肝臓や腎臓では薬物の細胞内取り込みへの寄与が知られている。

■ OATP
アニオン性薬物の細胞内取り込み輸送を担う。薬物の消化管吸収や肝細胞取り込みへの寄与が知られている。

■ OAT
アニオン性薬物の輸送を担い，腎尿細管上皮細胞への取り込み輸送への寄与が知られている。ただし，ヒト胎盤に発現するOAT4は，双方向性の輸送が可能である。

■ エストリオール
胎児の副腎および肝臓を経て合成された前駆体が，胎盤でエストリオールとなり，母体血中に分泌される。胎児胎盤機能の指標として用いられるほか，新型出生前診断における母体血清マーカー検査での測定項目となっている。

■ オルソログ
共通の祖先に由来し，異なる生物種同士で相同性をもつ遺伝子。

■ MDR1
ATPの加水分解エネルギーを利用した細胞内から細胞外への排出輸送を担う。がん細胞における薬剤耐性の獲得に寄与しているだけでなく，薬物の消化管吸収や中枢移行の抑制，尿細管分泌への寄与が知られている。

■ BCRP
MDR1と同様に，ATPの加水分解エネルギーを利用した細胞内から細胞外への排出輸送を担う。

やリトナビルなどの臍帯血中濃度は，母体血中濃度の30％以下と低い。サキナビルの胎盤透過性は*mdr1a/1b*欠損マウスおよびMDR1阻害薬共存下でのヒト満期胎盤において著しく増加するため[14, 15]，MDR1による胎児移行抑制が裏付けられている。ジゴキシンの胎児移行もMDR1によって抑制されているが[15, 16]，その影響はサキナビルなどと比較すると小さいため[12]，ジゴキシンは胎児心不全の治療に用いられている。BCRPについても，胎児移行性が低いグリベンクラミド（経口血糖降下薬）について，その胎盤透過性が*bcrp*欠損マウスおよびBCRP阻害薬共存下でのヒト満期胎盤において上昇することから[12]，胎児移行の抑制に寄与していることが裏付けられている。

文献

1) Tomi M, Nishimura T, Nakashima E: Mother-to-fetus transfer of antiviral drugs and the involvement of transporters at the placental barrier. J Pharm Sci 2011; 100 (9) : 3708-18.

2) Gabriel HD, Jung D, Butzler C, et al: Transplacental uptake of glucose is decreased in embryonic lethal connexin 26-deficient mice. J Cell Biol 1998; 140 (6) : 1453-61.

3) Gaccioli F, Aye IL, Roos S, et al: Expression and functional characterisation of System L amino acid transporters in the human term placenta. Reprod Biol Endocrinol 2015; 13: 57.

4) Takahashi Y, Nishimura T, Maruyama T, et al: Contributions of system A subtypes to alpha-methylaminoisobutyric acid uptake by placental microvillous membranes of human and rat. Amino Acids 2017; 49 (4) : 795-803.

5) Ohgaki R, Ohmori T, Hara S, et al: Essential Roles of L-Type Amino Acid Transporter 1 in Syncytiotrophoblast Development by Presenting Fusogenic 4F2hc. Mol Cell Biol 2017; 37 (11) : e00427-16.

6) Furugen A, Ishiguro Y, Kobayashi M, et al: Involvement of l-type amino acid transporter 1 in the transport of gabapentin into human placental choriocarcinoma cells. Reprod Toxicol 2017; 67: 48-55.

7) Takahashi Y, Nishimura T, Higuchi K, et al: Transport of Pregabalin Via L-Type Amino Acid Transporter 1 (SLC7A5) in Human Brain Capillary Endothelial Cell Line. Pharm Res 2018; 35 (12) : 246.

8) Lee N, Hebert MF, Wagner DJ, et al: Organic Cation Transporter 3 Facilitates Fetal Exposure to Metformin during Pregnancy. Mol Pharmacol 2018; 94 (4) : 1125-31.

9) Ahmadimoghaddam D, Staud F: Transfer of metformin across the rat placenta is mediated by organic cation transporter 3 (OCT3/SLC22A3) and multidrug and toxin extrusion 1 (MATE1/SLC47A1) protein. Reprod Toxicol 2013; 39: 17-22.

10) Tomi M, Eguchi H, Ozaki M, et al: Role of OAT4 in Uptake of Estriol Precursor 16alpha-Hydroxydehydroepiandrosterone Sulfate Into Human Placental Syncytiotrophoblasts From Fetus. Endocrinology 2015; 156 (7) : 2704-12.

11) Noguchi S, Nishimura T, Fujibayashi A, et al: Organic Anion Transporter 4-Mediated Transport of Olmesartan at Basal Plasma Membrane of Human Placental Barrier. J Pharm Sci 2015; 104(9): 3128-35.

12) Han LW, Gao C, Mao Q: An update on expression and function of P-gp/ABCB1 and BCRP/ABCG2 in the placenta and fetus. Expert Opin Drug Metab Toxicol 2018; 14 (8) : 817-29.

13) Akashi T, Nishimura T, Takaki Y, et al: Layer II of placental syncytiotrophoblasts expresses MDR1 and BCRP at the apical membrane in rodents. Reprod Toxicol 2016; 65: 375-81.

14) Molsa M, Heikkinen T, Hakkola J, et al: Functional role of P-glycoprotein in the human blood-placental barrier. Clin Pharmacol Ther 2005; 78 (2) : 123-31.

15) Smit JW, Huisman MT, van Tellingen O, et al: Absence or pharmacological blocking of placental P-glycoprotein profoundly increases fetal drug exposure. J Clin Invest 1999; 104 (10) : 1441-7.

16) Holcberg G, Sapir O, Tsadkin M, et al: Lack of interaction of digoxin and P-glycoprotein inhibitors, quinidine and verapamil in human placenta in vitro. Eur J Obstet Gynecol Reprod Biol 2003; 109 (2) : 133-7.

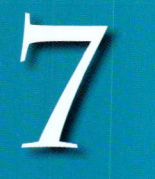

7 脱落膜の機能

■ 脱落膜（細胞）の役割

東京薬科大学薬学部薬理学教室　　吉江　幹浩

　子宮内膜間質細胞は，性ホルモンの作用により脱落膜細胞へと分化し，胞胚の着床や栄養膜細胞の浸潤制御，胎盤形成において重要な役割を果たす。脱落膜化の異常が，不妊症や妊娠関連疾患と関連することが報告されており，脱落膜化の生理的意義，ならびに疾患との関係性を理解することが重要である。本項では，子宮内膜間質細胞の脱落膜化機構とその役割，また疾患との関連性について概説する。

■ 子宮内膜間質細胞の脱落膜化

　子宮内膜は，増殖期におけるエストロゲンの作用により増殖・肥厚し，排卵後は，黄体から分泌されるプロゲステロン（P4）の作用により内膜を構成する間質細胞の分化や腺の成熟化を遂げ，胞胚の着床に備える。とりわけ子宮内膜間質細胞は，月経周期の分泌期中期において主に黄体から産生されるP4の作用により，形態的かつ機能的に性質の異なる脱落膜細胞へと分化し始める（**図1**）。この内膜間質細胞の分化過程を脱落膜化という。着床部位周辺では脱落膜化がさらに進行し，脱落膜が形成される。胞胚は，子宮内膜上皮に接着すると，上皮を突き破るが，脱落膜細胞はその着床胚にマイグレーションmigrationして取り囲み，酸化ストレスなどから着床胚を保護する[1]。また，この時期に着床胚に由来する栄養膜細胞が子宮内膜（脱落膜組織）へと浸潤する。脱落膜細胞は，この栄養膜の浸潤や子宮に存在するナチュラルキラー uterine natural killer；uNK細胞などの免疫担当細胞の動員を調節する。その一方，胞胚が着床しなければ，黄体からのP4分泌の減少に伴って子宮内膜組織は，維持できずに月経時に体外へ排出される。多くの哺乳類では，脱落膜化は胞胚からのシグナルにより脱落膜化するが，ヒトでは，胞胚の有無にかかわらず，主に性ホルモンの影響により月経周期内で自発的に脱落膜化反応が起こる。

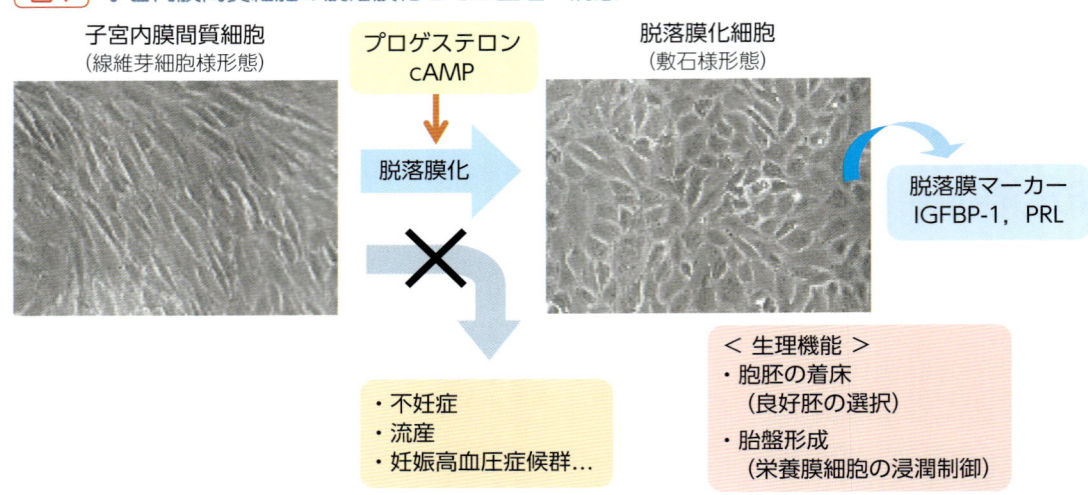

図1 子宮内膜間質細胞の脱落膜化とその生理・病態

子宮内膜間質細胞
（線維芽細胞様形態）

プロゲステロン
cAMP

脱落膜化

脱落膜化細胞
（敷石様形態）

脱落膜マーカー
IGFBP-1，PRL

・不妊症
・流産
・妊娠高血圧症候群…

＜ 生理機能 ＞
・胞胚の着床
　（良好胚の選択）
・胎盤形成
　（栄養膜細胞の浸潤制御）

cAMP：；cyclic adenosine mono- phosphate，IGFBP-1；insulin-like growth factor binding protein 1，PRL；prolactin

■ PRL
栄養膜細胞の増殖や浸潤，uNK細胞の生存免疫拒絶反応の抑制にかかわる。

■ IGFBP 1
insulin-like growth factor binding protein 1
栄養膜細胞の浸潤を促進する。

　内膜間質細胞は，脱落膜化に伴い，線維芽細胞様の形態から敷石状の形態へと変化し，プロラクチンprolactin；PRLやインスリン様成長因子結合蛋白質1（IGFBP1）を産生・分泌する[1]（図1）。脱落膜化には，月経周期を通じて内膜間質細胞に発現しているP4受容体に排卵後に増加するP4が作用することと，子宮内膜におけるcAMPレベルの上昇が深くかかわる。培養内膜間質細胞にP4やcAMP誘導体を処置すると，生体内と同様に脱落膜化に特徴的な線維芽細胞様の形態から敷石状形態への変化とPRLやIGFBP1の分泌能亢進が起こる。プロスタグランジン（PG）E$_2$などの細胞内cAMP濃度の上昇にかかわる因子[2]のほか，アンドロゲン[3,4]などを含むさまざまな因子が脱落膜化を促進する。いずれにしても，*in vitro* において脱落膜化反応を模倣することができるため，この培養内膜間質細胞を用いた脱落膜化誘導モデルは，脱落膜化機構や妊娠関連疾患と脱落膜化との関連性を解明するうえで有用であり，広く活用されている。

■ 脱落膜と胎盤との関係

　脱落膜deciduaの名称は，ラテン語*deciduus*（「剝がれ落ちる」）に由来しており，脱落膜は，その名のとおり，出産後に胎盤とともに子宮内膜から脱落し，娩出される。妊娠時に形成される脱落膜は，胎児由来の絨毛膜と羊膜とともに卵膜を構成する（**図2**）。脱落膜は，着床胚との位置関係により基底脱落膜（床脱落膜），被包脱落膜，壁側脱落膜に大別される（図2）。着床胚の床を形成する子宮筋層側の脱落膜

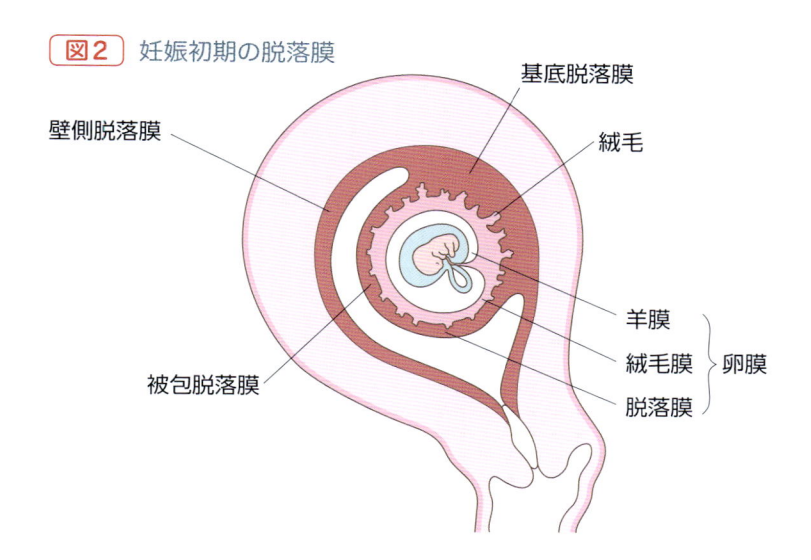

図2 妊娠初期の脱落膜

- 壁側脱落膜
- 基底脱落膜
- 絨毛
- 羊膜
- 絨毛膜 ｝卵膜
- 脱落膜
- 被包脱落膜

が基底脱落膜であり，子宮腔側を覆う部分が被包脱落膜，着床部位以外の子宮腔のすべてを覆う部分が壁側脱落膜である。妊娠初期には絨毛外栄養膜細胞が，基底脱落膜に浸潤し，母体の螺旋動脈血管内皮細胞と置き換わることにより母体血流を絨毛間腔へと導く。母体血で満たされた絨毛間腔内では絨毛を介して胎児-母体間での物質交換が行われる。このように脱落膜組織は，胎盤形成の基盤組織として妊娠の維持に不可欠である。

■ 妊娠成立過程における脱落膜化の意義

これまで，さまざまな遺伝子改変動物を用いた検討により妊娠成立過程における脱落膜化の意義が明らかにされてきた。マウス妊娠子宮に恒常的に発現しているインターロイキン（IL）-11受容体 α 鎖の欠損マウスでは，発情周期回帰，排卵，受精，胚盤胞の形成に異常はみられないものの，脱落膜化が障害されて不妊となる[5]。PG合成の律速酵素であるシクロオキシゲナーゼcyclooxygenase；COX 2の欠損マウスでは，着床と脱落膜化が阻害される[6]。また，癌抑制遺伝子として知られる*p53*を子宮特異的に欠損させたマウスでは，脱落膜の異常な細胞老化が起こり，早産を引き起こすことが報告されている[7]。その他の胞胚受容能や脱落膜化にかかわる因子については，総説[1, 8]を参照していただきたい。

近年では，脱落膜細胞が，着床過程において良好胚を認識して選択するバイオセンサー sensor of embryo quality として機能することが提唱されている[1, 9, 10]。胞胚と内膜間質細胞との共培養系を用いた検討において，未分化な内膜間質細胞と比較して脱落膜化細胞は，胞胚

に向かって積極的にマイグレーションしていくが，染色体に異常を有する胞胚に対しては反応性が低いことが報告されている。すなわち，母体はこのバイオセンサーである脱落膜化細胞を介して自発的に着床に適した良好胚を選択していることになる。習慣流産の患者の内膜間質細胞では，良好胚だけでなく，染色体異常を有する胚にも区別なく相互作用してしまうことも報告されていることから，良好胚を選択するバイオセンサー機能の異常が，着床障害や習慣流産の発症原因となりうる可能性がある[11]。

■ 脱落膜化の異常と妊娠高血圧症候群（HDP）との関係

■ 妊娠高血圧症候群
→ p.176「Ⅱ-6妊娠高血圧症候群」

脱落膜化の異常は，上記の通り，着床障害や習慣流産に関与するが，最近では，妊娠高血圧症候群 hypertensive disorders of pregnancy；HDPとの関連性も示唆されている。HDPは，胎盤形成時に起こる絨毛外栄養膜細胞 extravillous trophoblast；EVTの脱落膜組織への浸潤と母体螺旋動脈へのリモデリングの異常による胎盤形成不全と，それに引き続く血管障害により起こるとされており，その研究対象は，主に胎児側の栄養膜細胞 trophoblastの分化や浸潤能であった。

■ 妊娠高血圧腎症
→ p.176「Ⅱ-6妊娠高血圧症候群」
→ p.182「Ⅱ-7妊娠高血圧腎症の予知」

最近では，母体脱落膜側から本疾患を捉える試みがなされている。重度の妊娠高血圧腎症 severe preeclampsia；sever PEを経験した女性の非妊娠子宮内膜間質細胞では，メドロキシプロゲステロンとcAMP誘導体の処置による脱落膜化特有の形態変化やIGFBP1やPRL産生を指標とした脱落膜化が障害され，また，自然早産患者とsever PE患者の基底脱落膜や側壁脱落膜の組織検体や脱落膜細胞を比較してもsever PE患者では脱落膜化が阻害されることが報告されている[12]。さらにはsever PE患者由来脱落膜細胞の培養液は，栄養膜細胞の浸潤を抑制することも報告している[12]。これらの知見はsever PE患者では明らかに脱落膜に異常が生じていること，また，この状態は妊娠が終わっても継続していることを示唆しており，脱落膜化障害という素因がsever PEの発症に関与することを意味している。

● ● ●

■ Decidual Clock
胎児・胎盤ユニットが分娩開始のタイミングを調節しているなかで，脱落膜が中心的にこの機構に関与するという説。

胎盤の基礎となる脱落膜は，妊娠の成立・維持に重要であり，その異常がさまざまな婦人科系疾患や妊娠関連疾患とリンクしているといえる。さらに，脱落膜は，分娩のタイミングにも"Decidual Clock"という概念で寄与することも推察されており[13]，今後さらに脱落膜の生理・病態機能に関する研究が進展することが望まれる。

文献

1) Gellersen B, Brosens JJ: Cyclic decidualization of the human endometrium in reproductive health and failure. Endocr Rev 2014; 35(6): 851-905.

2) Frank GR, Brar AK, Cedars MI, et al: Prostaglandin E2 enhances human endometrial stromal cell differentiation. Endocrinology 1994; 134(1): 258-63.

3) Kajihara T, Tochigi H, Prechapanich J, et al: Androgen signaling in decidualizing human endometrial stromal cells enhances resistance to oxidative stress. Fertil Steril 2012; 97(1): 185-91.

4) Gibson DA, Simitsidellis I, Cousins FL, et al: Intracrine Androgens Enhance Decidualization and Modulate Expression of Human Endometrial Receptivity Genes. Sci Rep 2016; 26: 19970.

5) Menkhorst E, Salamonsen L, Robb L, et al: IL11 antagonist inhibits uterine stromal differentiation, causing pregnancy failure in mice. Biol Reprod 2009; 80(5): 920-7.

6) Lim H, Gupta RA, Ma WG, et al: Cyclo-oxygenase-2-derived prostacyclin mediates embryo implantation in the mouse via PPARdelta. Genes Dev 1999; 13(12): 1561-74.

7) Hirota Y, Daikoku T, Tranguch S, et al: Uterine-specific p53 deficiency confers premature uterine senescence and promotes preterm birth in mice. J Clin Invest 2010; 120(3): 803-15.

8) Cha J, Sun X, Dey SK: Mechanisms of implantation: strategies for successful pregnancy.Nat Med 2012; 18(12): 1754-67.

9) Teklenburg G, Salker M, Molokhia M, et al: Natural selection of human embryos: decidualizing endometrial stromal cells serve as sensors of embryo quality upon implantation. PLoS One 2010; 5(4): e10258.

10) Salker M, Teklenburg G, Molokhia M, et al: Natural selection of human embryos: impaired decidualization of endometrium disables embryo-maternal interactions and causes recurrent pregnancy loss. PLoS One 2010; 5(4): e10287.

11) Weimar CH, Kavelaars A, Brosens JJ, et al: Endometrial stromal cells of women with recurrent miscarriage fail to discriminate between high- and low-quality human embryos. PLoS One 2012; 7(7): e41424.

12) Garrido-Gomez T, Dominguez F, Quiñonero A, et al: Defective decidualization during and after severe preeclampsia reveals a possible maternal contribution to the etiology. Proc Natl Acad Sci U S A 2017; 114(40): E8468-77.

13) Norwitz ER, Bonney EA, Snegovskikh VV, et al: Molecular Regulation of Parturition: The Role of the Decidual Clock. Cold Spring Harb Perspect Med 2015; 5: pii: a023143.

■ 母子間免疫

富山大学　**齋藤　滋**

　胎児は母体にとり半異物であるにもかかわらず，母子間免疫寛容が成立しているために，胎児は母体から拒絶されずに子宮内で成長する。これらいわゆる"免疫エスケープ機構（免疫逃避）"は，合胞体栄養膜細胞syncytiotrophoblast上の主要組織適合性抗原の欠如，補体制御性蛋白の発現，免疫制御因子（IL-10，TGF β など），制御性T細胞の増加，栄養膜細胞trophoblast上のPD-L1の発現と脱落膜中のCD4[+]T，CD8[+]T，CD56[bright]NK細胞上のPD-1発現亢進により引き起こされ，癌免疫と近似する。また母子間免疫寛容の破綻は，流産や妊娠高血圧腎症を引き起こす。

　胎盤胞が子宮内膜上皮に接着し，やがて胚が子宮内膜組織中に侵入する。興味あることに，胚が基底膜を突き破ると同時に，母体リンパ球は，胚の周りに集族してくる。この現象は上皮内癌の状態では，間質内のリンパ球集積は認められないが，微小浸潤癌では，がん細胞周囲に多くのリンパ球が集族する現象と近似している。興味あることに，母体の脱落膜中のT細胞，NK細胞とも，活性化抗原を高率（70～80%）に発現していることから，胎児は母体免疫細胞に認識されていると考えられている[1]。また，脱落膜中の免疫細胞の組成は，末梢血とも大きく異なることも知られている。本項では，まず脱落膜中の免疫細胞の特徴を解説し，その後，母子間免疫寛容（トレランス）誘導について，癌免疫と対比して解説する。

■ 癌免疫
→ p.414「Ⅲ-16 絨毛性腫瘍の免疫寛容と標的免疫治療」

■ 脱落膜中と末梢血中のリンパ球構成の差

NK細胞

　表1に脱落膜中のリンパ球組成を示す。まず，脱落膜中では，末梢血中にほとんど存在しないCD16[-]CD56[bright]NK細胞がリンパ球の主体を占める[2]。末梢血中ではCD16[+]CD[dim]NK細胞が主体であるが，細胞内に顆粒をもつlarge granular lymphocytes（LGL）とよばれる特殊なNK細胞が，マウス，ヒト，ブタ，コウモリ等の哺乳類の妊

表1 脱落膜と末梢血のリンパ球組成

末梢血ではリンパ球の主体はT細胞であるが，脱落膜では末梢血中にはほとんど存在しないCD16−CD56^{bright}NK細胞が主体を占める。CD4$^+$T細胞の特徴として，脱落膜では細胞傷害活性をもつTh1細胞が減少し，炎症を惹起するTh17細胞が減少し，拒絶反応を抑制する制御性T（Treg）細胞が増加する。

	脱落膜	末梢血
T細胞	10%	65%
CD4$^+$T細胞	5% Th1↓，Th2↑，Th17→〜↓，Treg↑	46%
CD8$^+$T細胞	5%	19%
B細胞	1%	20〜23%
NK細胞	70〜80%	7%
CD16$^-$CD56^{bright}NK細胞	70%	〜1%
CD16$^+$CD56^{dim}NK細胞	2%	6〜7%
γδT細胞	2%	5%

妊娠子宮に増加する。これらの子宮内のNK細胞はuterine NK（uNK）細胞ともよばれ，細胞傷害活性が弱く，多くのサイトカインを産生し[3]，妊娠維持に役立っていると考えられている。一方，CD16$^+$CD56^{dim}NK細胞は細胞傷害活性が強く，流産の際に増加するため，妊娠の破綻に関与していると考えられている。なお，マウスにはCD16やCD56抗原は同定されておらず，Dolichos biflorus（DBA）レクチン陽性であるため，DBA$^+$uNK細胞として記載されることが多い。

T細胞

　末梢血中では細胞性免疫を司るT細胞がリンパ球の主成分（65%）で，次に液性免疫を司るB細胞が20%前後を占めるが，脱落膜ではT細胞率は10%前後，B細胞率は1%前後ときわめて少ないのが特徴である。CD4$^+$T細胞はヘルパーT細胞とよばれ，抗原刺激により分化して，IFNγなどを産生して細胞内寄生体，遅延型過敏症，拒絶反応にかかわるTh1細胞と，IL-4，IL-5などを産生してB細胞の抗体産生を誘導するTh2細胞と，IL-17を産生して細胞外寄生細胞の排除や炎症，自己免疫疾患に関与するTh17細胞と，IL-10，TGFβを産生し免疫反応を抑制し，自己免疫反応を防いだり免疫寛容を誘導したりする制御性T（Treg）細胞に大別できる。表1に記載したように，脱落膜では末梢血に比較してTh1細胞が減少し，Th2細胞が増加し，Th17細胞は少し減少，もしくは変化せず，Treg細胞は増加している。つまり，胎児を拒絶するTh1細胞は減少し，免疫学的寛容を誘導するTreg細胞が増加しており，理にかなっている。

■制御性T（Treg）細胞
regulatory T（Treg）cell
→p.95

■ 免疫学的にみた妊娠維持機構

T細胞の活性化

■ 樹状細胞
→p.375「Ⅲ-10樹状細胞
と流・早産」

図1にT細胞の活性化について示す。抗原提示細胞（多くは樹状細胞）上の主要組織適合性抗原 major histocompatibility comlex；MHC 上に抗原ペプチドが結合し，これをT細胞上のT細胞受容体 T cell receptor；TCR α鎖，β鎖複合体が抗原を認識する。T細胞上に発現するCD4もしくはCD8分子がMHCに結合して，抗原の認識を確実なものにする。この刺激により，抗原シグナルが活性化されるが，T細胞の活性化には抗原提示細胞上のCD 80/86 複合体もしくはB7分子とT細胞上のCD28の結合を介した副刺激が必要である（図1a）。抗原シグナルのみの刺激ではT細胞は不応答となる（図1b）。

主要組織適合性抗原（MHC）とヒト白血球抗原（HLA）

胎盤は図2に示すように，直接母体血に接し栄養交換を行う自由絨毛 free villi（絨毛栄養膜細胞 villous trophoblast）と，脱落膜に付着し螺旋動脈の血管壁を置換する付着絨毛 anchoring villi（絨毛外栄養膜細胞 extravillous trophoblast；EVT）に大別される。MHCはclass Ⅰとclass Ⅱに大別される。MHC class Ⅰ分子はヒトではHLA-A，-B，-Cに大別され，CD8+T細胞のCD8分子と結合する。合胞体栄養膜細胞 syncytiotrophoblast；STや細胞性栄養膜細胞 cytotrophoblast；CTにはMHC class Ⅰ分子は発現しておらず，そのため細胞傷害活性をもつCD8+T細胞は絨毛細胞を攻撃できない。一方，絨毛外栄養膜

図1 T細胞の活性化の制御

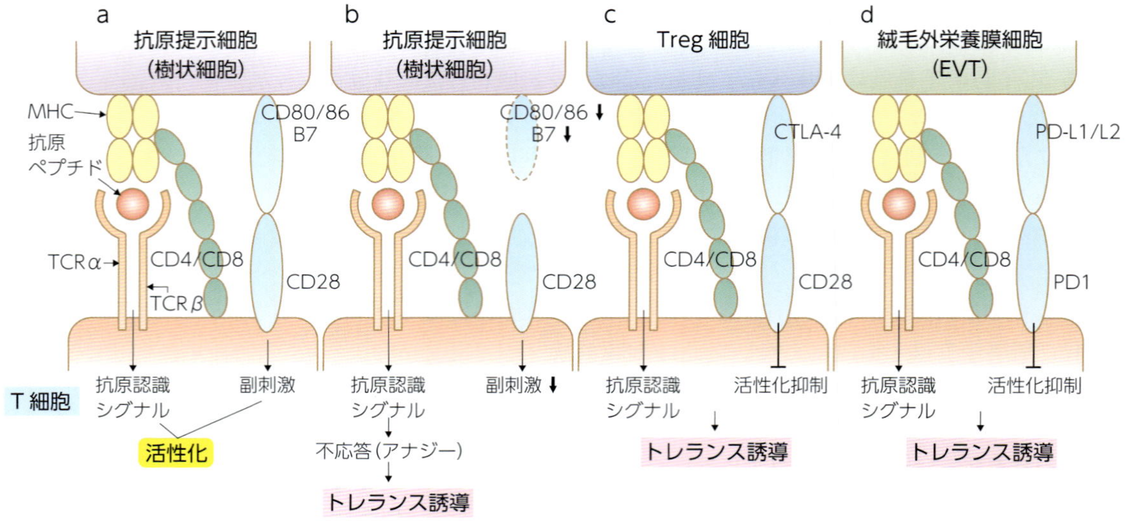

図2 胎盤と癌の免疫寛容の誘導

胎盤は母体血液と直接接する自由絨毛と子宮内膜に付着して螺旋動脈を置換する付着絨毛（絨毛外栄養膜細胞）に大別できる。合胞体栄養膜細胞はHLA抗原が発現しないためT細胞には認識されない。絨毛外栄養膜細胞にはHLA-Cが発現しておりT細胞に認識されるが，制御性T細胞がT細胞による攻撃を制御している。そのほか，免疫を抑制するHLA-G，IDO，PD-L1を絨毛細胞は発現しており，癌細胞が宿主免疫細胞から攻撃できない状況と近似している。

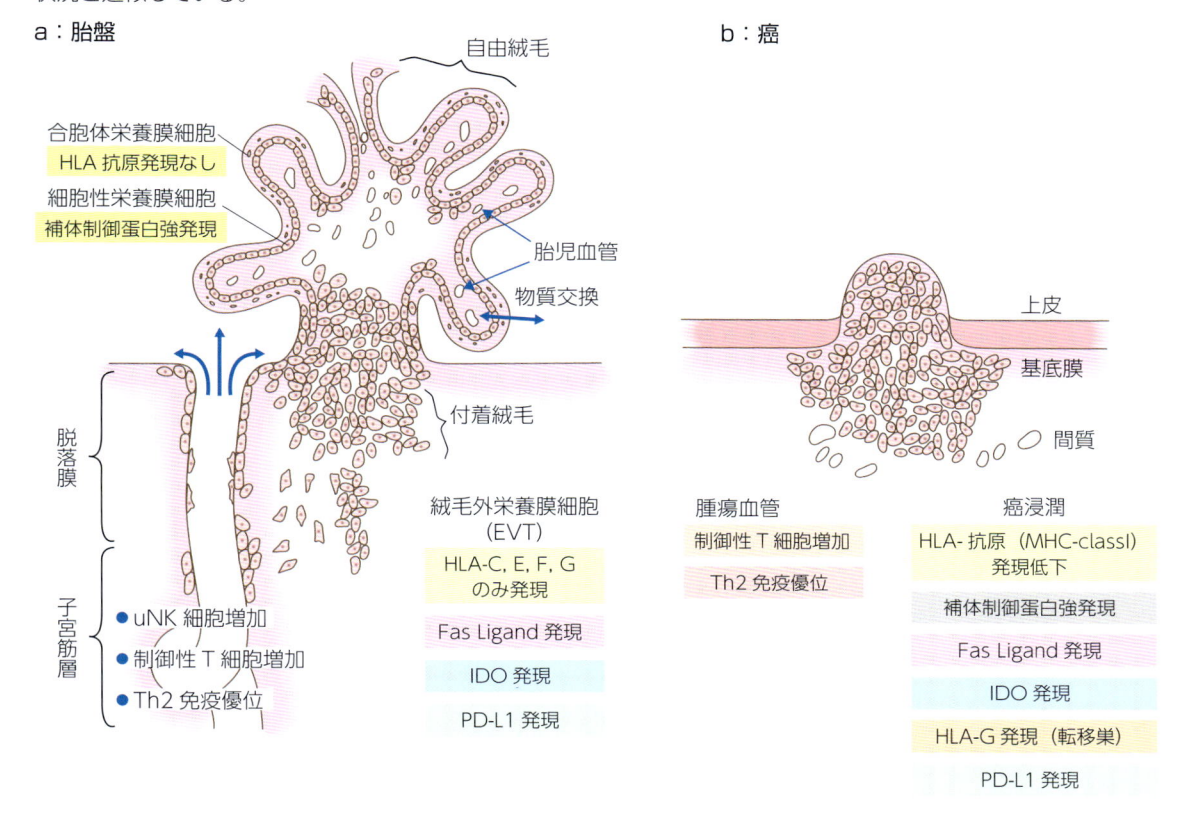

a：胎盤

b：癌

細胞ではHLA-A，-B分子は発現していないが，HLA-C分子には発現しており，CD8$^+$T細胞やNK細胞に認識される（図2）。また絨毛外栄養膜細胞には，非古典的HLA-E，-F，-Gが発現しており，特にHLA-GはuNK細胞上の抑制性レセプターであるKIR2DL4やILT2がHLA-Gを認識し，胎児に対する母体uNK細胞の細胞傷害活性を抑制していると考えられている。

また，自由絨毛，付着絨毛ともMHC class II分子は欠損しており，CD4$^+$T細胞は絨毛細胞を攻撃できない。

脱落膜中の樹状細胞ではCD80/86発現が低下しているため，図1bに示すように副刺激反応が低下し，T細胞はアナジー（不応答）となる。また，制御性T細胞上にはCTLA-4が発現し，CD4/CD8分子と結合するためCD80/86を介した副刺激が活性化せず，トレランスが誘導される（図1c）。

表2

表2 免疫学的にみた妊娠維持機構と抗腫瘍免疫

免疫学的にみた妊娠維持機構	癌細胞に対する抗腫瘍免疫の特徴
・自由絨毛におけるMHC抗原の欠如	・MHC抗原の発現低下
・付着絨毛におけるHLA-Gの発現	・転移巣HLA-G発現？
・補体制御蛋白（CD46，CD55，CD59）の発現	・補体制御蛋白の発現
・Fas ligandの発現	・Fas ligandの発現
・免疫制御因子 （α2glycoprotein，AFP，IL-10，TGF-βなど）	・担癌宿主中での免疫制御因子の増加 （IL-10，TGF-β）
・サイトカイン：Th1/Th2バランスがTh2優位	・Th2優位
・IDOの発現増強	・IDOの発現
・制御性T細胞増加	・制御性T細胞増加
・絨毛細胞にPD-L1発現増強	・癌細胞にPD-L1発現増強
・性ホルモン（プロゲステロン，エストロゲン）増加	・性ホルモン増加せず
・uNK細胞増加	・uNK細胞増加せず

　胎児や絨毛細胞に対する抗体が母体に存在すれば，抗体が絨毛細胞に結合し，その後，補体を活性化させ，細胞傷害が生じる。絨毛細胞上には補体制御蛋白が発現しており，補体の活性化を制御している（**表2**，図2）。

免疫制御因子

　その他，絨毛細胞や脱落膜細胞から免疫制御因子（α2 glycoprotein，AFP，IL-10，TGF-βなど）が産生され，免疫が制御されている。

　インドールアミン-2，3-ジオキシゲナーゼ（IDO）は樹状細胞，マクロファージ，絨毛細胞に発現しており，必須アミノ酸であるトリプトファンを代謝することで，CD8$^+$T細胞が胎児や胎盤を攻撃できなくなり，免疫逃避に役立っている。流産例での脱落膜中の樹状細胞やマクロファージでのIDO発現は減弱しており[4]，胎児拒絶反応が起こりやすい状況となっている。

妊娠におけるPD-L1の役割

　最近，腫瘍細胞ではPD-L1/L2が発現しており，活性化CD8$^+$T細胞上に発現するPD-1と結合し，細胞傷害活性が低下し，結果として腫瘍細胞が宿主CD8$^+$T細胞からの攻撃を受けないようになっていること（図1d），抗PD-L1抗体や抗PD-1抗体で，この経路を阻害すると，腫瘍が退縮する症例が認められることが報告され，2018年のノーベル生理医学賞を本庶 佑先生が受賞された。興味あることに，

■ AFP
alpha-fetoprotein

■ IDO
indoleamine 2,3-
dioxygenase

■ PD-1/PD-L1
PD-1（programmed
death 1）は細胞傷害性T細胞に発現する免疫チェックポイント受容体で，攻撃する細胞上のPDL-1やPDL2に結合すると，T細胞を不活性化させる。
→p.417

脱落膜中のCD8$^+$T細胞，CD4$^+$T細胞，uNK細胞は，PD-1を高発現すること[5〜7]が報告されており，PD-L1の発現は合胞体栄養膜細胞で強発現し，絨毛外栄養膜細胞で中等度発現し，細胞性栄養膜細胞で弱発現することが報告されている[8]。また絨毛細胞とリンパ球を共培養することで，リンパ球上のPD-1発現や免疫を抑制する分子であるTim3発現が亢進し，絨毛細胞に対する細胞傷害活性も低下することが報告されている。またPD-L1を中和抗体で阻害すると，アロ妊娠（異型マウス間の交配）では流産が生じ，syngeneic妊娠（同系マウス間での交配）では流産を生じないこと，PD-L1欠損マウスでも同様のことが起こることより[9]，異物である胎児を許容するためにはPD-L1／PD-1系が重要であることも判明している。

■ 制御性T（Treg）細胞と妊娠維持

　Treg細胞は細胞表面マーカー上，CD4$^+$CD25$^+$CD127$^{low/-}$細胞で，核内にTreg細胞のマスター遺伝子である*Foxp3*が陽性の細胞である。Treg細胞のなかで，Foxp3^{++}でCD45RA$^-$細胞はeffector Treg細胞とよばれ，強い免疫抑制活性を有する。

Treg細胞と流産

　着床期に抗CD25抗体で一過性にTreg細胞を除去すると，アロ妊娠マウスで着床不全が起こるが，同系妊娠では着床する[10]，そのため，アロ妊娠の着床にはTreg細胞は必須である。妊娠初期にTreg細胞を除くと，アロ妊娠マウスでは流産が生じるが，同系妊娠では流産しない[10, 11]。またヒト妊娠では，胎児染色体正常妊娠ではeffector Treg細胞が減少するが，胎児染色体異常妊娠ではeffector Treg細胞は正常妊娠例と変わらない[12]。つまり，脱落膜中のTreg細胞の減少が，ヒトにおいても流産の一つの要因となっている可能性がある。

Treg細胞と妊娠高血圧腎症

　表3に正常妊娠，胎児染色体正常流産，妊娠高血圧腎症preeclampsia；PEにおける脱落膜中の免疫系の変化を示すが，流産とPEの免疫系は近似しており，Th1／Th2バランスがTh1免疫優位となり，Th17細胞が増加し，Treg細胞が減少して，免疫学的寛容が破綻している状態にある。父親（胎児）抗原特異的なTreg細胞は，ヒトでは同定されないが，これらのTreg細胞はTCRが同一で，同一抗原を認識するクローナルなTreg細胞と考えることができる。そこで，effector Treg細胞を単一細胞に純化して，RT-PCR法によりTCR遺伝子配列をシークエンス（塩基配列を解読）したところ，PEではクローナルなTreg細胞が著減していた。一方，胎児染色体正常流産ではクロー

■ 妊娠高血圧腎症
→p182「Ⅱ-7妊娠高血圧腎症の予知」

表3 正常妊娠と胎児染色体正常流産，妊娠高血圧腎症例での脱落膜での免疫系の相違

	正常妊娠	胎児染色体 正常流産	妊娠高血圧 腎症
Th1/Th2　バランス	Th2優位	Th1優位	Th1優位
Th17	➡〜➡	⬆	⬆
Treg細胞	⬆	⬇	⬇
effector Treg細胞	⬆	⬇	⬇
クローナルなTreg細胞	⬆	⬇	⬇

ナルなTreg細胞は変化していなかった[13]。つまり，PEでは父親（胎児）抗原特異的Treg細胞が減少しており，母子免疫寛容が破綻していること，胎児染色体正常流産ではeffector Treg細胞の減少により，母子免疫寛容が破綻していることが判明した。

■ 妊娠免疫と癌免疫の類似性

　表2，図2に示すごとく，絨毛細胞と癌細胞の類似性は高く，MHC抗原の欠損もしくは減弱，HLA-Gの発現，補体制御蛋白発現，Fas ligand発現による細胞傷害性T細胞のアポトーシス誘導，免疫制御因子の産生，Th2優位，IDO発現，Treg細胞増加，PD-L1発現増強は，両者に認められる。一方，妊娠に特徴的なこととして，uNK細胞の増加と性ホルモンの増加がある。妊娠の場合，母子間免疫寛容を誘導することが治療につながり，抗腫瘍免疫寛容を解消することが，癌治療につながるので，両者は真逆の関係にあるが，参考になることは多い。

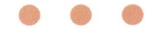

　妊娠時の母子間免疫寛容について，かなりのことが判明してきたので，着床不全，原因不明流産，PEの治療に，免疫治療が応用される可能性が出てきた。

文献

1) Saito S, Nishikawa K, Morii T, et al: Expression of activation antigens CD69, HLA-DR, interleukin-2 receptor-alpha (IL-2R alpha) and IL-2R beta on T cells of human decidua at an early stage of pregnancy. Immunology 1992; 75(4): 710-2.

2) Nishikawa K, Saito S, Morii T, et al: Accumulation of CD16-CD56＋ natural killer cells with high affinity interleukin 2 receptors in human early pregnancy decidua. Int Immunol 1991; 3(8): 743-50.

3) Saito S, Nishikawa K, Morii T, et al: Int Immunol.

1993; 5(5): 559-63.

4) Miwa N, Hayakawa S, Miyazaki S, et al: IDO expression on decidual and peripheral blood dendritic cells and monocytes/macrophages after treatment with CTLA-4 or interferon-gamma increase in normal pregnancy but decrease in spontaneous abortion. Mol Hum Reprod 2005; 11(12): 865-70.

5) Wang SC, Li YH, Piao HL, et al: PD-1 and Tim-3 pathways are associated with regulatory $CD8^+$ T-cell function in decidua and maintenance of normal pregnancy. Cell Death Dis. 2015; 6: e1738.

6) Wang S, Zhu X, Xu Y, et al: Programmed cell death-1 (PD-1) and T-cell immunoglobulin mucin-3 (Tim-3) regulate CD4+ T cells to induce Type 2 helper T cell (Th2) bias at the maternal-fetal interface. Hum Reprod. 2016; 31(4): 700-11.

7) Meggyes M, Miko E, Szigeti B, et al: The importance of the PD-1/PD-L1 pathway at the maternal-fetal interface. BMC Pregnancy Childbirth 2019; 19(1): 74.

8) Lu B, Teng X, Fu G, et al: Analysis of PD-L1 expression in trophoblastic tissues and tumors.

Hum Pathol 2019; 84: 202-12.

9) Guleria I, Khosroshahi A, Ansari MJ, et al: A critical role for the programmed death ligand 1 in fetomaternal tolerance. J Exp Med. 2005; 202(2): 231-7.

10) Shima T, Sasaki Y, Itoh M, et al: Regulatory T cells are necessary for implantation and maintenance of early pregnancy but not late pregnancy in allogeneic mice. J Reprod Immunol 2010; 85(2): 121-9.

11) Aluvihare VR, Kallikourdis M, Betz AG: Regulatory T cells mediate maternal tolerance to the fetus. Nat Immunol 2004; 5(3): 266-71.

12) Inada K, Shima T, Ito M, et al: Helios-positive functional regulatory T cells are decreased in decidua of miscarriage cases with normal fetal chromosomal content. J Reprod Immunol 2015; 107: 10-9.

13) Tsuda S, Zhang X, Hamana H, et al: Clonally Expanded Decidual Effector Regulatory T Cells Increase in Late Gestation of Normal Pregnancy, but Not in Preeclampsia, in Humans. Front Immunol 2018; 9: 1934.

Ⅱ章

胎盤の臨床

1 妊娠中の胎盤診断

■ MRI

名古屋大学医学部産婦人科/国際医学教育学 **炭竈 誠二**

胎盤病変診断のためのMRIは超音波検査の補助診断として用いられる。高速撮像が可能なT1強調画像：グラディエントエコー法，T2強調画像：シングルショット高速スピンエコー法に加え，Steady-State Free Precession（SSFP）法が頻用される。胎盤周辺でT2強調画像での低信号，T1強調画像での高信号の両者あるいはいずれかをみたら出血性病変を考える。その他撮像法の呼称と特徴を把握しておきたい。

■ 適応と検査時の注意点

妊娠中のMRIは，超音波検査で診断困難で，より詳細な情報が必要な症例に検討される。胎児への明確な障害は証明されていない。日本医学放射線学会では，時期にかかわらず造影を含め施行可能としているが，奇形発生への懸念から第1三半期は適応を慎重にすべきとしている[1]。

撮影時は仰臥位低血圧症候群に注意しつつ，仰臥位か左側臥位で行う。子宮筋層の過伸展・伸展不良を避けるため膀胱は中程度拡張がよい。母体の体軸と胎児・胎盤の軸が一致しないため観察対象の軸を基準に断面を設定する。

■ 撮像法

■ TR・TE
ともに撮影者が設定するパラメーター。TR（繰り返し時間）はラジオ波照射から次のラジオ波照射までの時間。T1強調画像では短く設定する。TE（エコー時間）はラジオ波照射から信号取得までの時間。T2強調画像では長く設定する。

MRIの基本的な撮像法は，repetition time（TR）とecho time（TE）の変化でコントラストを決めるスピンエコー法と，フリップ角の変化でコントラストを決定するグラディエントエコー法に大別される。妊婦では呼吸と胎動のアーチファクトが少ない高速撮像法が適する。1990年代に開発された高速スピンエコー法は1スライス2〜3分で，その後開発されたシングルショット高速スピンエコー法は1スライス

秒単位で撮影できる。グラディエントエコー法は，もとより高速撮影に適した撮像法である。近年さまざまな撮像法があり，かつメーカーにより呼称が異なるため用語が氾濫している。**表1**にその一部を示した[2]。

　標準的撮像法として① T1強調画像：グラディエントエコー法，② T2強調画像：シングルショット高速スピンエコー法，③オプションとしてSteady-State Free Precession法が推奨される[1]。出血の診断にT2*（star）強調画像が有用なことがある。各撮像法の特徴を挙げる。

T1強調画像（FLASH, SPGR, Turbo-FLASH, VIBEなど）

　出血，特に数日から1週間経過した亜急性期の出血を著明な高信号に描出し，出血性病変を同定するのに有用である。脂肪も高信号に描出され，鑑別には脂肪抑制法が有用だが，胎盤で脂肪成分がみられるのは奇形腫に限られ，非常にまれである。

表1　胎児・胎盤で主に用いられるMRI撮像法とその呼称

画像コントラスト	撮像法　一般呼称	撮像法　メーカー別呼称	特徴
T1強調画像	グラディエントエコー法（スポイル型）（GRE）	FLASH（シーメンス） SPGR（GEヘルスケア） FE（キャノン*） T1-FFE（フィリップス） RSSG（日立）	秒単位/スライス 出血の検出に優れる
	超高速グラディエントエコー法(2D, 3D)（RAGE）	Turbo-FLASH, VIBE（シーメンス） FSPGR, LAVA（GEヘルスケア） Fast FE, QUICK 3D（キャノン*） TFE, THRIVE（フィリップス） RGE, TIGRE（日立）	秒単位/スライス 息とめ撮影に適する
T2強調画像	高速スピンエコー法（RARE）	TSE（シーメンス，フィリップス） FSE（GEヘルスケア，キャノン*, 日立）	分単位/スライス 撮像時間はかかるがより高画質 胎動の影響の少ない第1三半期で使用
	シングルショット高速スピンエコー法(Single-Shot RARE)	HASTE（シーメンス） SSFSE（GEヘルスケア） FASE（キャノン*） SSTSE（フィリップス）	秒単位/スライス
T2強調画像(strong)	Steady-State Free Precession法（SSFP）	TrueFISP（シーメンス） FIESTA（GEヘルスケア） TrueSSF（キャノン*） Balanced FFE（フィリップス） Balanced SARGE（日立）	秒単位/スライス ぼけが少ない 血管が高信号

*：キャノン＝旧東芝　　　　　　　　　　　　　　　　　　　　（文献2より引用）

T2強調画像（HASTE，SSFSEなど）

　組織コントラスト分解能がよく，胎盤の形態評価，病変の同定，位置異常，胎児奇形の診断に有用である。3日以内の急性期出血を著明な低信号に描出する。胎盤で低信号があれば出血性病変を考える[3]。

Steady-State Free Precession法（TrueFISP, FIESTAなど）

　純粋なT2強調画像ではないが，水を著明な高信号に描出するためT2強調画像によく類似しその代用・付加的に用いる。HASTEに比較しblur（ぼけ）が少なく，血流（とくに遅い流速）が高信号であることが特徴で，胎児・胎盤では臍帯・胎盤内血管・胎児心臓・大腸がそれぞれ高信号になる点でHASTEと異なる。骨・軟部組織の描出に優れ，骨系統疾患の診断に有用である（**表2，図1**）。T2強調画像と

表2 シングルショット高速スピンエコー（HASTEなど）と
Steady-State Free Precession法（TrueFISPなど）の違い

		シングルショット高速スピンエコー（HASTEなど）	Steady-State Free Precession法（TrueFISPなど）
blur（ぼけ）		T2が短い脂肪，肝臓などの辺縁で目立つ	ぼけが少なくシャープな画像
スライス		Thin，Thickスライスとも調整可能	Thinスライスに向く。Thickスライスではコントラストが低下
羊水			羊水のflow voidアーチファクトが少ない
胎盤実質		中〜高信号 実質内の信号差（heterogeneity）が明瞭 胎盤内の血管がflow voidsとしてみられる	中〜軽度高信号 実質内の信号差は少ない 胎盤内の血管が実質よりやや高信号
子宮筋層		中〜高信号の中層を低信号の薄い内外層が包む3層構造 内部に複数のflow voidsを含む	HASTE同様3層構造。ただし子宮漿膜外側は腹腔内の脂肪と接するため低信号帯が強調されていることに注意 flow voidsはみられない
胎盤—筋層間		胎盤が筋層より高信号でその境界を同定可能	HASTE同様，境界を同定可能
臍帯		血管・内腔とも低〜無信号 胎児四肢と鑑別しにくい場合あり	内部が高信号，周囲が中信号の同心円構造 臍帯と確認しやすい
胎児	心臓・肺	心臓が低信号・肺が比較的高信号で境界が明瞭 CDH，肺分画症，CPAMの診断に向く	心臓が高信号であり肺との境界がわかりにくい 肺門構造がわかりにくい 心臓内腔と壁に信号差があり心臓形態・心臓壁はわかりやすい
	肝		肝内血管の描出が良好
	腸管	大腸が低信号 小腸が高信号 T2が短いため辺縁がぼけやすい	大腸は比較的高信号（胎便の描出の差） 小腸が高信号 腸管の輪郭がより明瞭
	骨・軟部組織	blurのため骨と軟部組織の境界不明瞭	骨・軟骨・軟部組織の境界明瞭（骨：中信号，軟骨：高信号，軟部組織：低信号） 骨系統疾患の診断に向く

異なりT1/T2比によるため，信号の解釈には注意を要する。また水・脂肪境界で低信号帯が発生する。HASTEと併用し相補的に用いるべきである。

T2*（star）強調画像

グラディエントエコー法で撮像したT2強調画像に準ずる画像である。T2強調画像と基本的に同様のコントラストを示すが，鉄を含む出血成分などの局所磁場を乱すものに関してはより鋭敏な信号変化を示す。T2強調画像より「出血に関してのコントラストの振れ幅が大きい」と考えると理解しやすい。

造影MRI

ガドリニウムの半減期は健常成人で90分である。妊婦では胎盤通過し胎児に移行し，胎児尿として羊水中に排出されるが羊水を嚥下することで再度胎児に取り込まれる。この長期的影響が不明であり，分娩直前など以外では適応を慎重にすべきである。ダイナミックMRIでは，まず胎盤小葉が造影され，時間とともに融合し筋層の造影へと広がる。癒着胎盤において診断率が上昇したとの報告がある。

図1 HASTEとTrueFISPによる胎盤・筋層像

33週4日，正常胎盤例（胎児横隔膜ヘルニア）。両画像とも筋層は低信号の薄い内層・中〜高信号の中層・低信号の薄い外層と3層に描出される（△）。TrueFISPでは子宮漿膜側は腹腔内の脂肪と接するため低信号帯が発生し，外層が強調されてしまう点に注意。筋層内の血管が，HASTEではflow voidとして，TrueFISPでは高信号に描出される（▲）。

a：HASTE

b：TrueFISP

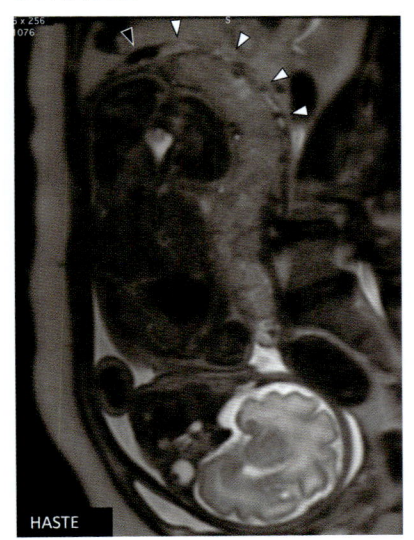
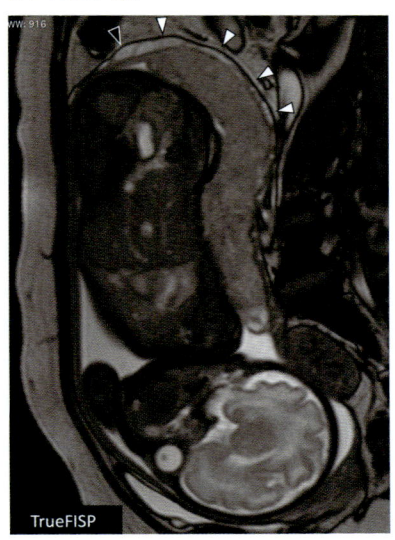

MR amniofetography

強いＴ2強調にて水のみを強調し，胎児・羊水腔を描出したものである。羊水腔，臍帯，胎盤の輪郭，臍帯ヘルニア，仙尾部奇形腫など胎児の体表面から突出した腫瘍の全体像を描出する。

拡散強調画像（DWI）

■ DWI
diffusion-weighted image

Ｔ1・Ｔ2値と異なる物理現象（拡散）を利用したもので，超急性期脳梗塞など従来検知できなかった病変の検出を可能とする。一般に拡散が低下するのは膿瘍，細胞密度の高い腫瘍である。出血は時期によりさまざまな信号を呈する（**図2，表3**）[4]。

まだ実臨床での経験が浅いが，胎盤の拡散低下が胎児発育不全fetal growth restriction；FGRと相関することから早期に胎盤機能不全を同定できる可能性，血腫において超急性期から信号変化を示すことから常位胎盤早期剥離が進行する前の急性期診断における有用性が報告されている[4, 5]。

■ 常位胎盤早期剥離
→p.142「Ⅱ-3 常位胎盤早期剥離」

その他 Functional MRI

血管形成，酸素化，代謝などの胎盤機能をMRIで可視化する試みがされている。動脈血のプロトンを磁化ラベリングして撮像するarterial spin labeling（ASL）MRIで胎盤の血液還流を，オキシヘモグロビンとデオキシヘモグロビンの磁性の差を利用したblood oxygen level-dependent（BOLD）MRIで胎盤内の酸素化の描出などが研究されている[6]。

■ 正常像（図1）

妊娠子宮は洋梨状で輪郭は平滑である。一部が外側に突出した所見bulgingは癒着胎盤でみられる。胎盤厚は中央部で通常2 ～ 4cm，前壁付着より後壁付着でやや厚い。胎児面は平滑で，辺縁につれなだらかに子宮内壁に付着する。FGR，胎児水腫，母体貧血，母体糖尿病などでは胎盤が肥厚し球状を呈する[7]（**表4**）。微小梗塞を生じる血管病変や血腫では胎盤実質が薄くなる。Ｔ2強調画像において，胎盤実質は羊水に比較し信号強度が低い。また第3三半期では胎盤実質の信号の不均等さheterogeneityが確認できる[8]。

子宮筋層は，低信号を示す薄い内側層・高信号を示すやや厚い中間層・低信号を示す薄い外側層の3層構造として描出されるが，週数が進むにつれ薄くなり低信号の単層構造としてのみ同定される。胎盤母体面と子宮筋層間に血流を反映する線状・楕円状の無信号域flow voidsが多数みられる。FGRではflow voidsの大きさ・数が減少する（表3）。

図2 血腫の変性と信号変化

時間経過による血腫の信号変化は，脳出血での経験より本図，表3のように理解されている。この変性による変化では，血腫に水など他の成分が混入する場合や免疫の状況などにより変化する点に注意する。

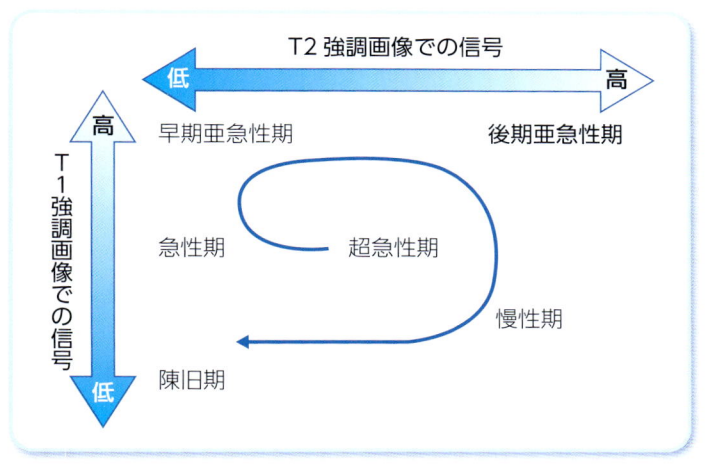

（文献9より引用して作成）

表3 血腫の変性と信号変化

			T1強調	T2強調	拡散強調DWI＊
超急性〜急性期	0〜3日	オキシヘモグロビン	中	中〜低	低〜高
亜急性期早期	4〜7日	デオキシヘモグロビン	高	低	低
亜急性期後期	1〜2週	細胞内メトヘモグロビン	高	高	高
慢性期	1〜2カ月	細胞外メトヘモグロビン	低	血腫周辺で低	低〜中
陳旧期	3カ月以上	ヘモジデリン	低	低	

＊拡散強調画像での信号変化は参考程度。

（文献4,9より引用して作成）

表4 正常胎盤と胎児発育不全例の胎盤像

	正常胎盤	胎児発育不全
形態	胎盤面が広く胎盤辺縁がなだらかにテーパリング	胎盤面小さく丸く盛り上がった形態（globular appearance）
胎盤径	長い	短い
胎盤厚み	薄い	厚い
胎盤体積	大きい	小さい
胎盤・筋層間のflow voids	数個のflow voidsがみられる	数・大きさとも減少（子宮胎盤血流の減少を反映）

（文献7より引用）

■ 異常像

非腫瘍性病変

出血性病変（絨毛膜下血腫，胎盤後血腫，Breus' mole，常位胎盤早期剥離など）

■ Breus' mole
→p.27

　超音波では急性期に「等」，亜急性期に「低～高混在」，慢性期に「低～無」エコーに描出され，慢性期では嚢胞との鑑別が難しい。MRIで血腫は時間経過によって特徴的な信号変化を示し複雑だが，図2ように「渦巻き型」と理解すると覚えやすい[9]。なかでもT2強調画像での低信号（急性期），T1強調画像での高信号（亜急性期）が特徴的で，両者あるいはいずれかの所見をみたら血腫を考えるべきである（表3，図3の症例参照）。T2*強調画像はT2強調画像よりも出血の検出に関して鋭敏で，急性期でT2強調画像ではまだ低信号になっていない血腫にて低信号を示し診断の助けとなりうる。拡散強調画像は鋭敏に信号変化を生じるため出血などの"なんらかの異常"の検出に有用だが，"それが何か（信号の解釈）"には注意を要する。T1強調画像では，羊水の信号変化（高信号＝羊水中への出血）にも注意したい。時系列による信号変化は，血腫への羊水の混入や免疫の状況などにより変動する点を念頭におきたい。

胎盤梗塞

　満期ではしばしばみられ，臨床的意義が乏しい。多発，巨大，中央部，早い週数などでは胎盤機能不全と関連する。MRI所見は一定せず，T1強調画像で低～軽度高信号，T2強調画像で低信号，胎盤内の信号の不均一性，出血性梗塞でのT1高信号・虚血性梗塞でのT2高信号が報告されるが，診断は容易ではない。

腫瘍性病変

絨毛血管腫

　小さい場合は臨床的に重要でないが，5cm以上か多発性chorioangiomatosisでは胎児水腫，血小板減少，FGRを生じる[10]。臍帯付着部近傍に発生することが多く，胎盤胎児面から隆起し，超音波で境界明瞭で血流豊富な腫瘤としてみられる。MRIではT1強調画像で胎盤と等信号，T2強調画像で胎盤と等～高信号を示すことが多いが，腫瘍周辺での出血があればT1強調画像で高信号となるほか，壊死を生じればさまざまな信号を呈しうる。flow voidsも診断の参考となる。

奇形腫

　羊膜・絨毛膜間に発生，胎盤胎児面に突出し内部に液体，脂肪，石灰化を含む嚢状構造を示す。脂肪成分はT1強調画像で高信号を示し，脂肪抑制法で出血と鑑別する。

図3 慢性的な経過をとった常位胎盤早期剥離での血腫の描出例

下腹部痛にて発症，5日後のMRI（30週5日）。子宮前壁～底部に脂肪抑制T1強調画像にて中～高輝度，T2強調画像（HASTE）にて著明な低信号を示す血腫がみられる（△）。亜急性の血腫として典型的な画像。T2*強調画像では低～中信号が混在し（△），部位によって局所磁場の乱れ具合が不均一であることを示す。血腫の変性が均一に進んでいないことを表し，子宮内膜症性嚢胞（チョコレート嚢胞）で綺麗なshadingを示すことと対照的である。拡散強調画像で血腫は低信号（△），後壁の正常胎盤は高信号に描出（▲）。31週3日にCTG異常を示し帝王切開，約20%の胎盤剥離を認めた。

a：T1 FS

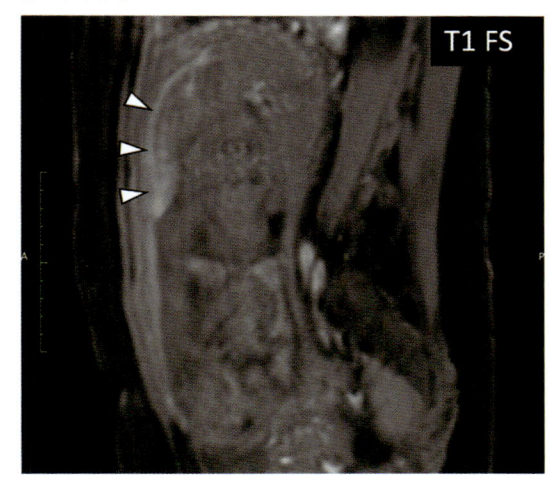

b：T2 HASTE

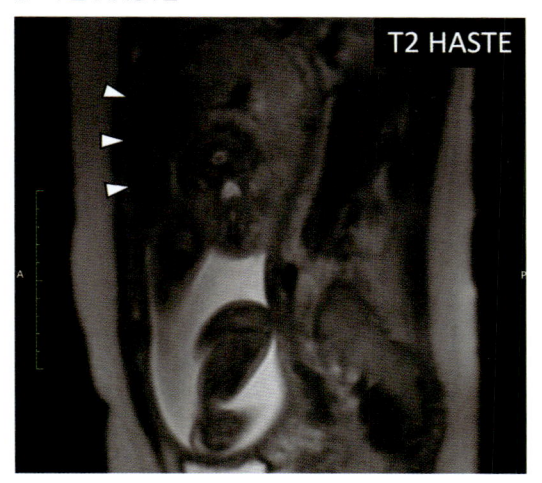

c：T2 star

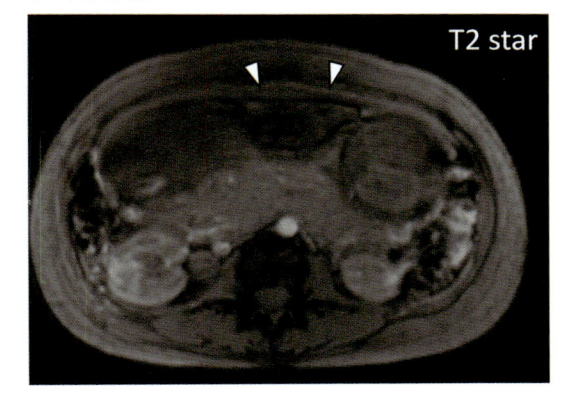

d：DWI b50

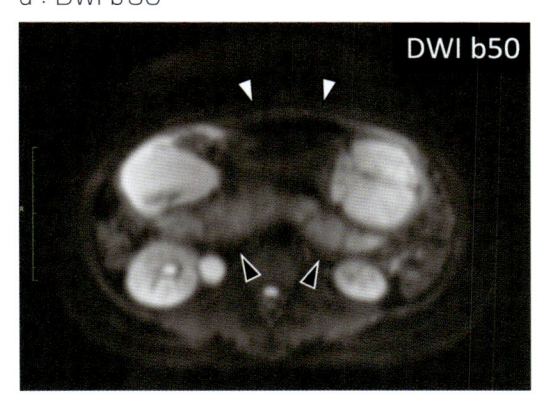

絨毛性疾患，前置・癒着胎盤については，他項を参照されたい。

■ 絨毛性疾患
→p.281「Ⅱ-19 絨毛性疾患」

■ 前置・癒着胎盤
→p.113「Ⅱ-2 前置胎盤・癒着胎盤」

文献

1) 日本医学放射線学会編. 画像診断ガイドライン 2016年版 第2版. 金原出版, 2016.

2) McRobbie DW, Moore EA, Graves MJ, et al (2017). MRI from Picture to Proton 3rd ed.（＝2018, 百島祐貴, 押尾晃一 訳.『しっかり学べる！最新MRIスタンダード』. 東京, メディカル・サイエンス・インターナショナル.）

3) 信澤 宏, 松岡 隆, 九島 巳：胎盤の画像診断 胎盤MRI診断の基礎. 産婦人科の実際 2009；58（1）：93-100.

4) Masselli G, Brunelli R, Di Tola M, et al: MR imaging in the evaluation of placental abruption: correlation with sonographic findings. Radiology 2011；259(1): 222-30.

5) Bonel HM, Stolz B, Diedrichsen L, et al: Diffusion-weighted MR imaging of the placenta in fetuses with placental insufficiency. Radiology 2010；257(3): 810-9.

6) Siauve N, Chalouhi GE, Deloison B, et al: Functional imaging of the human placenta with magnetic resonance. Am J Obstet Gynecol 2015; 213(4 Suppl): S103-14.

7) Ohgiya Y, Nobusawa H, Seino N, et al: MR Imaging of Fetuses to Evaluate Placental Insufficiency. Magn Reson Med Sci 2016; 15(2): 212-9.

8) Masselli G, Gualdi G: MR imaging of the placenta: what a radiologist should know. Abdom Imag 2013; 38(3): 573-87.

9) 田岡 俊：【これでわかった！そこが知りたい！頭部CT, MRIの読み方のコツ】CT, MRI画像の成り立ちと, 頭部画像解剖のエッセンス. 月刊レジデント 2016；9（12）：6-15.

10) 林田 佳：【婦人科疾患の鑑別診断のポイント】（第5章）妊娠関連 胎盤腫瘤の鑑別. 画像診断 2017；37（11）：s186-s91.

1 妊娠中の胎盤診断

■ 超音波診断

岩手医科大学医学部産婦人科学講座　**岩動ちず子**

　妊娠中は胎盤，臍帯，卵膜と胎児が各々の機能を保つことで正常発育が成立する。
　そこで，経腹超音波断層装置を用いた胎盤・臍帯の基本的な観察と，一歩踏み込んで超音波断層装置に内蔵してあるアプリケーションを用いた観察方法について述べる。

■ 経腹超音波による観察の流れ

　経腹超音波による胎盤・臍帯の観察のフローチャート（**図1**）を示す。超音波検査は，日常的な検査でもあり，かつ胎盤の臨床研究に適する検査法でもある。

図1　経腹超音波断層装置による胎盤・臍帯の観察のフローチャート

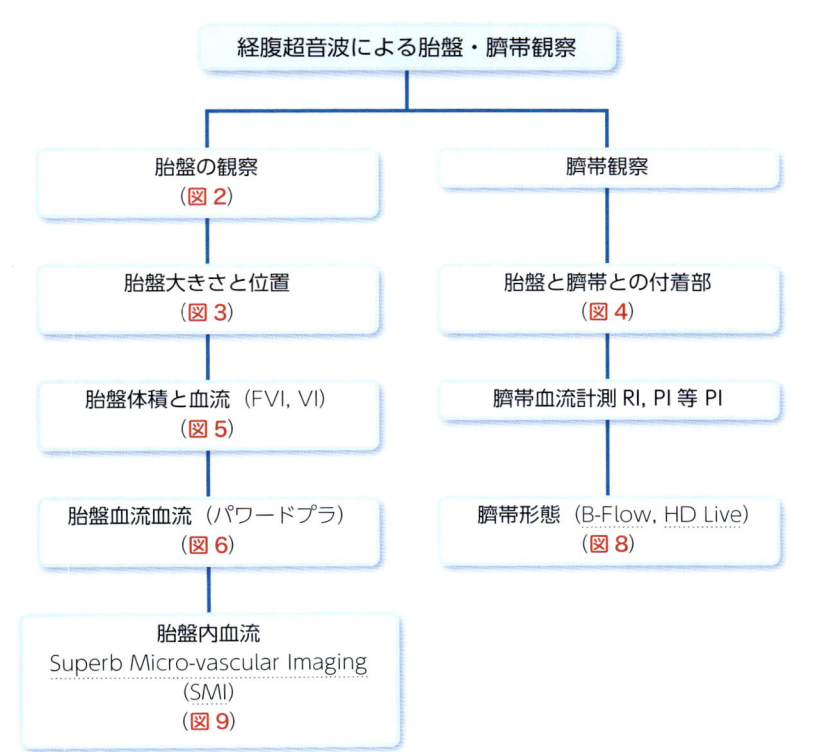

■ B Flow
血流からの微細な信号を増幅することにより，Bモードで血流を描出する。カラードプラやパワードプラに比して高フレームレート，高分解能での血流表示が可能。

■ HD Live
従来の3D画像を内視鏡画像のようにリアルなサーフェス画像として表示する方法。360°移動可能な光源を適用し，さまざまな方向から胎児を観察できる。

■ Superb Micro-vascular Imaging（SMI）
高分解能のドプラ技術により微細な血流を描出することができ，さらに血流以外の不要なドプラ信号を除外して低速な血流の表示ができる。

■ 基本的な観察方法

　経腟超音波断層装置にて胎盤を観察する際，基本観察として，まず長軸と短軸方向に胎盤の位置と胎盤の大きさ（図2）を観察し，次に胎盤と臍帯との付着部（図3）と臍帯血管の本数（図4）を確認する。

■ アプリケーションを用いた観察方法

　一歩踏み込んだ観察方法として，胎盤に関しては，胎盤表面の嚢胞，胎盤内血腫や腫瘍を3Dによって構築されるvirtual organ

図2 Bモードによる胎盤位置の観察

妊娠25週4日，胎盤は前壁に付着しており，大きさは短軸118.9mm×長軸126.5mmである。妊娠20週前半では胎盤の全体像を確認し，大きさを計測することができる。

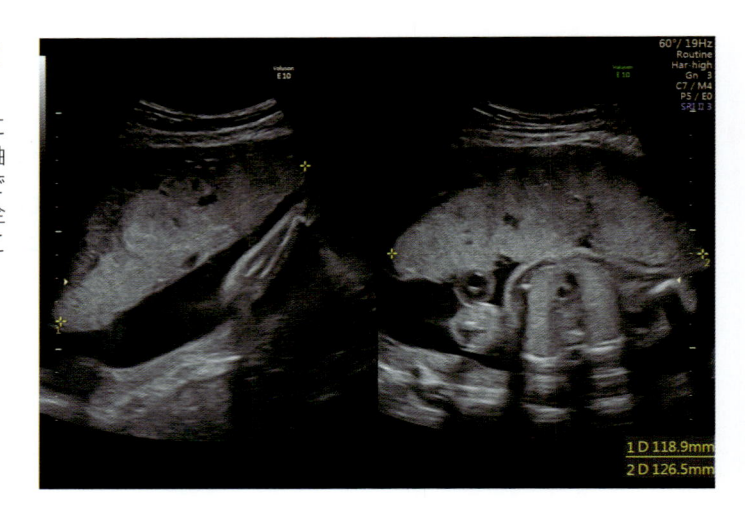

図3 HD-Flowによる臍帯付着部画像

妊娠25週4日，臍帯は胎盤中央に付着している。HD-Flowで胎盤表面に広がる臍帯血管を観察することで，臍帯辺縁付着や卵膜付着の診断も可能である。

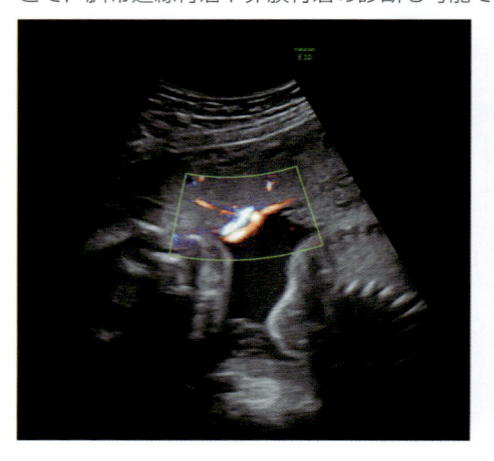

図4 HD-Flow法による臍帯血管の画像

妊娠20週6日。臍帯静脈1本と臍帯動脈2本，計3本の臍帯血管を確認。

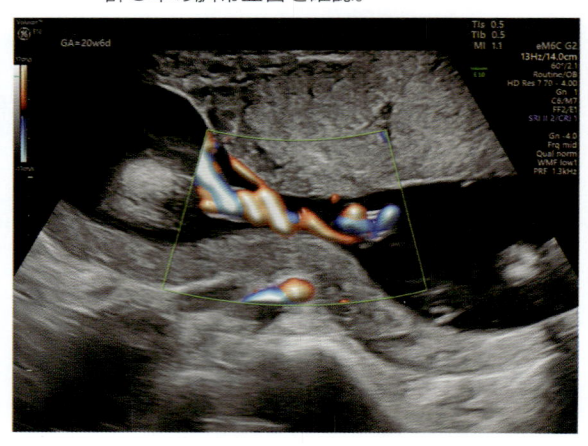

computer aided analysis（VOCAL）法を用いて Auto，Manual で体積計測（**図5**）ができる。VOCAL 法では，胎盤内血流の血管分布 vascularization index；VI，血流分布 flow index；FI と血管と血流分布の積 vascularization flow index；VFI を計測することもできる。胎盤内血流は，**図6**のパワードプラ法，**図7**の bi-directional パワードプラ法（HD-Flow）により表示することができる。臍帯では，B-Flow や high definition live（HD Live）画像にて，臍帯血流速度，臍帯嚢胞，巻絡，捻転，真結節などの存在を明らかにできうる（**図8**）。さ

■ **HD-Flow**
パワードプラの一種で，感度と分解能が向上し，さらに方向性の表示も可能になった血流表示法。低速の血流や微細な血管も描出できる。

図5

VOCAL 法による胎盤の体積計測および胎盤内と胎盤周囲の VI と FI，FVI 計測

妊娠22週1日の胎盤。3Dで胎盤を取り込み，Manualで胎盤をトレースして体積を計測する。3D パワードプラ法の画像では，VI・FI・FVI の計測もアプリケーション内で行うことができる。

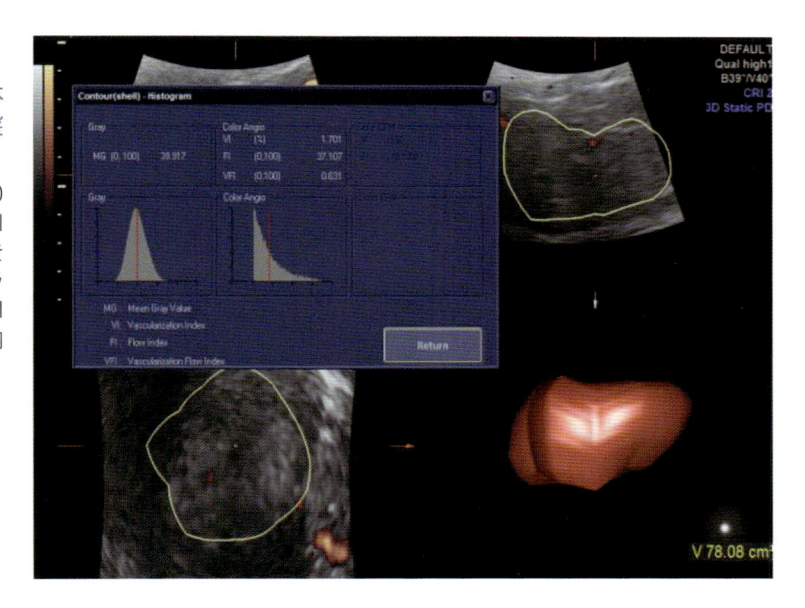

図6

3D パワードプラ法による胎盤内血流

妊娠30週0日，前壁付着の胎盤。胎盤内血流を3D表示させている。

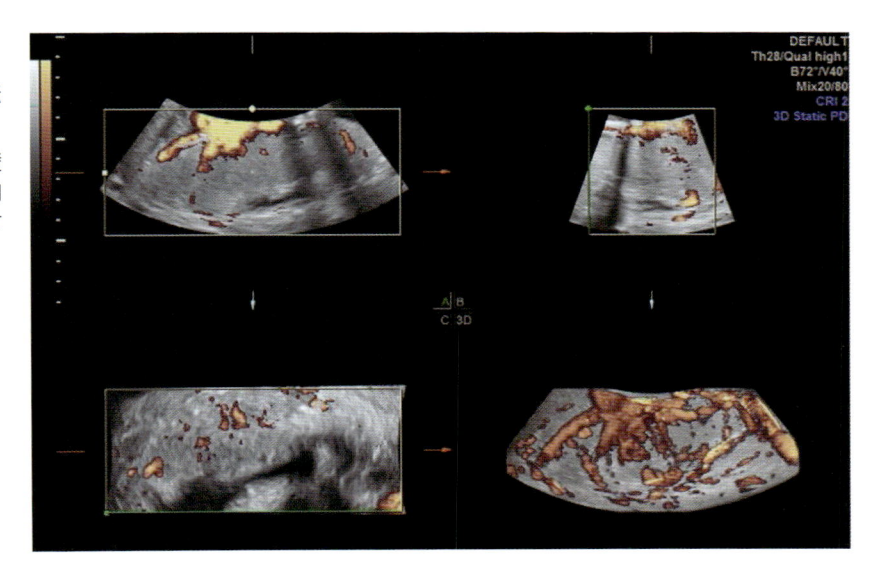

らに近年では，Superb Micro-vascular Imaging（SMI）によって胎盤内血流（図9）を詳細に描出することが可能である。

図7 3D HD-Live Flow

20週6日の子宮前壁付着の胎盤。胎盤表面および胎盤内血流を3Dで表示し，さらに血流方向情報も同時に得ることができる。

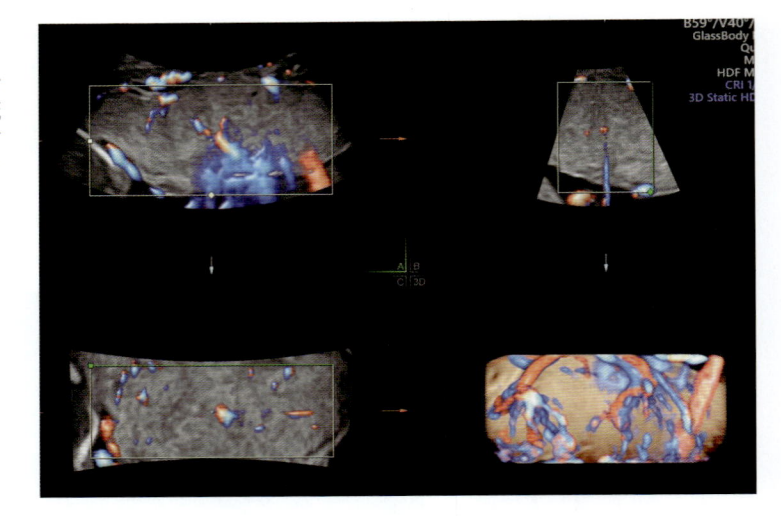

図8 妊娠31週1日のMM twinで観察された臍帯真結節

a：B-Flow，
b：HD-Live Silhouette画像
矢印で示した部分が真結節になっている。

■ HD-Live Silhouette
HD-Live技術を進化させたアプリケーションで，臓器の表面のエッジを残し，エコーが均一な部分を透明化することで臓器の位置の確認を可能にした。

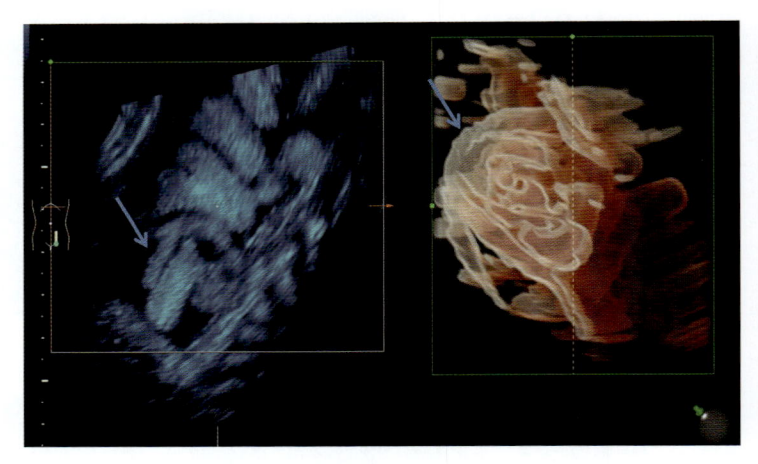

図9 Superb Micro-vascular Imaging（SMI）による胎盤内血流

妊娠22週の胎盤。後壁付着の胎盤でも，胎盤内の微細で低速な血流をより正確に表示できる。

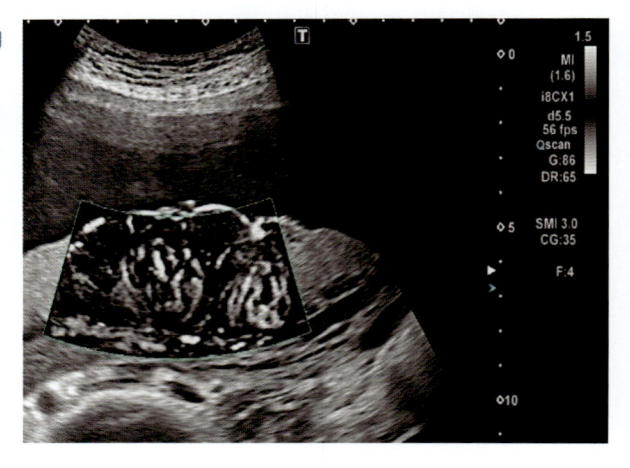

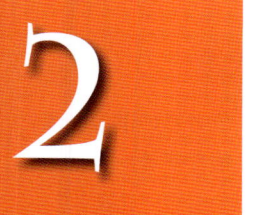

2 前置胎盤・癒着胎盤

■ 超音波診断

神戸大学医学部附属病院総合周産期母子医療センター　**谷村　憲司**
神戸大学大学院医学研究科外科系講座産科婦人科学分野　**山田　秀人**

癒着胎盤は，妊産婦死亡につながりかねない産科疾患のなかでも最も重篤な病態の一つで，癒着胎盤を予測し，十分な術前準備をしておくことが重要である。

癒着胎盤の術前診断において，超音波検査は，最も広く用いられる。癒着胎盤を疑わせる超音波所見として，クリアゾーンの消失，placental lacunae，bridging vessels などが重要である。

前置癒着胎盤の術前予測に関して，筆者らは，前向き研究によりクリアゾーンの消失が独立した予測因子であることを見出し，また，前置癒着胎盤予測スコアリングシステムを考案し，その有用性を示した。

■ 前置胎盤，癒着胎盤の現在

癒着胎盤は，分娩時の多量出血，子宮摘出，膀胱や尿管などの隣接臓器損傷ばかりではなく，妊産婦死亡の原因にもなりかねない産科疾患のなかでも最も重篤な病態の一つである。前置胎盤は，単独でも癒着胎盤の主要なリスク因子の一つであり，さらに，前置胎盤症例が帝王切開の既往歴を有する場合には，既往帝王切開の回数が多いほど，癒着胎盤のリスクが相乗的に増加する[1]。

近年，熟練した医療スタッフや十分量の輸血，子宮動脈塞栓術などの interventional radiology（IVR）を含めた術前準備を整えたうえで手術に臨むことで，癒着胎盤に対する cesarean hysterectomy の際の術中出血量を減らし，さらには，母体死亡を減らすことが可能となってきた[2]。そのため，特に前置胎盤症例においては，癒着胎盤の合併を術前に予測しておくことが非常に重要である。なかでも超音波検査は，MRI 検査よりも簡便かつ安価であり，何度でも繰り返し実施することが可能なため，癒着胎盤の術前診断に広く用いられる。

本項では，まず，癒着胎盤（前置胎盤の有無は問わず）の術前予測

■ **IVR : interventional radiology**
画像下治療。超音波，CT，X線等の画像ガイド下に，カテーテルや針等を用いて標的疾患の治療を行う。

に有用な超音波検査所見について解説し，続いて，筆者らの前置癒着胎盤の術前予測に関する前向き研究の成果について紹介する。

■ 癒着胎盤（前置胎盤の有無は問わず）の術前診断に有用な超音波所見

癒着胎盤に関連する超音波検査所見についてさまざまな報告がある。しかし，同じ所見に対して異なった名称が用いられている，明確な定義がないといった問題がある。そこで，European Working Group on Abnormally Invasive Placenta（EW-AIP）より，癒着胎盤の予測に用いる超音波所見の標準化を目指した提案がなされた[3]（**表1**）。

表1 The European Working Group on Abnormally Invasive Placenta (EW-API)が提唱する癒着胎盤を予測するための標準化された超音波所見

超音波所見	EW-AIPが提唱する定義
グレースケール	
① クリアゾーンの消失 (loss of 'clear zone')	胎盤床直下の筋層内低エコー領域（クリアゾーン）の消失もしくは不整像。
② 異常ラクナ像 (abnormal placental lacunae)	大きく，不整形のplacental lacunae（胎盤中の血液間隙）を多数認め，しばしば，内部に乱流を伴う。
③ 膀胱壁の断裂像 (bladder wall interruption)	膀胱壁を示す高エコー帯の消失もしくは断裂像。
④ 子宮筋層の菲薄化 (myometrial thinning)	胎盤に接する子宮筋層の厚みが1mm未満，もしくは，同定不能。
⑤ 胎盤膨隆像 (placental bulge)	胎盤による圧迫のために隣接臓器（主に膀胱）に子宮漿膜が突出する像。
⑥ 限局性の外向性腫瘤像 (focal exophytic mass)	内部に胎盤実質を含んだ限局的な子宮漿膜の突出像。しばしば，膀胱内腔に突出。
カラードプラ	
⑦ 子宮-膀胱間の血管増生像 (uterovesical hypervascularity)	子宮筋と膀胱後壁の間の著しいカラードプラ信号。
⑧ 胎盤直下の血管増生像 (subplacental hypervascularity)	胎盤床の中の著しいカラードプラ信号。
⑨ 架橋血管像 (bridging vessels)	胎盤から子宮筋層を横断し子宮漿膜を越えて，膀胱や隣接臓器に流入しているようにみえる血流像。
⑩ ラクナの栄養血管 (placental lacunae feeder vessels)	子宮筋層からラクナ内に流入する早く乱流を伴う血流像。

（文献3より改変）

① クリアゾーンの消失

クリアゾーンは，胎盤基底板に相当する胎盤－子宮筋の間にある無エコー帯（**図1a**）のことで，その消失は癒着胎盤を示唆する[4]（**図1c, d**）。しかし，正常の前壁付着の胎盤でもクリアゾーンの消失を認めることがあり，本所見の癒着胎盤の出生前診断における感度，陽性的中率は低いとの報告もある[5]。一方，クリアゾーンの観察時にプローブの圧迫が強すぎると，本来は認められるはずのクリアゾーンが消失しているように見えることがあり，注意が必要である（**図1b**）。

図1 クリアゾーン

a，b：癒着胎盤のない前置胎盤症例の妊娠29週時の経腹超音波所見

a：子宮筋と胎盤の間にクリアゾーン（△）を認める。

b：aと同一症例であるが，超音波プローブを強く圧迫し過ぎているためにクリアゾーンが消失しているように見える。

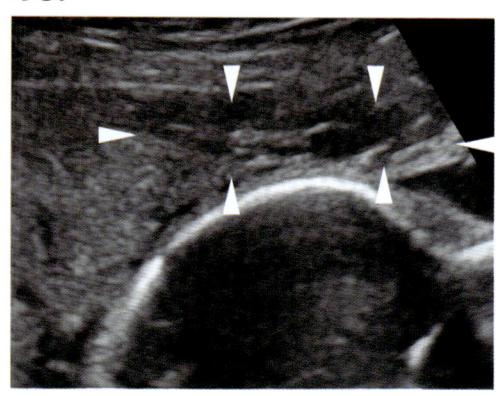

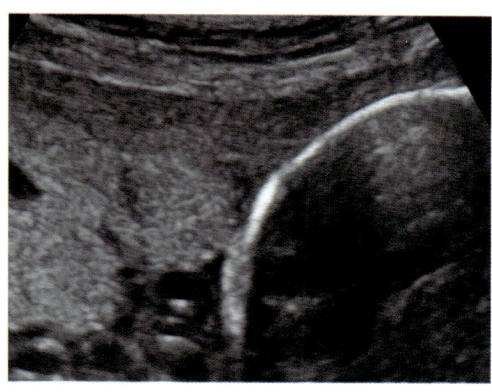

c，d：前置癒着胎盤症例の妊娠25週時の経腹超音波所見と同症例の摘出子宮

c：クリアゾーンが消失している（⸛に囲まれた部位）。

d：妊娠28週時に多量出血のために緊急帝王切開となり，同時に子宮摘出（腟上部切断）を行った。胎盤は子宮漿膜まで達しており穿通胎盤であった。

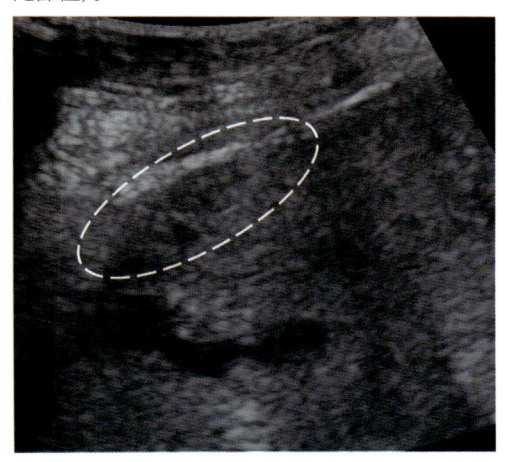

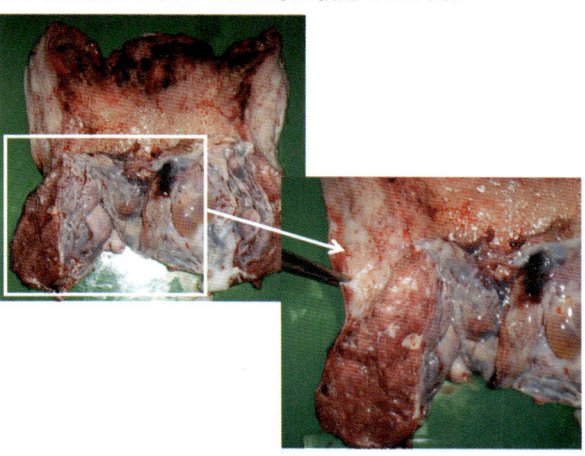

② placental lacunae

ラクナは，拡張した絨毛間腔または血管を示唆する胎盤から子宮筋層にかけて存在する，広範囲あるいは多発性の低～無エコー領域のことである。通常，母体血液は子宮動脈→弓状動脈→放射動脈→螺旋動脈を経て絨毛間腔に流入する（**図2a**）が，癒着胎盤の場合には，脱落膜が欠損しているために弓状動脈や放射動脈から直接，絨毛間腔に高速の血流が流入し，絨毛間腔が異常に拡張することでラクナが形成されると考えられている[6]（**図2b**）。さらに，胎盤中隔が破壊されることで，ラクナは胎盤分葉cotyledonを横切る形となる。一方，正常妊娠でもみられるplacental lakeは，胎盤分葉の中央に位置し，楕円形で，周りを高エコー域に囲まれているのが特徴であり（**図2d**），ラクナ（**図2c**）との鑑別を要する。また，個数，大きさや形状によってGrade 0 ～ 3に分類される。すなわち，ラクナを認めなければ

図2 placental lacunae

a：**正常胎盤のシェーマ**。母体の血液は弓状動脈→放射動脈→螺旋動脈を経て絨毛間腔に流入する。

b：**癒着胎盤のシェーマ**。脱落膜が欠損しているために弓状動脈や放射動脈から，直接，絨毛間腔に高速の血流が流入し，絨毛間腔が異常に拡張してラクナが形成される。

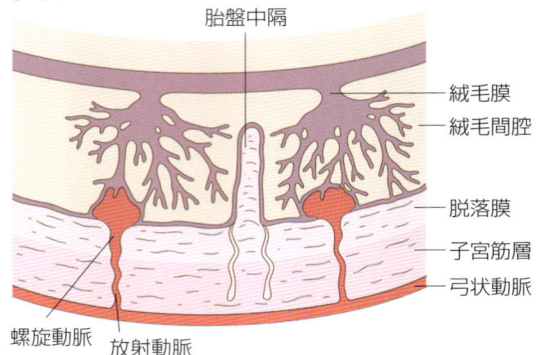

胎盤中隔
絨毛膜
絨毛間腔
脱落膜
子宮筋層
弓状動脈
螺旋動脈　放射動脈

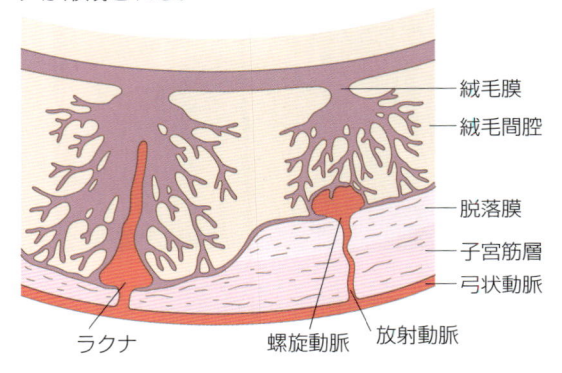

絨毛膜
絨毛間腔
脱落膜
子宮筋層
弓状動脈
ラクナ　螺旋動脈　放射動脈

c：**前置癒着胎盤症例の妊娠25週時の経腹超音波所見**。不整で大きなラクナを2つ認める（↓）。

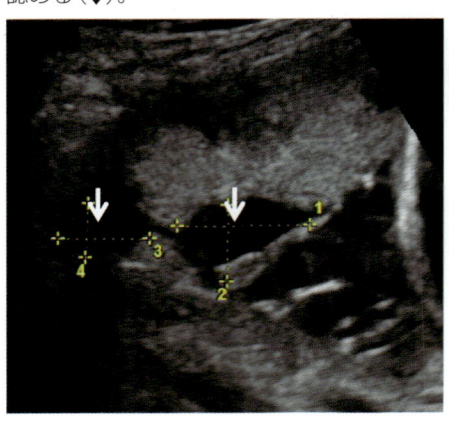

d：**正常妊婦の妊娠32週時の経腹超音波検査で認めたplacental lake**（▽）。胎盤分葉の中央に位置し，楕円形で，周りを高エコー域に囲まれる。

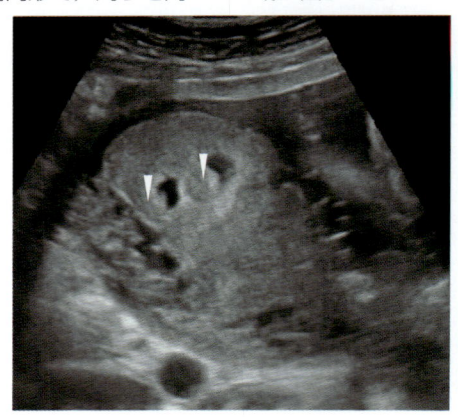

Grade 0，小さなラクナが1～3個あればGrade 1，大きく不整形の
ラクナが4～6個あればGrade 2，さらに，胎盤を横切る大きく不整
形のラクナが多数あればGrade 3と分類される。ラクナの癒着胎盤の
出生前診断における感度は79%，陽性的中率は92%との報告がある[7]。

③膀胱壁の断裂像

正常の膀胱壁は子宮漿膜-膀胱内腔間の線状高エコー帯として描出
される（図3a）。絨毛が膀胱筋層に浸潤すると，その線状高エコー帯
が消失，もしくは，断裂して見える[3,8]（図3b）。

④子宮筋層の菲薄化

子宮筋層の厚みが1mm未満，もしくは，同定できない場合と定義
される。癒着胎盤の術前診断に有用との報告もあるが[9]，妊娠後期で
は，正常でも子宮下節が伸展し，偽陽性が多くなる。

⑤胎盤膨隆像

絨毛の浸潤によって脆弱化した子宮筋層が主に膀胱内腔に突出した
像（図3c）のことをいい，開腹時に子宮は雪ダルマ型を呈する。

⑥限局性の外向性腫瘤像

絨毛が子宮筋層と子宮漿膜を貫通して浸潤し，周辺臓器（主に膀胱）
に達したことを示唆する超音波所見（図3d）であり，穿通胎盤でのみ
認められるとされる[6]。

図3 膀胱壁の断裂像，placental bulge，focal exophytic mass のシェーマ

a：正常像。膀胱壁が子宮漿膜-膀胱内腔間の
線状高エコー帯として描出される（矢印）。

b：膀胱壁の断裂像
線状高エコー帯が断裂する（＊）。

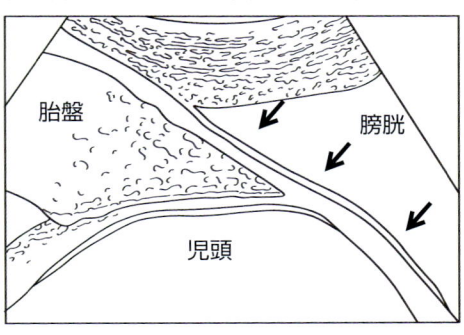
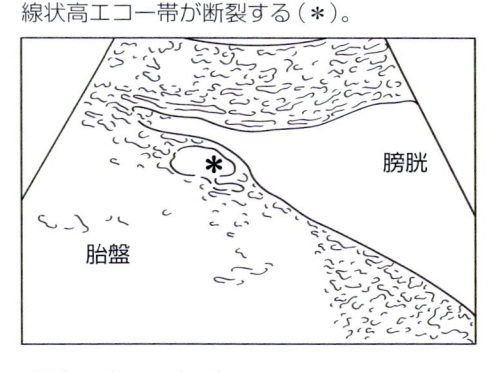

c：placental bulge
子宮前壁が膀胱内腔に突出する（矢頭）。

d：focal exophytic mass
子宮漿膜が狭い範囲で膀胱内に突出する。

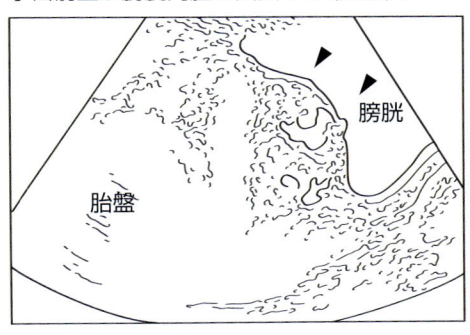
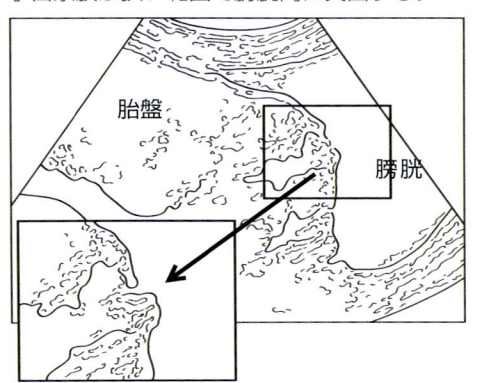

⑦子宮−膀胱間の血管増生像，⑧胎盤直下の血管増生像

　癒着胎盤では弓状動脈〜螺旋動脈が過度に拡張するために，子宮前壁−膀胱間の血管増生像（**図4a**）や胎盤直下の血管増生像（**図4b**）を認めることがある。特に，嵌入胎盤の81％，穿通胎盤の75％に胎盤直下の血管増生像がみられたとの報告がある[10]。

⑨架橋血管像

　血流が子宮筋層から起こり，子宮漿膜を越えて周辺臓器（主に膀胱）に流れ込んでいるように見える所見のことをいう（**図4c**；実線で囲んだ部分）。癒着胎盤でみられる腹膜下の蛇行した新生血管の存在を示唆している[11]（**図4d**）。

⑩ラクナの栄養血管

　ラクナ形成の原因となる弓状動脈や放射動脈から，絨毛間腔に直接，流入する高速の血流像（**図4c**；矢印）であり，正常の胎盤血管よりも太く，分布が疎であるのが特徴である[12]。

図4　癒着胎盤に関連するカラードプラ所見

a：子宮−膀胱間の血管増生像のシェーマ
（uterovesical hypervascularity）

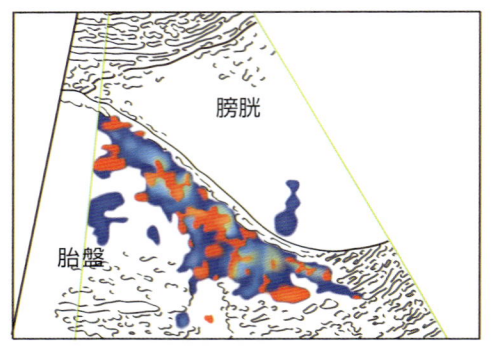

b：胎盤直下の血管増生像のシェーマ
（subplacental hypervascularity）

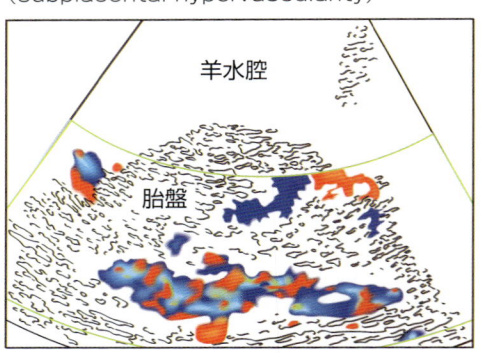

c：前置癒着胎盤症例の妊娠25週時の超音波カラードプラ検査所見。bridging vessels（実線で囲まれた部分）とラクナへの栄養血管（矢印）を認める。

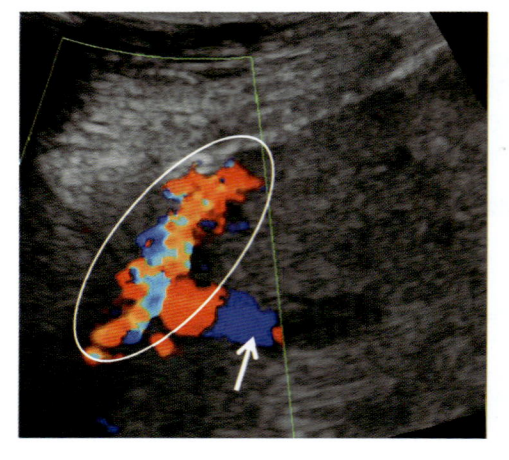

d：cと同一症例の開腹時所見。子宮下節の子宮漿膜越しに胎盤が透見され，bridging vesselsを認めたのと同部位に怒張，蛇行した増生血管が観察された。

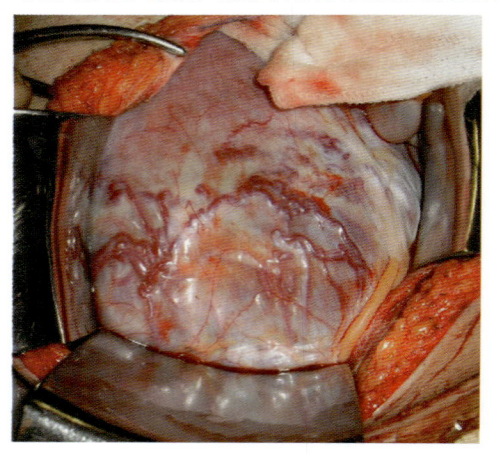

■ 前置癒着胎盤の術前予測に関する これまでの筆者らの研究成果

前置癒着胎盤の術前予測に有用な画像所見を 明らかにするための前向き研究

筆者らは，前向きコホート研究として，前置胎盤妊婦58人に対し，妊娠28 ～ 34週に超音波検査で，① 胎盤前壁付着，② Grade 2以上のラクナ，③ クリアゾーンの消失，④ bridging vessels の有無を調べ，なおかつ，妊娠28 ～ 35週に MRI 検査によって癒着胎盤の疑いの有無を判定し，前置癒着胎盤の術前予測に最も有用な画像所見を調べた。対象58人中15人が術中に癒着胎盤と判断され cesarean hysterectomy が行われ，病理学的にも癒着胎盤と診断された。ステップワイズ方式のロジスティック回帰分析によって，クリアゾーンの消失が独立した前置癒着胎盤の予測因子として選択された [OR：15.6，95% CI：2.1 ～ 114.6，$p < 0.01$]。クリアゾーンの消失の前置癒着胎盤の診断精度は，感度86.7%，特異度 88.4%，陽性的中率72.2%，陰性的中率95.0%であった[13]。

前置癒着胎盤予測スコアリングシステムの有用性に 関する前向き研究

筆者らの施設における前置胎盤症例の管理指針を（図5）に示す。外来もしくは入院で妊娠28 ～ 32週に超音波と MRI 検査で癒着胎盤の術前診断を行う。癒着胎盤の疑いがある症例に対して内腸骨動脈閉塞バルーンカテーテル internal iliac artery occlusion balloon catheter；IIAOBC を術前留置したうえで帝王切開を行う。

筆者らは，2011年以降，前置癒着胎盤の術前診断に placenta previa with adherent placenta （PPAP）スコアを用い（表2），PPAP スコア≧8点を前置癒着胎盤の疑いありとし，IIAOBC 術前留置を行った。2011 ～ 2017年に前置胎盤185人を管理し，スコアリング前の分娩10人を除く175人中，PPAP スコア≧8点であった24人（14%）に IIAOBC 術前留置し，うち21人（88%）が癒着胎盤だった。一方，PPAP スコア＜8点で IIAOBC 非留置の151人中，2人が癒着胎盤だった。従って，PPAP スコアの診断効率は，感度91.3%，特異度98.0%，陽性的中率87.5%，陰性的中率98.7%，正診率97.1%であった[14]。

■ IIAOBC；internal iliac artery occlusion balloon cathere
産科危機的出血に対する IVR に用いられるデバイスの一つ。通常，最大径10 mm 前後のバルーンを両側の内腸骨動脈に挿入・留置し，必要時に拡張させ，同動脈を閉塞させることで止血を図る。

図5 前置胎盤症例の管理指針（神戸大学）

外来もしくは入院において，妊娠28〜32週に超音波検査，MRI検査で癒着胎盤の術前診断を行う。警告出血がなくても，妊娠32〜34週で管理入院させる。癒着胎盤が疑われる症例には入院後に膀胱鏡検査によって膀胱浸潤の有無を調べる。癒着胎盤の疑いがある症例の帝王切開は妊娠35週前後に，癒着胎盤を疑わない前置胎盤症例については，出血がなければ，妊娠37週に選択的帝王切開を行う。また，母体搬送当日に出血多量で緊急帝王切開を要するような前置胎盤症例でも可能な限り癒着胎盤の術前診断を行う。

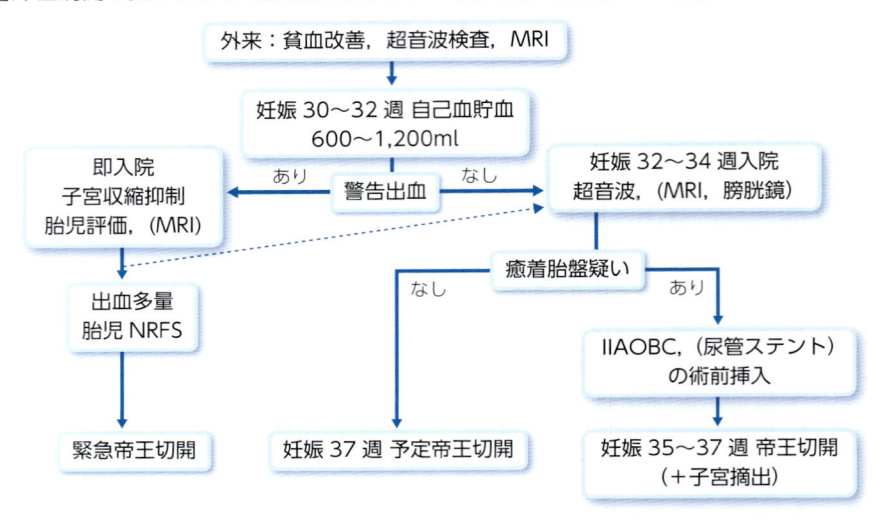

表2 placenta previa with adherent placenta スコアリングシステム（神戸大学）

大項目	中項目	小項目		スコア
1. 既往歴		1. 既往帝王切開回数	0回 1回 ≧2回	0点 2点 4点
		2. 既往流産手術回数	＜3回 ≧3回	0点 2点
		3. 帝王切開，流産手術以外の既往子宮手術（UAE含む）による内膜損傷部位と胎盤付着位置	なし 既往あるも内膜損傷部位不明 内膜損傷部位と胎盤付着部位が一致	0点 2点 4点
2. 画像検査	1. 超音波検査	1. ラクナのGrade	Grade0 Grade1 ≧Grade2	0点 2点 4点
		2. クリアゾーンの消失	なし 判定不能 あり	0点 2点 4点
		3. bridging vessels	なし 判定不能 あり	0点 1点 2点
		4. irregular sign	なし あり	0点 2点
	2. MRI検査	癒着胎盤の疑い	なし あり	0点 2点

（文献14より改変）

また，筆者らは経腟超音波で観察される内子宮口付近の子宮筋層と胎盤との境界不整像をirregular sign（**図6a**）と定義し，PPAPスコアの超音波所見の小項目に加えた。irregular sign単独の前置癒着胎盤の診断効率は，感度56.5％，特異度99.3％，陽性的中率92.9％，陰性的中率93.8％であった。本所見は，内子宮口付近の子宮筋層への胎盤浸潤（**図6c**）を示唆していると考えられる。

図6 irregular sign

a：前置癒着胎盤であった症例の妊娠29週時の経腟超音波所見
内子宮口付近の子宮筋層と胎盤との境界が凸凹しており（点線），irregular sign陽性と判定する。

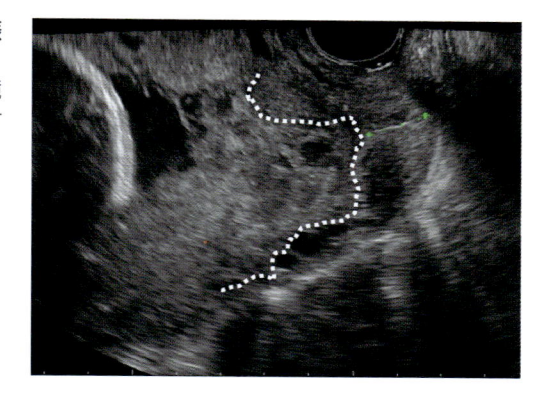

b：癒着胎盤を認めなかった前置胎盤症例の妊娠29週時の経腟超音波所見
子宮筋層と胎盤の間の境界はスムーズな円弧を描いている（実線）。irregular sign陰性と判定する。

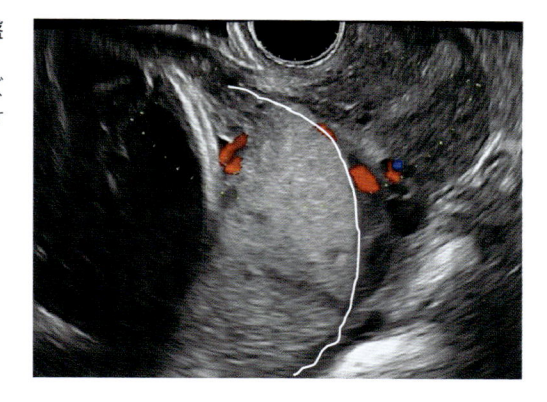

c：aと同症例の摘出子宮
妊娠34週に内腸骨バルーン留置下に帝王切開と子宮全摘を行った。内子宮口付近の子宮筋層に胎盤が浸潤しており（黄破線），これが経腟超音波でirregular signとして観察されたと考えられる。

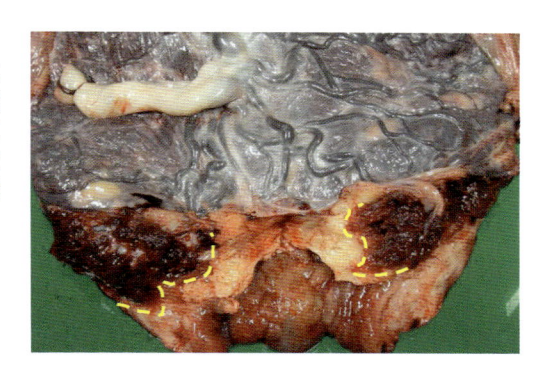

文献

1) Silver RM, Landon MB, Rouse DJ, et al: Maternal morbidity associated with multiple repeat cesarean deliveries. Obstet Gynecol 2006; 107(6): 1226-32.

2) Eller AG, Porter TF, Soisson P, et al: Optimal management strategies for placenta accreta. BJOG 2009; 116(5): 648-54.

3) Collins SL, Ashcroft A, Braun T, et al: Proposal for standardized ultrasound descriptors of abnormally invasive placenta(AIP). Ultrasound Obstet Gynecol 2016; 47(3): 271-5.

4) Pasto ME, Kurtz AB, Rifkin MD, et al: Ultrasonographic findings in placenta increta. J Ultrasound Med 1983; 2(4): 155-9.

5) McGahan JP, Phillips HE, Reid MH: The anechoic retroplacental area: a pitfall in diagnosis of placental--endometrial abnormalities during pregnancy. Radiology 1980; 134(2): 475-8.

6) Jauniaux E, Collins S, Burton GJ: Placenta accreta spectrum: pathophysiology and evidence-based anatomy for prenatal ultrasound imaging. Am J Obstet Gynecol 2018; 218(1): 75-87.

7) Oyelese Y, Smulian JC: Placenta previa, placenta accreta, and vasa previa. Obstet Gynecol 2006; 107(4): 927-41.

8) Finberg HJ, Williams JW: Placenta accreta: prospective sonographic diagnosis in patients with placenta previa and prior cesarean section. J Ultrasound Med 1992; 11(7): 333-43.

9) Hudon L, Belfort MA, Broome DR: Diagnosis and management of placenta percreta: a review. O Obstet Gynecol Surv 1998; 53(8): 509-17.

10) Jauniaux E, Collins SL, Jurkovic D, et al: Accreta placentation: a systematic review of prenatal ultrasound imaging and grading of villous invasiveness. Am J Obstet Gynecol 2016; 215(6): 712-21.

11) Twickler DM, Lucas MJ, Balis AB, et al: Color flow mapping for myometrial invasion in women with a prior cesarean delivery. J Matern Fetal Med 2000; 9(6): 330-5.

12) Chantraine F, Blacher S, Berndt S, et al: Abnormal vascular architecture at the placental-maternal interface in placenta increta. Am J Obstet Gynecol 2012; 207(3): 188 e1-9.

13) Tanimura K, Yamasaki Y, Ebina Y, et al: Prediction of adherent placenta in pregnancy with placenta previa using ultrasonography and magnetic resonance imaging. Eur J Obstet Gynecol Reprod Biol 2015; 187: 41-4.

14) Tanimura K, Morizane M, Deguchi M, et al: A novel scoring system for predicting adherent placenta in women with placenta previa. Placenta 2018; 64: 27-33.

2 前置胎盤・癒着胎盤

■ MRI

名古屋大学医学部附属病院総合周産期母子医療センター　　**小谷　友美**

　近年，妊娠年齢の高齢化，生殖補助技術の発展，帝王切開術分娩の増加などを背景に，癒着胎盤の頻度は増加している。帝王切開既往のある前置胎盤はそのリスクが高く，その可能性を念頭に置き管理する。癒着胎盤を鑑別する点で，超音波検査に比しMRI検査の優越性は証明されていない。しかしながら，interventional radiology（IVR）を含めた集学的管理にあたって，術前検討に有用な手段として利用されている。

■ 前置胎盤，癒着胎盤の管理

　米国の報告によると，前置癒着胎盤の頻度は，1970年代に1/4,027分娩[1] であったのが，1/2,510分娩（1985 ～ 1994年）[2]，1/533分娩（1982 ～ 2002年）[3] と増加傾向にある。一方，interventional radiology（IVR）などの集学的管理により母体死亡率は減少しているという報告もある[4]。集学的治療が可能な施設で計画的に準備を行えば，救命可能な疾患となりつつあると考えられる反面，術前評価の重要性が高まっているといえる。

■ interventional radiology（IVR）
→ p.113

スクリーニング

　妊娠18 ～ 21週頃，早産ハイリスク抽出のため頸管長計測を施行する施設が多いと思われるが，経腟超音波検査により，前置胎盤のスクリーニングも同時に行うことが望ましい[5]。この場合，妊娠後期に，placental migrationにより前置胎盤が否定される可能性があることを，妊婦に説明しておく。帝王切開や筋腫核出術，子宮内容除去術など子宮内膜損傷の可能性のある手術既往を有する妊婦で前置胎盤を疑われる場合には，MRI検査の至適時期が妊娠24 ～ 30週ころであることを考慮し，早めに高次施設へ紹介することが望ましい。最近では，融解胚移植による妊娠例でも癒着胎盤のリスクが高いという報告がある[6]。

■ placental migration
血流の少ない子宮頸管側の胎盤の萎縮や子宮下節の伸長により，妊娠後期に胎盤が子宮体部側に移動したように見える現象。

分娩管理

前置胎盤・癒着胎盤は，大量出血のリスクが高い疾患である。癒着胎盤における分娩管理例を示す（**図1**）。子宮摘出時の膀胱剥離が困難と判断される場合には，膀胱損傷のリスクが高く，剥離に時間を要して出血リスクもさらに高まることから，二期的手術を考慮する。二期的手術の短所として，胎盤の部分的剥離による剥離面からの出血が制御できない症例では，塞栓術が奏効するまでの間に出血量が増加する危険性，放射線治療室での全身管理が手薄となる危険性などが挙げられる。ハイブリッド手術室内で塞栓術を施行できる施設では，ある程度はこれらを回避できる。治療計画に向けて，部分的剥離の可能性や膀胱への浸潤などを総合的に評価していく。前者には，超音波検査による詳細な clear zone の不連続性の評価が有用なことがある。一方，術前診断の不確定性に留意し，手術時には術野出血だけでなく性器出血の状況にも注意する。

近年，膀胱浸潤が疑われる症例には，塞栓術後待機的に管理する子宮温存療法が試みられるようになっている[7]。

集学的管理

集学的管理では，放射線科，麻酔科，小児科，輸血部，助産師，手術室看護師など関係する職種間で，情報を共有しておく。急変する場合もあるので，想定されうる状況と，各々の状況に応じて予定している治療法を共有しておくことは，臨機応変な対応を円滑に行うことに役立つ。妊産婦の手術への不安や子宮の喪失感などにも寄り添い，メンタルサポートを行う。

■ MRI 検査

総論

まず前置胎盤を経腟超音波検査で診断し，癒着胎盤の可能性が疑わ

図1 癒着胎盤の分娩管理方針の一例

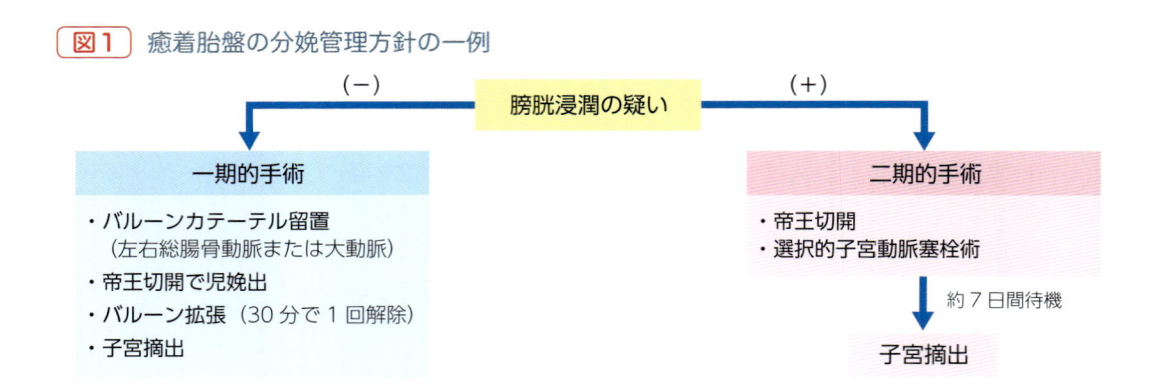

れる場合にMRI検査を併用することが多い。癒着胎盤の診断精度として，超音波検査とMRI検査は同等であるという意見が主流である[8]。かえってMRI検査の併用は，過剰評価につながるという意見もあるが[9]，「過剰管理となっても過少管理となってはならない」ことを念頭に置くべきである[10]。日本の妊産婦死亡調査報告においても，癒着胎盤の未診断や過少評価が問題となっている[11]。

　超音波検査の診断精度について検討した23研究をメタ解析した報告（n＝3,707）では，感度91％，特異度97％[12]，MRI検査では（18研究のメタ解析，n＝1,010）で，感度94％，特異度84％とほぼ同等であった[8]。

　その他に，MRI検査は，以下の点で有用である可能性が指摘されている。

- 子宮後壁と胎盤の癒着評価
- 集学的管理の計画に向けた情報共有（例；図2）
- 検査施行者の技術に左右されない（例；超音波プローブを押し付けると非癒着のサインであるclear zoneが消失するなど）

診断の実際

撮像条件

　T2強調画像で，胎児の動きによる影響を回避するため，高速シーケンス（HASTE；half-Foutier acquisition single-shot turbo spin-echoなど）が使用される[13]。ガドリニウム造影剤が診断精度を向上させるという報告（n＝20）はあるが[14]，エビデンスレベルの高い報告はない。拡散強調画像diffusion-weighted imaging；DWIは診断精度

■ **HASTE**
T2強調画像をsingle shotで撮像する方法であり，モーションアーチファクトに強い特徴がある。

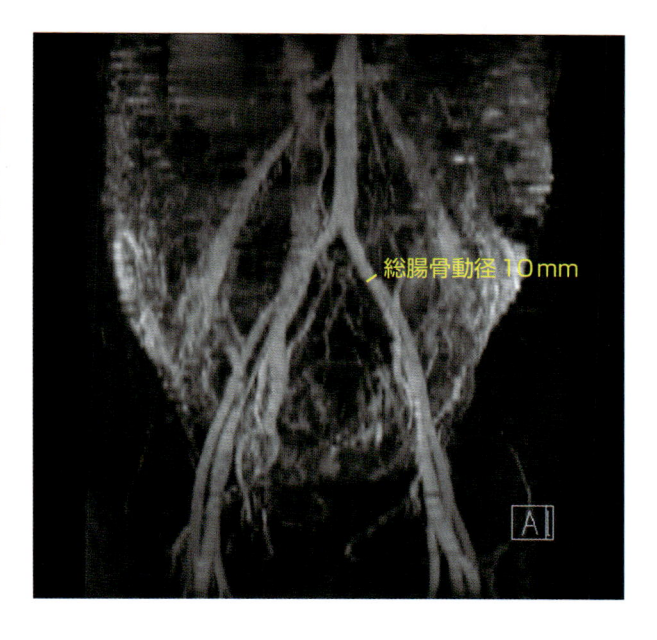

図2 IVRの方針に役立った
MRアンギオグラフィー（31週）

45歳，初産婦。子宮筋腫核出術後，顕微授精にて妊娠成立。全前置胎盤で部分癒着が疑われた症例。総腸骨動脈径が10mmと通常より太いことが推測され，大動脈閉塞バルーンカテーテルintra-aortic balloon occlusion；IABOを選択した。

総腸骨動径10mm

を改善しなかったという報告がある[15]。膀胱浸潤の評価には, 膀胱が適度に充満している状態での撮像が望ましい。

典型的所見

癒着胎盤で有用と報告されている主な所見を以下に示す[8]。

- 子宮筋層の断裂または亀裂所見 (**図3a**矢印)
- dark intraplacental bands または T2 dark band；胎盤内の帯状低信号 (**図3b**矢印)
- 膀胱のテント状挙上 (**図4c**赤矢印)
- bulging；胎盤の外方への膨隆 (**図4d**赤矢印, **図5a**点線内)
- heterogeneous signal intensity；胎盤内信号強度の不均一性 (図3a)

なお, 感度の高い所見はdark intraplacental bands (88%), 子宮筋層亀裂所見 (92%) であり, 特異度の高い所見はbulging (90%) や膀胱のテント状挙上 (99%) と報告されている[8]。

撮影時期

妊娠24〜30週くらいが適切であるという意見がある[16]。早い時期では胎盤形成段階における血管増生が胎盤浸潤と区別がつきにくく, 妊娠週数が進んだ時期では, 正常胎盤でも胎盤のheterogeneityが亢進すること, また子宮壁が伸展して薄くなるとbulgingや子宮壁

図3 単純癒着胎盤の所見

38歳, 2回経産婦 (2回帝王切開, 1回流産)。癒着胎盤を疑い, 36週5日, 総腸骨動脈閉塞バルーンカテーテルcommon iliac artery balloon occlusion (CIABO) 留置下に, 帝王切開および子宮摘出術を施行した。

a：MRI矢状断 (33週)。
heterogeneous signal intensity (胎盤実質), 子宮筋層の断裂所見 (矢印) を認める。

b：MRI矢状断 (33週)
dark intraplacental band (矢印) を認める。

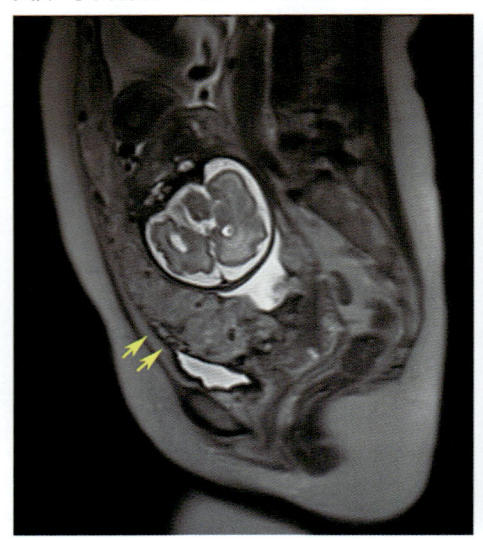
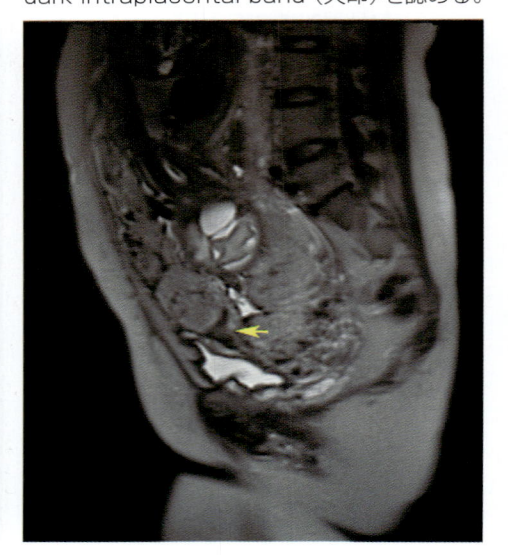

c：経腹超音波検査（リニア型プローブ）。
子宮筋への胎盤突出所見（矢印）。

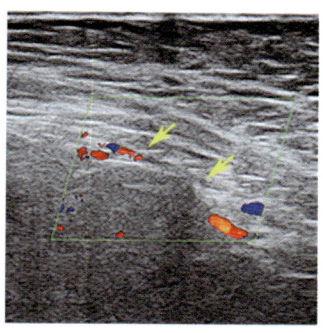

d：帝王切開時開腹所見
子宮表面に異常血管増生を認める。

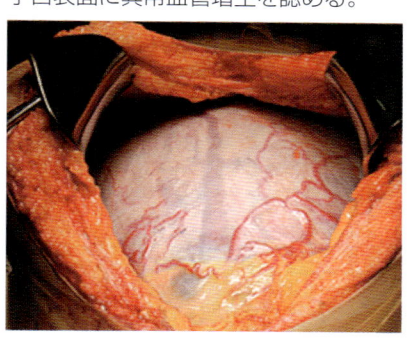

e：摘出標本
点線部（⬚）は直下に胎盤付着部を示す。

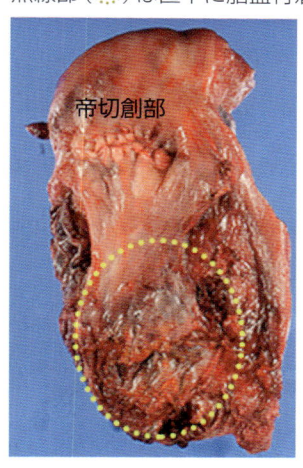

f：摘出標本の断面。胎盤の筋層への浸潤像が認められる（矢印）

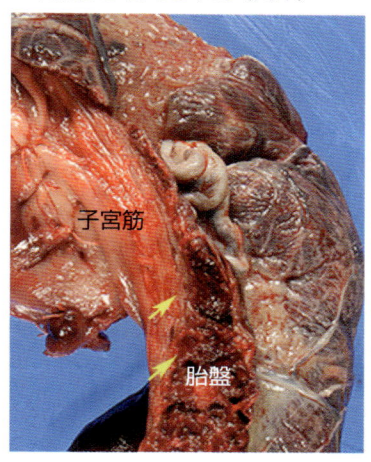

g：病理組織像（100倍，Scale bar ＝ 100 μm）

g1：脱落膜および子宮筋層へ浸潤する絨毛外栄養膜細胞（黒矢印）を認め，胎盤の部分的剥離により脱落膜出血像を認める。

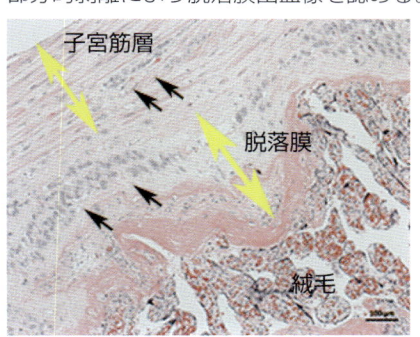

g2：絨毛が脱落膜を介さずに子宮筋層に癒着しており，単純癒着胎盤と診断。

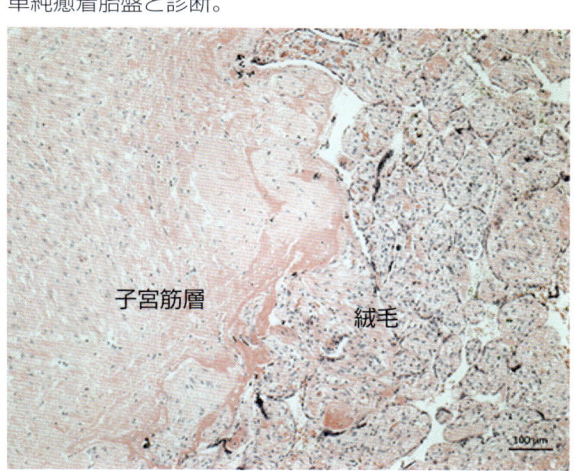

図4 非癒着胎盤（a,b）と癒着胎盤（c,d）の比較

a～dにMRI矢状断を示す。連続した子宮筋層を認め（⦂⦂内），胎盤実質が比較的均一信号で，輪郭が滑らかな特徴がある。

a：33歳，2回経産婦（2回帝王切開），33週。癒着胎盤が否定できず，37週0日CIABO留置下で帝王切開に臨んだが，術中に胎盤自然剥離した。

b：39歳，顕微授精で妊娠成立，初産婦，34週。非癒着と判断し37週6日に帝王切開。ほぼ剥離するも一部のみ後壁癒着しており遺残胎盤となったが，保存的療法で軽快した。

c～g：37歳，1回経産婦（1回帝王切開）。膀胱挙上所見（c：赤矢印，33週），bulging（d：赤矢印，35週），異常血管増生（d：⦂⦂内）を認め，癒着胎盤を疑い，37週4日，IABO留置下に帝王切開および子宮摘出術を施行した。膀胱は剥離容易であった（c：黄色矢頭，膀胱後壁後方に間隙を認める）。e：術中所見。点線内は異常血管増生（d：に一致）。f：病理マクロ所見。g：fの点線内の病理組織像（scale bar ＝ 100μm，100倍），侵入胎盤と診断。

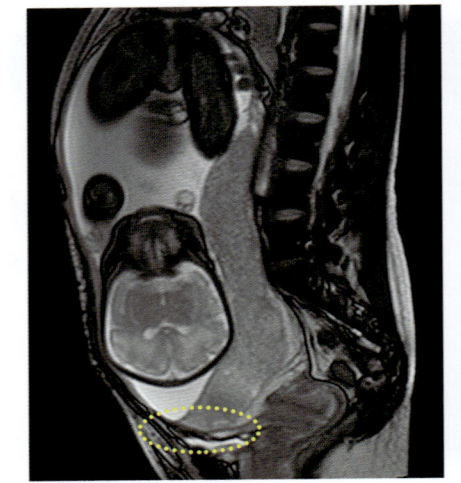

a

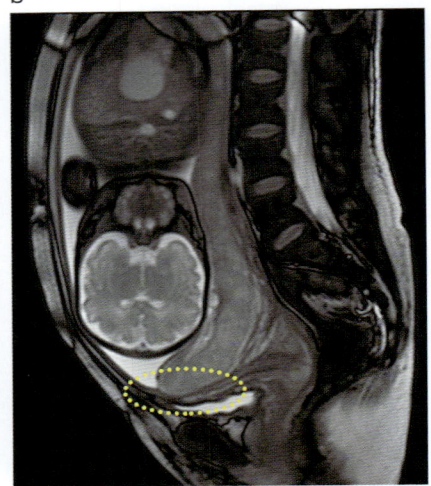

b

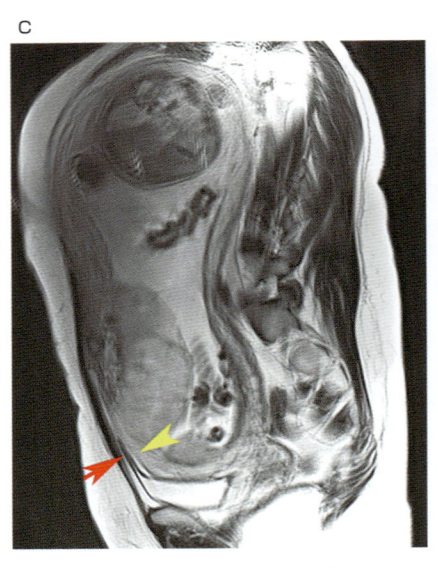

c

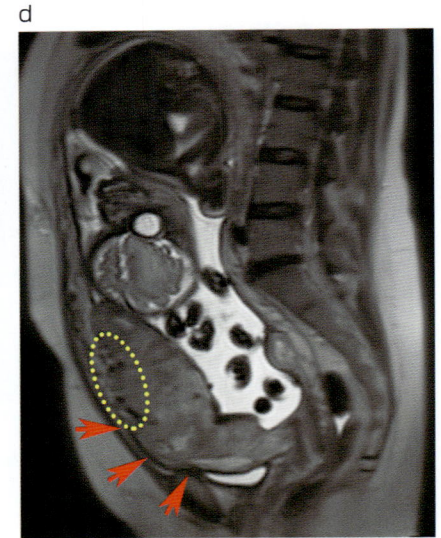

d

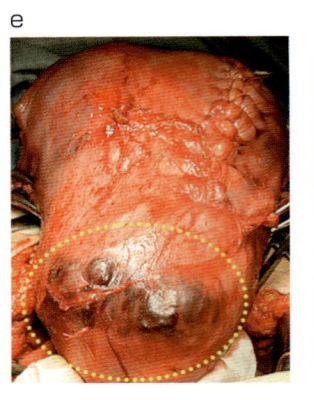

e

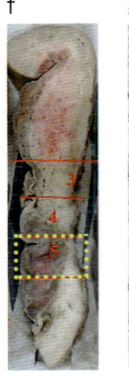

f

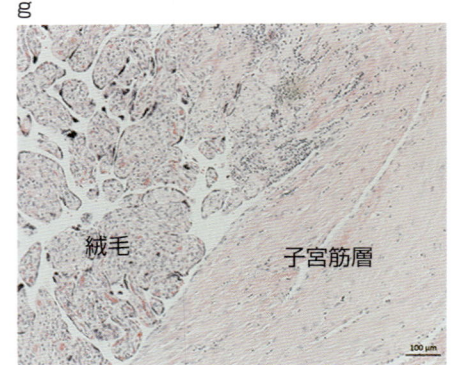

g

絨毛　　子宮筋層

図5 穿通胎盤における膀胱浸潤所見

38歳，3回経産婦（3回帝王切開）。膀胱浸潤が術前に疑われたため，36週4日にCIABO留置下に帝王切開，手術室で子宮動脈塞栓術を施行，二期的手術（術後6日目，子宮摘出）を施行した。

a：MRI冠状断（31週）。膀胱内腔に向かってbulging（ ⋯ 内）を認め，同部位では子宮筋層は同定できず，低信号の異常血管増生（矢印）を認める。この所見は，経腟超音波検査（b：Bモード法，c：カラードプラ法，30週，矢印），膀胱鏡検査（d：32週，矢印），帝王切開時の術中所見（e， ⋯ 内），摘出標本（h，矢印）に一致した所見を認める。

a
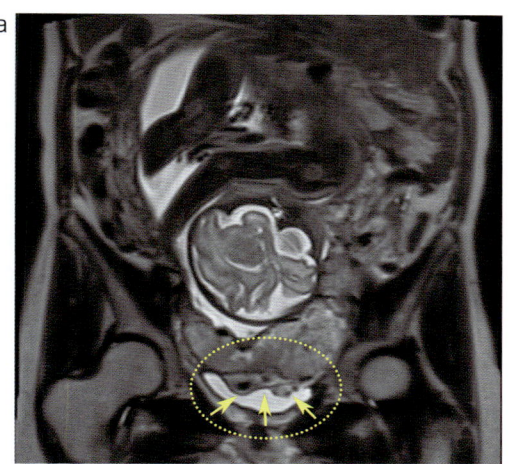

b
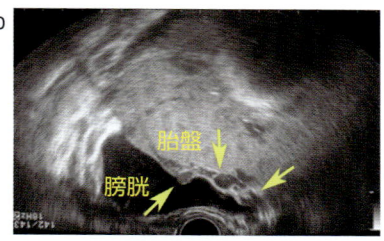

c
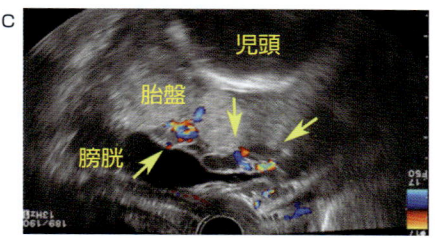

d
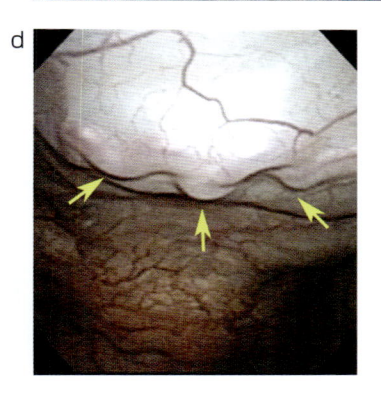

e
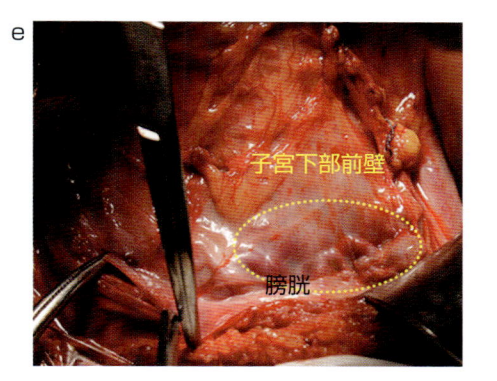

f：子宮動脈塞栓術前のアンギオグラフィー（ ⋯ 内は異常血管叢）

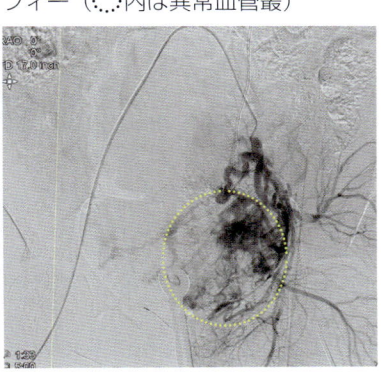

g：子宮動脈塞栓術後のアンギオグラフィー。異常血管叢（f， ⋯ 内）の縮小を認める。

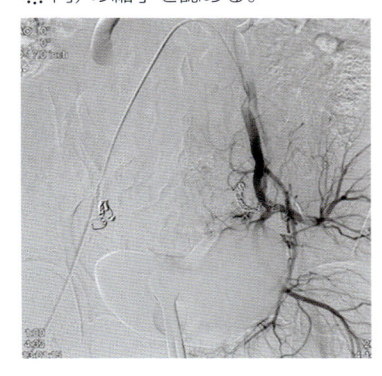

h
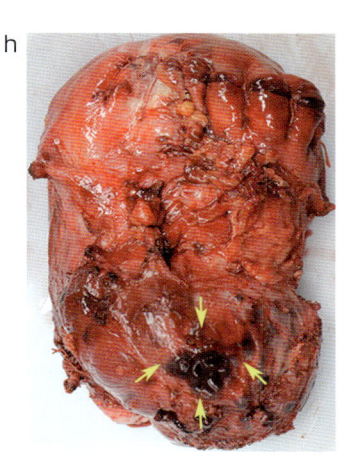

（つづく）

図5 穿通胎盤における膀胱浸潤所見（つづき）

i：病理マクロ所見。

j：iの点線内の病理組織像（25倍）。異常血管増生所見（矢印）を認める。子宮漿膜下にはフィブリン線維を認める。平滑筋層は胎盤絨毛に置き換わっており，穿通胎盤と診断。scale bar＝100μm

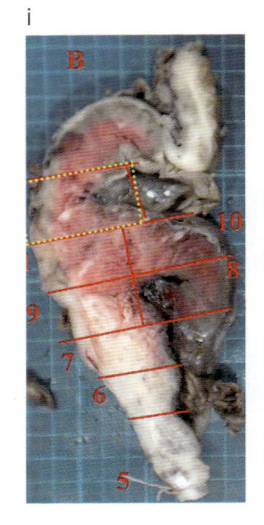

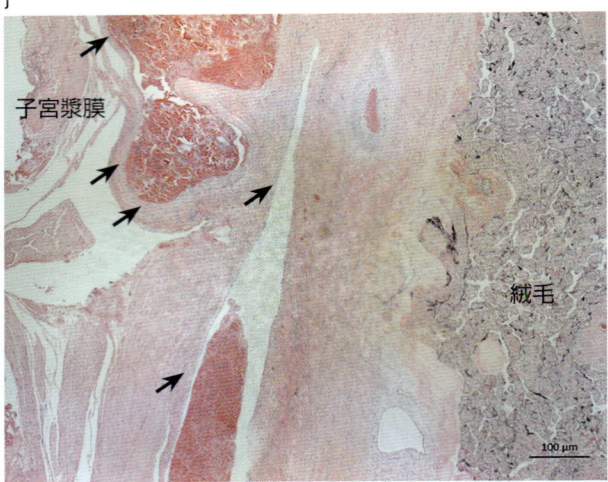

図6 MRIで癒着胎盤の所見を認めたが，超音波検査では疑われなかった例

36歳，2回経産婦（帝王切開2回，2回流産）。

a：MRI矢状断（34週）。胎盤実質はheterogeneous signal intensityであり，子宮筋層の不連続性（矢印）を認め，読影結果は癒着胎盤疑い。

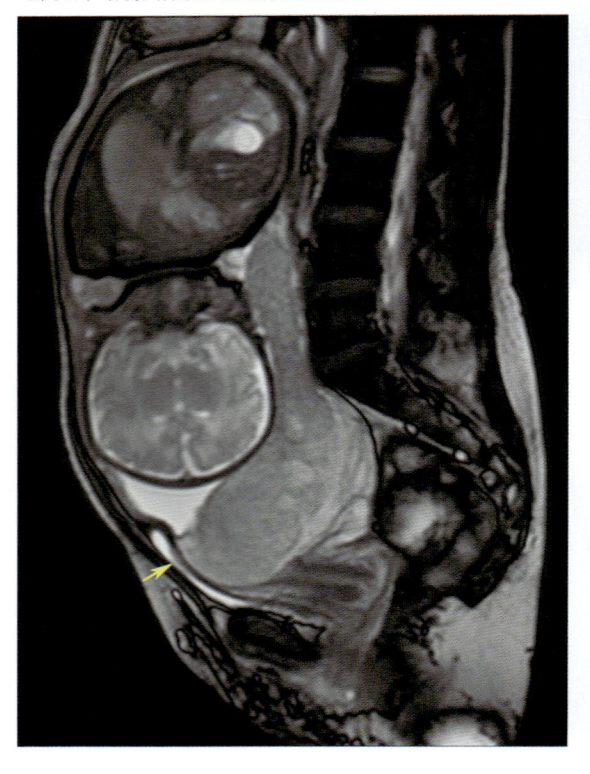

b：腹部超音波検査（33週）。clear zone（矢印）。

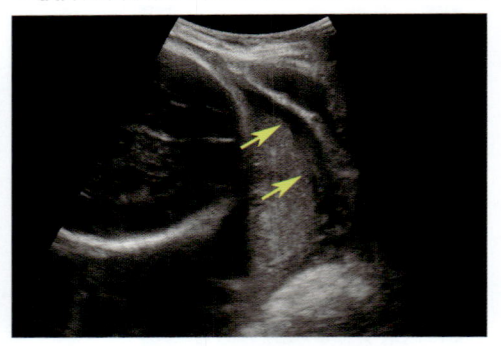

c：経腟超音波（37週）。胎盤と子宮壁の間にclear zone（矢印）を認めた。子宮頸管にsponge like echo（◌部）を認めるものの，癒着胎盤の可能性は低いと判断し，妊娠37週2日に帝王切開，胎盤は自然剝離した。

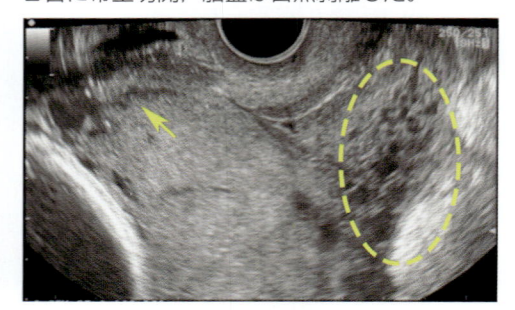

の断裂所見の評価が難しくなる（**図6**）。

● ● ●

　MRI検査は感度，特異度ともに高いとされているが，過少評価にならないように慎重に治療計画を立てる。集学的管理によりその予後は改善するとされており，多職種での術前検討においても客観的な評価のひとつとしてMRI画像は利用できる。

文献

1) Read JA, Cotton DB, Miller FC: Placenta accreta: changing clinical aspects and outcome. Obstet Gynecol 1980; 56: 31-4.

2) Miller DA, Chollet JA, Goodwin TM: Clinical risk factors for placenta previa-placenta accreta. Am J Obstet Gynecol 1997; 177: 210-4.

3) Cali G, Forlani F, Timor-Trisch I, et al: Diagnostic accuracy of ultrasound in detecting the depth of invasion in women at risk of abnormally invasive placenta: A prospective longitudinal study. Acta Obstet Gynecol Scand 2018; 97: 1219-27.

4) Shamshirsaz AA, Fox KA, Erfani H, et al: Multidisciplinary team learning in the management of the morbidly adherent placenta: outcome improvements over time. Am J Obstet Gynecol 2017; 216: 612 e1-e5.

5) Jauniaux E, Alfirevic Z, Bhide AG, et al: Placenta Praevia and Placenta Accreta: Diagnosis and Management: Green-top Guideline No. 27a. BJOG 2018.

6) Kaser DJ, Melamed A, Bormann CL, Myers DE, et al: Cryopreserved embryo transfer is an independent risk factor for placenta accreta. Fertil Steril 2015; 103: 1176-84. e2.

7) Matsuzaki S, Yoshino K, Endo M, et al: Conservative management of placenta percreta.Int J Gynaecol Obstet 2018; 140: 299-306.

8) D'Antonio F, Iacovella C, Palacios-Jaraquemada J, et al: Prenatal identification of invasive placentation using magnetic resonance imaging: systematic review and meta-analysis. Ultrasound Obstet Gynecol 2014; 44: 8-16.

9) Einerson BD, Rodriguez CE, Kennedy AM, et al: Magnetic resonance imaging is often misleading when used as an adjunct to ultrasound in the management of placenta accreta spectrum disorders. Am J Obstet Gynecol 2018; 218: 618 e1-e7.

10) Matsubara S, Takahashi H, Takei Y: Magnetic resonance imaging for diagnosis of placenta accreta spectrum disorders: still useful for real-world practice. Am J Obstet Gynecol 2018; 219: 312-3.

11) Hasegawa J, Tanaka H, Katsuragi S, et al: Maternal deaths in Japan due to abnormally invasive placenta. Int J Gynaecol Obstet 2018; 140: 375-6.

12) D'Antonio F, Iacovella C, Bhide A: Prenatal identification of invasive placentation using ultrasound: systematic review and meta-analysis. Ultrasound Obstet Gynecol 2013; 42: 509-17.

13) 佐竹弘子：3. MRI. 吉川史隆，梶山広明，岩瀬　明，ほか編．見てわかる産婦人科疾患. p.8-13,東京，南江堂，2017.

14) Millischer AE, Salomon LJ, Porcher R, et al: Magnetic resonance imaging for abnormally invasive placenta: the added value of intravenous gadolinium injection. BJOG 2017; 124: 88-95.

15) Sannananja B, Ellermeier A, Hippe DS, et al: Utility of diffusion-weighted MR imaging in the diagnosis of placenta accreta spectrum abnormality. Abdom Radiol（NY）2018; 43: 3147-56.

16) Kilcoyne A, Shenoy-Bhangle AS, Roberts DJ, et al: MRI of Placenta Accreta, Placenta Increta, and Placenta Percreta: Pearls and Pitfalls. AJR Am J Roentgenol 2017; 208: 214-21.

■帝王切開

新潟大学医歯学総合病院総合周産期母子医療センター　西島　浩二

　帝王切開既往患者が前置胎盤を合併し，胎盤が既往切開創を覆っているときは，癒着胎盤の存在を想定しながら妊娠管理を行う。前置胎盤に対する安全で普遍的な分娩方法は帝王切開のみである。帝王切開を行う際は，大量出血に備えさまざまな工夫を必要とする。事前に関連部署と患者情報を共有し，輸血ができる体制，子宮摘出に移行できる体制を整える。子宮底部横切開法は適応が限られた術式であるが，従来の手術法で対処しきれない症例に遭遇した際には有効な帝王切開法となる。

　近年の癒着胎盤増加の最大要因は帝王切開の増加，すなわち前置癒着胎盤の増加である[1]。本項では，『産婦人科診療ガイドライン産科編2017』の内容に適宜触れながら[2]，前置胎盤と前置癒着胎盤の妊娠分娩管理について述べる。

■前置胎盤，前置癒着胎盤の妊娠管理[3]

　癒着胎盤の有無を，確実に診断あるいは否定することは難しい。現時点では，帝王切開既往患者が前置胎盤を合併し，胎盤が既往切開創を覆っている場合は，癒着胎盤の存在を想定しながら妊娠管理を行う[2]。
　前置胎盤の予防的入院の効果に関しては意見が分かれる。無症候性の前置胎盤[4,5]はもちろんのこと，出血や子宮収縮を伴う前置胎盤でさえも外来管理が許容される[6]。確かに，子宮収縮抑制薬を使用し，安静を守り生活することが前置胎盤の予後を改善するというエビデンスは存在しない[7]。しかしながら，患者の安全確保という一点に着目すれば，外来管理よりも入院管理のほうが好ましいのは明らかである。出血のエピソードのある患者や早産のリスクの高い患者は，入院管理を行いながら術前準備を進めていく[8,9]。
　前置胎盤の帝王切開は出血多量となることが多いため，帝王切開に向けて同種血輸血または自己血輸血の準備を整える[2]。癒着胎盤が強く疑われる症例は，高次施設で管理する。緊急事態に備えて，小児科，

麻酔科，泌尿器科などの関連診療科や，手術室，輸血部などの関連部署と事前に患者情報を共有することが望ましい[2]。

■ 前置胎盤，前置癒着胎盤の分娩管理 [3]

帝王切開の施行時期

前置胎盤に対する安全で普遍的な分娩方法は帝王切開のみである[7]。米国で行われた前置胎盤単胎妊娠の後方視的コホート研究によれば，周産期死亡率が最も低かったのは妊娠37週台での帝王切開（0.1%）であり，妊娠38週以降になるとかえって周産期死亡率が増加した[10]。わが国でも，症状が安定した前置胎盤の予定帝王切開は妊娠37週末までに施行することが推奨されている（推奨レベルB）[2]。

一方，癒着胎盤の合併が疑われる場合には，分娩時期を妊娠35〜37週とする報告が多い。緊急帝王切開を避けるために，前置癒着胎盤の分娩時期は妊娠34週が良いという報告もある[11]。いずれにしても，大量出血のリスクを個別に評価しながら，それぞれの患者にとっての最適な分娩時期を決定することが重要である。

癒着胎盤の可能性が低い前置胎盤の帝王切開

癒着胎盤の可能性が低ければ，通常どおりに子宮下節横切開を行い，胎盤に切り込んで児を娩出することも容認される[7, 12]。この場合は，母児ともに大量出血（失血）のリスクを負うため，術者は迅速に手術を遂行しなければならない[7, 12]。胎盤の付着位置によっては，子宮筋切開部位から卵膜のみを膨隆させた後に破膜し児を娩出するWardの手法も考慮する[13]。将来の挙児希望のない患者，早産児，胎位異常（横位）の場合には，胎盤への切り込みを避けうる子宮体部〜底部の縦切開[7]，横切開[14]が選択される。胎盤剥離部位からの出血に対しては，square suture[15, 16]，vertical compression suture[17]，U字縫合[18]などの縫合止血法や，子宮腔内バルーンタンポナーデが行われる[19〜21]。Matsubaraらは，Bakri balloon挿入と留置の困難さを巧みにカバーする手法を報告している[20, 21]。

癒着胎盤が予想される前置胎盤の帝王切開

癒着胎盤の合併が予想される場合は，出血量を最小とするためにさまざまな工夫を行う。皮膚切開は，視野確保のため腹部正中縦切開とし[7]，児娩出のための子宮筋層切開は胎盤縁から離れた部分を横切開[14]，あるいは縦切開[1, 7]とし，胎盤に切り込まないようにする。子宮前壁からの膀胱剥離が可能なことを確認したうえで，胎盤剥離操作に移る[14]。膀胱剥離が困難と考えられる場合には，胎盤を剥離せず，十分な準備（輸血用血液の確保や総腸骨動脈バルーニング，内腸骨動脈

■ square suture
胎盤剥離面からの出血に対しては，出血点を中心に子宮の前壁と後壁を合わせるcompression sutureが有効である。代表的なものに，square sutureやparallel vertical compression sutureがある。2000年にChoらにより報告されたsquare sutureは，出血部位を正方形で囲むように子宮の前壁と後壁を貫く縫合止血法である。

■ vertical compression suture
2005年にHwuらにより報告されたvertical compression sutureは，子宮の前壁と後壁を縦軸方向に貫く圧迫縫合止血法である。出血部位を間にはさむように，その左右両側を1箇所ずつ縫合する。

■ interventional
radiology（IVR）
→p.113

血流一時遮断など）を整えて，腹式子宮全摘を行う[2, 14]。場合によっては，いったん閉腹し[2]，胎盤の自然剥離・吸収を待つconservative management[22]か二期的子宮摘出に移行する[23]。interventional radiology（IVR）は母体救命に寄与する可能性があるが，腸骨動脈結紮，カテーテルによる動脈バルーン閉鎖術[24, 25]，動脈塞栓術[26]の安全性と有効性にはいまだ議論がある。

■ 子宮底部横切開法

次に「子宮底部横切開法」について解説する。子宮底部横切開法[14]は，子宮前壁に広範に付着した癒着胎盤が否定できない前置胎盤に対し，"確実に胎盤切開を避けうる"また"胎盤剥離を目視下に行うことが可能"な術式として開発された。

子宮底部横切開法の実際[14, 27〜29]

①**腹壁切開**：子宮底を腹腔外に露出するために，十分な長さの皮膚切開と腹壁切開を行う（**図1**）。

②**子宮筋層切開**：子宮を腹腔外に挙上して，術中超音波断層検査で胎盤の辺縁を確認しながら，子宮底部の"前壁"もしくは"後壁"に横切開を加える（**図2a, b**）。

③**胎児娩出**：切開が進むにつれ自然に卵膜が膨隆する（**図3a**）。破膜して児を娩出する（**図3b**）。

④**子宮下部からの膀胱剥離**：胎盤剥離の前に，"必ず"子宮頸部から膀胱を剥離する。膀胱剥離の時点で強出血をみたり，剥離後に子宮下部から胎盤が透見されたりするようなら，胎盤剥離は危険である（**図4**）。子宮壁から膀胱を剥離しておけば，突発的な出血の

図1 子宮底部横切開の腹壁切開

子宮底を腹腔外に露出させるために，臍上部に至るまで十分な長さの皮膚・腹壁切開を加える。効かせるべき麻酔高にも注意が必要である。

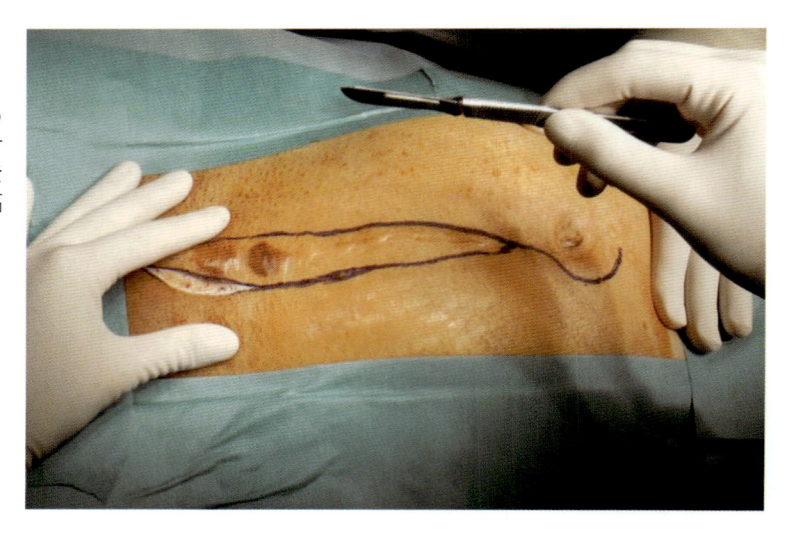

図2 子宮筋層切開

a：子宮筋層切開 ①
術中超音波断層検査で胎盤の辺縁を確認しながら，卵管角部を避け，子宮底部に横切開を加える。前置胎盤では子宮底部の血流は少なく，数本の細い血管を結紮することで出血をコントロールできる。（実線：胎盤辺縁，破線：子宮筋層切開予定線，☆：子宮底部）

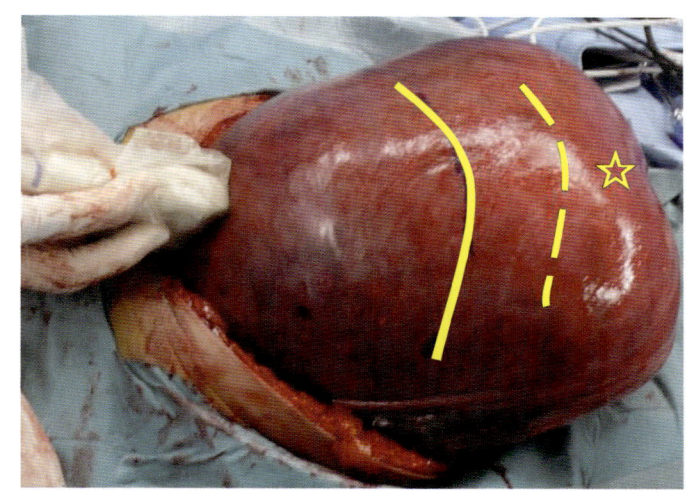

b：子宮筋層切開 ②
筋層切開が卵管角部に近づくと，出血が多くなる。児が頭位の場合には，児娩出にあたり骨盤位牽引術を正しく行うなら（この場合，児は殿部から娩出される），10cm程度の長さの切開で十分である。ただし，あまり切開創を小さくし過ぎると，胎盤剥離時に胎盤を直視することが困難になる。

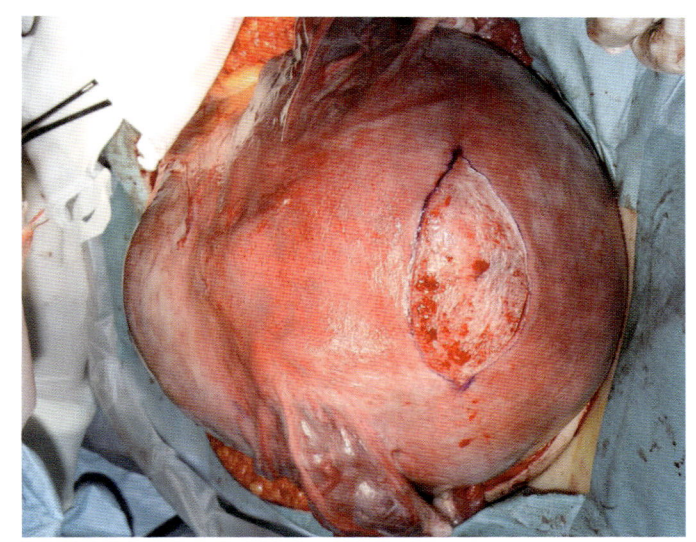

際にも，速やかに子宮摘出に移行できる。

⑤ **子宮下部の駆血**：膀胱剥離後の子宮下部の所見から，胎盤剥離が可能と判断された場合は，出血軽減策としてネラトンチューブによる子宮下部の駆血（Rubin's tourniquet technique）を行う。両側の子宮広間膜を開窓し，直径2.5 mmのネラトンチューブを通し，子宮の下端を巻くように締める（**図5**）。駆血時間が長引くと血栓形成のリスクが生じるため，剥離操作に手間取るようなら駆血をいったん解除し血流を再開させる。

⑥ **胎盤娩出**：底部横切開では，児娩出後の子宮筋の下方への退縮が非常に強く，切開創から胎盤がはみ出てくる（**図6a**）。胎盤の全周から剥離操作を進めていき，癒着胎盤により剥離が困難な部分の手術操作は最後に行う（**図6b**）。

図3 胎児娩出

a：卵膜膨隆
切開が進むにつれ自然に卵膜が膨隆する。☆：子宮底部

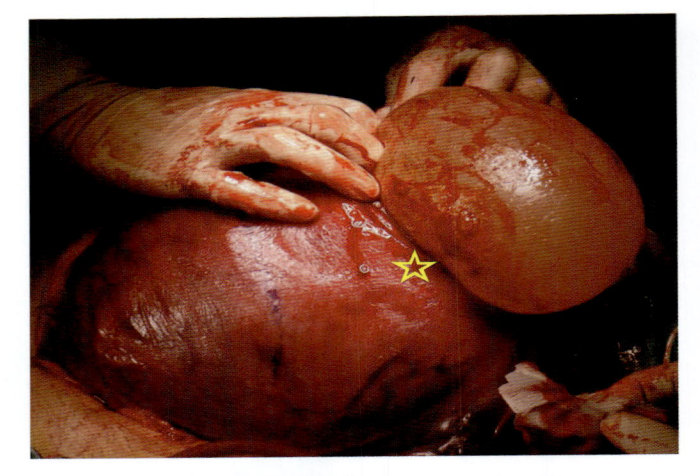

b：胎児娩出
破膜して児を娩出する。子宮縦軸先端からの児娩出は容易である。☆：子宮底部

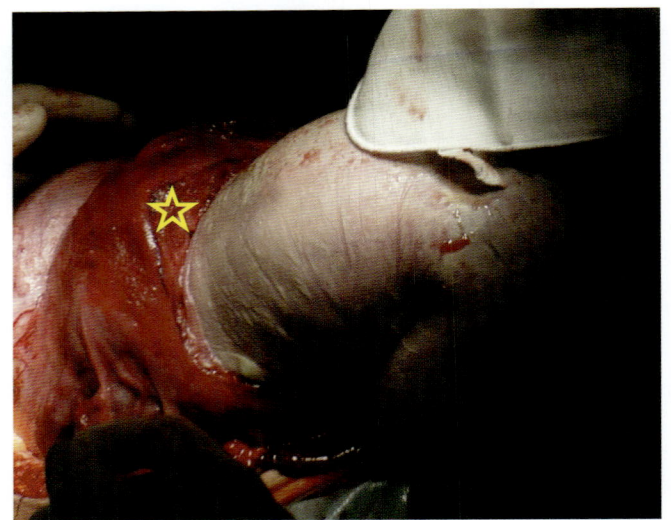

図4 膀胱剥離後の子宮下部

絨毛の筋層浸潤が強い場合，子宮下部はダルマ状に腫大し，子宮筋から胎盤後面が透見される。このような子宮下部の所見は，膀胱を剥離しようとしてはじめてわかることが多い。☆：子宮底部

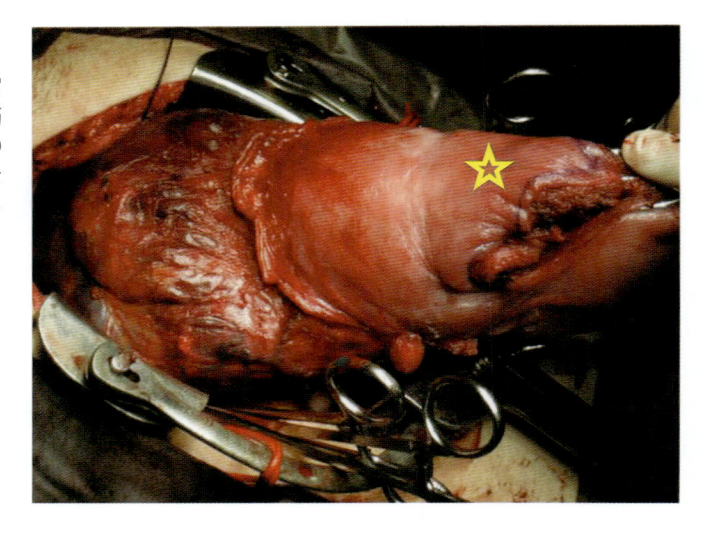

図5 子宮下部の駆血
Rubin's tourniquet
technique

両側の子宮広間膜を開窓し，ネラトンチューブを通し，子宮下端を巻くように締めて血流を遮断する。骨盤底からの上行血管だけでなく子宮動脈をも圧迫する強力な駆血法である。子宮下部の血流遮断法としては最も有効な方法であると考えているが，血栓形成のリスクを念頭に置く必要がある。

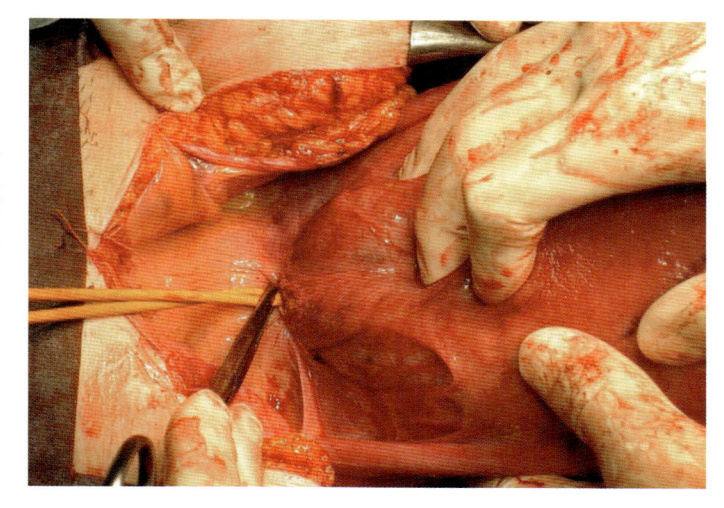

図6 胎盤娩出

a：児娩出後に筋創切開縁から露出する胎盤
子宮底部横切開では，児娩出後の子宮筋の下方への退縮が非常に強く，筋層切開縁から胎盤がはみ出てくる。（△：子宮壁，☆：露出してきた胎盤）

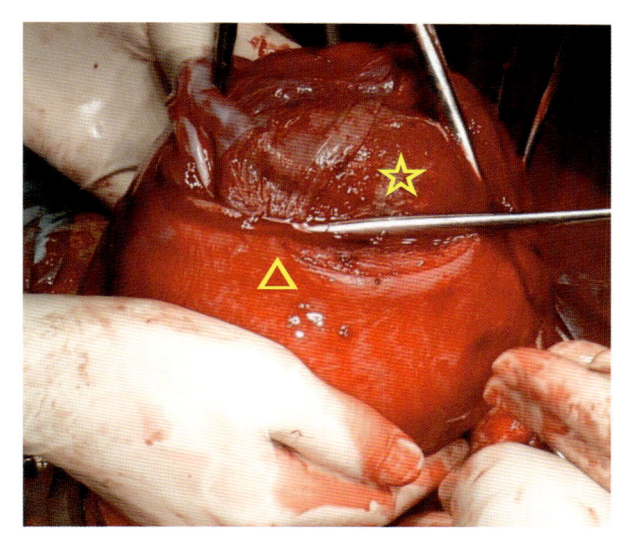

b：胎盤剥離
直視下に，胎盤の全周から剥離操作を進める。癒着胎盤により剥離が困難な部分の手術操作は最後に行う。

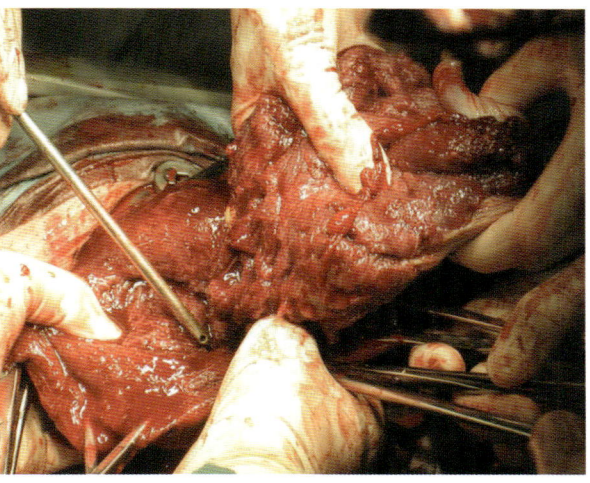

図7 胎盤剥離後の子宮下部

子宮底部横切開法では，下方へ向けて強い子宮収縮が起きる。そのため，子宮底部を切開しているにもかかわらず，胎盤剥離後の子宮下部を直視下に観察することができる。

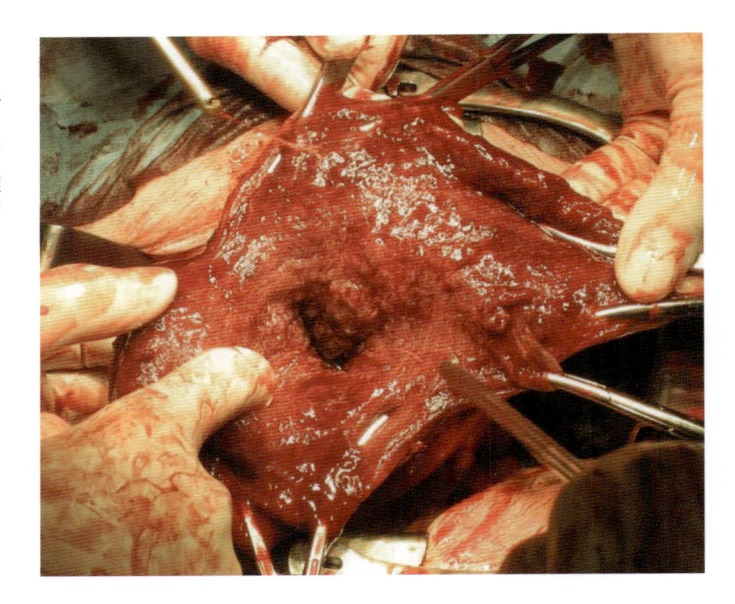

図8 U字縫合

胎盤剥離後の強出血には，大きな鈍針を用いて子宮下部を一括して縫合するU字縫合が有効である。

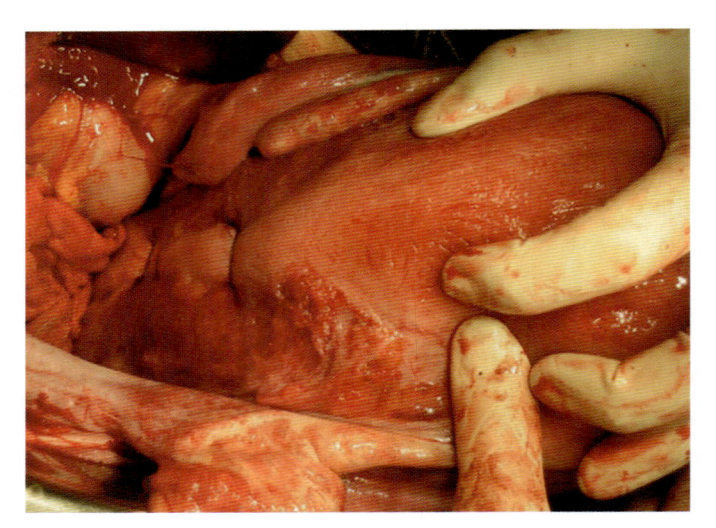

図9 子宮筋層縫合

子宮底部横切開法では，胎盤の剥離操作を直視化できるほど子宮下方に向けて強力な子宮収縮が起こる。この収縮は子宮底部横切開法のメリットであるが，デメリットにもなりうる。子宮底部横切開時には，まず減張縫合をかけた後に二層の単結節縫合を行う。

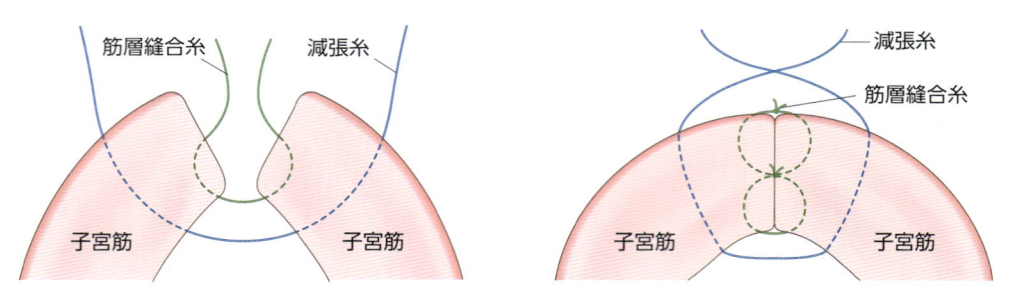

⑦ **止血の確認**：胎盤を剥離できた場合には，ネラトンチューブによる子宮下端の駆血を解除し，剥離面からの出血の様子を確認する（**図7**）。

⑧ **強出血があれば**，再度ターニケットを絞めて，出血部の上下に子宮筋層を貫通するU字縫合をかける（**図8**）[18]。

⑨ **子宮筋層縫合**：減張縫合をかけた後に，二層の単結節縫合を行う（**図9**）。連続縫合は行わない。

子宮底部横切開法の有用性

子宮底部横切開法は従来の術式に比べ，出血量が少ない[14, 27～30]。その理由は，①前置胎盤では子宮底部の血流が少ないこと，②この切開法では，児娩出後の子宮下方に向かう収縮が非常に強いこと，さらには，③胎盤への切り込みを確実に避けうることにある。筆者らの経験では，子宮摘出の有無にかかわらず，術中総出血量は羊水込みで平均1,370gであった（同時期の他術式による平均出血量は1,960g，P = 0.0048）。

子宮底部横切開法の今後の課題

子宮底部横切開法の普及に伴い，術後に妊娠に至る症例も増えてきた。これまでに全国で300件を超える子宮底部横切開法が施行されてきたが，その後の妊娠で子宮破裂を起こした症例を1例把握した[31]。この症例は，子宮底部横切開法（厳密には子宮底部S字切開）後に子宮筋腫核出術が施行され，その後に妊娠が成立し，妊娠21週で子宮破裂の転帰となった。子宮底部横切開時の筋層縫合も筆者らが推奨する縫合法とは異なっており，これらが子宮破裂の一因となった可能性がある[31]。子宮底部横切開法は眼の前の患者を救うことを第一義とする。底部横切開法後の患者に妊娠を許可する際には，慎重な判断をお願いしたい[14]（**表1**）。

■ **U字縫合**
U字縫合は，出血部位の上下の子宮筋層を貫通する縫合止血法である。子宮内腔から子宮前壁あるいは後壁を貫通し，子宮漿膜に向けて針を抜く。子宮下部のできるだけ低い位置を縫合するが，完全な止血がもたらされるまで数針を要することが多い。胎盤剥離後の制御不能の強出血の一部は，上殿動脈や一部外腸骨動脈から分枝し，骨盤底を網の目のように巡り子宮に向かう血管群からもたらされる。このような出血に対しては，子宮下部を一括して縫合するU字縫合が有効である。

表1 子宮底部横切開法による子宮温存症例の管理指針（University of Fukui, 2013）

次回妊娠希望例の管理指針
① 術後1年間は避妊する。
② 1年後の造影MRIとHSG[*1]とhysterosonography[*2]で異常を認めない場合に限り妊娠を許可する。
③ 妊娠が成立した場合には，妊娠25週よりMFICUのある施設に入院管理する。
④ 胎児の肺成熟を確認して，妊娠35週前後に帝王切開を行なう。

[*1] HSG（子宮卵管造影検査）
[*2] Hysterosonography（通水超音波検査）
[*1,2] 子宮内腔を造影剤あるいは生理食塩水で膨らませて観察することで癒合不全の診断が確実になる。

ここまで述べてきた種々の手術法・手技の有用性に関しては，その多くがexpert opinionに基づいている。前置胎盤，前置癒着胎盤の予後のさらなる改善のために，前方視的な臨床試験（ランダム化比較試験）の実施が望まれる[7]。

文献

1) Obstetrical Hemorrhage. Cunningham FG, Leveno KJ, Bloom SL, et al. Williams Obstetrics 25th ed. 773-782, The McGraw-Hill Education, 2018.

2) 前置胎盤の診断・管理は？ 日本産科婦人科学会／日本産婦人科医会編．産婦人科診療ガイドライン産科編2017．p.163-7．日本産科婦人科学会，2017．

3) 西島浩二：前置胎盤・癒着胎盤．周産期医学編集委員会（編）．周産期医学必須知識第8版．258-62，東京医学社，2016．

4) Droste S, Keil K: Expectant management of placenta previa: cost-benefit analysis of outpatient treatment. Am J Obstet Gynecol 1994; 170: 1254-7.

5) Mouer JR: Placenta previa: antepartum conservative management, inpatient versus outpatient. Am J Obstet Gynecol 1994; 170: 1683-5; discussion 1685-6.

6) Wing DA, Paul RH, Millar LK: Management of the symptomatic placenta previa: a randomized, controlled trial of inpatient versus outpatient expectant management. Am J Obstet Gynecol 1996; 175: 806-11.

7) Silver RM: Abnormal Placentation: Placenta Previa, Vasa Previa, and Placenta Accreta. Obstet Gynecol 2015; 126: 654-68.

8) Oppenheimer L; Society of Obstetricians and Gynaecologists of Canada: Diagnosis and management of placenta previa. J Obstet Gynaecol Can 2007; 29: 261-73.

9) 板倉敦夫：前置胎盤／前置癒着胎盤 −妊娠中の管理法− 前置胎盤に管理入院は必要か，帝王切開のタイミングは．周産期医学 2013；43：715-8．

10) Ananth CV, Smulian JC, Vintzileos AM: The effect of placenta previa on neonatal mortality: a population-based study in the United States, 1989 through 1997. Am J Obstet Gynecol 2003; 188: 1299-304.

11) Robinson BK, Grobman WA: Effectiveness of timing strategies for delivery of individuals with placenta previa and accreta. Obstet Gynecol 2010; 116: 835-42.

12) Matsubara S, Baba Y, Ohkuchi A: Cesarean incision in case of placenta previa: does the transplacental approach cause fetal anemia- Acta Obstet Gynecol Scand 2015; 94: 226-7.

13) Ward CR: Avoiding an incision through the anterior previa at cesarean delivery. Obstet Gynecol 2003; 102: 552-4.

14) Kotsuji F, Nishijima K, Kurokawa T et al: Transverse uterine fundal incision for placenta praevia with accreta, involving the entire anterior uterine wall: a case series. BJOG 2013; 120:1144-9.

15) Chen CY, Wang KG: Late postpartum hemorrhage after hemostatic square suturing technique: a case report. J Reprod Med 2009; 54: 454-6.

16) Cho JH, Jun HS, Lee CN: Hemostatic suturing technique for uterine bleeding during cesarean delivery. Obstet Gynecol 2000; 96(1): 129-31.

17) Hwu YM, Chen CP, Chen HS, et al: Parallel vertical compression sutures: a technique to control bleeding from placenta praevia or accreta during caesarean section. BJOG 2005; 112: 1420-3.

18) Shukunami K, Nishijima K, Tajima K, et al: A useful technique for controlling placental site bleeding for an uncommon type of placentation. Eur J Obstet Gynecol Reprod Biol 2005; 122: 247-8.

19) Kumru P, Demirci O, Erdogdu E, et al: The Bakri balloon for the management of postpartum hemorrhage in cases with placenta previa. Eur J Obstet Gynecol Reprod Biol 2013; 167: 167-70.

20) Matsubara S: An easy insertion procedure of Bakri balloon during cesarean section for placenta previa: use of Nelaton rubber catheter. Arch Gynecol Obstet 2014; 290: 613-4.

21) Matsubara S, Baba Y, Takahashi H: Preventing a Bakri balloon from sliding out during "holding the cervix": "fishing for the balloon shaft" technique (Matsubara). Acta Obstet Gynecol Scand 2015; 94: 910-1.

22) Sentilhes L, Ambroselli C, Kayem G, et al: Maternal outcome after conservative treatment of placenta accreta. Obstet Gynecol 2010; 115: 526-34.

23) Lee PS, Bakelaar R, Fitpatrick CB, et al: Medical and surgical treatment of placenta percreta to optimize bladder preservation. Obstet Gynecol

2008; 112: 421-4.

24) Ballas J, Hull AD, Saenz C, et al: Preoperative intravascular balloon catheters and surgical outcomes in pregnancies complicated by placenta accreta: a management paradox. Am J Obstet Gynecol 2012; 207: 216.e1-5.

25) Salim R, Chulski A, Romano S, et al: Precesarean Prophylactic Balloon Catheters for Suspected Placenta Accreta: A Randomized Controlled Trial. Obstet Gynecol 2015; 126: 1022-8.

26) Eller AG, Porter TF, Soisson P, et al. Optimal management strategies for placenta accreta. BJOG 2009; 116: 648-54.

27) 西島浩二, 吉田好雄, 小辻文和：前置胎盤／前置癒着胎盤 −分娩管理：帝王切開の工夫− 子宮底部横切開法. 周産期医学 2013；43：737-43.

28) 西島浩二：第3章 子宮底部横切開法. 西島浩二（編）. 帝王切開の強化書 Kaiserを極める. 65-106, 金原出版, 2017.

29) 小辻文和, 西島浩二：子宮底部横切開法−トラブル回避の手術手順と適応−. 小西郁夫（編）. OGS NOW 9 前置胎盤・前置癒着胎盤の手術 入念な準備で危機に対処. 82-93, メジカルビュー社, 2012.

30) Nishida R, Yamada T, Akaishi R, et al: Usefulness of transverse fundal incision method of cesarean section for women with placentas widely covering the entire anterior uterine wall. J Obstet Gynaecol Res 2013; 39: 91-5.

31) Fujiwara-Arikura S, Nishijima K, Tamamura C et al: Re: Transverse uterine fundal incision for placenta praevia with accreta, involving the entire anterior uterine wall: a case series. Spontaneous uterine rupture during the subsequent pregnancy after transverse uterine fundal incision for placenta praevia with accreta. BJOG 2018; 125: 389-90.

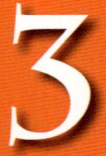

3 常位胎盤早期剥離

サカイ生化学研究所　**中山　雅弘**

　常位胎盤早期剥離の定義を述べ，胎盤病理を基本とした早期剥離の分類を示した。定義は，胎盤が胎児の娩出に先立って子宮壁と分離するものであるが，その病像はさまざまである。古典的な胎盤早期剥離に加えて，急性辺縁部，亜急性，慢性と分け，それぞれ典型像の病理写真とその病態を記す。臨床診断では，超音波像，胎児心拍モニタリングについて記した。最後に管理についても簡単に記載した。

■ 胎盤病理を基本とした胎盤早期剥離の分類

　常位胎盤早期剥離の大部分は，胎盤にはっきりした異常所見が認められる。胎盤病理の病変を基に，4つに分類しそれぞれの臨床経過などを示す[1]。

古典的急性胎盤早期剥離

　胎盤の動脈性の出血により急性に子宮から剥がれるもので，頻度は全分娩の1%程度とされる。妊娠20週以降満期までのすべてに起こりうるが，妊娠24〜26週に最も多い[2]。ほとんどの例が突然発症した腹痛と腟からの出血，子宮の圧痛を認める。症状や徴候は個々によりかなり異なり，高度な外出血であっても胎児の機能不全は軽度である場合や，逆に外出血は認めないが，胎盤では胎児死亡が起こるほどの剥離を起こしている場合もある（隠された常位胎盤早期剥離）。

　内出血では，胎盤後血腫の進展とともに，組織トロンボプラスチンが母体循環に流れ，消費性凝固障害の頻度が高まる。常位胎盤早期剥離は，妊婦の播種性血管内凝固症候群 disseminated intravascular coagulation；DIC の最大原因である[3,4]。

　急性早期剥離を誘発する要因として，まず，年齢的要因があり，母体年齢で上昇する。妊婦の高血圧では，発生頻度が約2倍になるとされる。前期破水 preterm premature rupture of membranes；pPROM や羊水過少，絨毛膜羊膜炎 chorioamnionitis；CAM，甲状腺疾患，抗

側注

■ **組織トロンボプラスチン**
血液凝固には外因性凝固活性化と内因性凝固活性化機序がある。重症感染などでは，血管内皮細胞や組織球から組織トロンボプラスチンが大量に生産され，外因性活性化が起こり，播種性血管内凝固症候群を発症する。

■ **播種性血管内凝固症候群**
本来は出血場所で生じる血液凝固反応が全身の血管内で無秩序に起きるもので，微小血栓が多発し，凝固因子・血小板が大量に消費されることにより出血，ショック症状などが出現する。出血箇所では血液凝固が阻害され，消費性凝固障害とよばれる。

■ **pPROM**
→p.189「Ⅱ-8前期破水の機序と修復」

■ **CAM**
→p.226「Ⅱ-12絨毛膜羊膜炎」

リン脂質抗体症候群antiphospholipid syndrome；APS，子宮筋腫合併などもリスク因子とされている。家族内多発症例や再発例の検討から遺伝的素因も推測されている[5]。

　胎盤の肉眼所見では，母体面に胎盤後血腫がみられ，変性・壊死やときに脱落膜の変形がみられる。胎盤後血腫が認められずに，辺縁出血のみが認められることもある。あるいは，初期のものでは胎盤にその痕跡を残さないこともある。Foxの"Pathology of the placenta"に記載された出血・血腫・血栓の模式図では，胎盤後血腫と脱落膜は離れて記載されているが[6]，実際に常位胎盤早期剥離にみられる胎盤後血腫はこのようなものではない。急性早期剥離における胎盤後血腫は，脱落膜内への出血から始まるので脱落膜板はほとんどの例で出血性の変性，壊死を起こしており，この部分と胎盤後血腫は剥がすことができない。この部位を確認することで，早期剥離を胎盤から診断することが可能である（**図1a**）。母体面に血液が付着しているのは非特異的にしばしばみられるが，このときこの血腫をガーゼで丁寧にふきとって観察することが重要なポイントである。たとえ非常に小さなものであっても，常位胎盤早期剥離の場合には胎盤後血腫と脱落膜が剥がれない部分がみられる。必要なときは組織所見で確認する。胎盤後

■ **抗リン脂質抗体症候群**
血中に抗リン脂質抗体とよばれる自己抗体ができることにより凝固機能亢進が起こり，血栓形成を繰り返す。自己免疫疾患で，全身性エリテマトーデスに合併する症例も多く，習慣性流産や若年者の脳梗塞などの原因ともなる。

図1 古典的急性胎盤早期剥離の胎盤

a：母体面像
広範囲に胎盤後血腫がみられ（┈），脱落膜と強く癒着する。

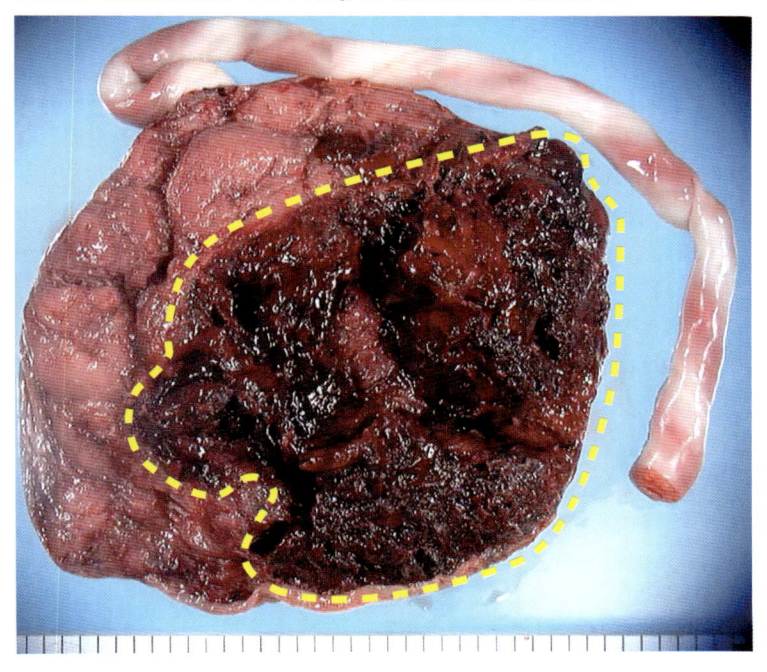

図1 古典的急性胎盤早期剥離の胎盤

b：割面像
ときにうっ血と貧血がまだら状にみられることがある。

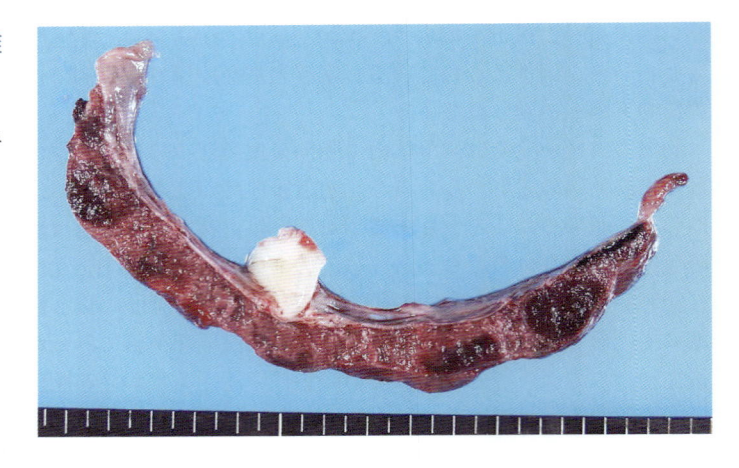

図2 急性辺縁部胎盤早期剥離の胎盤母体面像

胎盤辺縁部に血腫を認める。

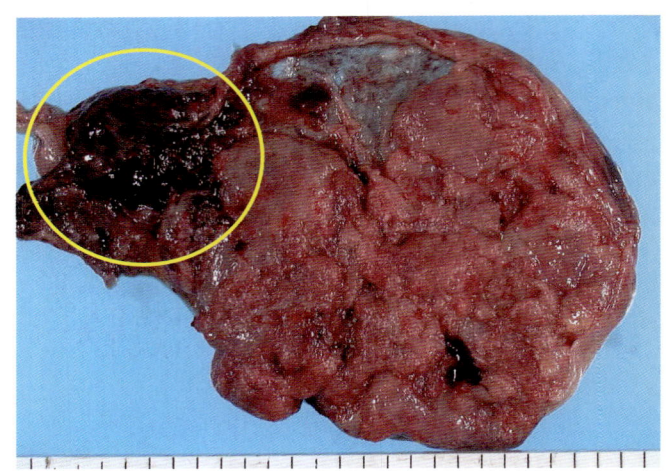

血腫が不明な場合に，割面で各コチルドンの中央部のうっ血と周囲の貧血により生じるまだら模様が常位胎盤早期剥離を疑わせる根拠となる症例もみられる（図1b）。剥離部の組織初見では，脱落膜内の出血，絨毛間腔の出血，絨毛実質内の出血，<u>chorangiosis</u>，栄養膜細胞の変性・壊死がみられ，ときには脱落膜の破綻と関連して，絨毛組織が脱落膜外にみられることもある[7]。

■ chorangiosis
→p.256

急性辺縁部胎盤早期剥離

　胎盤辺縁部における静脈性の出血による胎盤早期剥離である。静脈性の出血であるので，臨床経過は古典的な常位胎盤早期剥離より緩やかに経過し，分娩直前まで無症状であることも多い。高頻度にCAMを伴う[8]。剥離は部分的であり，胎児への影響も古典的常位胎盤早期剥離よりも軽微である。

　胎盤の肉眼的所見は，辺縁部の出血／血腫，実質のぎざぎざ面と周辺の卵膜下血腫である（図2）。妊娠早期に起こった辺縁部剥離は慢性

図3 急性辺縁部胎盤早期剥離の
胎盤母体面像
周郭胎盤を示す。

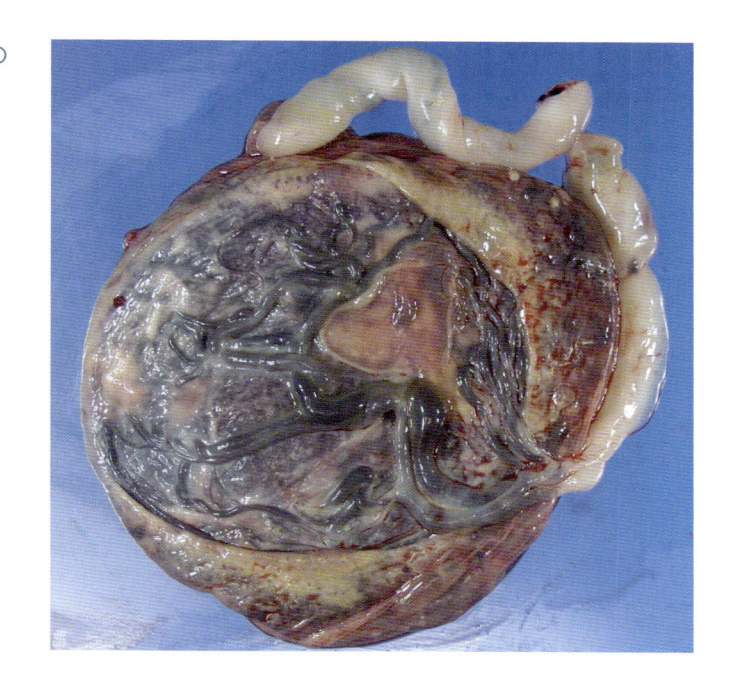

に経過し，画縁胎盤や周郭胎盤をきたすことがある（**図3**）。また，辺
縁部早期剥離は，びまん性絨毛膜羊膜ヘモジデローシス diffuse
chorioamniotic hemosiderosis；DCH をきたし，その場合は，胎児面は，
ヘモジデリン沈着により黄褐色調を呈する。

　組織学的所見は，胎盤周辺，辺縁洞の出血／血腫があり，絨毛間腔
や絨毛膜下への出血がみられる。フィブリンの沈着や炎症細胞の浸潤
もしばしば認められる。

■ びまん性絨毛膜羊膜ヘモ
ジデローシス（DCH）
→p.37

亜急性胎盤早期剥離

　胎盤と子宮の剥離が不完全に起こり，亜急性の経過で分娩前，数日
から数週にわたってもみられる。脱落膜に始まる動脈性の出血である
が，緩徐で分娩に至らず，しばしば満期まで妊娠が継続される。妊娠
高血圧症候群や前置胎盤，着床異常などを伴うこともあるが，大部分
は特発性である。

　肉眼病理像は，器質化された胎盤後血腫と周辺の実質梗塞が特徴的
である。胎盤のほぼ中央で陥凹に血腫が付着し通常は容易には剥がれ
ない。組織的には，肉眼所見同様に，ドーム状に陥凹した部分にやや
器質化した血腫が認められる（**図4**）。実質には梗塞像がみられること
が多い。周辺の脱落膜や卵膜・絨毛膜にヘモジデリン沈着がみられる
こともある[3, 7)]。

　予後は良好なことが多いが，残存胎盤の機能不全で胎児発育不全
fetal growth restriction；FGR を起こすこともまれには認められる。

図4 亜急性胎盤早期剥離の胎盤

a：母体面像
中央部に血腫を認める。

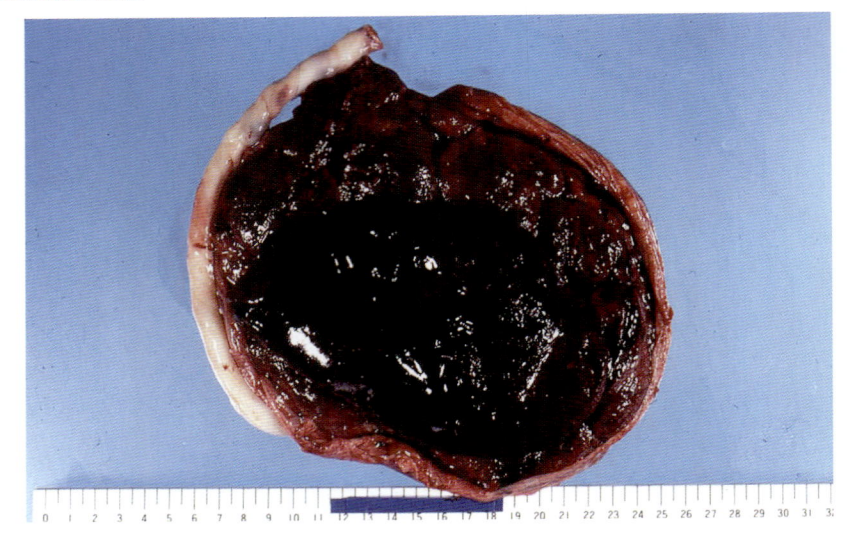

b：割面
ドーム状に陥凹した部分にやや器質化した血腫がみられる。

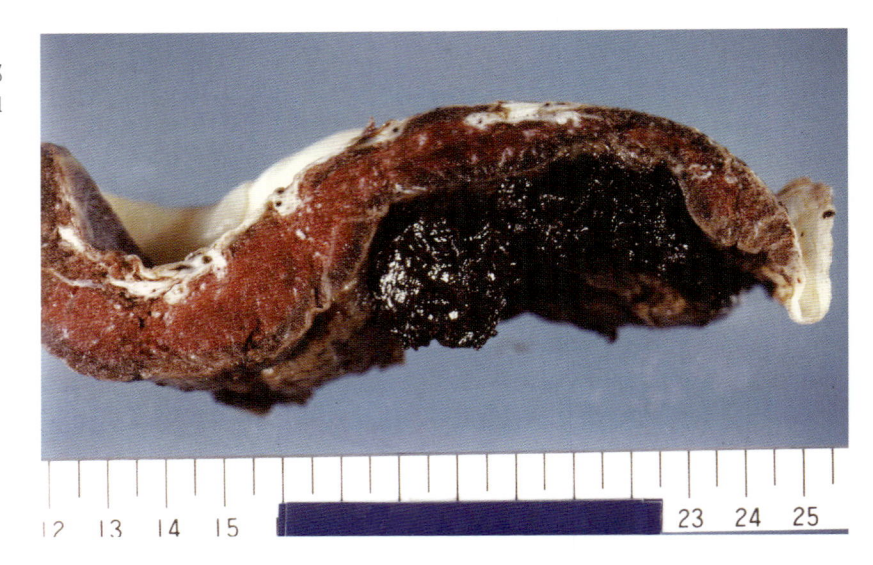

■ CAOS
chronic abruption-
oligohydramnion
sequence
→p.150「Ⅱ-4 chronic
abruption-
oligohydramnion
sequence（CAOS）」

慢性胎盤早期剥離
― CAOS，あるいは慢性辺縁部早期剥離

　出血が数週間以上続き，羊水過少を伴う。胎盤辺縁部の静脈性の持続性出血と考えられ，明らかな原因は不明で，経産やたばこが関連するとされるが，明確なリスク因子は明らかでない。DCHは，本例の出血が羊水腔に流出した結果と考えられ，特異な所見ではない[9, 10]。羊水過少の原因は，サイトカインなどと関連して pPROM によるものと推測されている。

　胎盤肉眼像は通常，周郭胎盤を伴い，辺縁部の器質化した血腫が特

図5 慢性胎盤早期剥離胎盤胎児面像

周郭胎盤と辺縁部の器質化した血腫，ヘモジデリン沈着がみられる。

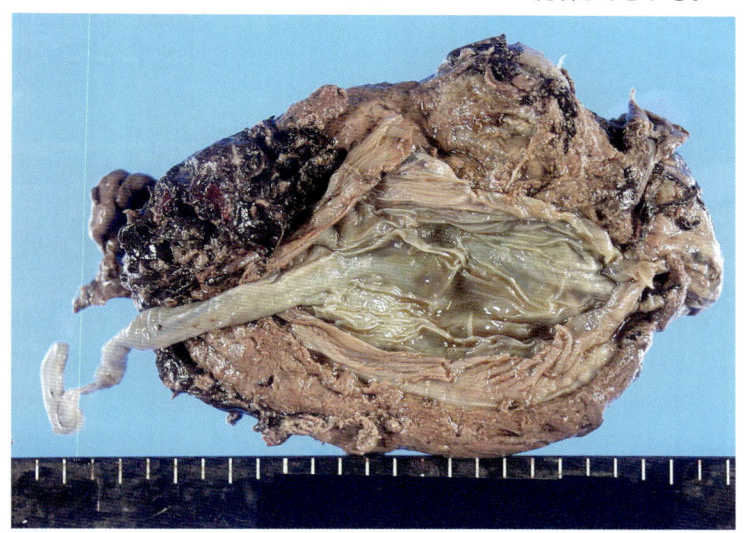

徴である（**図5**）。胎児面は暗緑褐色調に変色し，ときに小さな顆粒状の沈着物を多数認めることもある。

　組織学的には，絨毛膜羊膜のヘモジデリン沈着が顕著で（DCHに該当する所見），絨毛膜板に大きい褐色調のpigment が紡錘形のマクロファージ内に多数認められる。ヘモジデリンの確定は鉄染色を行うとよい。辺縁部の血腫には器質化がみられる。

　CAOSおよびDCHは，早産を合併することが多く，神経性後遺症や肺高血圧，dry lungなどと関連するという論文もみられる[11]。

■ 常位胎盤早期剥離の臨床診断

超音波像

　超音波像では，低〜高エコー領域が混在する胎盤の肥厚（6cm以上），胎盤と子宮壁の間に血腫によるエコー欠落部分echo-free spaceを認める[12]。発症直後では，胎盤全体が肥厚して見える場合がある。辺縁部位の曲率の変化や部分的な子宮壁からの剥離や膨隆が認められることもある。超音波像での陰性例は，必ずしも早期剥離を除外するものではない。一方，MRIは，高い感度を有し，胎盤早期剥離の正診率が約50％に対して，MRIではほぼ100％であったという。必要な場合にはこの検査も考慮すべきである。

胎児心拍モニタリング

胎児心拍モニタリングでは，頻脈やvariabilityの減少，late decelerationの散発など多彩な所見を呈する。子宮収縮抑制薬使用時には，大きな子宮収縮は消失しても，こきざみな子宮収縮（さざなみ様子宮収縮）が認められることがある。

■ 常位胎盤早期剥離の管理 [3]

常位胎盤早期剥離の妊婦に対する治療は，妊婦の妊娠週数や出血量，全身状態により異なる。児の胎外生育が可能であり，経腟分娩が起こりそうでなければ，緊急帝王切開が選択される。胎児心拍を超音波検査法により確認する。児の胎外生育が困難な場合は，経腟分娩を選択する。常位胎盤早期剥離の診断が確定されず，胎児が生存し，胎盤機能不全も認めないときは，速やかに治療介入できるという条件で，厳重に経過観察する。

胎盤剥離の発症から娩出までの時間が予後を左右する。5～6時間を過ぎると児の死亡やDICを合併する率が高いとされる。

輸血や電解質輸液による，胎盤後面からの出血による血液量減少を回復させる。分娩後は止血，子宮収縮を積極的に促し，出血・ショック・DICなど合併症の治療を行う。

帝王切開

帝王切開を行ううえで，大きなリスク因子は，消費性凝固障害である。胎児が生存している場合は，消費性凝固障害の可能性は低い。フィブリノゲン量を評価し，血液やその他の成分の準備が必要である。

胎児機能不全non-reassuring fetal status；NRFSの場合，すぐに帝王切開を行う。分娩までの時間は予後の重要な因子である。明らかな常位胎盤早期剥離や胎児徐脈を認めた場合，分娩まで20分以内に施行できるかが児の予後を左右する。

子宮収縮が不良で出血が持続し，さらに母体の状況が悪化する場合には，子宮全摘術が選択される。子宮全摘術が困難な場合には腟上部切断術に切り替える。

経腟分娩

児が生存している場合，分娩進行が早ければ，鉗子や吸引により経腟分娩が選択される。子宮口が2指以上開大していれば，人工破膜の適応である。これは，胎盤剥離部における螺旋動脈からの出血を減少させ，母体血管系への組織トロンボプラスチンの流入を減少させる。子宮の律動的な収縮が得られなければ，オキシトシンの投与が必要である。オキシトシンが凝固異常を悪化させるというデータはない。分

娩の進行が不良であれば，速やかに帝王切開術を行う。

胎児が死亡した場合，ほとんどは重症例で，母体の全身管理とともに常位胎盤早期剥離の確定診断が平行して行われる。早期に経腟分娩が可能であれば選択されるが，出血傾向がきわめて強い重症例や，胎位異常（横位など），前回帝王切開例では胎児が死亡していたとしても経腟分娩の適応とならない場合もある。

胎盤剥離部の止血は血液凝固機能よりも，主に子宮筋層の収縮に依存しており，経腟分娩後は子宮収縮薬を使用し，マッサージなどで子宮筋層の収縮を促す。

保存的な妊婦管理

胎児が未熟の場合，分娩の延期も選択される。子宮収縮抑制薬で厳重な経過観察を行うが，羊水過少，CAOS，胎児の機能不全による緊急帝王切開などのリスクを伴う。連続胎児心拍数モニターでも良好な転帰を保証するものではない。

文献

1) Roberts DJ: Loss of maternal vascular integrity. In: Redline RW, Boyd TK, Roberts DJ (eds), Placental and gestational pathology. Cambridge, New York 2018 p70-78.

2) Oyelese Y, Ananth CV: Placental abruption. Obst Gynecol 2006; 108: 1005-16.

3) ウィリアムズ産科学 原著24版. 岡本愛光 監修. p955-64, 南山堂, 東京, 2015.

4) Frez O, Mastrolia SA, Thachil J: Disseminated intravascular coagulation in pregnancy: insights in pathophysiology, diagnosis and management. Am J Obstet Gynecol 2015; 213: 452-63.

5) Denis M, Enquobahrie DA, Tadesse MG, et al: Placental genome and maternal-placental genetic interactions. PLoS One 2014; 9: e116346.

6) Fox H: Pathology of the placenta. 2nd ed. Saunders. London, 1997.

7) 中山雅弘. 目でみる胎盤病理. 医学書院, 東京, 2002.

8) Darby MJ, Caritis SN, Shen-Schwarz: Placental abruption in the preterm gestation: an association with chorioamninitis. Obstet Gynecol 1989; 74: 88-92.

9) Redline RW, Wilson-Costello D: Chronic peripheral separation of placenta. The significance 0f diffuse chorioamniotic hemosiderosis Am J Clin Pathol 1999; 111: 804-10.

10) Khng TY, Toering TJ, Erwich JJ: Hemosiderosis in the placenta does not appear to be related to chronic placental separation or adverse neonatal outcome. Pathology 2010; 42: 119-24.

11) Elliot JP, Gilpin B, Strong TH Jr. Finberg HJ: Chronic abruption-oligohydroamnios sequence. J Reprod Med 1998; 43: 418-22.

12) Kikutani M, Ishihara K, Araki T: Value of Ultrasonography in the Diagnosis of placental abruption. J Nippon Med Sch 2003; 70: 227-33.

4

chronic abruption-oligohydramnion sequence (CAOS)

東京都立大塚病院検査科　　**有澤　正義**
大阪医科大学産婦人科学教室　**藤田　太輔**

　CAOS症例における筆者（有澤）の検討では，出血の開始（妊娠週数）が早いほど慢性肺疾患（CLD）の合併が高率であった[1]。CAOS発症には4つの病理像がみられた。①周郭胎盤や周縁胎盤，②臍帯の付着異常，③辺縁静脈洞からの出血，④脱落膜炎であった。症例は少ないが脱落膜炎から発症した例が最も予後が悪かった。CAOS症例31例の考察でわかったことは，①ほとんどが辺縁部からの出血で始まる，②妊娠の初期から発生異常・構造異常がある，③あるいは凝固異常からの発生かもしれない，ということであった。これらの事実を確認していただき，新しい治療を考えていただきたい。本項では病理学的・臨床的考察を有澤が，臨床的・文献的考察を藤田が記す。

■ chronic abruption-oligohydramnion sequence (CAOS)

　CAOSは，多くの例で妊娠初期から出血を認め，母体の貧血や児の死亡，慢性肺疾患 chronic lung disease；CLDなどの合併で周産期予後が悪いといわれている。筆者（有澤）は，以前にどのような例のCAOSの予後が悪いかを検討し，2017年の胎盤学会で20例のCAOS症例とApgarスコアやCLDの合併について発表した。CAOSにおけるCLDの合併は，分娩時のApgarスコアが低いほどCLDは高率で，CAOSに合併する外出血の開始が早いほどCLDは高率，羊水過少の指標である羊膜結節の合併しているものほどCLDの合併が高率である可能性があることを発表した[1]。今回は2017年の発表以後症例を重ね，約15,000分娩のなかに筆者（有澤）は31例（0.21％）のCAOS症例を診断した。この31症例を2019年版CAOS報告として，病理学的・臨床的に検討し解説する。

　CAOSの診断基準を**表1**に示す[2]。

　筆者（有澤）の31例のCAOSについて，CLD，胎内死亡合併からみた臨床像を**表2**に示す。頻度は約15,000分娩の中の31例（0.21％）

であった。

　今回の検討では，CLDを合併した例と合併しなかった例とを比べると，CLD合併群では，分娩週数を1週稼いでるにもかかわらず，出血開始時期は1週早く，Apgarスコアも低かった。

表1 CAOSの診断基準（Elliotら，1998年）

① 前置胎盤などの明らかな出血源なく性器出血が持続し，

② 発症の当初は羊水量が正常で，

③ 明らかな破水の証拠がないにもかかわらず，最終的には羊水過少（AFI ≦ 5）となる。

表2 CLD，IUFDを合併した31例のCAOSの臨床像（有澤）

		分娩週数	出血開始週数	Ap1	Ap5
CLD（−）	10例	24.3	15.4	5.2	6.8
CLD（＋）	17例	25 5	14.3	4.5	6.4
IUFD	4例	21.3	15	0	0

CLD；chronic lung desease：慢性肺疾患，IUFD；intrauterine fetal death：子宮内胎児死亡
Ap1：Apgarスコア1分値，Ap5：Apgarスコア5分値

どのようにして血性羊水が合併するのか？
どのようにして外出血ができるのか？

　答えは，辺縁静脈洞に出血が起こり，その後辺縁静脈洞の出血（★）は外出血を招く（←）。同時に辺縁静脈洞の出血は羊水腔に漏れる（↓）（**図1**），である。

図1 CAOSにおける辺縁静脈洞の出血

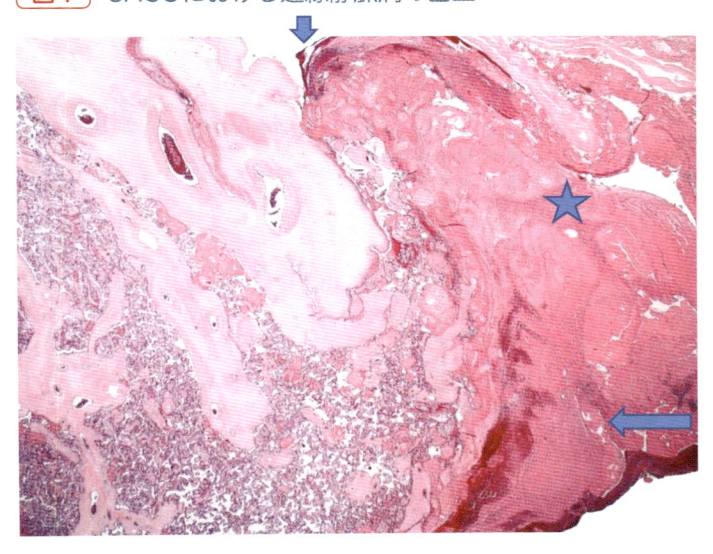

血性羊水は何を合併するのか？

絨毛膜羊膜への鉄の沈着で，マクロファージがヘモグロビン（鉄）を貪食する（図2）。このときサイトカインが分泌され，胎児の肺に影響を及ぼし，CLDの発症につながる。

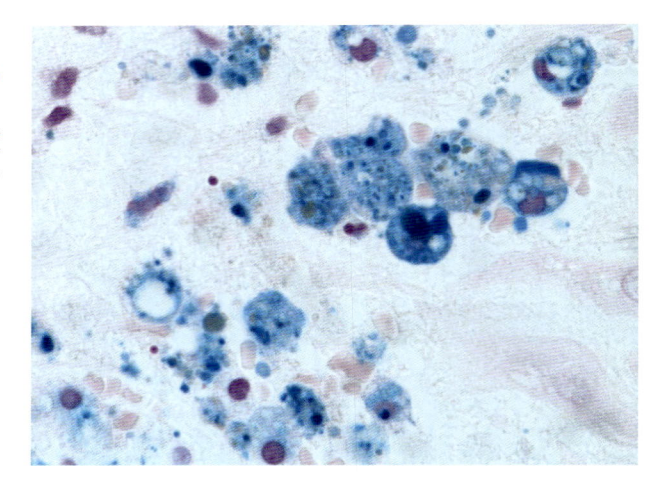

図2 羊膜で認められたヘモグロビンを貪食するマクロファージ

赤血球が崩壊して沈着した鉄はHE染色では茶褐色で雲母状の顆粒として認められる。
ベルリンブルー染色では図2のように鮮やかな顆粒として認識できる。

なぜ羊水過少症になるのか？

辺縁部から胎盤中央部にかけての脱落膜と胎盤の間の血腫は，胎盤への母体血流を傷害し，胎盤内では梗塞や虚血性変化などの高度の血流障害および胎盤機能不全で羊水過少症となる（図3）。

図3 胎盤床の血腫と梗塞

a：胎盤床の古い出血と血腫（↑）

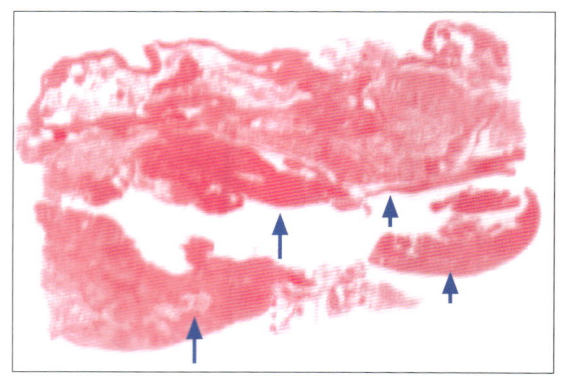

b：血腫上の梗塞（★）

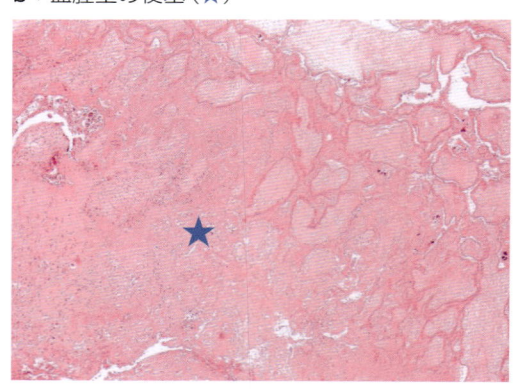

羊水過少症になると何が起こるのか？

羊水が減ると児の体表は胎盤にこすれ，羊膜結節が発症する（図4）。羊水過少は子宮内の胎児のスペースを減少させ，肺の発育を抑制し肺低形成の合併につながる。

図4 羊水減少による児の体表の摩擦による羊膜結節

上部側が羊水腔で胎児がいる。図では正常の羊膜は上皮は一部しかなく，児の体が羊膜にこすれ，変性した上皮が羊膜の上に結節状に認められる（↓）。

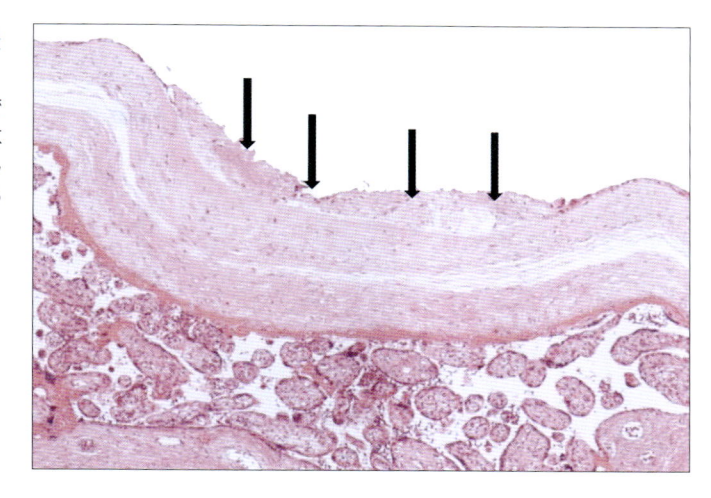

■ CAOS を発症した 31 例の胎盤の分類

図5〜8に，形態学的に4つに分類したCAOSの病理像を示す。

図5 周郭胎盤や周縁胎盤

19.3%（6/31例）が周郭胎盤，あるいは周縁胎盤であった。

a：周郭胎盤

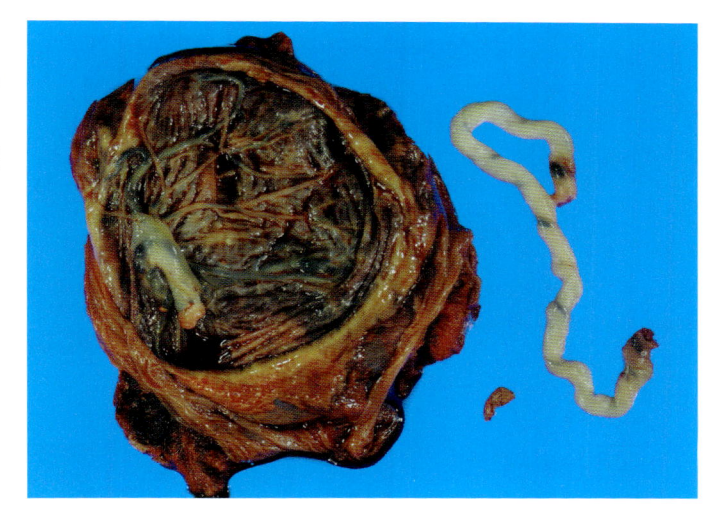

b：周郭胎盤の割面。辺縁部の切れ込みのところに白色調のフィブリンの沈着が認められる（↓）。

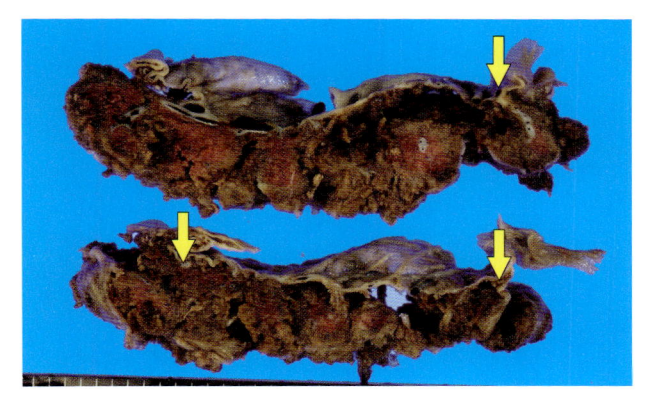

図6 臍帯の付着異常

筆者（有澤）の検討では，臍帯の付着異常は32.3%（10/31例）にみられた。

図は，卵膜付着で臍帯は過捻転を示す。胎盤表面・臍帯の表面の色は暗赤色，胎盤実質の色は貧血調，胎盤機能不全の胎盤と診断できる。

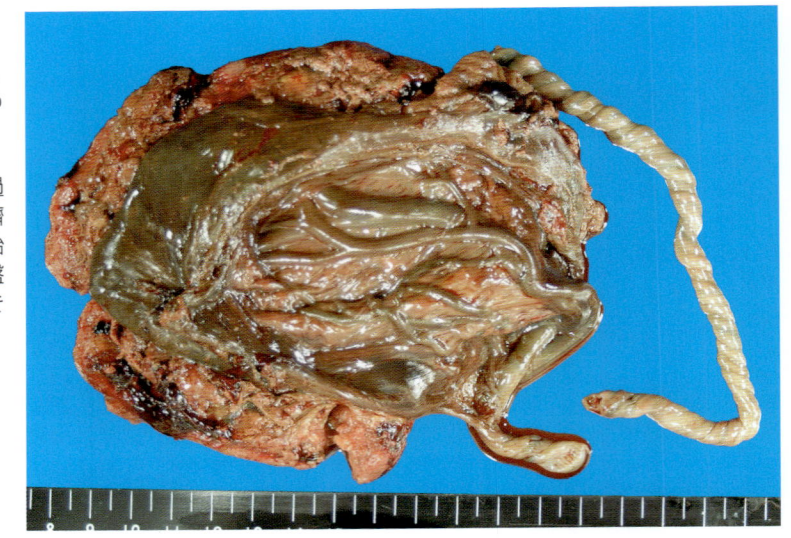

図7 辺縁静脈洞からの出血

筆者（有澤）の31例のCAOSの検討では29.0%（9/31例）で辺縁静脈洞からの出血がみられた。

a：割面でわかる辺縁静脈洞からの出血（➡）　　　　b：スライドから見た辺縁静脈洞からの出血（⬆）

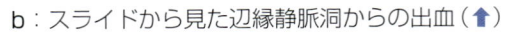

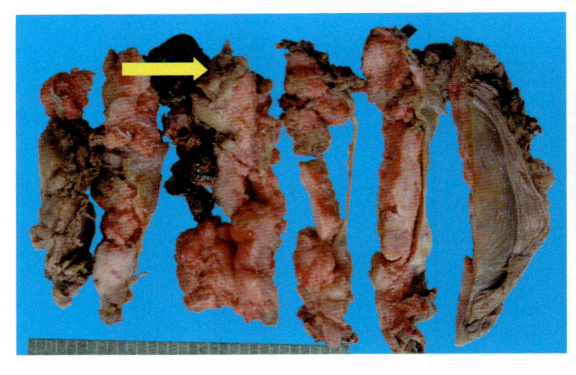

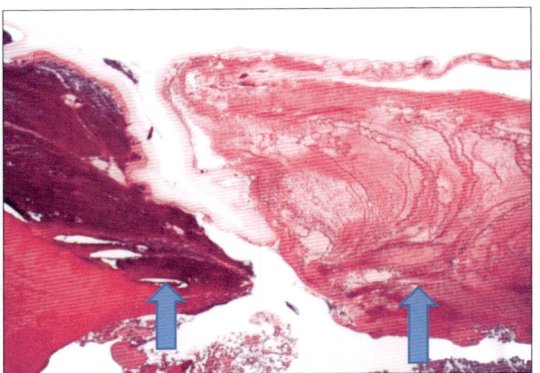

図8 脱落膜炎

筆者（有澤）の31例のCAOSの検討では脱落膜炎は9.7%（3/31例）でみられた。

図下部の脱落膜には，炎症細胞の浸潤や出血が認められる（⬆）。脱落膜の出血は，胎盤内部にまで及んでいる（⬅）。

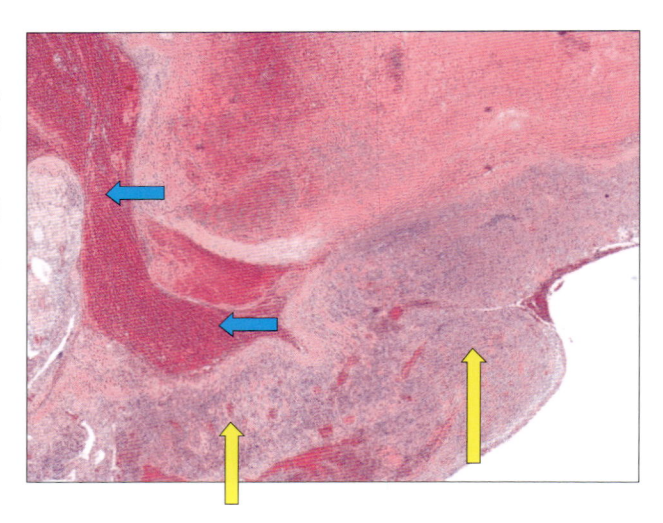

■ 胎盤辺縁部の脱落膜炎と出血

　筆者（有澤）が診断した31例の検討において，周郭胎盤や周縁胎盤などの卵膜異常が19.4%（6/31例），臍帯の辺縁付着や卵膜付着が32.3%（10/31例），辺縁静脈洞からの出血が29.0%（9/31例），脱落膜炎からの出血は9.7%（3/31例）であった（**表3**）。

表3　CAOSの臨床像と病理像（有澤）

*	Ap1	Ap5		
1	5	6.5	卵膜異常	6例
0.454545	3.538462	5.5	臍帯付着異常	10例
0.888889	4.555556	6.555556	辺縁静脈同からの出血	9例
1.666667	0.333333	0.666667	脱落膜炎からの出血	3例

＊CLD（−）を0　CLD（＋）を1　IUFDを2として平均を出した。
Ap1：Apgarスコア1分値，Ap5：Apgarスコア5分値

　図9に示すのは**a**が下大静脈の血栓と**b**はそれが肺に飛んで行った肺動脈血栓（肺動脈とはいえ静脈血が流れている）から出血性梗塞であって，解剖で解き明かされていく病態も胎盤病理で解明されるCAOSの病態も似たものがある。

図9　下大静脈の血栓と肺動脈血栓〔筆者（有澤）の解剖例〕

a：下大静脈の血栓（→）。

b：下大静脈から飛んだ肺動脈血栓による出血性梗塞像

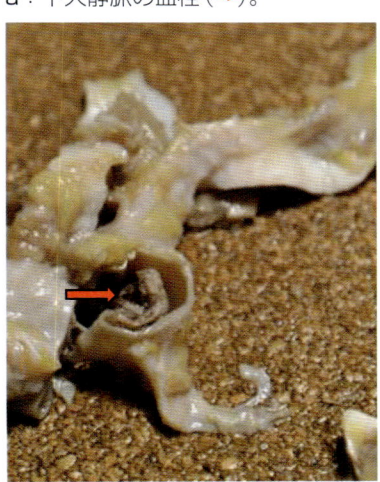
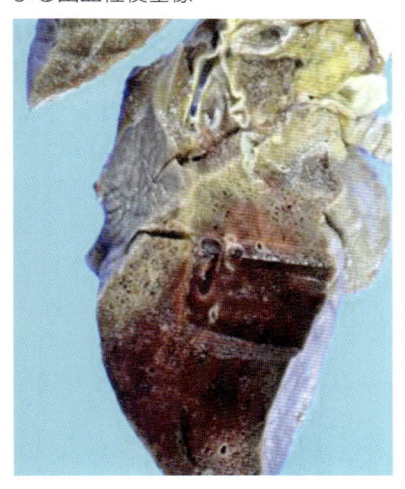

（有澤　正義）

■ CAOS の疫学・診断・予後

疫学

CAOSの疫学については，この疾患を提唱したElliotらの報告によると，26,440分娩中40例（0.15％）に慢性常位胎盤早期剥離を認め，慢性早期剥離40例のうち24例（60％）にCAOS を認めた[2]。われわれが日常診療で経験する常位胎盤早期剥離の頻度が0.3〜1％程度と比較して，CAOSはきわめてまれであることがわかる。

■ 常位胎盤早期剥離
→p.142「Ⅱ-3 常位胎盤早期剥離」

診断

CAOSの診断基準（表1）は臨床診断である。7日間以上の持続する性器出血が続いていることを確認したうえで，超音波検査で胎盤後血腫（病理学的には胎盤実質の絨毛膜下脱落膜出血）を同定し，かつ性器出血が始まった当初は羊水量が正常で，明らかな破水の証拠がないにもかかわらず羊水過少症が併発してくる状況を捉える必要がある。CAOSの病態としては，まず胎盤辺縁の静脈洞からの出血（静脈出血が主）が血腫を形成し，その血腫が胎盤と子宮筋の間に拡大し胎盤後血腫を形成する。この出血が急速に増加していけば急性常位胎盤早期剥離となるが，CAOSでは慢性化する。また血腫が脱落膜を伝って内子宮口から性器出血を認める。慢性化した状態が続くと，胎児胎盤血流が阻害され，羊水過少を呈する。これらの病態は考察であるが，出血から始まる一連の変化であるため，症候群ではなくシークエンスと定義されている。

鑑別診断

出血部位という観点からの鑑別診断として，前置胎盤の警告出血や，低置胎盤などの胎盤辺縁からの出血，胎盤実質外の絨毛膜下脱落膜出血などと鑑別する必要がある。ただし胎盤辺縁からの出血が胎盤後血腫に広がるCAOSの症例もあるので注意を要する。早産前期破水 preterm premature rupture of membrane；pPROMも重要な鑑別診断の一つである。腟鏡診での羊水流出が明らかであればpPROMの診断は容易であるが，明らかな破水のイベントがなければCAOSとpPROMを鑑別することが難しい。

■ 早産前期破水
→p.189「Ⅱ-8 前期破水の機序と修復」

臨床的に重要なことは，妊娠中期に継続する性器出血や羊水過少症，pPROMの症例に遭遇したときにCAOSを念頭においておくことである。また妊娠初期〜中期にかけて発症した絨毛膜下血腫 subchorionic hematoma；SCHからCAOSに移行する症例もあり，CAOS症例の66.7％（10/15）にSCHを認めたという報告がある[2]。

予後

　CAOSの周産期予後について，Elliotらは，初回性器出血が妊娠20週未満に認めた場合で周産期死亡率は43％，妊娠20週以降の発症の場合で周産期死亡率が10％と報告した[2]。妊娠20週以降で出血を認めた症例の平均分娩週数は，31.0±3.6 であり，妊娠20週未満から出血を認めた症例の平均分娩週数は26.1±3.9 であった[2]ことから，最も周産期予後に影響した因子は分娩週数であろう。またKobayashiら[3]は，15例のCAOS症例の分娩週数を25.7±2.4と報告し，その周産期死亡率は26.7％（4／15）と報告した。CAOSに合併するびまん性絨毛膜羊膜ヘモジデローシスdiffuse chorioamniotic hemosiderosis；DCHは，児の予後を増悪させる因子とされており，Kobayashiら[3]は，CAOS症例のうち53.3％（8／15）でDCHを併発したことを報告した。DCHは1999年にRedlineら[4]によって提唱された胎盤病理所見における概念であり，絨毛膜と羊膜におけるヘモジデリン沈着を認めるものをDCHと定義した。胎盤と子宮の間からの出血が羊水腔に流入し，慢性化すると絨毛膜と羊膜でマクロファージがヘモジデリンを貪食する像を認める。このヘモジデリン沈着の影響で，胎盤の胎児面は茶褐色から緑褐色を呈する。DCHは早産のリスクであるという報告[5]だけではなく，胎児はこの血性羊水を嚥下することから肺障害をきたし，新生児肺高血圧や新生児慢性肺疾患のリスク因子とされている[6]。またCAOSと絨毛膜羊膜炎chorioamnionitis；CAMの関連性については，Elliotら[2]は41.7％（10／24），Kobayashiら[3]は 全例にCAMを認めたと報告した。従ってCAOSは，DCHやCAMを併発することから，同じ週数で早産した児と比較して予後は不良であることが予測される。

■ びまん性絨毛膜羊膜ヘモジデローシス
→p.37

■ 絨毛膜羊膜炎
→p.226「Ⅱ-12絨毛膜羊膜炎」

■ CAOS の管理と治療について

termination と妊娠管理

　CAOSの管理，治療について確立されたものは存在しない。CAOSの分娩週数は前述のように妊娠23〜31週であり，terminationの時期について産科医が最も悩む時期である。CAOSの病態は，慢性常位胎盤早期剥離の状態から胎児胎盤血流が阻害され，胎児の腎血流量は減少し，羊水過少症を併発する。CAOSの病態が完成した時点ですでに胎内環境が悪く，児の成長も期待できないことが容易に想像できる。従ってCAOSが発症した時点でterminationが好ましいと考えるが，実際の臨床は週数によって対応が異なってくる。22週未満であれば児の予後はきわめて不良であるため，妊娠を継続するか人工妊娠中絶かの選択肢がある。妊娠34週を超えていれば，CAOSを診断した時点で，terminationでよいと思われるが，

妊娠22〜34週未満までの対応については各施設で個別に対応するしかない。妊娠延長を図る過程で起こりうる子宮内胎児死亡の可能性や，羊水過少症が長期間継続することによる新生児肺低形成や，DCHとCAMの併発により，同じ週数で早産した児と比較して予後不良であることを事前に説明しておくことも重要である。

CAOSと合併症の管理

CAOSの診断後にpPROMを併発した際は，抗菌薬投与が推奨されるが，塩酸リトドリンなどの子宮収縮抑制薬やCAMに対する抗菌薬については，その使用について定まった見解がない。慢性常位胎盤早期剥離から急性常位胎盤早期剥離への変化は，胎盤後血腫の急激な増大や子宮収縮の増悪，板状硬の有無，胎児心拍数モニタリング上の胎児機能不全non-reassuring fetal status；NRFS所見，性器出血の量で総合的に判断する必要がある。胎児発育不全fetal growth restriction；FGRを合併している場合は，biophysical profile score（BPS），胎児心拍数モニタリングによる評価と子宮動脈，臍帯血流，中大脳動脈血流，静脈管や臍帯静脈などの血流評価が必要である。母体採血では，貧血や感染徴候，播種性血管内凝固症候群disseminated intravascular coagulation；DIC所見（血小板の減少やフィブリノゲンの低下）の進行がないかをチェックする。

羊水注入

Moritaら[7]は，CAOSの症例に羊水注入を行った症例を報告している。妊娠24週より週2回の羊水注入（1回500 ml）と妊娠26週より20 ml/時の持続注入を行い，妊娠26週3日に自然陣痛が発来し，帝王切開で721 gの男児を娩出した。その児は生後26日で人工呼吸器から離脱し，生後116日目に酸素サポートなしで退院となった。本症例では羊水中のFe，LDH，酸化ストレスマーカーである8-hydroxy-2'-deoxyguanosine（8-OHdG）の濃度を経時的に測定し，羊水注入をすることによってこれらの濃度が低下している状況を示したことから，CAOSによるDCHの併発を予防し，結果的に児の予後良好につながった可能性があると考察している。

MRIによる病態評価

■ MRI
→ p.100「Ⅱ-1 妊娠中の胎盤診断 ■ MRI」

Kurataら[8]は，CAOSの3例を出生前にMRIで評価し，CAOSの病態を考察している。1つ目は，3例のすべての症例で，胎盤辺縁の血腫が拡大して，胎盤と子宮の間に入り込む形で血腫を形成していること。2つ目は，その胎盤辺縁付近の血腫が脱落膜を伝って内子宮口に拡大し，これがCAOSの性器出血の病態をとらえていること。最後に，羊水腔がＴ1強調画像において高信号域を示し，これは血性

成分を含む羊水を示しており，慢性的な静脈出血が羊水腔に流入している病態をとらえていることであった。CAOS症例についてのMRI評価がどの程度有用であるかは今後の検討が必要であるが，羊水過少症や胎盤が後壁付着のために，超音波で胎盤全体の評価が難しい場合はMRIも考慮してもよいかもしれない。

CAOSは臨床的に診断する症候群（正確にはシークエンス）であるが，娩出された胎盤を病理的に評価することで，さらにCAOSの病態を理解することができる。具体的には，胎盤血腫の有無，周郭胎盤の有無，臍帯付着異常の有無，胎盤の胎児面の色調を観察することが重要である。胎盤病理所見としては出血源，絨毛障害の程度，CAMの有無，DCHの有無などを精査する。

（藤田　太輔）

■ CAOS の病態と頻度

CAOSはElliotの報告以前から，知られていた。Naftolinらの報告[9]で，3例の慢性常位胎盤早期剥離を報告している。すべての症例で周郭胎盤を合併しており，どの症例も辺縁出血から始まっている。自験例（有澤）の31例をみると，すべて辺縁の病変から始まっている。脱落膜炎も辺縁部の炎症から始まっている。すなわち治療の部位は辺縁部ということになる。

では，なぜ発症するのか。周郭胎盤や周縁胎盤，臍帯付着異常，辺縁静脈洞という理由だけでは出血が起こるわけではない。辺縁部に動静脈奇形を合併する例も散見される[10]。また，CAOS症例は妊娠高血圧症候群hypertensive disorders of pregnancy；HDPを合併しないという報告もある[11]。その報告のなかでは葉酸の欠乏が考察されている。自験例（有澤）においても，高率に辺縁部に血栓を合併していたこと，妊娠初期から発生することを考えると，形態異常に加えて凝固異常を合併している可能性もある。

■ 妊娠高血圧症候群
→p.176「Ⅱ-6妊娠高血圧症候群」

頻度については，Elliotらは26,440分娩中CAOS 24例（0.091%）を認めたらしいが，筆者（有澤）は約15,000分娩のなかで31例を診断（0.21%）している。

藤田太輔先生，藤田富雄先生と一緒に見た臨床医も疑っていたCAOS例は，妊娠21週の死産であったので，まれではあるが，他施設でも経験することはできる。

いままで，発見されていない凝固異常が見つかるかもしれないし，もっとよい治療もあるかもしれない。

（有澤　正義）

文献

1) Arizawa M: Effects of Chronic abruption-oligohydramnios sequence (CAOS) on baby. Placenta 2017; 59: 176.

2) Elliott JP, Gilpin B, Strong TH Jr, Finberg HJ: Chronic abruption-oligohydramnios sequence. J Reprod Med 1998;43(5): 418-22.

3) Kobayashi A, Minami S, Tanizaki Y, et al: Adverse perinatal and neonatal outcomes in patients with chronic abruption-oligohydramnios sequence. J Obstet Gynaecol Res 2014; 40(6): 1618-24.

4) Redline RW, Wilson-Costello D: Chronic peripheral separation of placenta. The significance of diffuse chorioamnionic hemosiderosis. Am J Clin Pathol 1999; 111(6): 804-10.

5) Sherer DM, Salafia CM: Chronic intrauterine bleeding and fetal growth at less than 32 weeks of gestation. Gynecol Obstet Invest 2000; 50: 92-5.

6) 大山牧子: Diffuse chorioamniotic hemosiderosis: DCH と新生児慢性肺疾患. 周産期医学 2007 : 37 : 821-4.

7) Morita A, Kondoh E, Kawasaki K, et al: Therapeutic amnioinfusion for chronic abruption-oligohydramnios sequence: a possible prevention of the infant respiratory disease. J Obstet Gynaecol Res 2014; 40(4): 1118-23.

8) Kurata Y, Kido A, Minamiguchi S, et al: MRI findings of chronic abruption-oligohydramnios sequence(CAOS): report of three cases. Abdom Radiol(NY) 2017; 42(7): 1839-44.

9) Naftolin F, Khudr G, Benirschke K, et al: The syndrome of chronic abruptio placentae hydrorrhea, and circumvallate placenta. Am J Obstet Gynecol 1973; 116(3): 347-50.

10) 有澤正義: 臨床胎盤学. p.114-5, 京都, 金芳堂, 2013.

11) Hibbard BM, Hibbard ED: AETIOLOGICAL FACTORS IN ABRUPTIO PLACENTAE. Br Med J 1963; 2(5370): 1430-6.

5 胎盤機能不全

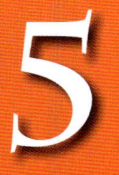

東京都立大塚病院検査科　　**有澤　正義**
聖マリアンナ医科大学産婦人科学　　**長谷川潤一**

ここでは，胎盤機能不全として以下の3項目について解説する。
- 胎盤病理の具体例
- 胎盤機能不全〔胎児心拍異常，胎児発育遅延（FGR），子宮内胎児死亡（IUFD；22週以降）の分類〕
- FGRの分娩のタイミング

病理と臨床で，胎盤機能不全のなかの胎児発育に焦点を当てた。まずは病理学的に母体因子，胎児因子と考えたFGRの胎盤を解説する。次にFGRの分娩至適時期を考えた3症例を具体的に解説し，さらに，臨床の視点から今後の展望について解説してもらった。最後に絨毛の異常であるVUEの病理像をお見せする。お見せしたVUEは母体のリンパ球浸潤が高度で，絨毛内の血管も消失していた。この像をご覧になって，よく生きていてくれたと思うぐらいの胎盤機能不全であることは理解できると考える。

胎盤機能不全を具体的に表すと，胎児心拍異常，胎児発育不全 fetal growth restriction；FGR，新生児仮死，過期産，妊娠高血圧症候群 hypertensive disorders of pregnancy；HDP などがあり，胎児と密接に関係するので胎児機能不全 non-reassuring fetal status；NRFS とよばれることもある。筆者（有澤）は，死産（子宮内胎児死亡 intrauterine fetal death；IUFD）は胎盤機能不全の究極かもしれないと思っている。

胎盤病理からみると，奇形症候群でも死産になる例とならない例がある。死産になる例は，絨毛に高度の血管病変を合併することが多い。「なぜ，臍帯因子で死産となるか」も同じで，臍帯過捻転や付着異常で死産となる例も生存する例もある。理由は胎盤内の幹絨毛や末梢の無血管絨毛の程度や血流不全による絨毛の障害（絨毛浮腫など）による胎盤機能不全の程度であると考える。また，胎盤床の血管異常（血管のフィブリン壊死，アテローム硬化，脱落膜の血栓，血管病変周囲の壊死）だけではなく，胎盤内の血流不全となり末梢絨毛の障害，幹絨毛の障害や絨毛血管の病変・梗塞，常位胎盤早期剥離の合併となる。

これらの病変が高度となると，胎児心拍異常やFGRからIUFD（22週以降）となる例がある。

■ Amsterdam分類
（APWGCS）
→p.25，55

　本項では，Amsterdam分類[1] を一部改変し，胎盤機能不全としてFGRの胎盤を病理的に検討した。なぜかというと，臨床胎盤学に書いたように，FGRから死産は連続的に発症することが多い[2]。また，死産の半分にFGRが合併すると報告されている[3]。

　病理学的な検討としては，胎盤の肉眼所見，胎盤の顕微鏡所見を駆使し，Amsterdam分類に従い4つに分けた。

■ FVM
→p.58

①胎児灌流障害 fetal vascular malperfusion；FVM：臍帯過捻転や絞扼だけでなく付着異常などの肉眼所見に加え絨毛異常，絨毛血管異常を伴う。

②絨毛の異常：dysmature villi, immature villi, villous edema, 絨毛の線維化，絨毛周囲のフィブリンの沈着，慢性絨毛炎 villitis of unknown etiology；VUE など。

■ VUE
→p.260「Ⅱ-16 villitis
of unknown etiology」
■ MVM
→p.56

③母体灌流障害 maternal vascular malperfusion；MVM：胎盤床の血管異常だけでなく，絨毛に障害を及ぼし，胎盤機能不全を合併したと考えられるもの

④その他：胎盤の形態異常，絨毛炎，胎盤の極端な重量など

これらについて解説する。

■ 胎盤病理

肉眼所見

　図1に，HDP，FGRを合併していた胎盤機能不全の胎盤の肉眼像を示す。

　臨床診断は胎児心拍異常とFGRである。

■「包丁とまな板」
→p.25

　「包丁とまな板」で何がわかるのか？　胎盤床にフィブリンの沈着，その上の梗塞，絨毛周囲のフィブリン沈着やVUEを疑った。肉眼診断はMVMと絨毛周囲のフィブリン沈着である。胎児心拍異常の説明ができる。妊娠28週，loss of variability で緊急帝王切開となっている。児は592 g，Apgarスコアは1分値3点／5分値7点，胎盤総重量220 g，胎盤純重量170 g，小さな胎盤であった。

顕微鏡像1

　図2は，図1の顕微鏡像である。肉眼で推測したMVMは簡単に顕微鏡像図2a，bで証明される。さらに図2cでは絨毛虚血が進んだ絨毛の凝集，図2dでは肉眼で白色調顆粒に見えたフィブリン沈着（絨毛周囲が障害を受けたので絨毛周囲に修復のためフィブリンが沈着している），図2eはリンパ球の絨毛への浸潤を認める。なぜ図2eを単なる絨毛周囲のフィブリンの沈着と思わずVUEを考えたかは，絨毛

図1 HDP，FGRを合併していた胎盤機能不全の胎盤の肉眼像

胎盤胎児面は，動脈血管がやや怒張している（a）。胎盤内の血流障害のためと考える。周縁胎盤も認めるが，この例の場合は副診断にとどめた。胎盤床にはクリーム色の斑点がみられる（b）。胎盤床は白色調の隈取があり，その上に中程度の梗塞を認める（c）。顆粒状の絨毛を認める（d）。

a：胎盤胎児面

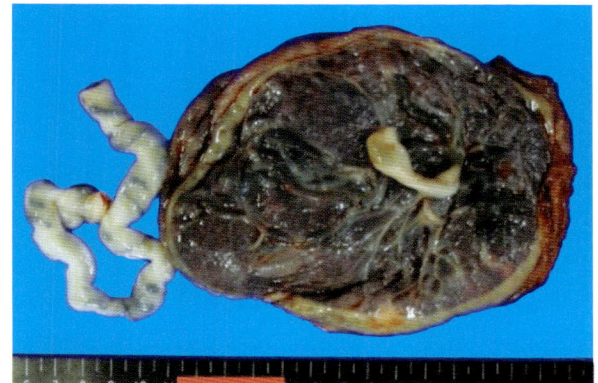

b：胎盤床

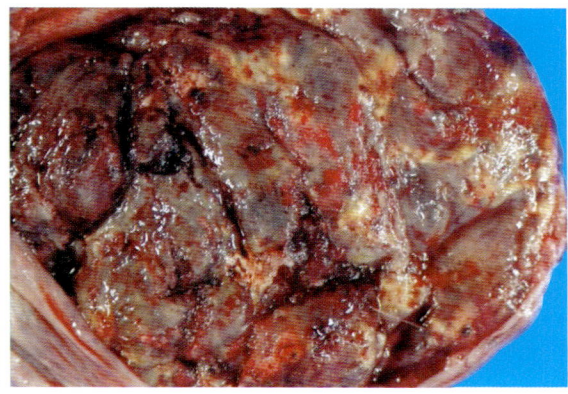

c：胎盤床，割面

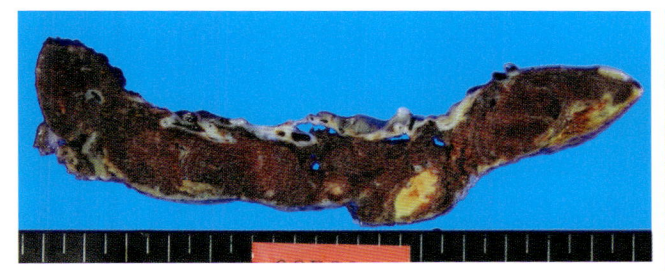

d：胎盤床，割面

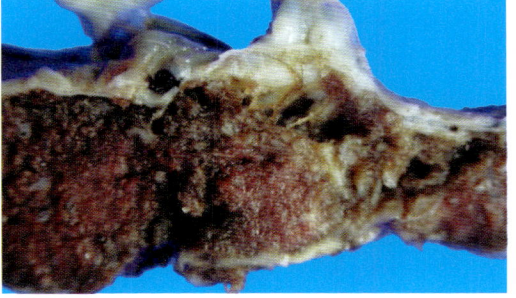

図2 図1の顕微鏡像

a：胎盤床の血栓（↓）と梗塞（↑）

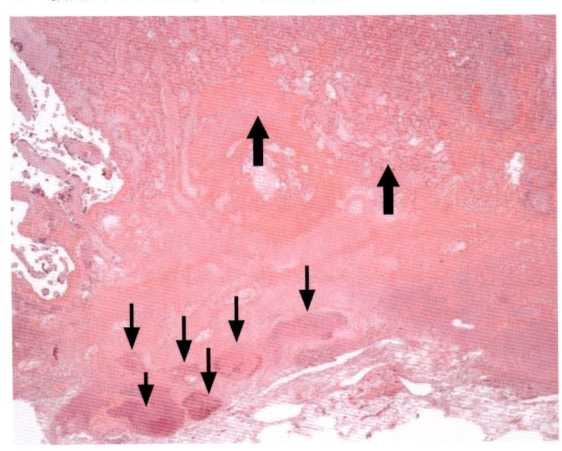

b：syncytial knotsの増加（↑），低酸素による絨毛障害

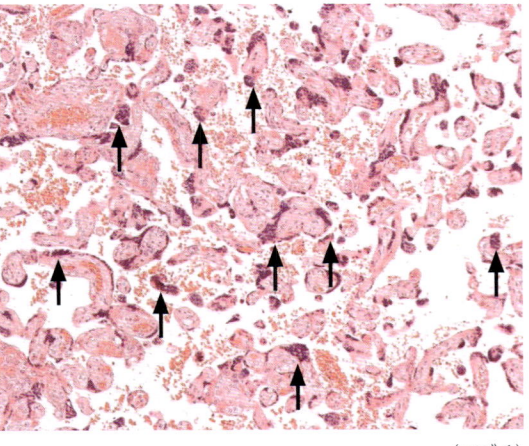

（つづく）

図2 図1の顕微鏡像（つづき）

c：低酸素障害，絨毛の凝集（↑）　　d：絨毛周囲のフィブリン沈着（←）　　e：慢性の絨毛炎（VUE）（↓）

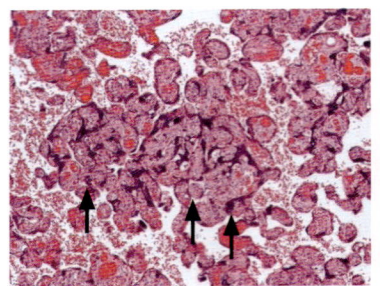 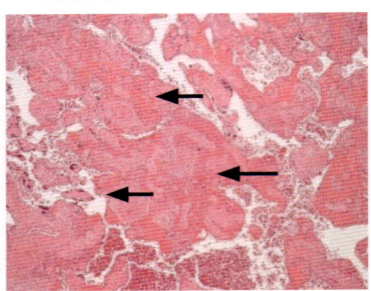 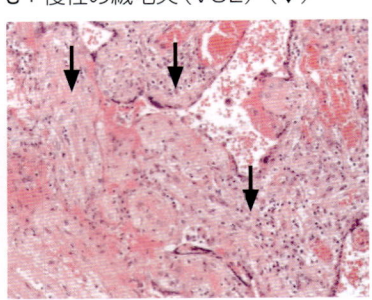

周囲のフィブリンであればもっとフィブリンで白色の絨毛が固まり，梗塞のような肉眼像を示すからである。ここに認められる病理像は，母体からの血流不足により発症したMVMで胎盤胎児循環も減少している。さらにVUEの合併も認めた。

診断は，①MVM，②VUEによる胎盤機能不全，FGRである。

分娩室で9割の病理診断ができる例もある。

母体因子，胎児因子

図3に示すのは，母は36歳，出生前診断は，FGR，心室中隔欠損 vacular septal defect；VSD，単一臍帯動脈 single umbilical artery；SUA，臍帯過捻転，羊水インデックス amniotic fluid index；AFI 18.52であった例である。

40週5日，1,779 g，Apgarスコア1分値1点/5分値5点で出生，胎盤総重量540 g，純重量270 gであった。**図3a**に示す「臍帯嚢腫」と最初に考えた腫脹は内張りの上皮がなく，偽嚢腫（浮腫）と診断した。浮腫が過捻転のため嚢腫様の変化を示した。図3aに示すように臍帯の浮腫あるいは偽嚢腫が総重量を増加させたと考えられる。この当時 battledore placenta と考え臍帯辺縁付着として診断しているが，Amsterdam分類では側方付着ということになる。Amsterdam分類では1cm，長年使ってきた診断は形態的に battledore placenta とよばれており，距離よりも形態を重視している。検討方法としては臨床医でも簡単に再検討できる。形態の1cm以内，2cm以内と臨床を比較すればよい。機会があればAmsterdam分類の端から1cm以内を再検討するつもりであるが，ここではAmsterdam分類を受け入れる。ここで，純重量と総重量をみると明らかに純重量が胎盤重量の評価としては妥当性があった。このような例には，病理で計測される純重量が必要なのかもしれない。

肉眼診断としては，臍帯の浮腫（偽嚢腫），臍帯過捻転，battledore placenta，MVMとして，胎盤床がクリーム色を示し，フィブリン

■ **羊水インデックス（AFI）**
超音波断層法で子宮腔を四分割した各羊水ポケットの最大径の和。正常値は，8cm≦AFI≦20cmとされる。

■ **battledore placenta**
→p.30

図3 FGR，VSD，SUA，臍帯過捻転であった胎盤の肉眼所見

a：battledore placenta　臍帯過捻転　臍帯浮腫

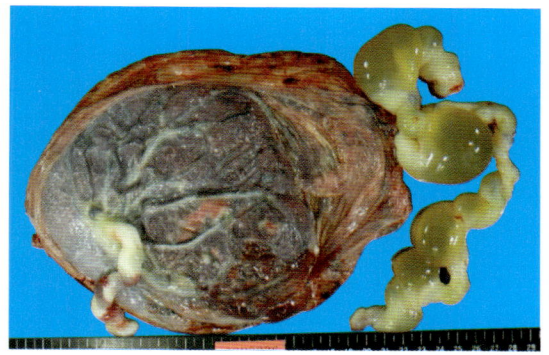

b：胎盤床の梗塞

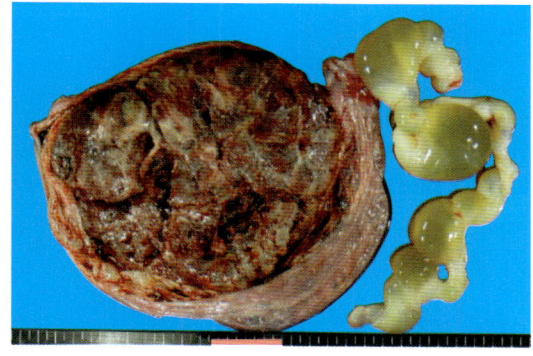

c：梗塞　線維化

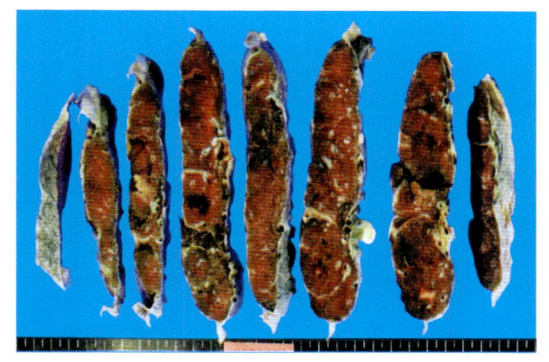

d：血腫（⬇）　胎盤表面血管（➡）および絨毛血管の壁の肥厚（⇩）

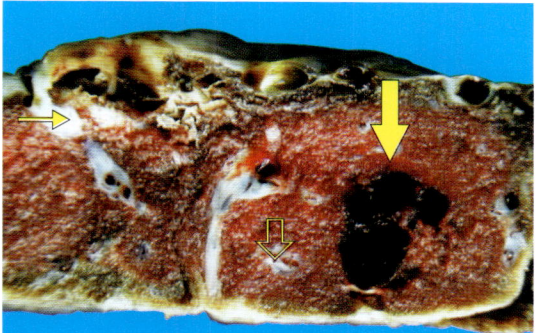

の沈着を疑う。割面では梗塞を散在性に認める。FVMとしては，胎盤表面の血管に白色調の縁取りを認めるので胎盤の胎児血管に肥厚あるいは血栓があることが推測された。また割面は，黒色調の部分と白色調の部分が入り混じっている。性状は小さな顆粒状でざらついている。

　肉眼診断としては，①小さな胎盤，②臍帯過捻転，③SUA，④臍帯浮腫，⑤FVM疑い，⑥MVM疑いということになる。

顕微鏡像2

　図4に図3の胎盤の顕微鏡像を示す。顕微鏡像でもSUA，臍帯因子から始まるFVM（幹絨毛血管の閉鎖，無血管絨毛）とMVM〔胎盤床の血管異常から発生する梗塞，絨毛障害（虚血絨毛）〕を確認した。

　診断は病理診断でも小さな胎盤，SUA，臍帯偽嚢腫，FVM，MVMということになる。

　臍帯嚢腫，偽嚢腫について調べると，臨床的には2つは区別はない

図4 図1の顕微鏡像

b：karyorrhexis，HEV

"karyorrhexis"とは，核崩壊とよばれ，「死んだ細胞」「死にかけている細胞」の核の断片化である。血管が閉塞し，再開通したときに血流が血管外に出る，周囲に核崩壊像が認められる。hemorrhagic endovasculitis（HEV）も血管閉塞後胎児血球や血管内皮が間質に広がる。これにより自身の絨毛は浮腫，壊死を合併する。末梢の絨毛は血流途絶となるので，dのような無血管絨毛を合併する。

a：単一臍帯動脈（SUA）

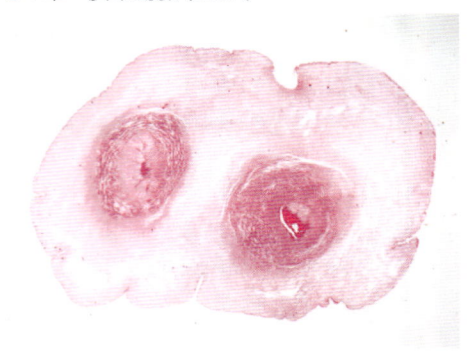

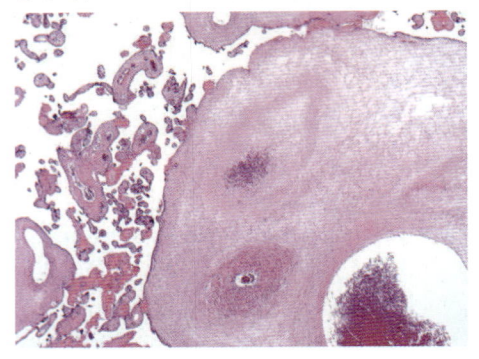

d：無血管絨毛

絨毛内には血管が認められず，一様なピンク色の膠原線維が沈着している。絨毛に機能は，もはやない。

c：幹絨毛の血管閉鎖（←）と末梢の無血管絨毛（⬇）

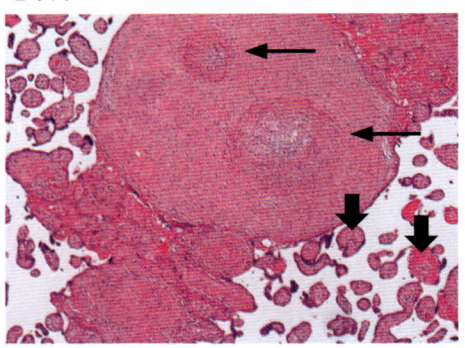

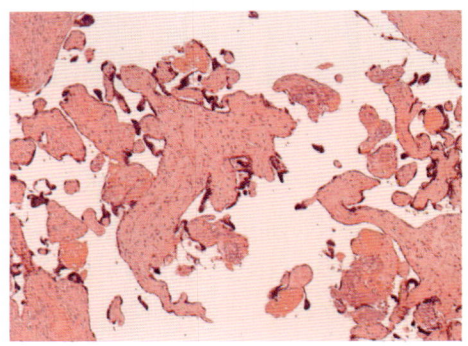

e：胎盤床の梗塞（↓）

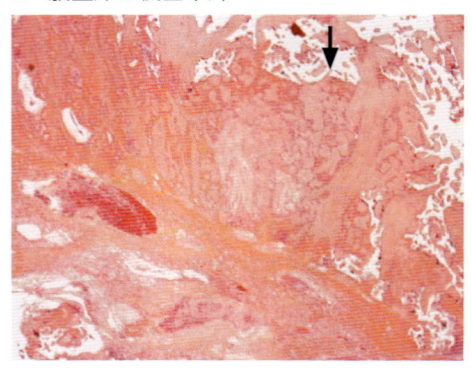

f：絨毛虚血，syncytial knotsの増加（⬇）

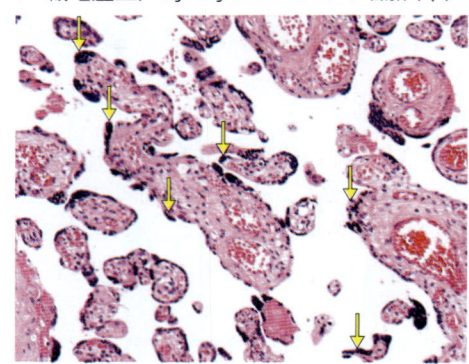

と，Zangenは報告している[4]。そのなかで過去の報告例は18トリソミーの合併が多いことも報告している。

　出生した児も18トリソミーの特徴があり，染色体検査も18トリソミーであった。生後36日に死亡となっている。児には胎盤，臍帯異常のほかに，心奇形，小胸郭，細い肋骨，上肢の異常の合併を認めた。このような児の異常，胎盤異常，臍帯異常を熟知すると，同様の症例に当たればもう少し詳細な出生前診断可能かもしれない[5〜7]。この症例は臍帯因子と母体血管の因子の2つが存在する例であった。

　もう一つ付け加えるなら，生存児にも図4のような血管閉塞を合併することもある。すなわち，絨毛の血管閉塞は必ずしも死後の変化とはいえない。

胎盤機能不全にみるFGRとIUFD

　胎盤機能不全を，胎盤病理をMVM，FVM，絨毛の異常，その他の4つに分類し，特にFGRとIUFD（妊娠22週以降）の胎盤病理で認められた頻度を**表1**に示す。

　それぞれの胎盤所見は主になる診断を1つとした。臍帯因子，母体血管因子が2つある場合は，より病態に関係あるもの1つを筆者が選択した。

　この表でわかることは，FGRについては，1番が母体血管異常から発生する絨毛障害から胎盤機能不全，あるいは絨毛異常が高率である。この絨毛異常のなかにVUEが15例合併していた。IUFDに至る例は胎盤床の血管異常から発生する母体胎盤循環不全，臍帯血管の血流不全から発症する胎児胎盤循環不全による胎盤機能不全が84%（表1，MVMとFVMの和）であった。

表1 胎盤から検討したFGRと死産の特徴（有澤）

	FGR（%）	IUFD（%）
MVM	42（41.6%）	23（46%）
FVM	14（13.9%）	19（38%）
絨毛異常	31（30.7%）	2（4%）
その他	14（13.9%）	6（12%）
例数	101例	50例

（MVMとFVMの IUFD：84%）

（有澤　正義）

■ 臨床からみた胎盤機能不全と高度FGRの至適分娩時期

胎盤機能不全とは

胎盤は，自らが胎内生活をするために受精卵の一部から自ら作った臓器であり，子宮壁に付着して子宮の螺旋動脈から母体血の供給を受け，絨毛を介して酸素や栄養を受け取り，不要なものを母体血に返す働きをしている。胎盤機能不全とは，これがうまくいっていない場合のことを示すと考えられる。しかしながら，それを直接臨床的に評価する方法は少ない。そのため，そのような状態が起きるであろう原因が存在する場合，起きた結果がある場合，胎盤機能不全があると考えることとなる。

胎盤機能不全の結果としてのFGR

胎盤機能が低下することによって，母体からの栄養の供給が減少すればFGRとなる。同様に酸素の供給不足にもなるので，FGRが悪化する胎児機能不全（NRFS）やIUFDとなる。胎児心拍数モニタリングなどで異常所見が認められると，NRFSと診断されることになるが，胎盤機能不全についてはその診断に明確な定義がないのが現状である。

FGRの原因は，大きく胎児因子，母体因子とその間の胎児付属物の因子に分けられる。胎児因子としては，胎児の先天異常（染色体異常，大きな形態異常，症候群などがある場合），頻度は少ないが古くより知られているTORCH症候群などがある。これらは，超音波検査による胎児形態の評価や絨毛・羊水検査で出生前診断しうるものもある。

母体因子としては，遺伝的，家系的な原因，母体の低栄養や重篤な合併症のほか，子宮自体の問題として子宮奇形や子宮筋腫合併妊娠など，その他喫煙や薬剤などが関連する。後述するが高血圧合併妊娠や妊娠高血圧症候群（HDP）との関連も深い。

胎児付属物の因子は，胎盤や臍帯そのものの異常でFGRになる場合を指す。胎児付属物の異常がFGRをきたすメカニズムとしては，子宮の螺旋動脈から胎盤への血流不足，絨毛間腔での血液灌流障害，絨毛での物質（栄養・酸素）の輸送障害，絨毛血管の血流障害，臍帯静脈での血流障害などが関与していると考えられる。よって，これらの胎盤や臍帯の形成異常，形態異常がある場合には，母体から胎児への栄養の引継ぎが悪く，つまり胎盤・臍帯の働きが悪く（胎盤機能不全で），FGRとなっていると考えられる。

胎盤機能不全を起こしうる原因

前述したFGRの原因となる可能性のある胎児付属物の異常としては，胎盤血腫，絨毛膜下血腫（慢性胎盤早期剥離），胎盤梗塞，臍帯

■ **TORCH症候群**
Toxoplasma,
Others,
Rubella,
Cytomegalovirus,
Herpes syndrome
母胎感染症が児に垂直感染（胎内あるいは産道感染）して発症する感染症の総称。古典的な上記のほかに，梅毒やパルボウイルスB19，HBV，HCV，HIV，HTL-1などもある。

■ **妊娠高血圧症候群**
→p.176「Ⅱ-6妊娠高血圧症候群」

卵膜付着，前置血管，臍帯過捻転などがある。しかし，FGRにこれらの異常が超音波検査で異常所見としてとらえることができた場合は，臨床的に，胎盤血腫によるFGR，臍帯過捻転によるFGRというようによばれることが多い。これらの胎児付属物の異常があっても必ずしもFGRを起こすわけではないからである。

しかし，重篤な胎児因子が原因のFGRを除き，多くのFGRは胎盤の異常や発育の障害を伴うことが多い。HDPは，妊娠初期の螺旋動脈のリモデリング不全が原因であると考えられている。そのため，妊娠初期より胎盤の発育障害をきたし，FGRや常位胎盤早期剥離とも関連する。これらも胎盤機能不全であることに間違いはない。

一方，問診や超音波検査の結果によって母体に異常がなく，胎児や胎児付属物にも異常所見が見当たらずFGRを認める場合を胎盤機能不全とよぶことが多い。つまり，分娩前に知りうるFGRの原因がないので，除外診断として絨毛の栄養・ガス交換などの機能が低下しているのであろうという判断の下，胎盤機能不全とよぶことがしばしばある。しかし，未知の母体因子，診断しえない子宮や胎盤の異常，もしくは複数の因子が少しずつ重なった結果としてFGRになっていることもあるであろうが，そのような場合も，臨床的には原因不明，胎盤機能不全の範疇として扱われていることが多い。

胎盤機能不全と染色体異常によるFGRであっても，胎盤発育に異常をきたしていることが少なくない。胎盤自体も染色体異常であるので，その発育に問題がありFGRとなっている可能性もあると考えることもできる。しかしこれらまで，胎盤機能不全とよぶべきか明確な基準がないのが現状である。

■ 常位胎盤早期剥離
→ p.142「Ⅱ-3常位胎盤早期剥離」

胎盤機能不全と胎児機能不全（NRFS）

広義になんらかの原因の胎盤機能不全によるFGRが続けば，低酸素などの影響でより高度のNRFSに至る。臨床的なFGRの管理は，高度のNRFSに至る少し前の胎児が元気なうちに娩出することを目標に行う。よって，臨床的にはFGRなき胎盤機能不全は診断的にありえないので，胎盤機能不全の管理はFGRの管理と同義であると考える。

（長谷川 潤一）

■ 症例で考える胎盤機能不全

症例1 　図5

妊娠25週1日，重症妊娠高血圧症候群（HDP），FGR（3週間前から発育停滞を伴っている）で母体搬送入院となり，母体と児の状態（臍帯血流の途絶・逆流）の悪さから，その日のうちに緊急帝王切開となった。新生児体重310g，Apgarスコア1分値1点/5分値3点，臍帯動脈pH 7.261，BE－7.0，胎盤総重量120g（1パーセンタイル以下の軽さ）。

a：周縁胎盤（⬅ ➡ ⬇ ⬆）　小さな胎盤

b：母体面は白色調

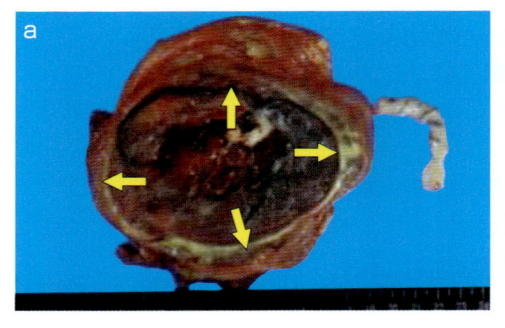
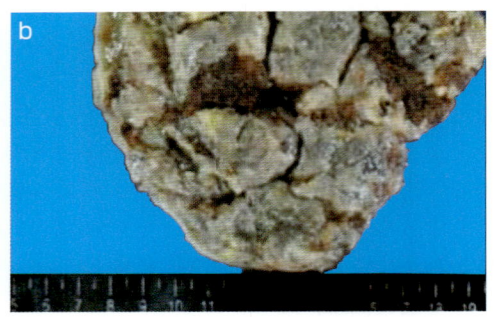

c，d：いずれもAmsterdam分類の肉眼的MVM，顕微鏡的MVMと診断できる。

c：胎盤割面は部分的に白色調。母体面も白色調

d：脱落膜面に出血（↓）。その上の絨毛は虚血性変化

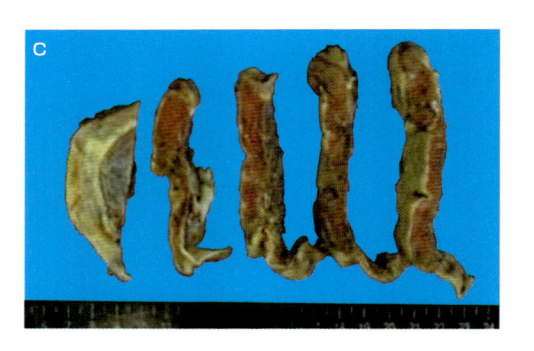
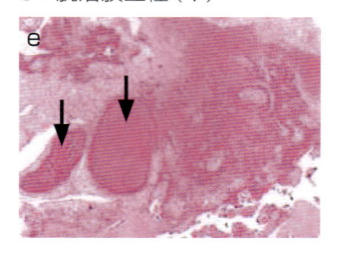

e：脱落膜血栓（↓）

f：脱落膜のアテローシス

g：無血管絨毛

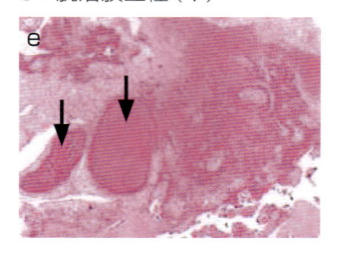
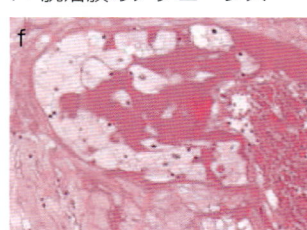
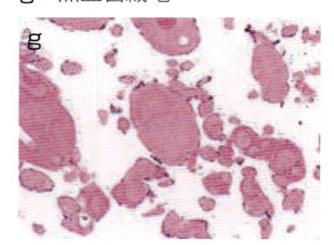

症例2 図6

妊娠26週より重症妊娠高血圧症候群（HDP）と診断され，その後FGRを認めた。入院時から臍帯血流に異常はなかった。妊娠30週4日，母体の血圧上昇（170mmHg）とコントロール不良のため緊急帝王切開。新生児体重846g，Apgarスコア1分値9点/5分値9点，胎盤重量260g（1パーセンタイル以下），6日で酸素投与は不要となった。

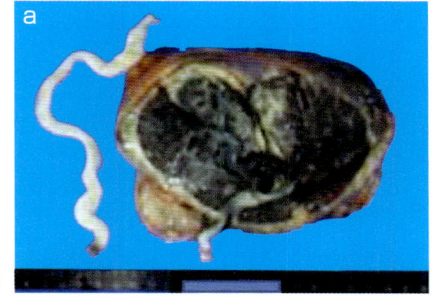

a：周縁胎盤で，大きさは小さい

b：母体面は白い

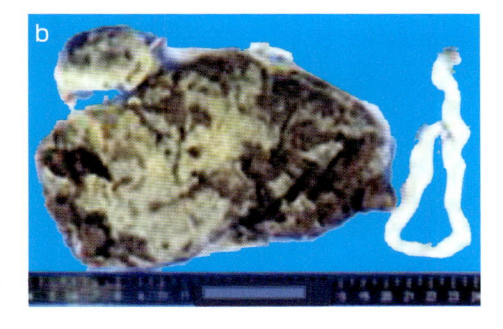

c：母体面から多発性の梗塞を認める

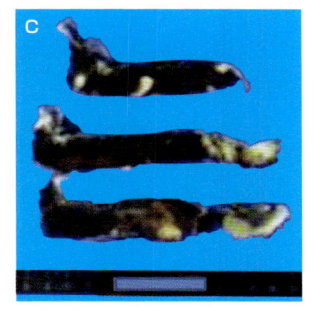

d：母体面の血栓，梗塞

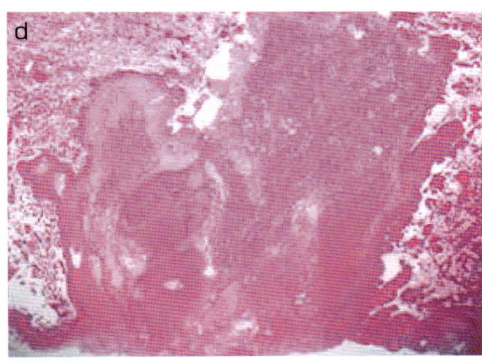

e：胎盤表面の血管に血栓（↑）と血管の拡張

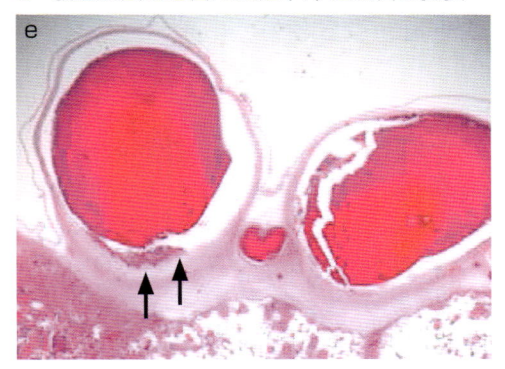

f：eの胎盤表面の血管に血栓（拡大）（↑）

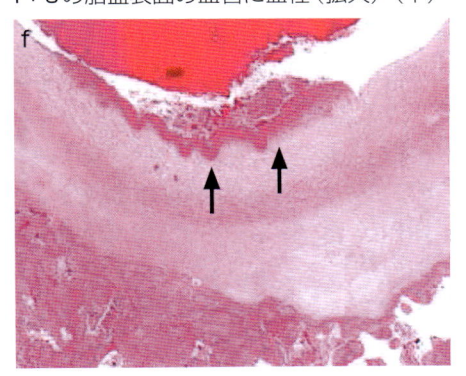

g：胎盤床の血管異常のため絨毛周囲は低酸素状態

低酸素状態が影響した絨毛とは一般的に虚血性絨毛とよばれるが，絨毛周囲の栄養膜細胞は壊死を起こし，核が濃染している。絨毛間質は線維化を合併し，絨毛内血管も減少している。低酸素による絨毛障害である。言葉を換えれば虚血性絨毛，胎盤機能不全となる。

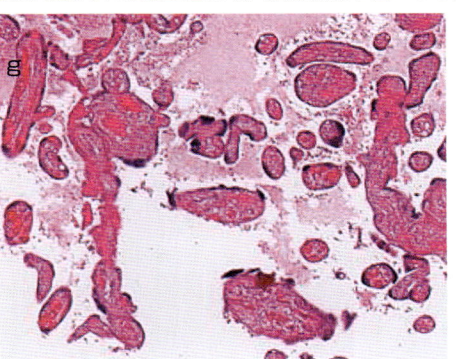

e，fについては，gで認められるように末梢絨毛の血流障害で血圧が上がる。そのため上流の血管が拡張し（e），血流が滞ると血栓（f）ができる。

症例3　図7

妊娠24週で，重症FGRのため紹介となった。妊娠27週から臍帯動脈血流の途絶。妊娠33週5日，羊水量の減少，胎児心拍モニタリングにて異常が出現したので緊急帝王切開。新生児体重432g，Apgarスコアは1分値5点/5分値6点。胎盤総重量は170g，胎盤純重量140g（1パーセンタイル以下），NICU入院後119日で永眠された。

a：胎盤は小さく母体面はクリーム色，臍帯は細い

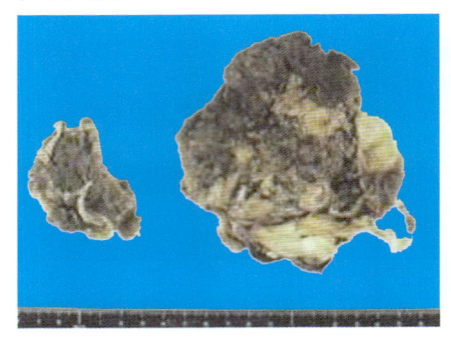

b：母体面に梗塞，その上には小さな顆粒状絨毛がある

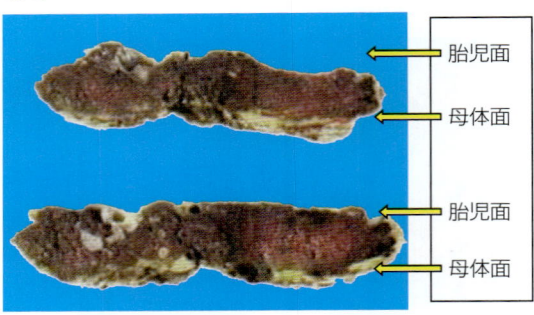

胎児面
母体面
胎児面
母体面

c：母体面の梗塞（⬆）

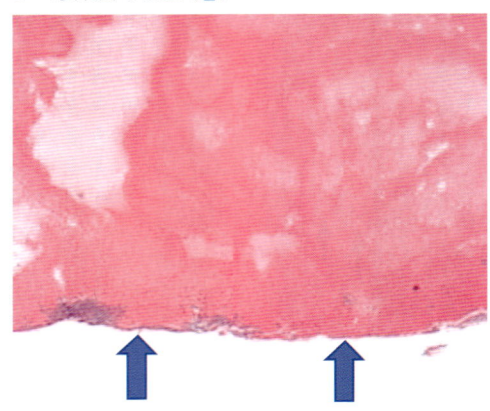

d：無血管絨毛〔中間（⬅）から末梢（⬆）にかけて血流がない〕

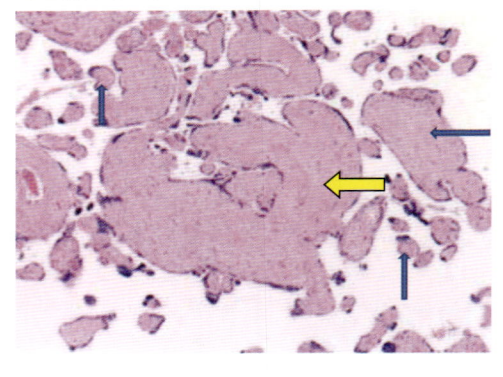

　母体面に異常があると，母体から胎盤への血流が悪く，そのため絨毛が障害を受ける。絨毛が障害を受けると胎児胎盤の血流も不全となる。つまり児は育たない。3例のなかで少しでも育ったのは症例2だけであった。

　臨床サイドから，この3例のドプラ所見の推測と分娩のタイミングを考えてもらう。

（有澤　正義）

母体コンディションとドプラ波形

症例1，2（**図5，6**）は重症HDPがあるので，妊娠初期からの螺旋動脈のリモデリングの悪さが胎盤発育に影響を与えていると考える。よって脱落膜内血栓やアテローシスなどの早期剥離（急性に全体に広がることを免れた）所見を認めるのであろう。このことは子宮動脈のドプラ波形（PIが高いとかnotchを認める）で知りうると思われる。

また，脱落膜の血腫などの異常のため絨毛に酸素分圧の高い螺旋動脈からの血流を送ることができず，絨毛が退行して無血管絨毛になったのではないだろうか。無血管絨毛の領域が増えると，胎盤全体の絨毛血管床が減少，末梢血管の抵抗が高くなるので，臍帯動脈のドプラ波形に途絶，逆流を認めると考えられる。つまり，胎盤が壊れた臨床的な終末状態として，拡張期の臍帯血流を維持するだけの圧が保てず，心臓側に押し戻されるのである。そのような状態が長期間続くと，心不全となり胎児死亡へとなる。

■ PI
pulsatility index

血流の途絶と娩出のタイミング

症例3（**図7**）は，背景にHDPがあったかどうかは不明であるが，母体面の梗塞と無血管絨毛を呈しているので，病態的には子宮螺旋動脈，絨毛間腔のあたりの血流不全が病態の最初であると考える。そこから症例1，2と同様に，二次的に絨毛への酸素供給が悪くなり無血管絨毛などの退行変性を起こしたのではないか。そして，胎盤の血管床減少，梗塞などの合併で胎盤の血管抵抗が高くなり，妊娠27週より臍帯動脈の途絶を認めたのであると考える。しかし，そこから6週間妊娠を継続したので，胎児の心負荷が随分あったのではないかと思われ，そのため死亡になったことも考えられる（推測ではあるが）。そういう観点では，途絶，逆流から一定期間で娩出しなければならないということが示唆される。その一方，出生体重が432gということで，相当なFGRがある。いつの事例かも関連するが，推定体重400gでの娩出には躊躇するのも理解できる。NICUの治療成績などを加味して臍帯動脈の血流途絶があっても妊娠延長せざるをえなかったのかもしれない。心不全のドプラ所見の終末として静脈管血流の逆流がある。これが出現すると数日以内に亡くなってしまうことが多いといわれている。それをもって娩出判断するという手もあったかもしれない。NRFSで娩出とあるが，胎児心拍数図もどのように推移したかによって胎児の低酸素の影響なども病態の判断材料になるのではないだろうか。

（長谷川 潤一）

FGRの胎盤病理

　症例3についての疑問，「妊娠高血圧症候群（HDP）はあったのかどうか」。

　本症例にHDPはなかった。フローシートによると，妊娠24 ～ 33週までほぼ安定しており，血圧も120/70nnHgぐらいであった。胎盤床は肉眼的に広範囲に梗塞がみられ（図7a, b），組織像でも確認できる。そのうえには梗塞図7cもみられ，図7dは無血管絨毛を示している。絨毛は障害から時間がたっているためにほとんど血管がみられない。この症例は，まず胎盤床の血管因子から絨毛障害を受けた胎盤と考える。

　この症例がなぜHDPを発症しなかったかは，妊娠の初期から児が小さく胎内でも発育もしなかったため，胎盤への母体血流もそれほど必要でなく，HDPの発症を免れたのかもしれない。

　胎盤病理も頭のなかに入れ，FGRの管理をしていただきたい。

胎盤因子

　図8にvillitis of unknown etiology（VUE）症例の組織像を示す。

　母親のリンパ球が絨毛内血管に向かって浸潤し，絨毛および絨毛血管を破壊している。最初の3例の子宮動脈の波形とは違うであろうか。

症例4　**図8**　villitis of unknown etiology（VUE）

妊娠34週6日，出生時体重は1,676 g（SFD），Apgarスコア1分値8点/5分値9点。絨毛内組織にリンパ球が観察されるが，これらは母体由来のCD8$^+$T細胞である

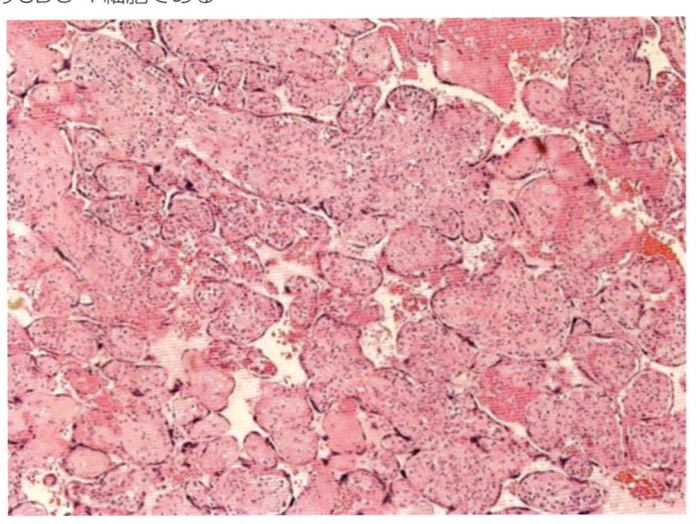

　このような症例でVUEが広範囲に広がった症例については谷口らが報告しており[8]，心音が徐脈となるまであまり変化はなかったが，いったん徐脈となると回復しないのが特徴であると報告された。VUEの頻度は，筆者（有澤）が以前経験したのは全検査数のうち3.5%であったが，その当時は胎盤実質のスライド枚数が約5枚であった。現在はスライド枚数が約7枚となりVUEの合併は全検査数のうち5%となっている。スライド枚数に依存することは報告があり[9]，VUEに焦点を絞るなら7枚は必要と考える。しかし，それだけ標本を作製しても日本人の合併率は欧米[10]やラテンの国と比べると，頻度は少ないのかもしれない。

（有澤　正義）

文献

1) Khong TY, Mooney EE, Ariel I, et al: Sampling and Definitions of Placental Lesions. Arch Pathol Lab Med 2016; 140(7): 698-713.

2) 有澤正義：臨床胎盤学．p.157-61，金芳堂，京都，2013.

3) Reddy UM: Prediction and prevention of recurrent stillbirth. Obstet Gynecol 2007; 110(5): 1151-64.

4) Zangen R, Boldes R, Yaffe H, et al: Umbilical cord cysts in the second and third trimesters: significance and prenatal approach. Ultrasound Obstet Gynecol 2010; 36(3): 296-301.

5) 有澤正義：Trisomy 18の臨床像と合併奇形について．日本産科婦人科学会雑誌1989；41（10）：1545-50.

6) 有澤正義：Trisomy 18の超音波断層法による出生前診断．産婦人科の進歩1990；42（5）：627-633

7) 有澤正義：13,18,および21トリソミーにおける絨毛組織所見と胎盤重量について．日本産科婦人科学会雑誌1992；44（1）：9-13.

8) 谷口千津子：シリーズで学ぶ最新知識 Villitis of unknown etiology(VUE)(2)胎児死亡例の胎盤病理検査の意義．産婦人科の実際 2011；60（4）：597-602.

9) Altemani A, Gonzatti A, Metze K: How many paraffin blocks are necessary to detect villitis? Placenta 2003; 24(1): 116-7.

10) Knox WF, Fox H: Villitis of unknown aetiology: its incidence and significance in placentae from a British population. Placenta 1984; 5(5): 395-402.

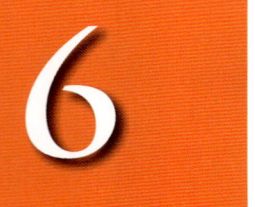

妊娠高血圧症候群

富山大学　**齋藤　滋**

　妊娠高血圧症候群（HDP）のなかで特に早発型妊娠高血圧腎症（PE）では，絨毛外栄養膜細胞（EVT）による螺旋動脈の置換が不十分であり，胎児の低酸素状態を生み，螺旋動脈のアテローシス，胎盤内や脱落膜内の血栓，栓塞ならびに全身性の血管内皮障害による高血圧，蛋白尿を生じる。また，発症の過程で胎盤から分泌されるPlGF，sFlt-1，sEngなどが，病態形成に深くかかわっている。螺旋動脈のリモデリング不全による絨毛間腔への血流減少が病態の中心にあるため，降圧薬による急激な降圧は，胎児機能不全や死産の原因となるため，注意が必要である。

　妊娠高血圧症候群 hypertensive disorders of pregnancy；HDPのなかでも，妊娠高血圧腎症 preeclampsia；PEは，予後不良な疾患である。特に妊娠34週未満に発症する早発型PEは，母体ならびに新生児予後が不良である。その発症機序として，妊娠初期の胎盤形成不全が，妊娠中期以降の母体の血管内皮障害を引き起こし，高血圧や蛋白尿などを引き起こすという two stage disorder theory が広く支持されている[1]。つまり，胎盤形成不全が早発型PEの根幹となる。ここでは，胎盤とHDP，とくに早発型PEにつき解説する。

■ **two stage disorder theory**
妊娠初期に螺旋動脈のリモデリング不全が起こり，妊娠20週以降に母体血管内皮障害が進み，最終的に高血圧，蛋白尿が出現するという説。

■ 正常妊娠における胎盤形成

　妊娠10週までは，絨毛外栄養膜細胞 extravillous trophoblast；EVTは，子宮の螺旋動脈内に浸潤し，栓をしたような状態となっており，絨毛間腔の血流量はわずかである。またEVTの子宮内膜（脱落膜）への浸潤も浅い状態である。このため，絨毛間腔の酸素濃度も2〜3％程度であり，グルコース濃度も1mMと低酸素・低栄養状態にある（**図1a**）。これは，活性酸素を処理する能力がこの時期の胎児にはなく，活性酸素による細胞障害を防ぐためと考えられている。また生物は低酸素環境下の地球で誕生したと考えられているので，個体発生が系統発生を模倣する一つの事例である。

図1 胎盤形成

a：～妊娠10週
この時点ではEVTは螺旋動脈に栓を
しており，また浸潤も浅い。

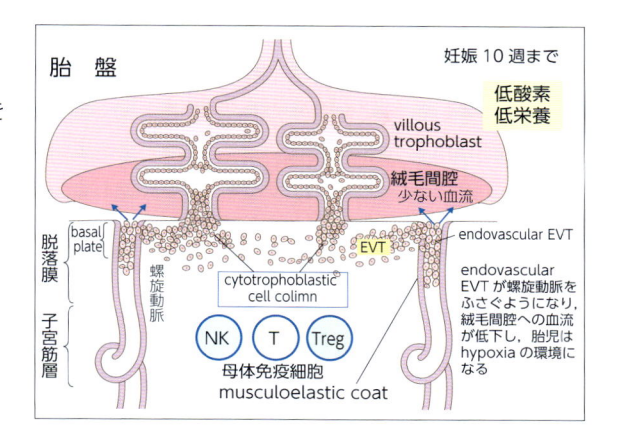

b：妊娠10～18週
EVTによる栓がはずれ，EVTは子宮
筋層1/3まで達し，順次螺旋動脈を
リモデリングして，絨毛間腔に大量
の血液が流れ込むようになる。

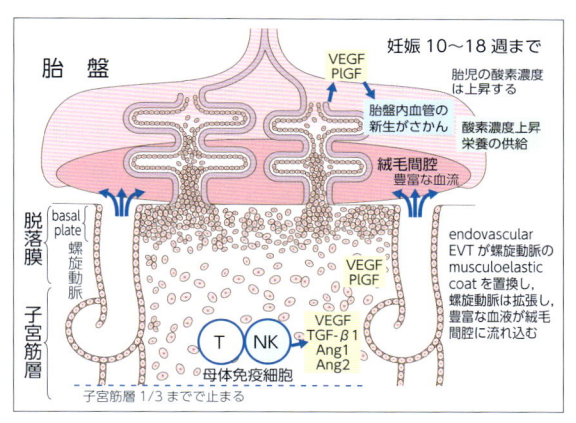

c：妊娠高血圧腎症（早発型）
PEではEVTの浸潤が浅く，螺旋動
脈のリモデリングが不十分である。
胎盤からのsFlt-1，sEngの分泌が
増加するとともに，NK細胞，T細胞
からのVEGF，PlGF産生も減少する。

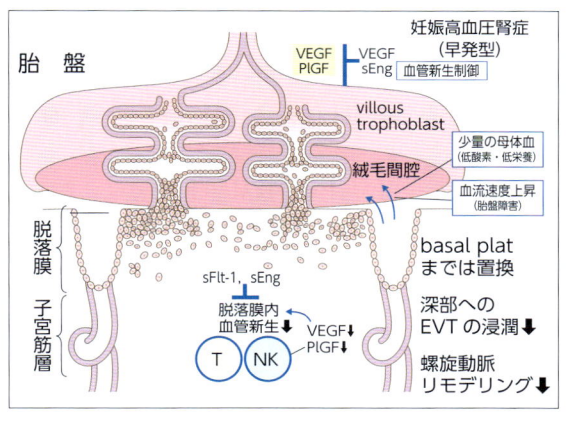

（文献5より引用）

EVT; extravillous trophoblast:絨毛外栄養膜細胞，PE; preeclampsia:妊娠高血圧腎症，sFlt-1; soluble
fms-like tyrosine kinase-1, sEng; soluble endoglin , VEGF; vascular endothelial growth factor:
血管内皮増殖因子，PlGF; placental growth factor:胎盤増殖因子

■ 制御性T（Treg）細胞
regulatory T (Treg) cell
→p.95

■ placental bed biopsy
胎盤付着部の脱落膜をパンチバイオプシして螺旋動脈が栄養膜細胞に置換されているか否かを検討する。

■ uterine NK
→p.91

■ MMP
→p.189

一方，妊娠10〜18週になるとEVTは脱落膜をつき破り，子宮筋層の1/3まで，深く浸潤する（**図1b**）。同時に，螺旋動脈の平滑筋を破壊し，さらに血管内皮細胞もEVTにより置換される（**図2**）。着床期には制御性T（Treg）細胞が重要な役割を果たすが，分娩時にplacental bed biopsyをした検体では，PE症例やPEを高率に発症する卵子提供妊娠では，Treg細胞が減少している[2]。妊娠初期の検体は採取できないので，あくまでも推定ではあるが，Treg細胞が減少しているため，着床が不十分となり，胎盤形成が不全となった可能性がある。着床後，妊娠8週前後に母体のマクロファージ（Mφ）が螺旋動脈の周囲に集簇してくる[3]。その後，妊娠10週までにMφに代わって，uterine NK（uNK）細胞が集簇してくる。この時期のuNK細胞はmatrix metalloproteinase（MMP）2，MMP9，uPA等を分泌し，螺旋動脈の平滑筋細胞同士の接着を緩やかにし，螺旋動脈から平滑筋細胞が離れていく[4]（図2）。この時点では，螺旋動脈の血管内皮はEVTに置き換わっていない。妊娠12〜14週になると，螺旋動脈の血管内皮細胞が徐々にEVTに置換されて，妊娠16週くらいになると，ほぼ螺旋動脈の全周がEVTに置換される[5]。uNK細胞やMφは血管平滑筋細胞や血管内皮細胞をアポトーシスに陥らせることがわかっており，その間隙にEVTが浸潤してくる。妊娠11週前後の子宮動脈uA-RIもしくはuA-PIが高い症例はPEのリスクであるが，uA-RIが高値で人工妊娠中絶された症例から得られたuNK細胞はEVTの浸潤を抑制し，また血管内皮細胞をアポトーシスに誘導する能力が減少している[6]。すなわち妊娠初期の免疫系が胎盤形成に重要な役割を果たしている（図2）。これらのリモデリングにより，螺旋動脈径は非妊娠時の約10倍に拡大し，非妊娠時には1分間に数ミリリットルの血液供給しか受けていなかった子宮が，妊娠時には500ml/分の血液供給を受けるようになり，胎児は急速に発育する（図1b）。

■ 妊娠高血圧腎症（PE）における胎盤形成

PE，特に早発型では，螺旋動脈の置換は表層に留まっており，子宮筋層での螺旋動脈の置換は不十分となっている（**図1c**）。そのため，絨毛間腔への血液量は減少する。妊娠20週以降になると，胎児は急速に増大するが，この時期に胎盤形成が不十分であれば，絨毛間腔への血流量を増やすため母体は血圧を上昇させる。これがHDPで高血圧となる要因である。このため，急激な降圧は絨毛間腔の血流量を減少させ，胎児機能不全を引き起こす。妊娠高血圧学会が2015年に発刊した診療指針には，『血圧が160/110mmHg以上となったHDP症例のみに薬剤による降圧を行なう』，『平均血圧で15〜20％以内の降圧に留めることを目標とする』と記載されている[7]。また降圧する場

図2 螺旋動脈リモデリング

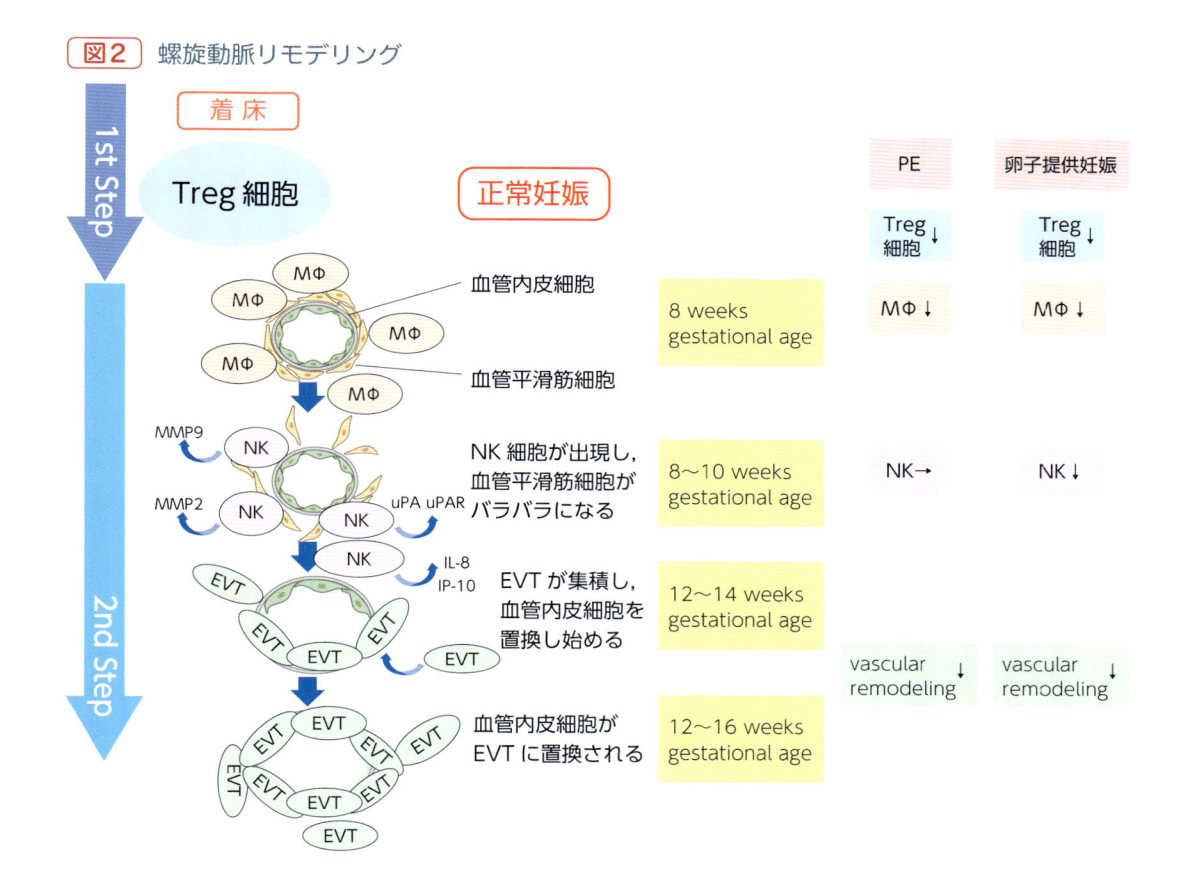

合は，持続的な胎児心拍モニタリングを行なうことが国際妊娠高血圧学会（ISSHP）の治療指針にも記載されている[8)]。

■ PE で胎盤形成不全となる機序

　これらのことを理解するためには，着床期から胎盤形成される妊娠12〜18週までの一連の経過を考える必要がある。

　図3に示すように，着床期にTreg細胞が減少することで，十分な着床ができないと，Mφを局所に集積させるケモカインが減少する。Mφからは uNK 細胞を局所に集簇させるケモカインが分泌されるため，Mφの減少は uNK 細胞の減少にもつながり，螺旋動脈の血管平滑筋や血管内皮細胞の EVT による置換が障害される。また，妊娠12〜14週ころになると，低酸素やストレスにより可溶型エンドグリンsoluble endoglin；sEng が PE では胎盤組織から多量に分泌される。sEng は TGFβを中和し，血管内皮細胞の外側の周細胞の機能を障害する。このため，全身血管の内皮障害を引き起こし高血圧，蛋白尿，血小板凝集，血栓症を生じる。また，血管新生因子である血管内皮増

■ **可溶型エンドグリン soluble endoglin；sEng**
sENGは妊娠高血圧症候群の母体血中で増加し，sFlt-1と同様に血管新生を妨げる作用をもつ。

■ **周細胞（周皮細胞）**
毛細血管および細静脈の内皮細胞の周囲に接着する壁細胞を指す。血管内皮細胞の分化や増殖を制御したり，血管の機能的安定化に寄与したりする機能ももち，炎症産物の漏出，白血球の組織浸潤にも関与する。

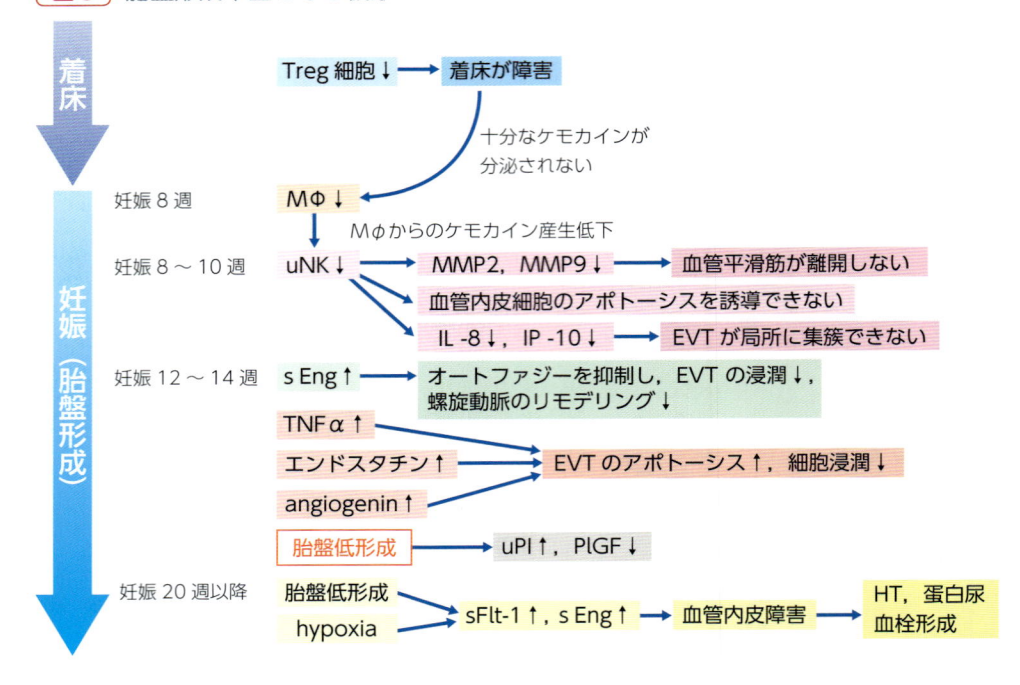

図3 胎盤形成不全となる機序

着床

Treg 細胞↓ ──→ 着床が障害

十分なケモカインが
分泌されない

妊娠 8 週　Mφ↓

Mφからのケモカイン産生低下

妊娠 8 ～ 10 週　uNK↓ ──→ MMP2，MMP9↓ ──→ 血管平滑筋が離開しない

血管内皮細胞のアポトーシスを誘導できない

IL -8↓，IP -10↓ ──→ EVT が局所に集簇できない

妊娠 12 ～ 14 週　s Eng↑ ──→ オートファジーを抑制し，EVT の浸潤↓，
螺旋動脈のリモデリング↓

TNFα↑

エンドスタチン↑ ──→ EVT のアポトーシス↑，細胞浸潤↓

angiogenin↑

胎盤低形成 ──→ uPI↑，PlGF↓

妊娠 20 週以降　胎盤低形成
hypoxia ──→ sFlt-1↑，s Eng↑ ──→ 血管内皮障害 ──→ HT，蛋白尿
血栓形成

妊娠（胎盤形成）

殖因子 vascular endothelial growth factor；VEGF や胎盤増殖因子 placental growth factor；PlGF を中和して，血管内皮細胞の増殖や生存を阻害する sFlt-1 が，PE では増加する。PE を発症していない妊娠21 ～ 32 週の妊婦血清でsEngとsFlt-1が共に高値であると，早発型PEの発症リスクは31.6倍に亢進する[9]。筆者らはsEngがEVTのオートファジーを抑制すること，オートファジー抑制によりEVTの浸潤能が低下すること，血管内皮細胞のEVTによる置換が低下することを見出した[10]。さらに，胎盤（トロホブラスト）特異的にオートファジーが欠損するマウスモデルを作製したところ，giant trophoblast の浸潤が子宮内で低下し，螺旋動脈が肥厚化し，高血圧を認めたことより[11]，オートファジー欠損（障害）は，PEの結果ではなく，原因であることを明らかにした。

その他，Mφ，uNK細胞，脱落膜細胞からの腫瘍壊死因子（TNF）α，エンドスタチン，angiogenin の産生が亢進し，EVTのアポトーシス，細胞浸潤が減少することも知られている[5]。

■ オートファジー
→p.344「Ⅲ -6胎盤とオートファジー」

■ 妊娠初期から低用量アスピリン投与による PE 予防マーカー

　胎盤が形成される時期（妊娠11 ～ 13週）の子宮動脈PI高値と，胎

盤から産生されるPlGFの血清濃度低下と平均血圧高値により，妊娠37週未満PEの75％が予測診断できる[12]。妊娠11～13週に，子宮動脈PI値，血中PlGF値，平均血圧等から，PEのハイリスク症例を抽出し，低用量アスピリン（150mg/日）を妊娠初期から妊娠36週まで投与したところ，妊娠37週，34週までに発症するPEのオッズ比を，それぞれ0.38，0.18まで低下させたが，妊娠37週以降のPEのオッズ比は0.95と低下させなかった[13]。すなわち，妊娠初期に起こる胎盤低形成に対して，血小板凝集抑制作用を有するアスピリンが有効であり，また異なる病態と考えられる妊娠37週以降のPEは減少させなかったと解釈できる。

● ● ●

　PEのなかでも，早発型では胎盤低形成がその根幹となるが，妊娠初期からのアスピリン投与が，発症を予防する。胎盤から分泌されるsFlt-1やPlGFは，PEの発症予知マーカーとして，臨床応用可能となった。

文献

1) Roberts JM, Hubel CA: The two stage model of preeclampsia: variations on the theme. Placenta 2009; 30 Suppl A: S32-7.

2) Nakabayashi Y, Nakashima A, Yoshino O, et al: Impairment of the accumulation of decidual T cells, NK cells, and monocytes, and the poor vascular remodeling of spiral arteries, were observed in oocyte donation cases, regardless of the presence or absence of preeclampsia. J Reprod Immunol 2016; 114: 65-74.

3) Smith SD, Dunk CE, Aplin JD, et al: Evidence for immune cell involvement in decidual spiral arteriole remodeling in early human pregnancy. Am J Pathol 2009; 174: 1959-71.

4) Naruse K, Lash GE, Innes BA,et al: Localization of matrix metalloproteinase (MMP)-2, MMP-9 and tissue inhibitors for MMPs (TIMPs) in uterine natural killer cells in early human pregnancy.Hum Reprod 2009; 24: 553-61.

5) 齋藤　滋：妊娠高血圧症候群のUp-to-date―特に免疫を中心に―. 日産婦誌 2018；70：1139-47.

6) Fraser R, Whitley GS, Thilaganathan B, et al: Decidual natural killer cells regulate vessel stability: implications for impaired spiral artery remodelling. J Reprod Immunol 2015; 110: 54-60.

7) 妊娠高血圧症候群の診療指針2015. 日本妊娠高血圧学会 編,メジカルビュー社, 2015.

8) Brown MA, Magee LA, Kenny LC, et al: Hypertensive Disorders of Pregnancy: ISSHP Classification, Diagnosis, and Management Recommendations for International Practice. Hypertension 2018; 72(1): 24-43.

9) Levine RJ, , Lam C, Qian C, et al: Soluble endoglin and other circulating antiangiogenic factors in preeclampsia. N Engl J Med 2006; 355(10): 992-1005.

10) Nakashima A, Yamanaka-Tatematsu M, Fujita N, et al: Impaired autophagy by soluble endoglin, under physiological hypoxia in early pregnant period, is involved in poor placentation in preeclampsia. Autophagy 2013; 9(3): 303-16.

11) Aoki A, Nakashima A, Kusabiraki T,et al: Trophoblast-Specific Conditional Atg7 Knockout Mice Develop Gestational Hypertension. Am J Pathol 2018; 188(11): 2474-86.

12) O'Gorman N, Wright D, Syngelaki A,et al: Competing risks model in screening for preeclampsia by maternal factors and biomarkers at 11-13 weeks gestation. Am J Obstet Gynecol 2016; 214(1):103.e1-103.e12.

13) Rolnik DL, Wright D, Poon LC, et al: Aspirin versus Placebo in Pregnancies at High Risk for Preterm Preeclampsia. N Engl J Med 2017; 377(7): 613-22.

7 妊娠高血圧腎症の予知

自治医科大学産科婦人科学講座　**大口　昭英**

　妊娠高血圧腎症（PE）は，2003年にMaynardらによって確立されたsFlt-1投与モデルによって新時代を迎えた。現在，妊娠36週までのPE疑い例に対して，sFlt-1/PlGF比を測定することで，1週間以内発症の陰性的中率が99.3%，4週間以内発症の陽性的中率が36.7%であった[1]。さらに，現在は，妊娠初期に母体情報，血圧，子宮動脈血流速度波形，および血清PlGF濃度を用いて，早産PEを特異度90%，感度75%で予知して，PEハイリスク妊婦を同定できるようになった。このようにしてスクリーニングされたハイリスク妊婦に，妊娠16週以前から36週まで低用量アスピリン150mgを服用させると，早産PEの発症率は62%減少し，妊娠34週以前発症の早発型PEの発症率は82%減少した。早産PEを予知し予防できる時代が到来した。今後は，遅発型PEの病態，リスク因子，予防・治療について，新しい研究が行われ，解明されることを期待したい。

■ 妊娠高血圧腎症とは

　妊娠高血圧腎症preeclampsia；PEとは，2018年までは「妊娠20週以降にはじめて高血圧が発症し，かつ蛋白尿をともなうもので分娩後12週までに正常に復する場合」と定義されていた。2018年5月に定義・臨床分類が全面改訂され定義が多少広がったが，詳細は「妊娠高血圧症候群」の項を参照されたい。

■ 妊娠高血圧症候群
→p.176「Ⅱ-6 妊娠高血圧症候群」

■ PEに関する基礎研究

　ここ15年で，PE病態を発生させるモデル動物の確立，絨毛細胞への薬物，低酸素曝露による遺伝子・蛋白質産生変化の研究が蓄積し，臨床研究に応用され，多くの知見が集積した。従来，ヒト固有の疾患である妊娠高血圧症候群hypertensive disorders of pregnancy；HDPは，マウスやラットでは再現不可能とされてきた。それは，胎盤形態が異なり，ヒトの胎盤でみられる絨毛外栄養膜細胞extravillous trophoblast；EVTの脱落膜，子宮筋層への浸潤や螺旋動脈の内膜・外膜との置換が

発生しないためであった。しかし，2003年にMaynardら[2]が，sFlt-1のアデノウイルスベクター（Ad-sFlt-1）を用いて，胎盤に虚血状態を発生させることなく，PE様病態を再現させるPEラットモデルが確立した後は，さまざまなマウス・ラットモデルが作製された[3]。基礎研究から明らかにされたPEの発症仮説を**図1**にまとめた[4]。

　実際，マウスモデルはヒトのPEの予知と予防に役立つことがわかってきた。例えば，sFlt-1を使ったPEモデルにおいて，血管内皮細胞増殖因子vascular endothelial growth factor；VEGF，胎盤性増殖因子placental growth factor；PlGFはPEの予防・治療薬になりうることが

■ sFlt-1：soluble fms-like tyrosine kinase-1
可溶型Flt-1。

図1 PE発症に至る分子連鎖仮説

早発型PE early onset preeclampsia；EOPEは，絨毛外栄養膜細胞の脱落膜・子宮筋層への浅い浸潤による胎盤虚血が分子発現の変化の起点となるが，遅発型PE late onset preeclampsia；LOPEは，この変化を伴わずに最終的にEOPEと同じ高血圧，蛋白尿を発症する。これらの変化の中心に位置するのは，HIF-1αである。胎盤虚血によってHIF-1αは活性化しsFlt-1の転写を促進させる。一方，HIF-1αは虚血がなくても，AT1-AAやLIGHTによって発現が亢進することがわかってきた。それ以外にも，miR210やmiR518がHSD17B1の発現低下，その下流の2-ME低下を経て，HIF-1α亢進につながる経路，血小板活性化を経て絨毛のIL-1/IL-6の活性化によってPEが発症する経路も明らかにされた。さらに，sFlt-1増加は血管のアンジオテンシンⅡ感受性低下を引き起こして血圧を上昇させることが明らかにされた。

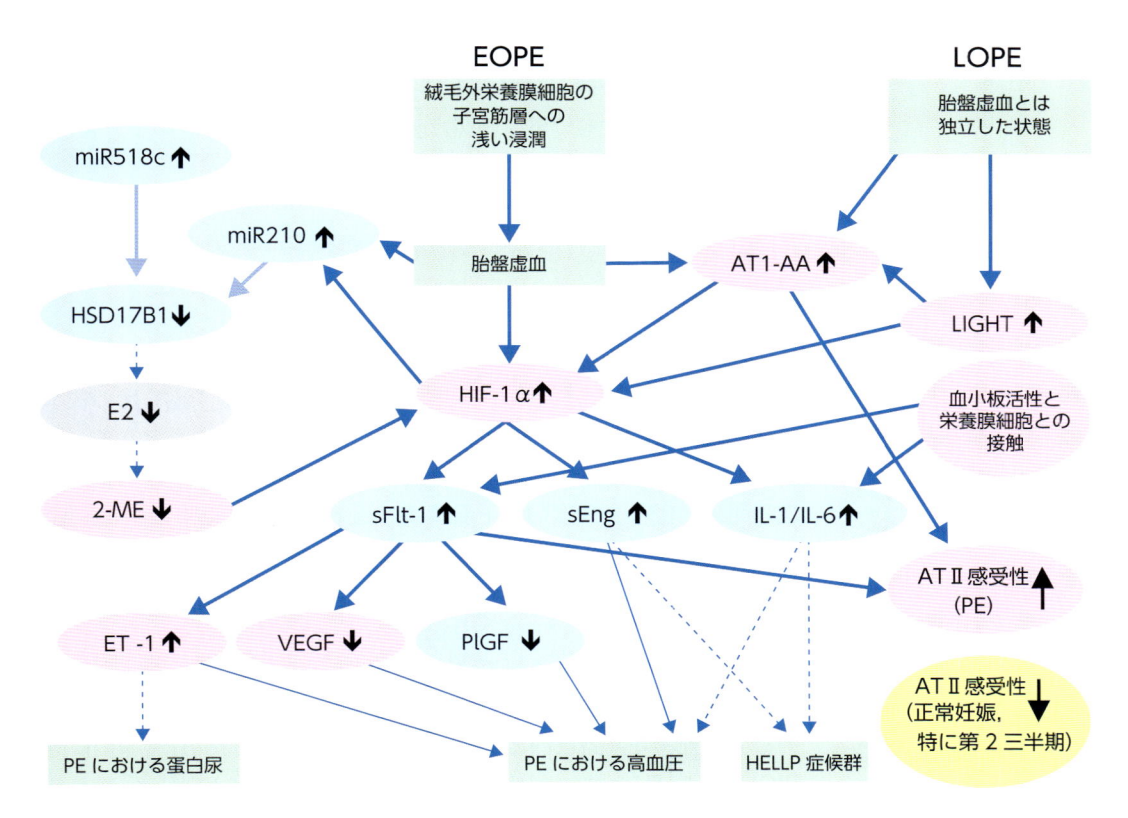

■ STOX 1 : storkhead
box 1
転写因子

わかった[5〜7]。STOX1を過剰発現させたトランスジェニックマウスは自然発症の早発型PEモデルであるが，アスピリンを含んだ水を妊娠初期から自由飲水させるとPE様病態が消失した[8]。細胞外小胞extracellular vesicles；EVsを妊娠マウスに投与することで作製したPEモデルでは，EVsを投与する直前にアスピリンを静注しておくとPE様病態は発生しなかった[9]。胎盤にのみsFlt-1を過剰発現させたマウスにプラバスタチンを妊娠7.5日，10.5日，13.5日，および16.5日から毎日5mg/日を腹腔内投与し続けると，興味深いことに，妊娠7.5日と10.5日から治療を開始した群のみでPE様病態の発症を抑制できた[7]。これらの事実は，妊娠初期あるいは遅くとも妊娠中期の前半までにアスピリンやプラバスタチンの投与を開始した場合にのみ，その後のPEの発症を予防できることを強く示唆している。

■ 妊娠初期における PE ハイリスク妊婦の同定

2000年ごろから，妊娠初期にPEの発症を予知できるかどうかが検討されはじめ，子宮動脈血流速度波形のpulsatility index（PI），血圧レベル，pregnancy-associated plasma protein-A（PAPP-A）低下，PlGF低下とその後のPEの発症が関連していることが示された[10]。2009年には，上記を利用したPEの予知モデルの原型が作られ，現在は，The Fetal Medicine Foundation（FMF）のホームページにその完成版が公開されている[11]。このモデルを用いると，妊娠初期に10%の疑陽性率で早産PEの75%を検出できる[12]。このモデルは，その後も外的妥当性が繰り返し検証されている[10]。

■ 妊娠中期〜後期前半における PE 発症閾値を用いた切迫した PE の発症予知

PEを発症した妊婦（発症後1週間以内）の血清sFlt-1/PlGF比をELISA法で測定し，x軸に発症週数をy軸にsFlt-1/PlGF比の標準偏差スコアstandard deviation score；SDSをプロットしたところ，相関係数が−0.869ときわめて高い逆相関を認めた[13]。また，その一次相関式の95%信頼区間の下限値は，妊娠32週以前は+2.0SD以上の値を示したが，妊娠32週以降は+2.0SD未満を示した[13]。以上のことから，PEが発症するsFlt-1/PlGF比の閾値は妊娠週数によって異なり，特に早い週数ではより高いsFlt-1/PlGF比を示さないと発症しないこと，また，妊娠32週以降ではsFlt-1/PlGF比が基準値以内であってもPEを発症しうることが明らかになった。筆者らは，その後，採血後4週間以内に発症するPEを予知するために，sFlt-1/PlGF比（ECLIA法）のPE発症閾値を用いることを検討した[14]。そ

■ ECLIA法
electro
chemiluminescence
immunoassay
電気化学発光免疫測定

の結果, sFlt-1/PlGF 比の PE 発症閾値を用いると, 妊娠 19 ～ 25 週の採血では, 感度 100%, 特異度 100%, 陽性的中率 1.0 であり, 妊娠 26 ～ 31 週の採血では, 感度 83%, 特異度 99.4%, 陽性的中率 0.5 であった[14] (**図2**)。このように, sFlt-1/PlGF 比の PE 発症閾値は, 妊娠中期から妊娠後期前半における切迫した PE の予知に有用である。

■ PE 疑い例における sFlt-1/PlGF 比＞38 を用いた切迫した PE の発症予知

ECLIA 法による sFlt-1/PlGF 比を開発した Roche Diagnostics 社は, sFlt-1/PlGF 比を PE 全体の予知ではなく, ハイリスク妊婦, 特に妊娠高血圧, 妊娠蛋白尿, 慢性高血圧で血圧上昇, あるいは, 腎疾患で蛋白尿増悪といった PE 疑い例に用いる方針へ方向転換した。このため, PE 疑い例において, 血清 sFlt-1/PlGF 比が PE のルールアウト, ルールインに有用なバイオマーカーであるかが検討された

図2 sFlt-1/PlGF 比の PE 発症閾値による採血後 4 週間以内の PE 予知

一点破線（－・－）は ECLIA 法で測定した sFlt-1/PlGF 比 PE 発症閾値であり, 実線（－）は sFlt-1/PlGF 比の基準値（－2.0 SD ～＋2.0 SD）の上限と下限を示している。a は PE 発症例であり, b は正常妊婦および妊娠高血圧（GH）妊婦である。Flt-1/PlGF 比の PE 発症閾値を用いると, 妊娠 19 ～ 25 週の採血では, 感度 100%, 特異度 100%, 陽性的中率 1.0 であり, 妊娠 26 ～ 31 週の採血では, 感度 83%, 特異度 99.4%, 陽性的中率 0.5 であった。

a：コホート：PE 発症

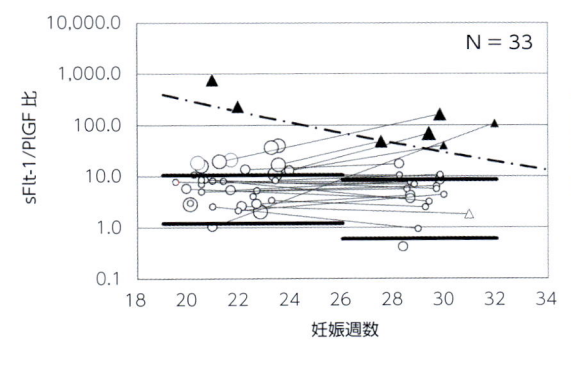

b：コホート：正常または GH

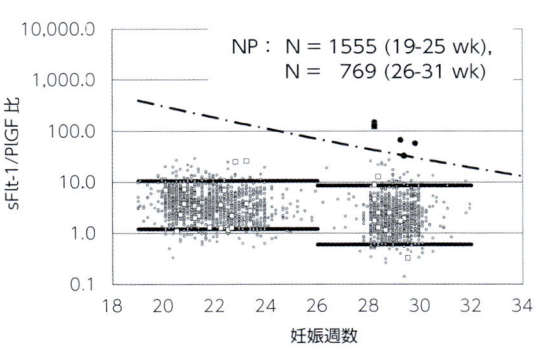

（PROGNOSIS研究）。その結果，1週間以内にPEを発症しない陰性的中率は99.3％で，また，4週以内にPEを発症する陽性的中率は36.7％であった[1]。この結果を受けて，妊娠高血圧，妊娠蛋白尿，血圧上昇，蛋白尿悪化といった変化を生じた妊婦を，そのまま外来管理してよいか，あるいは，入院・紹介して管理したほうがよいかをトリアージできる手段として，sFlt-1/PlGF比がガイドラインで推奨されるようになった[15]。わが国では，現在はPEが発症した時点でトリアージされているが，sFlt-1/PlGF比測定が保険適用になれば，より早期のPE疑い段階でトリアージされるように変化してくると予想される。すでに，PROGNOSIS研究の検証研究であるPROGNOSIS Asia研究が終了している。sFlt-1/PlGF比の38というカットオフ値はアジアでも同様に予知に有用であり，1週間以内にPEを発症しない陰性的中率は98.6％で，また，4週以内にPEを発症する陽性的中率は30.3％とPROGNOSIS研究と比較して遜色ない結果であった。さらに，PEのみならず，胎児予後不良の予知マーカーとしても有用であった[16]。

■ PE 発症予知法を利用した低用量アスピリン（LDA）投与効果

妊娠初期における母体情報，血圧レベル，子宮動脈血流速度波形，および母体血中PlGFを利用したPEハイリスク妊婦の同定にあわせて，Nicolaidesらのグループは妊娠初期にこの予知モデルでハイリスク妊婦を同定後，低用量アスピリンlow dose aspirin；LDA（150 mg／日）を用いたPE予防研究を行った[17]。その結果，LDAを妊娠16週以前から開始し妊娠36週まで服用させると，早産となるPEを62％，妊娠34週以前に発症するPEを82％減少させた[17]。この結果は，従来の常識「LDAはPE発症予防に効果がない」を覆す結果であった。その理由は，従来のLDAによる研究の多くは，妊娠16週以降にアスピリン服用を開始していたことが原因であったことがわかっている[18]。このように，科学の進歩には常識を疑うことが重要なのかもしれない。また，PEを予防できた症例ではきちんと服薬できており，逆にコンプライアンスが悪いと予防できていなかったことがその後のサブ解析で示された[19]。このことから，単に処方すればよいということではなく，服用開始後は服薬指導を継続することが重要である。

■ PE 発症予知における課題と展望

　早発型PEの予知，予防はこの15年の間に大きく変化し，特に，sFlt-1，PlGFといった血管新生関連因子が予知に重要であること，LDAが早発型PEの発症予防に有効であることが明らかにされた。しかし，一方で，遅発型PEについては，逆に謎が深まった。sFlt-1/PlGF比は一部高値を示すが，多くは正常妊婦と変わらない値で疾患を発症している。また，LDAは遅発型PEの予防にはまったく無効であることも示された。このことは，高血圧と蛋白尿という同じ臨床症状を示すが，早発型と遅発型は異なる病態によって発症してくることを示唆している。遅発型も子癇やHELLP症候群といった母体・胎児死亡に直接つながる病態に関連しているため，遅発型PEの発症予知，予防法の開発も重要な臨床課題である。われわれは，アンジオテンシンⅡ高用量投与によるPEモデルを新たに開発し，高血圧予防においてインフラマソームが重要な役割をもつことを発見した[20]。また，galectin 1やLIGHTが遅発型PEの発症予知マーカーであることを発見した[21, 22]。今後，遅発型PEがより高精度に予知でき，予防できる時代が到来することを祈念している。

■ インフラマソーム
→p.390「Ⅲ-12胎盤とインフラマソーム」

■ galectin 1
galectin-1（Gal-1）は，多彩な作用を有する糖蛋白質である。Gal-1は，正常妊娠の維持に必須で，着床，脱落膜化，子宮ナチュラルキラー細胞の子宮への誘導，樹状細胞と子宮ナチュラルキラー細胞との相互作用，細胞性栄養膜細胞から合胞体性栄養膜細胞への分化，およびニューロプリン1受容体を介した血管新生などに関連している。

■ LIGHT
LIGHTは，腫瘍壊死スーパーファミリーに属するⅡ型の膜貫通蛋白質で，活性化したT細胞や未成熟な樹状細胞表面に発現している。その細胞外部分が切断したsoluble LIGHT（sLIGHT）はPEの血中および胎盤で増加している。sLIGHTを妊娠したマウスに投与するとPE様症状を呈することから，PE発症になんらかの役割があると考えられている。

文献

1) Zeisler H, Llurba E, Chantraine F, et al: Predictive Value of the sFlt-1: PlGF Ratio in Women with Suspected Preeclampsia. N Engl J Med 2016; 374(1): 13-22.

2) Maynard SE, Min JY, Merchan J, et al: Excess placental soluble fms-like tyrosine kinase 1 (sFlt1) may contribute to endothelial dysfunction, hypertension, and proteinuria in preeclampsia. J Clin Invest 2003; 111(5): 649-58.

3) Suzuki H, Ohkuchi A, Shirasuna K, et al: Animal models of preeclampsia: insight into possible biomarker candidates. Med J Obstet Gynecol 2014; 2(2): 1031.

4) Ohkuchi A, Hirashima C, Takahashi K, et al.: Prediction and prevention of hypertensive disorders of pregnancy. Hypertens Res 2016; 40(1,): 5-14.

5) Li Z, Zhang Y, Ying Ma J, et al: Recombinant vascular endothelial growth factor 121 attenuates hypertension and improves kidney damage in a rat model of preeclampsia. Hypertension 2007; 50(4): 686-92.

6) Suzuki H, Ohkuchi A, Matsubara S, et al: Effect of recombinant placental growth factor 2 on hypertension induced by full-length mouse soluble fms-like tyrosine kinase 1 adenoviral vector in pregnant mice. Hypertension 2009; 54(1): 1129-35.

7) Kumasawa K, Ikawa M, Kidoya H, et al: Pravastatin induces ,placental growth factor (PGF) and ameliorates preeclampsia in a mouse model. Proc Natl Acad Sci U S A 2011; 108(4): 1451-5.

8) Doridot L, Passet B, Méhats C, et al: Hypertension 2013; 61(3): 662-8.

9) Kohli S, Ranjan S, Hoffmann J, et al: Maternal extracellular vesicles and platelets promote preeclampsia via inflammasome activation in trophoblasts. Blood 2016; 128(17): 2153-64.

10) 大口昭英：【PIHからHDPへ-妊娠高血圧症候群up to date-】妊娠初期における妊娠高血圧腎症の発症予知と予防. 産婦人科の実際 2018；67（6）：613-6.

11) The Fetal Medical Foundation. https://fetalmedicine.org/（2018/10/28 accessed.）

12) O'Gorman N, Wright D, Syngelaki A, et al: Competing risks model in screening for preeclampsia by maternal factors and biomarkers at 11-13 weeks gestation. Am J Obstet Gynecol 2016; 214(1): 103.e1-103.e12.

13) Ohkuchi A, Hirashima C, Matsubara S, et al: Threshold of soluble fms-like tyrosine kinase 1/ placental growth factor ratio for the imminent onset of preeclampsia. Hypertension 2011; 58(5):

859-66.

14) Ohkuchi A, Hirashima C, Takahashi K, et al: Onset threshold of the plasma levels of soluble fms-like tyrosine kinase 1/placental growth factor ratio for predicting the imminent onset of preeclampsia within 4 weeks after blood sampling at 19-31 weeks of gestation. Hypertens Res 2013; 36(12): 1073-80.

15) Evidence-based recommendations on PlGF-based testing to help diagnose suspected pre-eclampsia (Triage PlGF test, Elecsys immunoassay sFlt-1/PlGF ratio, DELFIA Xpress PlGF 1-2-3 test, and BRAHMS sFlt-1 Kryptor/BRAHMS PlGF plus Kryptor PE ratio) NICE diagnostics guidance 2016. [DG23] https://www.nice.org.uk/guidance/dg23. 2018/10/28 accessed.

16) Bian X, Biswas A, Huang X, et al: Short-Term Prediction of Adverse Outcomes Using the sFlt-1 (Soluble fms-Like Tyrosine Kinase 1)/PlGF (Placental Growth Factor) Ratio in Asian Women With Suspected Preeclampsia. Hypertension 2019; 74(1): 164-72.

17) Rolnik DL, Wright D, Poon LC, et al: Aspirin versus Placebo in Pregnancies at High Risk for Preterm Preeclampsia. N Engl J Med 2017; 377(7): 613-22.

18) Bujold E, Roberge S, Lacasse Y, et al: Prevention of preeclampsia and intrauterine growth restriction with aspirin started in early pregnancy: a meta-analysis. Obstet Gynecol 2010; 116(2 Pt 1): 402-14.

19) Wright D, Poon LC, Rolnik DL, et al: Aspirin for evidence-based preeclampsia prevention trial: influence of compliance on beneficial effect of aspirin in prevention of preterm preeclampsia. Am J Obstet Gynecol 2017; 217(6): 685.e1-685.e5.

20) Shirasuna K, Karasawa T, Usui F, et al: NLRP3 deficiency improves angiotensin II-induced hypertension but not fetal growth restriction during pregnaIncy. Endocrinology 2015; 156(11): 4281-92.

21) Hirashima C, Ohkuchi A, Nagayama S, et al: Galectin-1 as a novel risk factor for both gestational hypertension and preeclampsia, specifially its expression at a low level in the second trimester and a high level after onset. Hypertens Res 2018; 41(1): 45-52

22) Hirashima C, Ohmaru-Nakanishi T, Nagayama S, et al: Serum soluble LIGHT in the early third trimester as a novel biomarker for predicting late-onset preeclampsia. Pregnancy Hypertens 2018; 14: 174-6.

188　Ⅱ章　胎盤の臨床

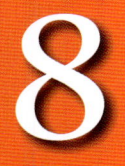

8 前期破水の機序と修復

京都大学医学部附属病院産科婦人科　　**最上　晴太**

前期破水は早産の主要な原因であり，羊膜中のコラーゲンがその分解酵素であるマトリックスメタロプロテナーゼにより分解されて破膜が生じる。従来は上向性感染が破水の主な原因と考えられてきたが，その原因は多彩であり，子宮内出血なども破水のリスクである。さらに非感染性の破水は自然治癒する可能性があるが，その修復過程ではマクロファージなどによる自然免疫機構が創傷治癒を助けていることが示唆される。

■ 前期破水 pPROM の機序

早産の原因のうち30 ～ 40%は前期破水preterm premature rupture of membrane；pPROMが占める[1]。pPROMの約30%は感染によるものといわれているが，残りの70%は非感染性である[2]。非感染性の原因として，喫煙，母体の低体重（栄養不良），母体ストレス，子宮内出血，また医原性のものとして，羊水穿刺，胎児鏡などが挙げられる。

羊膜とコラーゲン

卵膜は羊膜，絨毛膜，脱落膜の3層で構成されるが，このうち卵膜の強度を保っているのは，羊膜である[3]。羊膜は上皮細胞と間葉細胞の2種類の細胞により構成される。間質性コラーゲン（コラーゲンタイプⅠ，Ⅲ）は羊膜間葉細胞より産生され，羊膜の強度を維持している。

コラーゲンはmatrix metalloproteinase（MMPs）により分解される。間質性コラゲナーゼであるMMP1とMMP8は線維性コラーゲンであるコラーゲンタイプⅠ，Ⅲの3次元螺旋構造を切断する。これら分解されたコラーゲンはさらにゼラチナーゼであるMMP2とMMP9により分解される。MMPsの発現増加や活性亢進とpPROMとの関係はこれまで数多く報告されてきている。MMP1はpPROM症例の羊水中で増加しており[4]，また，羊膜のMMP9はpPROMで増加している[5, 6]。

■ matrix metalloproteinase （MMPs）
細胞外マトリックスを分解する蛋白分解酵素の一群。現在までMMP1からMMP28までが知られている。

感染とコラーゲン

Group B streptococci，*Chlamydia trachomatis*，*Gardnerella vaginalis* などによる細菌感染は，pPROMのリスクを上昇させることが知られている[3]。これらの細菌はプロテアーゼを分泌し，直接コラーゲンを分解する。好中球やマクロファージなどの免疫細胞が，これらの細菌を Toll-like receptor をはじめとする pattern recognition receptors により認識し，インターロイキン（IL）-1β，腫瘍壊死因子（TNF），IL-8，CCケモカインリガンド（CCL）2などのサイトカイン，ケモカインを放出して炎症反応を引き起こす。これらのサイトカインはMMP1やMMP3を増加させ，卵膜のコラーゲンが分解される[7]。さらに細菌感染はプロスタグランジン（PG）産生を促進する。PGE_2は卵膜のコラーゲン合成を抑制し，また　MMP1，MMP3産生を増加させて羊膜を脆弱化させる可能性が示唆されている[3]。

凝固因子と羊膜

一方，妊娠中の子宮内出血もpPROMの重要な因子である。疫学的には妊娠初期・中期の不正性器出血はpPROMおよび早産のリスクとなることが知られている[8,9]。トロンビンは血液中に最も豊富に含まれる凝固因子であるが，pPROMおよび早産に至った妊婦のトロンビン－アンチトロンビン複合体は母体血漿[10]，および羊水中[11]で正常妊婦に比べて増加しており，さらにトロンビン活性も早産の羊膜で増加している[12]。トロンビンはヒト羊膜間葉細胞でMMPsの遺伝子発現と酵素活性を増加させ，さらに*COX2* mRNA とPGE_2産生を増加させた。さらに妊娠マウスの卵膜にトロンビンを局所投与するとマウスが早産し，卵膜でMMPs，PGE_2産生が増加した[12]。

胎児フィブロネクチン

またフィブロネクチンは絨毛膜と脱落膜を接着する「のり」として，卵膜の細胞外マトリックスの構成に欠かせない。子宮伸展などによる機械的刺激が，胎児フィブロネクチン fetal fibronectin；fFN を頸管や腟内に脱落させることを利用して，fFNは早産の予知マーカーとして使用されてきた。fFNもヒト羊膜間葉細胞でToll-like receptor-4－NFκBシグナルを介してMMPs mRNAおよび酵素活性を増加させ，さらに*COX2* mRNA とPGE_2産生を増加させた[13]。またエンドトキシンのリポポリサッカライド（LPS）やTNFは羊膜でのfFNを増加させた。妊娠17日目の妊娠マウスにfFNを局所投与すると，妊娠マウスが早産する。以上より血液凝固因子，トロンビン，fFNは羊膜でのMMPsの活性化やPG産生を促して，pPROM・早産発症の病態形成に深く関与していると考えられる。

■ Toll-like receptor（TLR）
Toll様受容体

■ pattern recognition receptors（PRRs）
自然免疫において微生物などの病原菌を認識する受容体。PRRsの認識により，病原菌から宿主を防御する最初の反応（炎症など）が開始される。

■ Toll-like receptor-4-NFκBシグナル
細菌のエンドトキシンであるLPSなどのリガンドがTLR4に結合すると，その下流のNFκB蛋白が活性化され，炎症反応をはじめとする種々の防御反応が生じる。TLR4のリガンドとして，LPSのほかにheat-shock protein，FNのEPAドメイン，フィブリノゲンなどがこれまで知られている。

種々のストレスによる前期破水

羊水過多や多胎により卵膜が過度に伸展されると，羊膜よりPGE$_2$やIL-8が産生され，またMMP1が活性化される[14]。また，酸化ストレスなどによる卵膜のアポトーシスもpPROMの原因となる[7]。さらにはグルココルチコイドもpPROMの発症に関与している。11βHSD1は不活性型のグルココルチコイドのコルチゾンを活性型のコルチゾールに変換するが，羊膜はこの11βHSD1の強い活性を有してコルチゾールを産生している。グルココルチコイドはMMPsの活性化，コラーゲン合成を低下させ，卵膜を脆弱化する。またグルココルチコイドはPGE$_2$，PGF$_{2\alpha}$の産生を促したり，P450C17の発現を増強し，プロゲステロンをエストロゲンに変換させる[15]。

以上より，さまざまな刺激が羊膜におけるMMPsやPG産生を促し，羊膜の細胞外マトリックスを脆弱化してpPROMに至ると考えられる（図1）。

■ 11βHSD1
1型11β hydroxysteroid dehydrogenase

図1 preterm PROMの発症メカニズム

感染による炎症，胎児フィブロネクチン（fFN）の増加，子宮内出血からのトロンビンの放出，グルココルチコイド，卵膜の過剰な伸展，酸化ストレスなどは，羊膜間葉細胞におけるMMP-1，2，9の産生と活性を亢進させる。MMPsは羊膜のコラーゲン分解を促進し，pPROMを引き起こす。一方，上述した因子は，羊膜間葉細胞のCOX2発現を増加させ，PGE$_2$の産生を増加させる。これらは病的な頸管熟化や子宮収縮を引き起こして早産の原因となる。つまり羊膜間葉細胞が卵膜の細胞外マトリックスの恒常性を調節しているといえる。

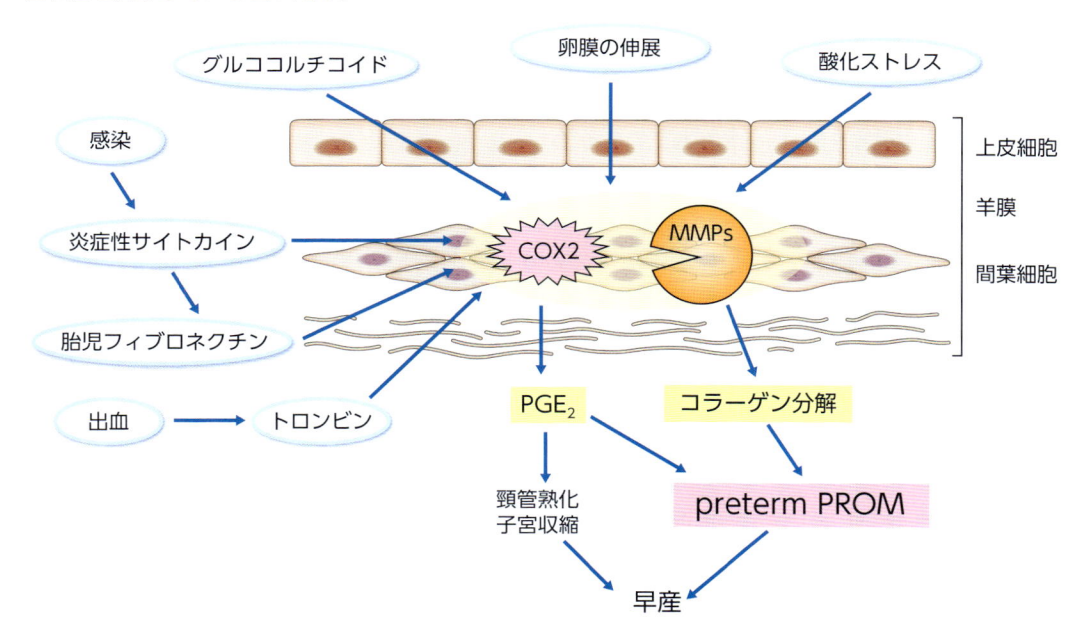

■ 前期破水の修復・治癒機構
－マウス前期破水モデルの解析

　さて，pPROMは，そのほとんどが数日以内に分娩に至る。しかし，破水が生じても数週間から数カ月妊娠を継続できたり[1]，卵膜のre-sealingが起きて自然治癒する症例が存在することも知られている[11]。これら治癒するpPROMは通常，感染を伴っていない。そこで筆者らは，前期破水の治癒・修復過程を妊娠マウス前期破水モデルを作製して解析した[16]。

羊膜細胞の増殖

　妊娠15日目のマウスを麻酔・開腹下に，注射針にて卵膜を穿刺し破水させた。2時間後では破れた卵膜が確認できるが，24時間後には破膜部が縮小しはじめ，48〜72時間後には破膜部位がほぼ完全に閉鎖しているのが確認された。組織学的には，24時間後に羊膜の断端部の間葉細胞の増殖が始まり，1層の上皮細胞がその断端を覆い始める。そして48〜72時間後には，破膜部が完全に閉鎖されて治癒が確認された。さらに走査型電子顕微鏡で破水部を観察すると，2時間後の破れていた羊膜が，24時間後には羊膜細胞の増殖がみられ，パッチをあてたように治癒が確認された（図2）。これらより感染を伴わない破水は羊膜細胞の増殖により治癒する能力を有することがわかった。

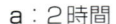 **図2**　羊膜の治癒（走査型電子顕微鏡）

破膜部の羊膜。穿刺2時間後では羊膜組織が断裂しているが（a），24時間後では羊膜上皮細胞が増殖して破膜部を覆い，治癒が確認できる（b）。

a：2時間

b：24時間

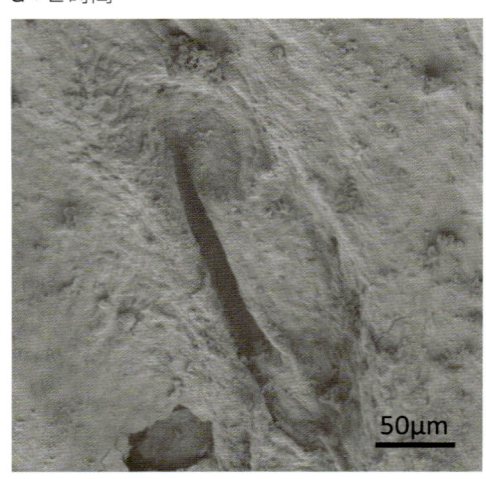

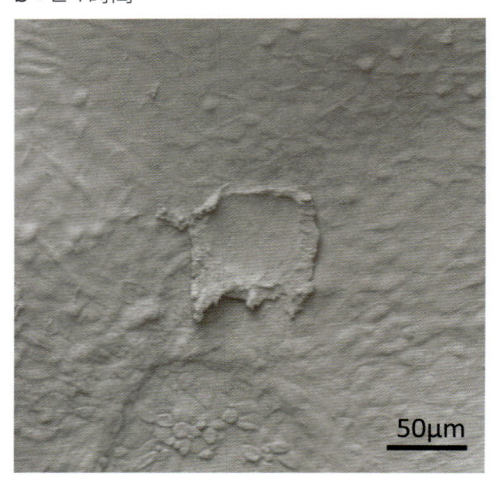

マクロファージの破膜部への遊走

　次に創傷治癒にかかわる分子の発現を解析すると，破膜部では炎症性サイトカインであるIL-1β，TNFの増加がみられた。また抗炎症性サイトカインのIL10 mRNAレベルも同時に増加していた。そこで組織を検討すると，破水の2時間後にはCD68陽性の羊水中のマクロファージが遊走しはじめ，24時間後には破膜部位の羊膜断端に付着してくる。IL-1β，TNFはこれらのマクロファージの周囲に発現されており，羊水中から遊走してきたマクロファージから分泌されると考えられる。一方，羊膜の側では，上皮細胞にマクロファージ接着因子であるVCAM1，P-selectinが強く発現しており，マクロファージの遊走・接着を促していると考えられた。マクロファージはM1型とM2型に大別される[17]。M1型は炎症性のマクロファージで，細胞の貪食などに関与する古典的な型である。一方，M2型はアレルギーや創傷治癒にかかわるマクロファージである。筆者らのモデルでみられた羊膜のマクロファージはM2マーカーであるarginase-1陽性，かつM1マーカーであるnitric oxide synthase 2（NOS2）陰性であり，M2型の創傷治癒を助けるマクロファージであった。

上皮間葉転換

　一方で，成人組織の創傷治癒で重要とされるbasic FGF，EGF，VEGF，IGF1などの成長因子growth factor；GFは増加していなかった。これは羊膜が胎児由来の組織であり，その治癒機構が成人とは異なることを示している。また，これらの増殖因子は，その多くが創傷治癒での血管新生にかかわるとされ，羊膜が無血管組織であることとも合致している。

　IL-1β，TNFの羊膜の治癒における機能をみるため，ヒト羊膜上皮・間葉細胞を用いて*in vitro*の実験を行った。wound healing scratch assayでは，羊膜上皮細胞の遊走はIL-1β，TNFを投与すると有意に促進された。そしてこのとき，羊膜上皮細胞の形が紡錘形の間葉細胞様に変化する。蛍光細胞染色ではこれらの細胞がvimentin 陽性となり，上皮間葉転換epithelial-mesenchymal transition；EMTが生じていることが判明した。EMTは文字通り，上皮細胞が間葉細胞に形態，性質を変化させる現象で，組織発生，創傷治癒・再生，癌の進展や転移にかかわっている[18]。筆者らのマウス前期破水モデルでも，羊膜治癒部位の上皮細胞層にvimentin陽性の細胞が認められ，*in vivo*でもEMTが生じている可能性が考えられた。

　以上より，卵膜が破れて破水が生じると，羊水中のマクロファージが破綻した羊膜に遊走し，IL-1β，TNF1を局所に放出する。するとこれらIL-1β，TNFは羊膜上皮細胞の遊走を促し，さらに上皮間葉細胞転換を生じて羊膜の創傷治癒を促進しているものと考えられる（**図3**）。

■ wound healing scratch assay
コンフルエントに達した単層培養の細胞に，チップ先などでディッシュをひっかいて細胞のない領域を作り，その領域が細胞の遊走や増殖により埋められていく様子を観察する方法。細胞の遊走や創傷の治癒を定量化することができる。

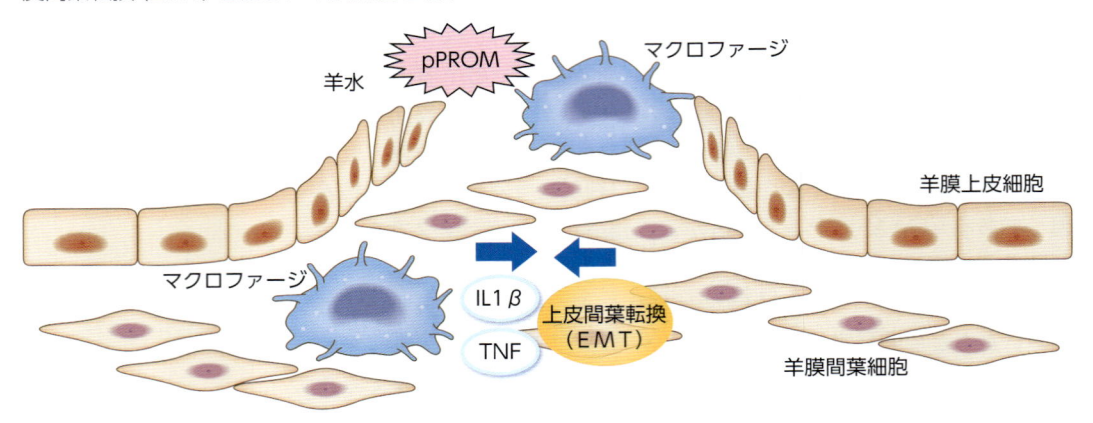

図3 羊膜の治癒機構

破水が生じて羊膜が損傷すると，羊水中より胎児由来のマクロファージが遊走してくる。するとこれらのマクロファージからはIL-1 β，TNFが放出される。この2つのサイトカインは，羊膜上皮細胞の上皮間葉転換（EMT）を促し，羊膜細胞を増殖・遊走させて羊膜の治癒に働いていると考えられる。

図中ラベル：pPROM／羊水／マクロファージ／羊膜上皮細胞／マクロファージ／IL1 β／TNF／上皮間葉転換（EMT）／羊膜間葉細胞

■ ヒトでの前期破水の治癒の可能性

　ヒトでの前期破水は，治癒機構はほとんどわかっていないが，ある程度の治癒能力があることは推測されている。その多くは羊水穿刺後の卵膜の検討によるものであり，羊水穿刺での破水が自然治癒することなどによる[19]。ヒト卵膜の器官培養では，羊膜の断端で上皮細胞が増殖することが報告されている[20]。また，ヒトでは羊膜−絨毛膜にレジデントマクロファージ（骨髄からの単球由来でない）が存在することが知られているが，これらの細胞は羊膜−絨毛膜中の線維芽細胞より分化する可能性が提示されている[21]。これら羊膜細胞−マクロファージ間での相互作用により，ヒトでも卵膜の治癒が働いていると思われるが，その解明は今後の課題である。

● ● ●

　これまでの前期破水の研究は，破水が生じるメカニズムを探求するものが主流であった。筆者らはこの視点を180度変えて，卵膜の治癒機構の一端を解明した。今後も卵膜の再生機構の研究をさらに進めて，将来の前期破水の予防，治療に臨床応用できるようにしたい。

文献

1) Goldenberg RL, Culhane JF, Iams JD, et al: Epidemiology and causes of preterm birth. Lancet 2008; 371: 75-84.

2) Romero R, Quintero R, Oyarzun E, et al: Intraamniotic infection and the onset of labor in preterm premature rupture of the membranes. Am J Obstet Gynecol 1988; 159: 661-6.

3) Parry S, Strauss JF 3rd.: Premature rupture of the fetal membranes. N Engl J Med. 1998; 338: 663-70.

4) Maymon E, Romero R, Pacora P, et al: Evidence for the participation of interstitial collagenase (matrix metalloproteinase 1) in preterm premature rupture of membranes. Am J Obstet Gynecol 2000; 183: 914-20.

5) Athayde N, Edwin SS, Romero R, et al: A role for matrix metalloproteinase-9 in spontaneous rupture of the fetal membranes. Am J Obstet Gynecol 1998; 179: 1248-53.

6) Draper D, McGregor J, Hall J, et al: Elevated protease activities in human amnion and chorion correlate with preterm premature rupture of membranes. Am J Obstet Gynecol 1995; 173: 1506-12.

7) Menon R, Fortunato SJ: Infection and the role of inflammation in preterm premature rupture of the membranes. Best Pract Res Clin Obstet Gynaecol 2007; 21: 467-78.

8) Funderburk SJ, Guthrie D, Meldrum D: Outcome of pregnancies complicated by early vaginal bleeding. Br J Obstet Gynaecol. 1980; 87: 100-5.

9) Signore CC, Sood AK, Richards DS: Second-trimester vaginal bleeding: correlation of ultrasonographic findings with perinatal outcome. Am J Obstet Gynecol 1998; 178: 336-40.

10) Chaiworapongsa T, Espinoza J, Yoshimatsu J, et al: Activation of coagulation system in preterm labor and preterm premature rupture of membranes. J Matern Fetal Neonatal Med 2002; 11: 368-73.

11) Erez O, Romer R, Vaisbuch E, et al: Changes in amniotic fluid concentration of thrombin-antithrombin III complexes in patients with preterm labor: evidence of an increased thrombin generation. J Matern Fetal Neonatal Med 2009; 22: 971-82.

12) Mogami H, Keller PW, Shi H, et al: Effect of thrombin on human amnion mesenchymal cells, mouse fetal membranes, and preterm birth. J Biol Chem 2014; 289: 13295-307.

13) Mogami H, Kishore AH, Shi H, et al: Fetal fibronectin signaling induces matrix metalloproteases and cyclooxygenase-2 (COX-2) in amnion cells and preterm birth in mice. J Biol Chem 2013; 288: 1953-66.

14) Romero R, Dey SK, Fisher SJ: Preterm labor: one syndrome, many causes. Science 2014; 345: 760-5.

15) Wang W, Chen ZJ, Myatt L, et al: 11 beta-HSD1 in Human Fetal Membranes as a Potential Therapeutic Target for Preterm Birth. Endocr Rev 2018; 39: 241-60.

16) Mogami H, Hari Kishore A, Akgul Y, et al: Healing of Preterm Ruptured Fetal Membranes. Sci Rep 2017; 7: 13139

17) Gordon S: Alternative activation of macrophages. Nat Rev Immunol 2003; 3: 23-35.

18) Kalluri R, Weinberg RA: The basics of epithelial-mesenchymal transition. J Clin Invest 2009; 119: 1420-8.

19) Devlieger R, Millar LK, Bryant-Greenwood G, et al: Fetal membrane healing after spontaneous and iatrogenic membrane rupture: a review of current evidence. Am J Obstet Gynecol 2006; 195: 1512-20.

20) Devlieger R, Gratacos E, Wu J, et al: An organ-culture for in vitro evaluation of fetal membrane healing capacity. Eur J Obstet Gynecol Reprod Biol 2000; 92: 145-50.

21) Kim SS, Romero R, Kim JS, et al: Coexpression of myofibroblast and macrophage markers: novel evidence for an in vivo plasticity of chorioamniotic mesodermal cells of the human placenta. Lab Invest 2008; 88: 365-74.

9 早産

■ 胎盤と自然早産

富山大学医学薬学研究部産科婦人科学教室　**米田　哲，米田徳子，齋藤　滋**

　早産のうち，約7割を占める自然早産の原因は多岐にわたるが，「子宮内炎症」，ならびに「子宮内感染」が最も重要なリスク因子であることがわかっている。特に，妊娠30週未満の早期の自然早産ほど，高度の子宮内炎症が惹起される傾向にあり，細菌と*Ureaplasma/Mycoplasma*の重複感染が，その重要な病態の一つであることがわかってきた。

　また，無菌性の子宮内炎症も早産に認められる。これら早産の原因である炎症を診断するためには，胎盤の病理学的検査が必須である。本項では，自然早産における胎盤炎症（絨毛膜羊膜炎chorioamnionitis）について概説する。

■ 胎盤と絨毛膜羊膜と早産の関係

　胎盤は，胎児と母体との双方から由来する器官である。胎盤は，母体-胎児間の栄養，およびガス交換を行う。この重要な機能が低下すると，胎児は十分に発育することができず，低栄養状態から胎児発育不全/停止，さらには十分な酸素供給の不足から胎児機能不全を呈し，結果として，人工早産が引き起こされる。一方，胎児を母体から直接，隔離している羊膜は，妊娠初期には絨毛膜腔を隔てて，絨毛膜とは互いに独立している関係にあるが，妊娠14週ころには両者は融合して絨毛膜羊膜となる。絨毛膜羊膜は，胎児が快適に過ごすための羊水腔を作り出している。胎児は，免疫学的寛容のもと発育するという大きな特徴があり，この膜の直下では制御性T（Treg）細胞を中心とした数多くの免疫細胞が存在している。胎盤機能に問題がない場合でも，なんらかの原因により，この膜自体に炎症が惹起されると，胎児は自然早産のリスクを伴うことになる。

　表1に示すように，早産の原因はきわめて多岐にわたるため，多くのメカニズムがあると考えられているが，その最も重要なリスク因子として子宮内炎症（≒組織学的絨毛膜羊膜炎）がある。その主たる機

■ 制御性T（Treg）細胞
regulatory T（Treg）cell
→p.95

序として，**図1**のように上行性の感染が主な原因とされている。また，最近では，無菌性の子宮内炎症が，かなりの割合で存在することも明らかとなっている[1, 2]。

表1 早産の分類と主な原因

分類	主な原因
自然早産 （75%）	**既往歴**：前回妊娠で早産，頸管無力症の既往，子宮頸管円錐切除の既往 **現症**：細菌性腟症，無症候性細菌尿，泌尿器系感染，絨毛膜羊膜炎， 　　　*Ureaplasma/Mycoplasma* 子宮内感染，歯周病，妊娠中期の頸管長短縮， 　　　若年女性，ART妊娠，やせ妊婦，ステロイド使用者 　　　子宮頸管ポリープ（脱落膜ポリープ） **子宮容積の増大**：多胎妊娠，羊水過多 **生活習慣**：喫煙，低所得
人工早産 （25%）	**母体合併症**：重篤な妊娠高血圧症候群，常位胎盤早期剥離，前置胎盤による出血， 　　　重篤な母体合併症，抗リン脂質抗体症候群 **胎児機能不全**：胎盤機能不全，胎児発育遅延児の発育停止

図1 自然早産発症のメカニズム

自然早産の主たる原因である絨毛膜羊膜炎は，上行性，または血行性の感染経路が元となる。子宮内炎症/感染が胎児に影響すると胎児炎症反応症候群/敗血症などのリスクが高まり，早産徴候（規則的な子宮収縮，子宮口開大，性器出血，pPROM）が出現する。

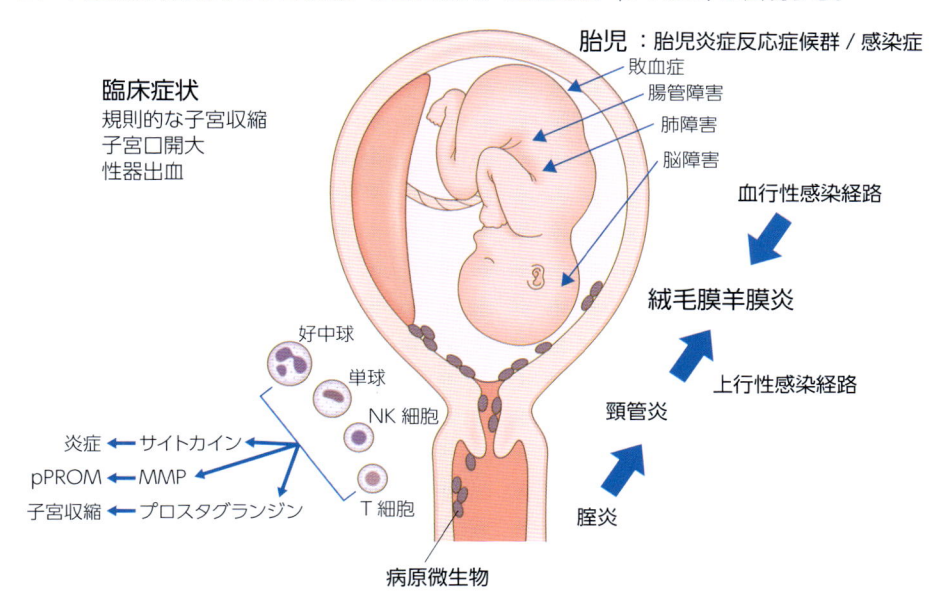

pPROM；preterm premature rupture of membrane, MMP；matrix metalloproteinase

■ 組織学的絨毛膜羊膜炎 chorioamnionitis

■CAM：
→p.226「Ⅱ-12絨毛膜羊膜炎」

　一般に，絨毛膜羊膜炎chorioamnionitis；CAMといえば，臨床的（顕性）絨毛膜羊膜炎を意味し，子宮内感染と同義語として取り扱われている場合も少なくない。母体の38.0℃以上の発熱，15,000/mm³以上の白血球数増加，100回/分以上の頻脈，子宮の圧痛，悪臭を伴う帯下などの臨床像は，臨床的絨毛膜羊膜炎の診断（Lenkiの分類）の一助となる[3]。この分類には含まれていないが，胎児への直接の感染を疑う胎児頻脈は，臨床的にはきわめて重要なサインである。このような子宮内病原微生物が原因と考えられる胎児感染が強く疑われる場合，胎児がある程度成熟していれば，陣痛発来を待たずして娩出方針となる[4]。

　一方，病原微生物が陰性であっても子宮内炎症が惹起されることがあり，自然早産を引き起こす[1,2]。この無菌性子宮内炎症の原因は明らかとはされていないものの，胎便，血腫の成分であるトロンビン，ウイルス，子宮収縮などと考えられており，頻度としては，病原微生物陽性例よりも多いとされる[1]。

　通常，組織学的絨毛膜羊膜炎は，分娩後の病理学的検査によって診断される[5,6]が，肉眼的な黄染は臨床的特徴であり，周郭胎盤を呈することもある（図2）。また，組織学的絨毛膜羊膜炎の最大の特徴は，早期の自然早産であるほど頻度が高く，さらに，最重症の絨毛膜羊膜炎であるⅢ度の新生児の短期的予後は不良となりやすい[2]。

図2 黄染した絨毛膜羊膜と周郭胎盤（妊娠30週，自然早産）

辺縁が堤防状に隆起し，その付近の卵膜が襞常になった胎盤を周郭胎盤という。

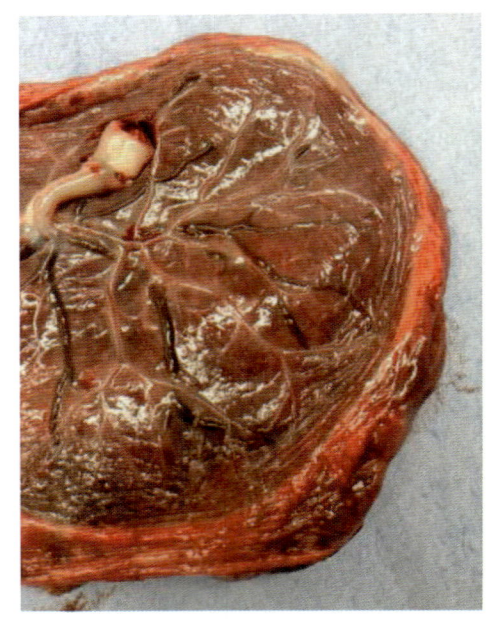

■ 組織学的絨毛膜羊膜炎の診断

　組織学的絨毛膜羊膜炎の診断方法として，1981年にBlancの分類[5]
が報告され，現在でも広く用いられているが，2003年にRedlineらは，
より詳細な記述を用い母体反応ならびに胎児反応を評価する目的で新
たな分類を提唱している。**図3**に示すように，Redline らの分類を
Blancの分類と比較すると，好中球の浸潤が絨毛膜板の下半分に留
まっていればⅠ度である点，また，羊膜下に及んだ好中球の核崩壊所
見，羊膜上皮下のフィブリン沈着，羊膜上皮の壊死所見を伴っている

図3 組織学的絨毛膜羊膜炎のStage分類と実際の病理標本

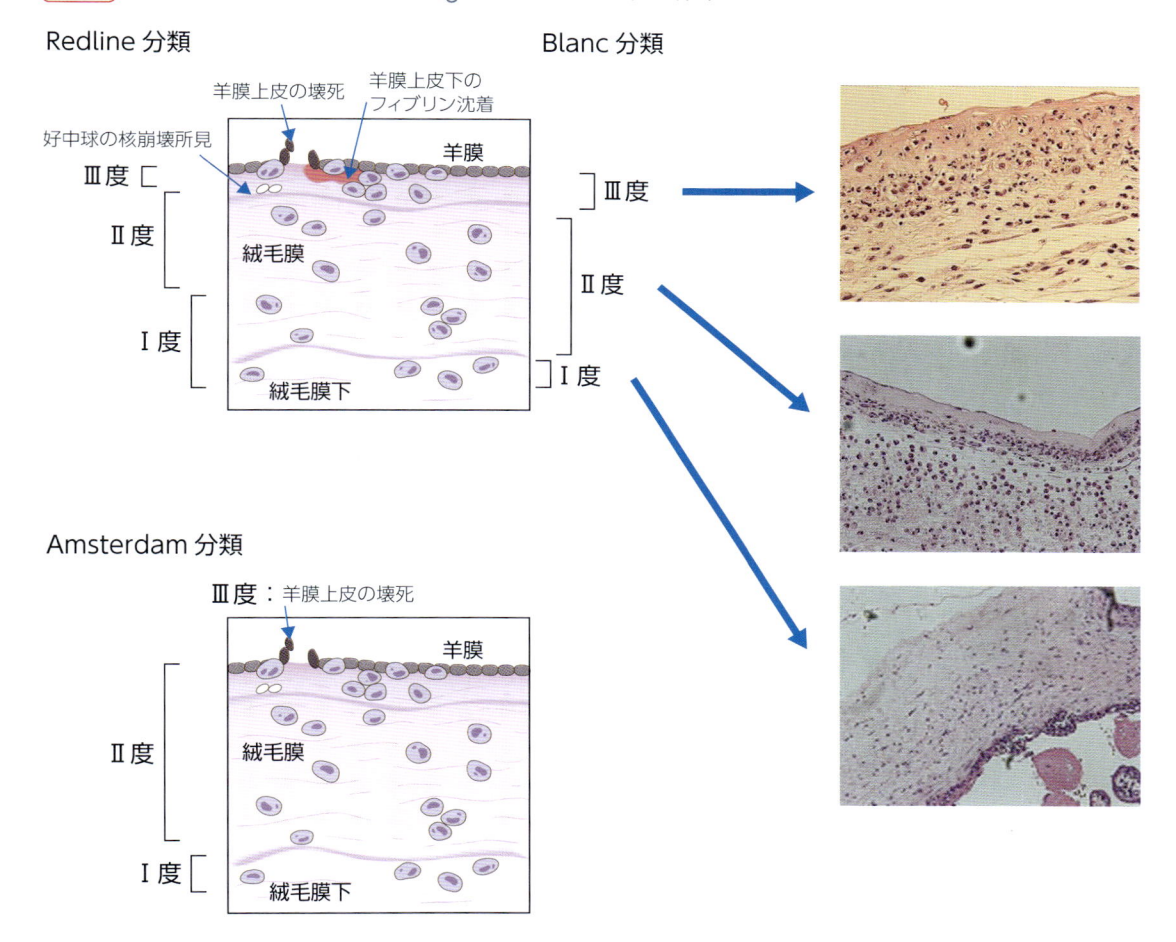

所見をⅢ度に取り入れている点は異なっている。また，Redlineらの分類では，このようなStage分類以外に，病変（炎症）の強さを示すGrade分類もなされる[6]。近年，これら2つの分類を参考とし，Amsterdam分類が提唱されている[7]。絨毛膜下までの好中球浸潤である場合をⅠ度，絨毛膜および羊膜に好中球が浸潤した場合をまとめてⅡ度と分類し，羊膜上皮の壊死を認めた場合にのみⅢ度としている。

表1に示したように，近年，*Ureaplasma/Mycoplasma*の子宮内感染は，自然早産の原因の一つであることがわかってきたが，これらによる絨毛膜羊膜炎の病理学的な特徴的所見として，羊膜と絨毛膜下腔の二層に分かれた炎症性細胞の浸潤（図3）が認められることがある[8]。

■ Amsterdam分類
（APWGCS）
→p.25

■ 新生児予後について

自然早産児のリスクとして，早産となった分娩週数に相当する未熟性がまず問題となる。特に，妊娠22〜23週で分娩となった超早産児においては未熟性がきわめて強く，頭蓋内出血のリスクが高い。また，妊娠32週未満の自然早産児では，子宮内の炎症が影響しやすい（胎児炎症反応症候群）特徴があり，脳室周囲白質軟化症（その後，脳性麻痺に発展する可能性），慢性肺疾患，壊死性腸炎，未熟児網膜症等，短期予後は不良となりやすい。このような炎症に関連したリスクは，未熟性が強い早期の自然早産児ほど高くなる。さらに，子宮内病原微生物自体が，直接，児に感染すると，敗血症や髄膜炎などのリスクを生じ，ときには急激な経過をたどり，胎児死亡，新生児死亡となるようなケースも経験する。

また，正期産例であっても，分娩時の胎児機能不全例で子宮内感染（≒絨毛膜羊膜炎）がある症例では，脳障害が強く生じることが報告されている[9]。

■ 胎児炎症反応症候群
子宮内の炎症自体が胎児に影響すると，胎児は全身性の多臓器障害を発症するとした概念である。

■ 出生前に組織学的絨毛膜羊膜炎を判断する方法

このような臨床的な特徴から，自然早産のリスクのある妊婦においては，子宮内環境を予測しつつ治療を決定していく。その予測は，母体の体温，白血球数，CRP値，臨床症状（規則的な子宮収縮，子宮口開大），あるいは，子宮収縮抑制薬によるmaintenance tocolysis治療[10]に抵抗性であるかなど，臨床症状や経過によってなされる。しかしながら，直接みることのできない子宮内の情報は，正確性に欠けるといわざるをえない。

最近では，保険適用がないものの，羊水を経腹的に直接採取するこ

■ maintenance tocolysis治療
切迫早産などの症例に対して，児の未熟性克服を目標（およそ妊娠36週まで）として，子宮収縮抑制薬を投与する方法。わが国独自の治療であり，現時点において明確なエビデンスは認められていない。

図4 分娩週数別，子宮内感染／子宮内炎症の頻度　（n=128）

分娩週数が早期であるほど子宮内炎症を伴っており，さらに妊娠22～26週では，同時に子宮内感染を伴う率が高い。

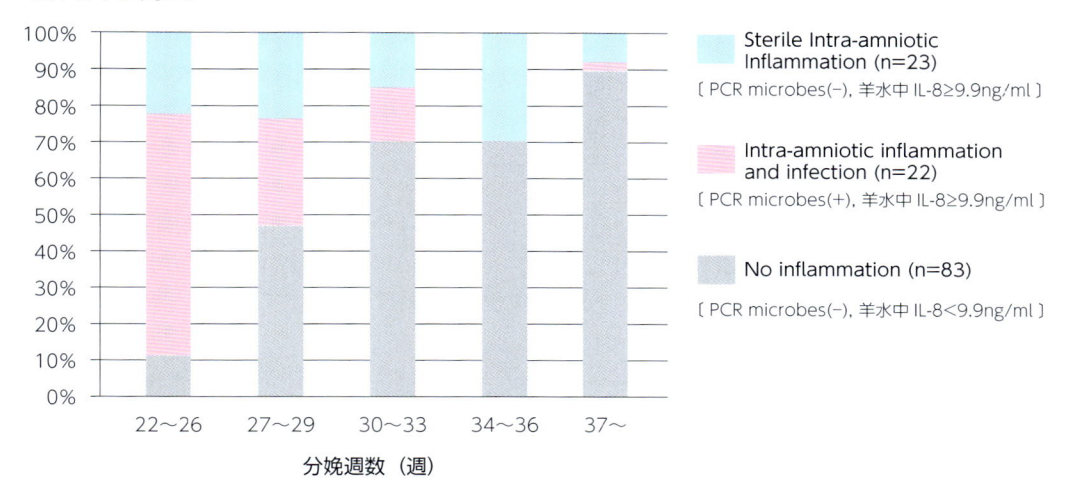

Sterile Intra-amniotic Inflammation (n=23)
〔 PCR microbes(−), 羊水中 IL-8≧9.9ng/ml 〕

Intra-amniotic inflammation and infection (n=22)
〔 PCR microbes(+), 羊水中 IL-8≧9.9ng/ml 〕

No inflammation (n=83)
〔 PCR microbes(−), 羊水中 IL-8<9.9ng/ml 〕

分娩週数（週）

とにより（羊水検査），より正確な判断ができることを示すと多くの報告がなされている。現時点で，羊水の情報をまとめると，①母体の体温，白血球数，CRP値よりも，羊水中の炎症性サイトカインの一つであるインターロイキン（IL）-8値が有意に組織学的絨毛膜羊膜炎を反映していること2)，②早期の自然早産であるほど子宮内炎症の頻度が高く（**図4**），かつ重度であること2)，③羊水中の腫瘍壊死因子（TNF）α，IL-17はⅢ度になってはじめて上昇するサイトカインであり，これらのサイトカインの上昇に伴い，羊水中IL-8値はさらに加速して上昇する特徴があること11)，④子宮内炎症の原因として，子宮内の病原微生物が約4割存在していること12)，⑤早期の自然早産である場合には，子宮内病原微生物の存在する頻度が高く（図4），特に，細菌と*Ureaplasma/Mycoplasma*の重複感染では，高度の子宮内炎症が惹起されること13)がすでにわかっている。

また，羊水検査による情報がない場合でも，超音波検査で評価可能なスラッジsludgeは，病原微生物の存在を示唆する一例報告14)があるが，筆者らの成績では，スラッジは子宮内炎症を反映しているが，必ずしも感染の指標ではないことが判明した15)。

■ スラッジsludge
経腟超音波検査にて，内子宮口付近の羊水中に認められるエコー輝度の高い不動の小粒子の集塊像をスラッジとよぶ。

■ 治療

抗菌薬

妊娠34週未満の前期破水例には，子宮内感染に対する予防・治療を目的とした抗菌薬の必要性が指摘されている。しかしながら，切迫

早産例に対する抗菌薬は，母体感染症に対しては有効であるとされるものの，新生児死亡をむしろ増加させるため，有益性は否定的である[16]。ただし，現在までに病原微生物を正確に評価したうえでの抗菌薬投与という概念はなく，最近，ようやく子宮内の病原微生物を正確に評価し，適切な抗菌薬を投与すれば，妊娠期間が有意に延長したという報告がなされている[12]。

黄体ホルモン

現在，自然早産のリスクのある無症状妊婦で，妊娠24週までの子宮頸管長短縮例に対して，天然型のプロゲステロンが有効だとされている[17]。また，既往早産歴のある妊婦に対して，人工型の17-alpha-hydroxyprogesterone caproate（17OHP-C）の早産予防効果[18]にも期待されている。これらの報告は，子宮内炎症／子宮内感染の評価は行われてないが，感染／炎症を評価した場合，無菌性の子宮内炎症が軽度である切迫早産例に限り，17OHP-Cの効果が期待できるとの報告がある[19]。

● ● ●

胎盤・絨毛膜羊膜は，羊水腔で過ごす胎児にとって，きわめて重要な役割を演じている。その破綻，すなわち，組織学的絨毛膜羊膜炎は自然早産を引き起こすが，特に，その程度が重度である場合，長期の妊娠継続はきわめて困難である。このような重症例は早期早産であるほどその頻度が高いことを臨床的特徴として理解すべきであり，今後はその予防策が必要であると思われる。近年，妊娠初期からの黄体ホルモン補充，あるいはプロバイオティクス・プレバイオティクスなどの早産対策が報告されており，今後，注目していきたい。

文献

1) Romero R, Miranda J, Chaiworapongsa T, et al: Prevalence and clinical significance of sterile intra-amniotic inflammation in patients with preterm labor and intact membranes. Am J Reprod Immunol 2014; 72: 458-74.

2) Yoneda S, Shiozaki A, Ito M, et al: Accurate Prediction of the Stage of Histological Chorioamnionitis before Delivery by Amniotic Fluid IL-8 Level. Am J Reprod Immunol 2015; 73: 568-76.

3) Lenki SG, Maciulla MB, Eglinton GS: Maternal and umbilical cord serum interleukin level in preterm labor with clinical chorioamnionitis. Am J Obstet Gynecol 1994; 170: 1345-51.

4) CQ303 前期破水の取り扱いは？ 日本産科婦人科学会／日本産婦人科医会 編.産婦人科診療ガイドライン産科編2017. p.158-62. 2017.

5) Blanc WA: Pathology of the placenta, membranes and umbilical cord in bacterial, fungal, and viral infections in man. Naeye RL (ed), Perinatal Disease,. Williams & Wilkins, Baltimore, 1981, pp67-132.

6) Redline RW, Faye-Petersen O, Heller D, et al; Society for Pediatric Pathology, Perinatal Section, Amniotic Fluid Infection Nosology Committee.

Amniotic infection syndrome: nosology and reproducibility of placental reaction patterns. Pediatr Dev Pathol 2003; 6（5）: 435-48.

7) Redline RW: Classification of placental lesions. Am J Obstet Gynecol 2015; 213: S21-8.

8) Namba F, Hasegawa T, Nakayama M, et al: Placental features of chorioamnionitis colonized with Ureaplasma species in preterm delivery. Pediatr Res 2010; 67（2）: 166-72.

9) 公益財団法人日本医療機能評価機構. 分析対象事例における「脳性麻痺発症の原因」第8回産科医療補償制度再発防止に関する報告書. 2018 p76-7.

10) Yoneda S, Yoneda N, Fukuta K, et al: In which preterm labor-patients is intravenous maintenance tocolysis effective? J Obstet Gynaecol Res 2018; 44: 397-407.

11) Ito M, Nakashima A, Hidaka T, et al: A role for IL-17 in induction of an inflammation at the fetomaternal interface in preterm labour. J Reprod Immunol 2010; 84(1): 75-85.

12) Yoneda S, Shiozaki A, Yoneda N, et al: Antibiotic therapy increases the risk of preterm birth in preterm labor without intra-amniotic microbes, but may prolong the gestation period in preterm labor with microbes, evaluated by rapid and high sensitive PCR system. Am J Reprod Immunol 2016; 75: 440-50.

13) Yoneda N, Yoneda S, Niimi H, et al: Polymicrobial amniotic fluid infection with Mycoplasma/ Ureaplasma and other bacteria induces severe intra-amniotic inflammation associated with poor perinatal prognosis in preterm labor. Am J Reprod Immunol 2016; 75: 112-25.

14) Romero R, Kusanovic JP, Espinoza J, et al: What is amniotic fluid 'sludge'? Ultrasound Obstet Gynecol 2007; 30: 793-8.

15) Yoneda N, Yoneda S, Niimi H, et al: Sludge reflects intra-amniotic inflammation with or without microorganisms. Am J Reprod Immunol 2018; 79: e12807.

16) Flenady V, Hawley G, Stock OM, et al: Prophylactic antibiotics for inhibiting preterm labour with intact membranes. Cochrane Database Syst Rev 2013; CD000246.

17) Fonseca EB, Celik E, Parra M, et al; Fetal Medicine Foundation Second Trimester Screening Group: Progesterone and the risk of preterm birth among women with a short cervix. N Engl J Med 2007; 357: 462-9.

18) Meis PJ, Klebanoff M, Thom E, et al: Prevention of recurrent preterm delivery by 17 alpha-hydroxyprogesterone caproate. N Engl J Med 2003; 348: 2379-85.

19) Yoneda S, Yoneda N, Shiozaki A, et al: 17OHP-C in patients with spontaneous preterm labor and intact membranes: is there an effect according to the presence of intra-amniotic inflammation? Am J Reprod Immunol 2018; 80: e12867.

■ 慢性歯性感染症と早産

広島大学大学院医系科学研究科口腔顎顔面病理病態学　宮内　睦美
広島大学病院周産母子センター　占部　智
広島大学大学院医系科学研究科産科婦人科学　工藤　美樹

- 慢性歯性感染（いわゆる歯周炎と根尖性歯周炎）は早産のリスク因子である。
- 慢性歯性感染病巣は出産や早産に悪影響を及ぼす歯周病原細菌やリポポリサッカライド（LPS）などの持続的な供給源である。
- 慢性歯性感染病巣で産生されるTNF-α，IL-1βや IL-6などの炎症性物質は胎盤に到達し，胎盤組織に悪影響を及ぼし早産を誘導する。
- 歯周病原細菌は血流を介し胎盤に到達し，絨毛膜・羊膜の細胞に感染し，細胞の変性や壊死を誘導する。
- 胎盤に到達した歯周病原細菌やLPSは栄養膜細胞trophoblastを活性化し，炎症性物質産生を促進し，出産や早産に悪影響を及ぼす。

慢性歯性感染には歯周病原細菌によって引き起こされる歯肉，歯周組織の感染性炎症性病変である「歯周炎」と，う蝕の進展に伴う根尖部歯周組織の感染性炎症性病変である「根尖性歯周炎」が含まれる。慢性歯性感染は「軽微で持続的な慢性炎症」で，重症化するまで自覚症状がない "silent disease" である[1]。近年，慢性歯性感染症，なかでも歯周炎が「軽微で持続的な慢性炎症」として心血管系の疾患，2型糖尿病，慢性関節リウマチや早産・低体重児出産などの全身の健康にさまざまな影響を及ぼすことが明らかとなってきた[2]。

■ 歯周炎と早産について

妊娠／出産は母体の健康ばかりでなく，胎児の発育，出生，周産期の死亡や疾病に影響を及ぼす重要なイベントで[3]，新生児の周産期死亡の75％が早産と関連し，長期にわたる疾病を伴う新生児の約半数が早産である[4, 5]。

早産の原因はさまざまであるが，特に母体の感染に伴う子宮の炎症が重要視されている。最も一般的な感染経路は腟からの上行性感染で

■ 母体の感染
→ p.246「Ⅱ-14母子感染と胎盤」

あるが，マラリア，腎盂腎炎や肺炎などの母体の他部位に生じた感染巣から細菌が血行性に胎盤へと移行し，絨毛膜羊膜炎を誘導する経路も考えられている[6]。近年，歯周炎[7,8]や根尖性歯周炎[9,10]などの慢性歯性感染症が早産のリスク因子となることが報告され，注目を集めている。歯周炎の罹患率は高く，わが国では45 ～ 49歳で87%，30歳台でも80%を超えており，歯周炎が早産に与える影響は大きいと考えられる。

1996年，Offenbacherら[7]は，初めて歯周炎を伴う妊婦が早産・低体重児出産になる危険率は，歯周炎でない妊婦の5.9倍（初産で6.7倍）であったと報告した。その後，関係ありとするものから相関を認めないものまで，さまざまな臨床・疫学研究がなされ[10~12]たが，最近のVergnesらによる17の研究を用いたメタアナリシスでは，歯周炎罹患の早産・低体重児出産に対するオッズ比が2.83と報告された[11]。また，2013年のメタアナリシスも歯周炎は独立して出産結果に影響する要因であると結論付けられ[12]，現在では歯周病が早産のリスク因子であることが認知されている。

■ 歯周炎が早産に影響を及ぼすメカニズム

病理学的変化

図1に歯周炎組織でみられる病理学的変化を示す。

図1aで示すように，健康な歯周組織では歯と歯肉の間に歯肉溝という0.3mm程度の浅い溝が存在している。歯周炎になると歯根膜組織が破壊され，歯槽骨が吸収されることによって，歯周ポケットとよばれる内面をポケット上皮（病的な上皮）で覆われた深くて狭い溝が形成される。歯周ポケット内は自浄作用が及びにくく，ブラッシングによる清掃も難しいので，バイオフィルム（歯垢）が形成されやすい（図1a）。歯垢1ミリグラムあたりに1億個もの細菌が存在しているという。歯周病原細菌やその産生物はポケット上皮を傷害し，びらんや潰瘍を形成する。歯周ポケットの潰瘍面からは，歯周病原細菌や内毒素［リポポリサッカライド（LPS）］のような細菌に由来する物質が歯肉結合組織に侵入することになる（図1b）。細菌やLPSが結合組織に到達すると炎症が生じる（図1c）。炎症巣では炎症細胞の浸潤とともに腫瘍壊死因子（TNF）-α，インターロイキン（IL）-1βや IL-6などのサイトカインやプロスタグランジンE_2（PGE_2）などの炎症性物質が産生される。これらの物質は早産の発症にかかわる物質でもある。一方，結合組織内の毛細血管は著しく拡張しているので，結合組織に到達した細菌やLPSなどの細菌由来産物質ならびに歯周組織で産生された炎症性物質は，拡張して透過性を増した毛細血管から容易に血中に入り，胎盤を含む全身の臓器へと移行することになる（図1b）[1]。すな

■ 絨毛膜羊膜炎
→p.226「Ⅱ-12絨毛膜羊膜炎」
→p.198

■ バイオフィルム
細菌自身が産生した"菌体外多糖体"に覆われた種々の細菌の集合体のこと。歯の表面にフィルム状に付着したバイオフィルムを歯垢という。

図1 歯周炎組織でみられる病理学的変化

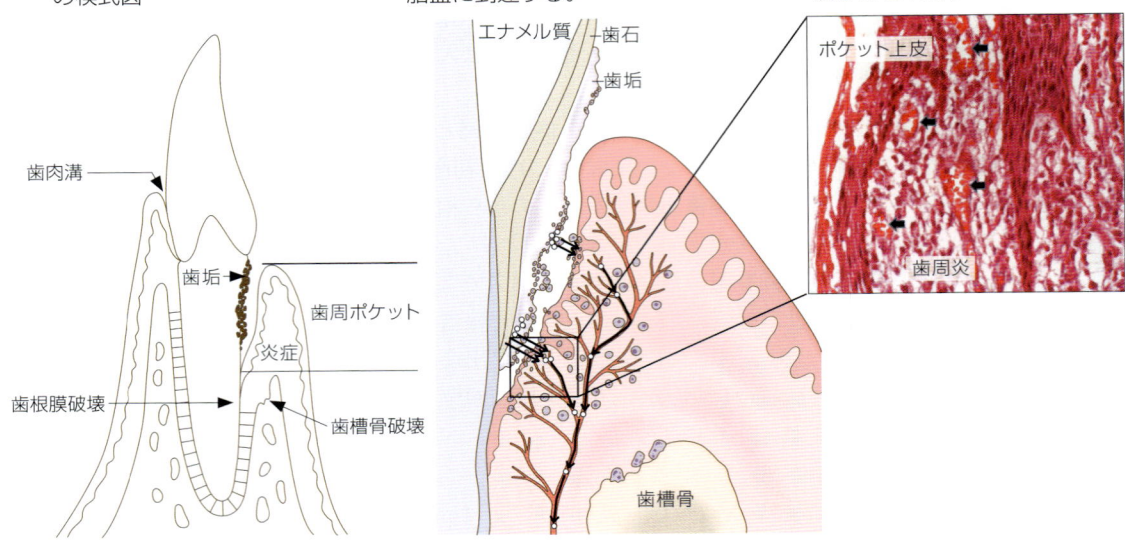

a：正常および歯周炎歯周組織の模式図

b：歯周病原細菌の侵入経路。歯周病原細菌はポケット上皮の潰瘍部から歯周組織に侵入し，血流を介して胎盤に到達する。

c：歯周炎の組織像。著明な血管拡張（←）と慢性炎症細胞浸潤がみられる。

図2 歯周炎が早産・低体重児出産に影響を及ぼすメカニズム

歯周病原細菌，LPS などの細菌由来物質や歯周組織で産生された炎症性サイトカインは血流を介して胎盤に到達し，出産や胎児に悪影響を及ぼす。

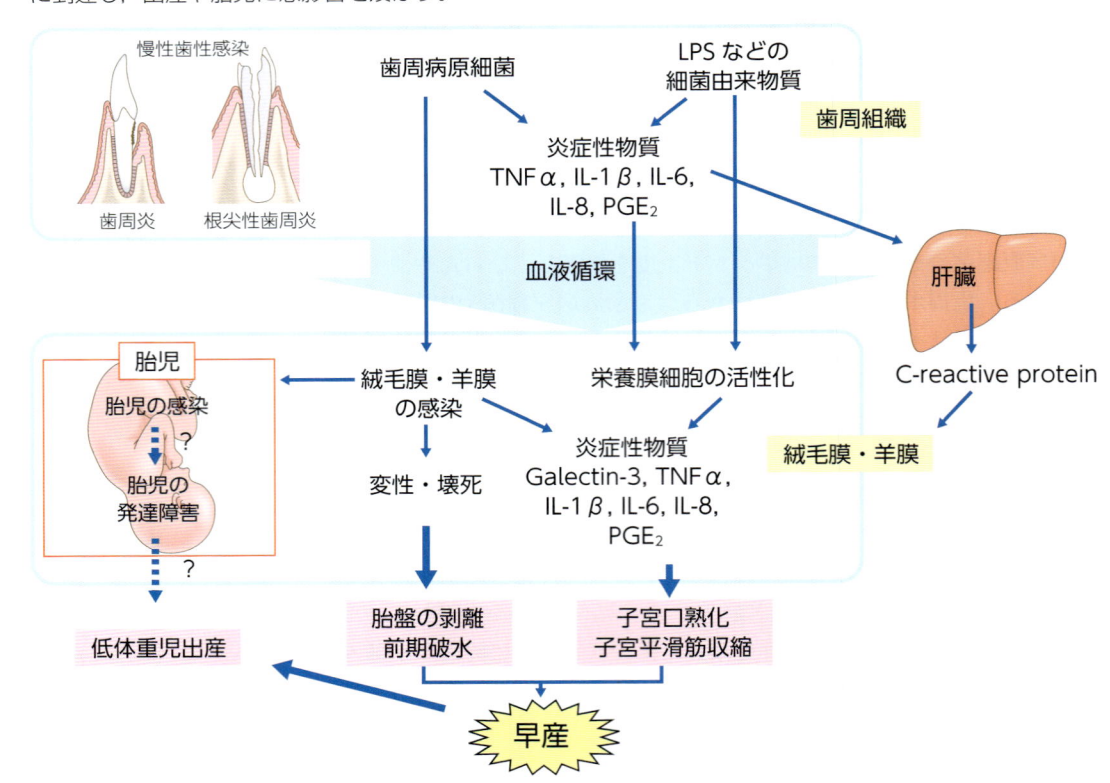

わち，歯周炎は出産や早産に悪影響を及ぼす歯周病原細菌やLPSなどの持続的な供給源として働く。

図2に歯周炎が早産に影響を及ぼすメカニズムを示す。

早産に影響を及ぼすメカニズム

一つは，歯周組織に侵入した歯周病原細菌が血管内に入り，血流を介して胎盤へと移行し，胎盤や羊膜の細胞に感染して，炎症反応を誘導する可能性である。早産に関係した胎盤で主な歯周病原細菌である *Porphyromonas gingivalis*（*P.g.*）のDNAが検出されている[13]。また，Vanterpoolら[14]のコホート研究では，ヒトの早産と正期産の胎盤や臍帯の比較検討において，*P.g.* が早産と関連した胎盤や臍帯の組織でのみ検出されており，歯周組織から胎盤，臍帯へ歯周病原細菌が移行し，定着することで早産の発症にかかわる可能性が示唆された。歯周病原細菌由来のLPSも血流を介し，胎盤へと流入する。LPSは栄養膜細胞を含む卵膜の細胞を活性化し，炎症性物質を産生させることで，早産を誘導する。

もう一つは，歯周病原細菌やLPSに対する炎症や免疫反応によって歯周組織で産生されるTNF-α，IL-1βや IL-6などの炎症性サイトカインの血清レベルの上昇である。胎盤組織に流入したサイトカインは胎盤組織に悪影響を及ぼし，早産や低体重児出産を誘導する可能性が考えられている[16,17]。早産妊婦では口腔内の炎症が強く[1]，血清中のIL-1β，IL-8レベルも高い[15]。その他，血清サイトカインの上昇は肝臓からのC-reactive protein産生を増加させ[18]，早産の発症にかかわるとの報告もある[8]。

■ *In vitro* の研究

In vitro の研究では*P.g.* を対象としたものが多い。*P.g.*-LPSは栄養膜細胞[19,20]や血管内皮細胞[21]を活性化し，TNF-α，IL-1βなどのサイトカイン，IL-8，MCP-1などのケモカイン，galectin-3やPGE$_2$の産生を促進し，胎盤への自然免疫細胞の浸潤や炎症の成立にかかわる。浸潤した自然免疫細胞はTLR2やTLR4を介してIL-1β，IL-6，TNF-αを過剰に分泌し，炎症反応を加速する[22,23]。TNF-α はMMP産生を促し，子宮頸部の熟化に関係し，PGE$_2$は子宮収縮を誘導して，早産を引き起こす[15]。一方で，栄養膜細胞[19,24]や血管内皮細胞[21]への*P.g.* 感染実験では，アポトーシス誘導が確認され，胎盤機能低下や胎盤の剥離に繋がる可能性も示唆されている。

■ *Porphyromonas gingivalis ; P.g.*
グラム陰性，偏性・嫌気性短桿菌で線毛を有する。慢性歯周炎の発症・増悪にかかわる主な歯周病原細菌である。健常者でも検出されるが，歯周炎患者では90%以上に検出される。

■ MCP-1
monocyte chemotactic and activating factor-1

■ galectin-3
31 kDaのβガラクトシド結合蛋白質の1つで，免疫細胞やその他の正常細胞，種々の腫瘍細胞から産生される。炎症反応，細胞増殖，接着，分化，アポトーシス，血管新生，免疫応答，などのさまざまな生物学的事象に関与する。

■ TLR
Toll-like receptor
Toll様受容体

■ MMP
matrix metalloproteinase
→p.189

■ 動物モデルを用いた研究

　歯周病原細菌やLPSを尾静脈，腹腔内あるいは子宮内に直接投与した動物実験で，胎盤の炎症や早産が起こることが確認されている。Offenbacherらのグループは*P.g.*を母ウサギの皮下に接種し，母ウサギの肝臓，胎盤と仔ウサギの肝臓で*P.g.*を遺伝子レベルで検出し，*P.g.*は胎盤を介し胎児にも感染することを示した[25]。

　*P.g.*と*Fusobacterium nucleatum*（*F.n.*）を尾静脈注射したマウスでは，早産と血清IL-6とIL-8の上昇が起こる[26]。Linら[27]は*P.g.*と*F.n.*の皮下への接種により早産と胎児の発育不全が生じることを報告した。

　近年，*P.g.*の歯髄感染により，ヒトと同様の根尖性歯周炎を伴う歯性感染マウスモデルが作製された[19]。

　このマウスモデルでは，血清TNF-α，IL-1β，IL-6やIL-17の有意な上昇を伴う全身性慢性炎症が起こり，早産と胎児発育不全が誘導される。胎盤には*P.g.*が感染し（**図3c**；→は*P.g.*），*P.g.*が血行性に

図3　*P.g.* 歯性感染マウスモデルの胎盤組織

a：Control胎盤

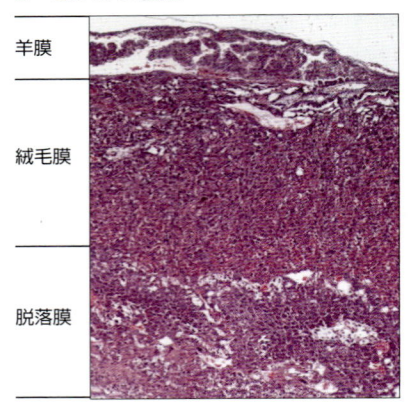

羊膜
絨毛膜
脱落膜

b：*P.g.* 感染胎盤。羊膜の変性・剥離，脱落膜内の亀裂（＊）がみられる。HE染色，弱拡大像。

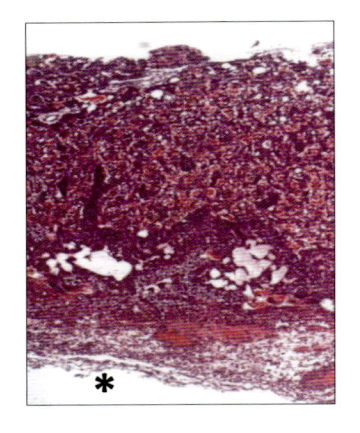

c：*P.g.* 免疫組織化学染色，強拡大像。褐色顆粒は*P.g.*（↑）。

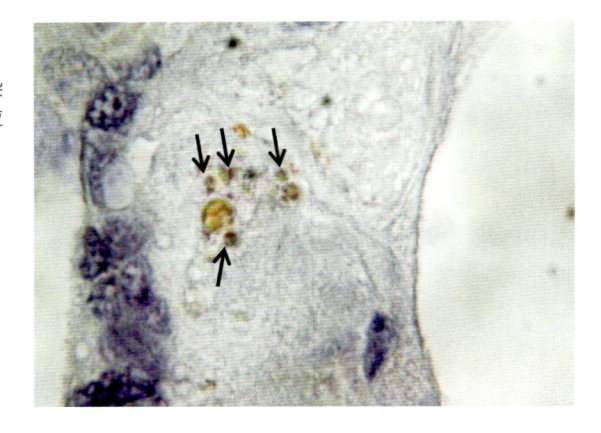

胎盤へ移行することが明らかとなった。また，*P.g.*感染胎盤では，羊膜の変性剥離（早期破水の徴候），胎盤細胞の変性壊死（胎盤機能障害）と脱落膜内の亀裂が認められた[19]。また，*P.g.*感染胎盤ではTNF-α，IL-8，シクロオキシゲナーゼ（COX）-2発現に加え，免疫調節物質であるgalectin-3が有意に増加し，早産の発症に重要な役割を果たしていた。galectin-3は羊水や母体血清中でも有意に増加しており，早産のバイオマーカーとなる可能性がある[28]。さらに，卵膜では*P.g.*-LPSの受容体であるTLR2発現が上昇し，COX2の誘導を介した収縮関連蛋白質の発現促進がみられ早産に関与していた[30]。

以上のように，歯周病に罹患した妊婦では早産や低体重児出産のリスクが増加することは明らかであるが，今のところ妊娠中の歯周病の治療が早産を抑制するという明らかな事実はない。しかしながら，妊娠中にはホルモンの影響で歯周組織に定着する*P.g.*などの歯周病原細菌数が増加し，歯周炎の状態が悪化するとの報告[29]や，歯周炎が早産の原因とされる妊娠高血圧腎症[31]や妊娠糖尿病[32]の発症にもかかわる可能性も報告されている。歯周炎などの慢性歯性感染症は治療・予防の可能な疾患であるため，早産を予防し，母体や新生児の健康を守るために，定期的に口腔内検査を行い健康な口腔状態を維持することが大切である。

■ COX-2
cyclooxygenase-2
COX-2は炎症などで誘導され，プロスタグランジンE2の合成に関与する。

文献

1) Pihlstrom BL, Michalowicz BS, Johnson NW: Periodontal diseases. Lancet 2005; 366(9499): 1809-20.

2) Moutsopoulos NM, Madianos PN: Low-grade inflammation in chronic infectious diseases: paradigm of periodontal infections. Ann N Y Acad Sci 2006; 1088: 251-64.

3) Platt MJ: Outcomes in preterm infants. Public Health 2014; 128: 399-403.

4) Goldenberg RL, Culhane JF, Iams JD, et al: Epidemiology and causes of preterm birth. Lancet 2008; 371: 75-84.

5) Mwaniki MK, Atieno M, Lawn JE, et al: Long-term neurodevelopmental outcomes after intrauterine and neonatal insults: a systematic review. Lancet 2012; 379: 445-52.

6) Gilman-Sachs A, Dambaeva S, Salazar Garcia MD, et al: Inflammation induced preterm labor and birth. Reprod Immunol 2018; 129: 53-8.

7) Offenbacher S, Katz V, Fertik G, et al: Periodontal infection as a possible risk factor for preterm low birth weight. J Periodontol 1996; 67 Suppl 10S: 1103-13.

8) Ren H, Du M: Role of maternal periodontitis in preterm birth. Front Immunol. 2017; 8: 139.

9) Leal AS, de Oliveira AE, Brito LM, et al: Association between chronic apical periodontitis and low-birth-weight preterm births. J Endod. 2015; 41(3): 353-7.

10) Harjunmaa U, Doyle R, Järnstedt J, et al: Periapical infection may affect birth outcomes via systemic inflammation. Oral Dis. 2018; 24(5): 847-55.

11) Vergnes JN, Sixou M: Preterm low birth weight and maternal periodontal status: a meta-analysis. Am J Obstet Gynecol 2007; 196(2): 135.e1-7

12) Ide M, Papapanou PN: Epidemiology of association between maternal periodontal disease and adverse pregnancy outcomes--systematic review. J Periodontol 2013; 84(4 Suppl): S181-94.

13) Katz J, Chegini N, Shiverick KT, et al: Localization of P. gingivalis in preterm delivery placenta. J Dent Res 2009; 88(6): 575-8.

14) Vanterpool SF, Been JV, Houben ML, et al: Porphyromonas gingivalis within Placental Villous Mesenchyme and Umbilical Cord Stroma Is Associated with Adverse Pregnancy Outcome.

PLoS One 2016; 11(1): e0146157.

15) Hasegawa K, Furuichi Y, Shimotsu A, et al: Associations between systemic status, periodontal status, serum cytokine levels, and delivery outcomes in pregnant women with a diagnosis of threatened premature labor. J Periodontol 2003; 74(12): 1764-70.

16) Perunovic NDj, Rakic MM, Nikolic LI, et al: The Association Between Periodontal Inflammation and Labor Triggers (Elevated Cytokine Levels) in Preterm Birth: A Cross-Sectional Study. J Periodontol 2016; 87(3): 248-56.

17) Stadelmann P, Alessandri R, Eick S, et al: The potential association between gingival crevicular fluid inflammatory mediators and adverse pregnancy outcomes: a systematic review. Clin Oral Investig 2013; 17(6): 1453-63.

18) Patil VA, Desai MH: Effect of periodontal therapy on serum C-reactive protein levels in patients with gingivitis and chronic periodontitis: a clinicobiochemical study. J Contemp Dent Pract 2013; 14(2):233-7.

19) Ao M, Miyauchi M, Furusho H, et al: Dental infection of *Porphyromonas gingivalis* induces preterm birth in mice. PloS one 2015; 10(8): e0137249.

20) Riewe SD, Mans JJ, Hirano T, et al: Human trophoblast responses to *Porphyromonas gingivalis* infection. Mol Oral Microbiol 2010; 25(4): 252-9.

21) Roth GA, Ankersmit HJ, Brown VB, et al: *Porphyromonas gingivalis* infection and cell death in human aortic endothelial cells. FEMS Microbiol Lett 2007; 272(1): 106-13.

22) Hayashi C, Gudino CV, Gibson FC 3rd, et al: Review: Pathogen-induced inflammation at sites distant from oral infection: bacterial persistence and induction of cell-specific innate immune inflammatory pathways. Mol Oral Microbiol 2010; 25(5): 305-16.

23) Parthiban P, Mahendra J: Toll-Like Receptors: A Key Marker for Periodontal Disease and Preterm Birth - A Contemporary Review. J Clin Diagn Res

2015; 9(9): ZE14-7.

24) Inaba H, Kuboniwa M, Sugita H, et al: Identification of signaling pathways mediating cell cycle arrest and apoptosis induced by *Porphyromonas gingivalis* in human trophoblasts. Infect Immun 2012; 80(8): 2847-57.

25) Boggess KA, Madianos PN, Preisser JS, et al: Chronic maternal and fetal *Porphyromonas gingivalis* exposure during pregnancy in rabbits. Am J Obstet Gynecol 2005; 192(2): 554-7.

26) Stockham S, Stamford JE, Roberts CT, et al: Abnormal pregnancy outcomes in mice using an induced periodontitis model and the haematogenous migration of *Fusobacterium nucleatum* sub-species to the murine placenta. PLoS One 2015; 10(3): e0120050.

27) Lin D, Smith MA, Elter J, et al: *Porphyromonas gingivalis* infection in pregnant mice is associated with placental dissemination, an increase in the placental Th1/Th2 cytokine ratio, and fetal growth restriction. Infect Immun 2003; 71(9): 5163-8.

28) Miyauchi M, Ao M, Furusho H, et al: Galectin-3 plays an important role in preterm birth caused by dental infection of *Porphyromonas gingivalis*. Sci Rep 2018; 8(1): 2867.

29) Carrillo-de-Albornoz A, Figuero E, Herrera D, et al: Gingival changes during pregnancy: II. Influence of hormonal variations on the subgingival biofilm. J Clin Periodontol. 2010; 37(3): 230-40.

30) Konishi H, Urabe S, Miyoshi H, et al: Fetal Membrane Inflammation induces preterm birth via Toll-Like Receptor 2 in mice with chronic gingivitis. Reprod Sci. 2018 Sep 17:1933719118792097. [Epub ahead of print]

31) Khalighinejad N, Aminoshariae A, Kulild JC, et al: Apical Periodontitis, a Predictor Variable for Preeclampsia: A Case-control Study. J Endod. 2017; 43(10): 1611-4.

32) Abariga SA, Whitcomb BW: Periodontitis and gestational diabetes mellitus: a systematic review and meta-analysis of observational studies. BMC Pregnancy Childbirth. 2016; 16(1): 344.

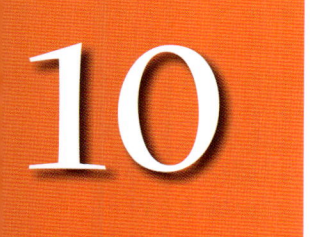

10 胎盤と流産

東京慈恵会医科大学産婦人科学講座　　**岡本　愛光**

　流産は妊娠22週未満の妊娠中絶と定義されるが[1]，妊娠初期の流産と妊娠が比較的進行した（後期）流産では原因が異なることが多い。後期流産については，「Ⅱ-13死産の胎盤」，流産検体で鑑別が重要である胞状奇胎については，「Ⅱ-19絨毛性疾患」で述べられている。本項では主に，第1三半期の流産について記述する。

■ 後期流産
→p.233「Ⅱ-13死産の胎盤」

■ 胞状奇胎
→p.281「Ⅱ-19絨毛性疾患」

■ 自然流産

　自然流産の80％以上は妊娠12週以内に起こる。また初期流産のうち，胎児が存在しない無胚芽（枯死卵）は約50％で，残りが胎芽成分のある流産である。第1三半期の流産では，自然排出前に胎芽や胎児が死亡していることがほとんどである[2]。一方で，第2三半期の流産では，胎児は娩出前に死亡していることは少なくなる。妊娠と認識された母数からみると，流産率は約15％とされるが[3]，子宮内に胎嚢を確認し妊娠と認識する前に22％は流産に至るという報告[4]や，各月経周期で最大約30％が妊娠に至るが，そのうち半数は流産となるという報告がある[5]。

■ 自然流産の原因

　初期流産の多くは胎児要因である染色体異常であるが，そのほか母体因子によっても起こる。

染色体異常
　第1三半期の自然流産の原因の多くは染色体異常である。染色体異常のうち，95％は母側の配偶子形成異常により発生し，残りの5％は父側の異常により発生する[2]。第1三半期の流産では55％に染色体異常が見つかり，妊娠6週前に限定すると70％に見つかる[6]。それに対し，第2三半期の胎児死亡では1/3，第3三半期での胎児死亡では約5％でしか見つからない。第1三半期の染色体異常による流産では，常染

色体では，16番，22番，21番，15番のトリソミーが多く，X染色体モノソミーも多く認められる[7]。24〜40％に三倍体を認め，4〜8％が染色体の構造異常である。流産検体を用いた核型分析は，49〜93％で成功するといわれている[8]。近年マイクロアレイを用いた検索も行われ，99％で結果が判明している。またSNPアレイを用いた検索では，通常の核型分析では正常と判明した13％に異常が見つかった[9]。胎盤限局性モザイクは，初期流産の8％に認められるとされているが[10]，通常のサンプリングで見つけることは難しい。

■ 胎盤限局性モザイク
胎盤に限定したモザイク型の染色体異常を認めることである。絨毛検査の2％に認められるとされる。多くの場合予後は問題ないが，FGRなどと関連することがある。

母体の内科疾患

　自己免疫疾患は妊娠へ影響があるとされ，特に全身性エリテマトーデス systemic lupus erythematosus；SLE などに合併する抗リン脂質抗体症候群 antiphospholipid syndrome；APS と，習慣流産や妊娠合併症との関連はよく知られている。その機序として，抗リン脂質抗体により血栓傾向が生じるのではなく，絨毛細胞への直接的な障害がいわれている[11]。APSの反復流産に対して，低用量アスピリンと未分画ヘパリンの治療を行うことで，流産率を下げることができる。

　また抗甲状腺抗体は流産との関連が指摘されており，甲状腺機能が正常でも抗体陽性例では流産率が高いとされる。これらの症例に対し甲状腺ホルモンを補充しても流産率は下げられないと報告されている[12]。コントロール不良の糖尿病は流産の原因となるが，治療を行いコントロールできていれば，流産率を上げることはない[13]。

感染症

■ 感染症
→p.246「Ⅱ-14母子感染と胎盤」

　健常者に感染する細菌やウイルスは，例えば肺炎の重症化のように母体の全身状態が悪化することにより流産する場合と，血行感染により胎児胎盤に直接感染し流産を引き起こす場合がある。サイトメガロウイルスや単純ヘルペスウイルスなどのウイルス感染は，流産の可能性が指摘されているが，初期流産に関しては原因になっている可能性は低いと報告されている[14]。細菌感染に関しては初期流産の原因となるが，中期以降の流産と比べて割合は少ない。

子宮因子

　子宮奇形や子宮筋腫，子宮内の癒着は流産の原因となる。子宮奇形は，女性の9.8％に認められるとされ，そのなかでも中隔子宮は，中隔に着床すると流産に至ることから，流産率が約3倍高いとされる[15]。子宮因子による流産は，手術などで治療を行わない限り再発するリスクは通常より高い。習慣流産の患者のうち，18％に子宮奇形がみつかるという報告がある[16]。わが国における厚生労働研究班のデータでは，7.8％と報告されている[17]。

■ 流産の病理学

流産検体を病理学的に検索する目的として，以下が挙げられる。

・検体内に胎児成分があるかを確認し，子宮内妊娠であることを確定する。

・胞状奇胎などの絨毛性疾患の有無の確認をする。

・胚や胎児の発生学的段階の確認と形態異常の有無をみる。

・流産の原因となるような所見を確認し，流産が次回妊娠時に繰り返す可能性があるかを判断する。

病理学的所見を調べる項目としては，羊膜，絨毛膜，脱落膜，着床面，栄養膜細胞 trophoblast，絨毛，絨毛間腔，胚や胎児の形態である。

子宮内妊娠の確認

絨毛や胎児を確認できれば，子宮内妊娠である（**図1，2**）が，絨毛を確認できない場合がある。その場合でも，脱落膜に侵入する絨毛外栄養膜細胞 extravillous trophoblast；EVT や母体血管のリモデリングを認めれば，子宮内妊娠であることを確定できる。

絨毛性疾患の鑑別

胞状奇胎，特に部分胞状奇胎と水腫様流産は，組織学的所見で判断が容易でないときやp57^{kip2}の免疫染色でも両方陽性になるため鑑別が難しい場合がある。鑑別において，核型分析などの遺伝学的検査が推奨されている[18]。絨毛の水腫様変化や栄養膜細胞の増殖などの所見から病理学的には部分胞状奇胎との鑑別が難しかったが，流産絨毛染色体検査で三倍体を否定した1例を示す（**図3**）。

■ 水腫様流産
組織学的に栄養膜細胞の異常増殖を伴わない水腫様変化を水腫様流産と分類する。核型は，父方および母方の両haploidである。

図1 流産の絨毛像（染色体正常例，×100）

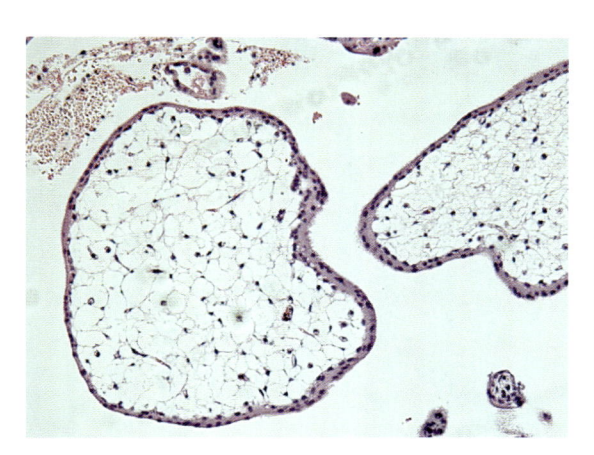

図2 胎児成分（×100）

検体内に軟骨などの胎児成分を認める場合がある（↑）。

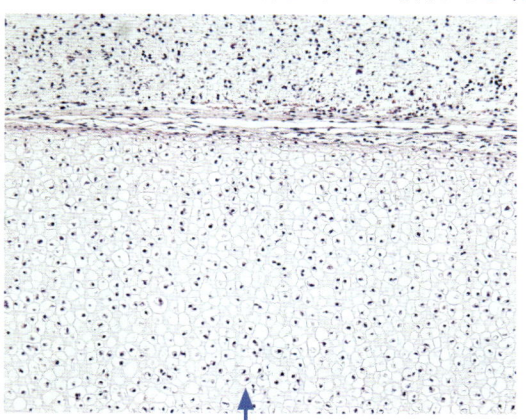

流産となった時期の推定

　6週未満の超初期の流産を考える所見としては，血管を伴わない水腫様変性した絨毛や，絨毛内に有核赤血球がないことである。週数が経つにつれ，水腫様変性した絨毛に線維化した絨毛が混じるようになる。線維化した絨毛は，7〜8週以降の流産に認められるとされている。6週頃より有核赤血球を認めるようになり，6.5〜9週の間は，絨毛内に認める赤血球はほとんどが有核赤血球である（**図4**）。9〜12週になると肝臓での造血が開始されるため，無核の赤血球が増加する。12週を超えると，有核赤血球の割合は5％以下になる[19]。以上のように，絨毛の形態や有核・無核の赤血球を観察することで，流産になった週数を推定することができる。

染色体異常による流産

　非胞状奇胎で染色体異常がある場合に，どのような病理組織像がみられるか以前より調べられてきたが，初期流産検体の病理学的所見において，正常核型と異常核型で差があるとの報告や，差はないとする報告の両方が存在する[20]。Redlineらは正常核型のほうが，chronic intervillositis や絨毛周囲フィブリン沈着 perivillous fibrin deposition が多くみられるとしている[21]。また，染色体異常では絨毛異形成を認めることがあるが，初期流産では絨毛異形成を認めない場合が多いとされる[11]。いずれの所見も感度・特異度は高くなく，病理学的所見のみで染色体異常の有無を判断するのは，限界があると考えたほうがよい（図4）。

図3　絨毛の水腫様変性（×40）

栄養膜細胞の増殖も認める。他の検鏡部位を含め部分胞状奇胎との鑑別が難しかったが，染色体検査でトリソミーであったため水腫様流産と診断された。

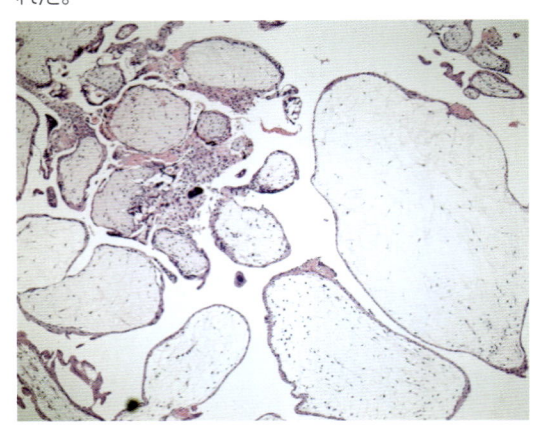

図4　絨毛内の有核赤血球
〔染色体異常（45,X）例，×200〕

妊娠8週相当。絨毛はやや異型に見えるが，明らかに染色体異常を疑う所見ではない。

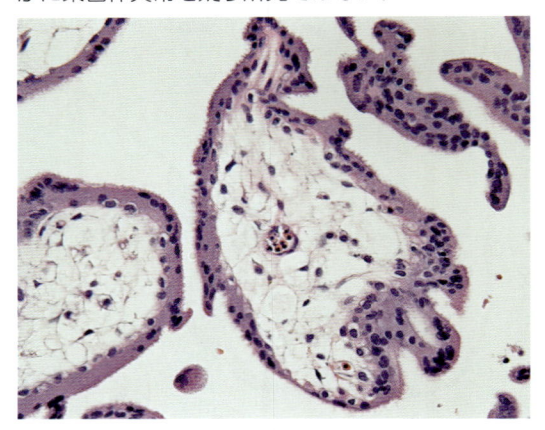

感染による流産

ウイルスによる胎盤感染は，サイトメガロウイルスによる封入体細胞のような特徴的病理学所見があるが，前述のように初期流産がウイルス感染で起こることは非常にまれであると考えられている。細菌感染による流産も基本的にはまれであり，次回妊娠時の再発率は低い。急性脱落膜炎を起こすため，病理学的には炎症を表わす所見を認めるが，各細菌による特徴的な所見はない。

再発リスクを上げる所見

絨毛周囲フィブリン沈着と絨毛間フィブリン沈着intervillous fibrin depositionは区別すべき所見であるが[22]，絨毛障害による所見と考えられており，抗リン脂質抗体症候群（APS）などが背景にある場合がある（図5，6）。この所見自体は，必ずしもAPSに特徴的ではないが，考慮しうる所見とされる。絨毛外栄養膜細胞の増殖を伴ったびまん性のフィブリン沈着は，再発のリスクと関連すると考えられている[19]。

原因不明の慢性絨毛炎は，villitis of unknown etiology（VUE）という名称で知られており，多くは妊娠中期以降での報告で産科合併症との関連がいわれている。初期に認められることもあり，何かしらの母体胎児間の免疫反応を示していると考えられ，再発性が報告されている[23]。

■ villitis of unknown etiology（VUE）
→ p.260「Ⅱ-16 villitis of unknown etiology」

図5 絨毛周囲フィブリン沈着（×200）

絨毛にまとわりつくようにフィブリン沈着を認める。

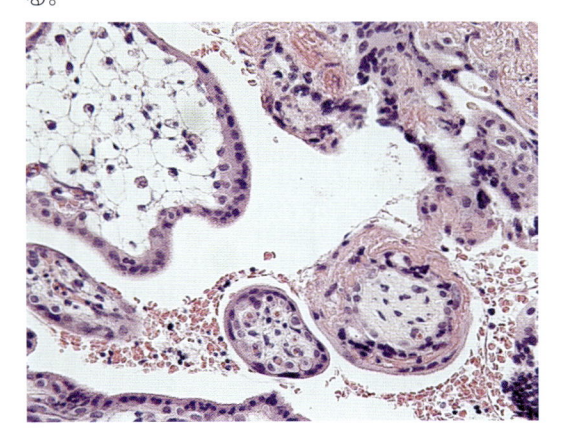

図6 絨毛間フィブリン沈着（×200）

絨毛間を埋めるフィブリンの沈着を認める。流産後時間が経過すると病的意義のないフィブリン沈着を認めることもある。

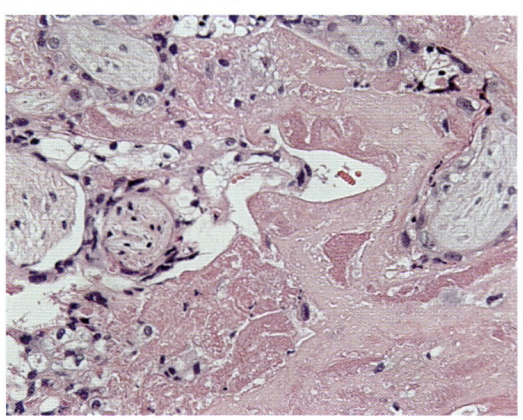

流産の原因や病理の所見について述べたが，初期流産において，胞状奇胎を除けば，通常の病理学的検索で原因を確実に判断するのは難しい。しかし，いくつかは病因を推定することができ，次回妊娠に対して有益な情報を提供できると考えられるため，子宮内妊娠の判定と胞状奇胎の否定以外についても積極的に考える必要がある。

文献

1) 産婦人科用語集・用語解説集　改訂第4版．日本産科婦人科学会　編．p392，日本産科婦人科学会，2018.
2) 岡本愛光 監修：ウィリアムス産科学 原著25版．p423-4，南山堂，東京，2019.
3) 産婦人科診療ガイドライン 産科編2017．日本産科婦人科学会/日本産婦人科医会 編．p135，2017.
4) Wilcox AJ, Weinberg CR, O'Connor JF, et al: Incidence of early pregnancy loss. N Engl J Med 1988; 319(4): 189-94.
5) Norwitz ER, Schust DJ, Fisher SJ, et al: Implantation and the survival of early pregnancy. N Engl J Med 2001; 345(19): 1400-8.
6) Eiben B, Bartels I, Bahr-Prosch S, et al: Cytogenetic analysis of 750 spontaneous abortions with the direct-preparation method of chorionic villi and its implications for studying genetic causes of pregnancy wastage. Am J Hum Genet 1990; 47: 656-63.
7) Sahoo T, Dzicic N, Strecker MN, et al: Comprehensive genetic analysis of pregnancy loss by chromosomal microarrays: outcomes, benefits, and challenges. Genet Med 2017; 19(1): 83-9.
8) Greenwold N, Jauniaux E: Collection of villous tissue under ultrasound guidance to improve the cytogenetic study of early pregnancy failure. Hum Reprod 2002; 17(2): 452-6.
9) Levy B, Sigurjonsson S, Pettersen B, et al: Genomic imbalance in products of conception: single-nucleotide polymorphism chromosomal microarray analysis. Obstet Gynecol 2014; 124(2 Pt 1): 202-9.
10) van den Berg MM, van Maarle MC, van Wely M, et al: Genetics of early miscarriage. Biochim Biophys Acta 2012; 1822(12): 1951-9.
11) 抗リン脂質抗体症候群合併妊娠の診療ガイドライン．「抗リン脂質抗体合併妊娠の治療及び予後に関する研究」研究班 編．p13-4，南山堂，東京，2016.
12) Dhillon-Smith RK, Middleton LJ, Sunner KK, et al: Levothyroxine in Women with Thyroid Peroxidase Antibodies before Conception. N Engl J Med 2019; 380(14): 1316-25.
13) Temple R, Aldridge V, Greenwood R, et al: Association between outcome of pregnancy and glycaemic control in early pregnancy in type 1 diabetes: population based study. BMJ 2002; 325(7375): 1275-6.
14) Zhou Y, Bian G, Zhou Q, et al: Detection of cytomegalovirus, human parvovirus B19, and herpes simplex virus-1/2 in women with first-trimester spontaneous abortions. J Med Virol 2015; 87(10): 1749-53.
15) Chan YY, Jayaprakasan K, Tan A, et al: Reproductive outcomes in women with congenital uterine anomalies: a systematic review. Ultrasound Obstet Gynecol 2011; 38(4): 371-82.
16) Jaslow CR, Carney JL, Kutteh WH: Diagnostic factors identified in 1020 women with two versus three or more recurrent pregnancy losses. Fertil Steril 2010; 93(4): 1234-43.
17) 厚生労働研究班 不育症治療に関する再評価と新たなる治療法の開発に関する研究 研究報告．http://fuiku.jp/report/20-22_itiran.html.
18) 絨毛性疾患取扱い規約 第3版．日本産科婦人科学会/日本病理学会 編．金原出版，東京，2013.
19) Heerema-McKenney A, Popek EJ, De Paepe ME: Diagnostic Pathology: Placenta, second ed. p.322, ELSEVIER, 2018.
20) Pinar MH, Gibbins K, He M, et al: Fetal Pediatr Pathol. 2018; 37(3): 191-209.
21) Redline RW, Zaragoza M, Hassold T: Prevalence of developmental and inflammatory lesions in nonmolar first-trimester spontaneous abortions. Hum Pathol 1999; 30(1): 93-100.
22) 中山雅弘：目でみる胎盤病理．p84，医学書院，東京，2002.
23) Boyd TK, Redline RW: Chronic histiocytic intervillositis: a placental lesion associated with recurrent reproductive loss. Hum Pathol 2000; 31(11): 1389-96.

11 多胎妊娠

大阪母子医療センター産科　**石井　桂介**

- ■ 多胎妊娠では，通常は卵性診断は不可能であり，絨毛膜板と羊膜腔の数に基づいて膜性診断される。
- ■ 一絨毛膜胎盤では吻合血管が存在し，動脈静脈吻合，動脈動脈吻合，静脈静脈吻合，4 vessels cotyledonに分類される。
- ■ 一絨毛膜双胎では臍帯の胎盤付着部異常や単一臍帯動脈が多い。
- ■ 双胎間輸血症候群（TTTS），一児の発育不全（selective IUGR），双胎貧血多血症（TAPS），TRAP sequenceなどの特有の疾患は，一絨毛膜胎盤の解剖学的な特徴と関連して発症する。

　自然妊娠における多胎妊娠の頻度は，年齢や人種等の影響をうけるが，日本人は少ない。生殖補助医療による妊娠では多胎妊娠の頻度が高いが，日本産科婦人科学会の「生殖補助医療における多胎妊娠防止に関する見解」[1]以降は，少子化の影響も加わり減少している。厚生労働省の人口動態統計によると2017年は約1万分娩／年を下回った。双胎妊娠や品胎妊娠といった多胎妊娠は，早産率が高いなどの背景によって，周産期死亡率が高く，児の合併症の頻度が高いため，その管理は周産期医療では重要な課題である。一絨毛膜胎盤の吻合血管を介して発症する双胎間輸血症候群 twin-twin transfusion syndrome；TTTS のように，多胎妊娠での胎盤や臍帯の特徴と胎児期の疾患とが関連することがある。多胎妊娠における胎盤・臍帯の特徴と関連する疾患について概説する。

■ 双胎の卵性と膜性

　双胎妊娠には，一卵性双胎と二卵性双胎が存在し，欧州での二卵性双胎の頻度は約7割と報告されるが[2]，近年のわが国での正確な頻度は不明である。2つの受精卵が着床して胎児と付属物を2組認めれば二卵性双胎であり，これは二絨毛膜二羊膜 dichorionic diamniotic twin；DD双胎である。一方，1つの受精卵が着床し，かつ胎児を2児

認めるものが一卵性双胎である。一卵性双胎では，受精卵が分割する時期によって3つの膜性に分類される。DD双胎となるものが約4分の1，絨毛膜を共有するが羊膜腔が2組存在する一絨毛膜二羊膜 monochorionic diamniotic twin；MD双胎が約4分の3である。約1％程度に，羊膜腔が1つの一絨毛膜一羊膜 monochorionic monoamniotic twin；MM双胎がある。多胎妊娠に関する臨床や研究において，卵性による分類が遺伝学的情報によって厳密になされているかどうかは重要である（正確な卵性診断がないままに卵性によって分類されていることがある）。通常は卵性診断は不可能であり，膜性診断に基づいて周産期管理を行う。膜性によって周産期リスクが異なるため，特に妊娠第1三半期の超音波検査による正確な膜性診断が勧められる[3,4]。例外的であるが，一絨毛膜双胎であるが児の性別が異なり，遺伝情報から二卵性であることが確認されている報告がある[4]。

■ 膜性による胎盤の特徴

二絨毛膜二羊膜（DD）双胎

胎盤（絨毛膜板）も羊膜腔もそれぞれ2つであり，吻合血管はない。隔膜（分離膜）は，それぞれの羊膜の間に絨毛膜がある（図1a）。

一絨毛膜二羊膜（MD）双胎

胎盤（絨毛膜板）は1つで，羊膜腔はそれぞれ2つである（図2）。原則的に，一絨毛膜双胎の胎盤絨毛にはそれぞれの胎児由来の血管吻合が複数ある。隔膜は，それぞれの羊膜2層のみで構成されるが（図1b），立ち上がり部分の一部に絨毛膜を認めることがある[4,5]。

一絨毛膜一羊膜（MM）双胎

胎盤（絨毛膜板）と羊膜腔は1つで，両方の胎児が同じ腔に存在する。通常は血管吻合血管がある。80〜90％の頻度で臍帯相互巻絡を認め

図1 隔膜（分離膜）のHE標本（×10倍）

a：二絨毛膜二羊膜（DD）双胎では羊膜と羊膜の間に絨毛膜を認める。

b：一絨毛膜二羊膜（MD）双胎では羊膜と羊膜の間に絨毛膜を認めない。

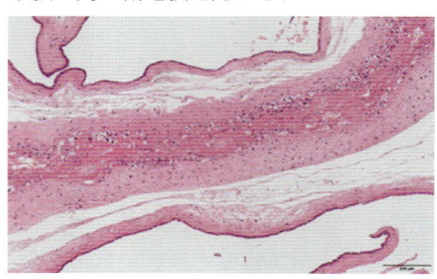
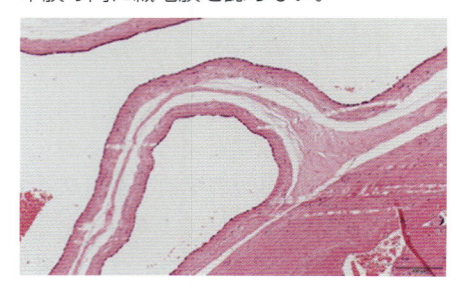

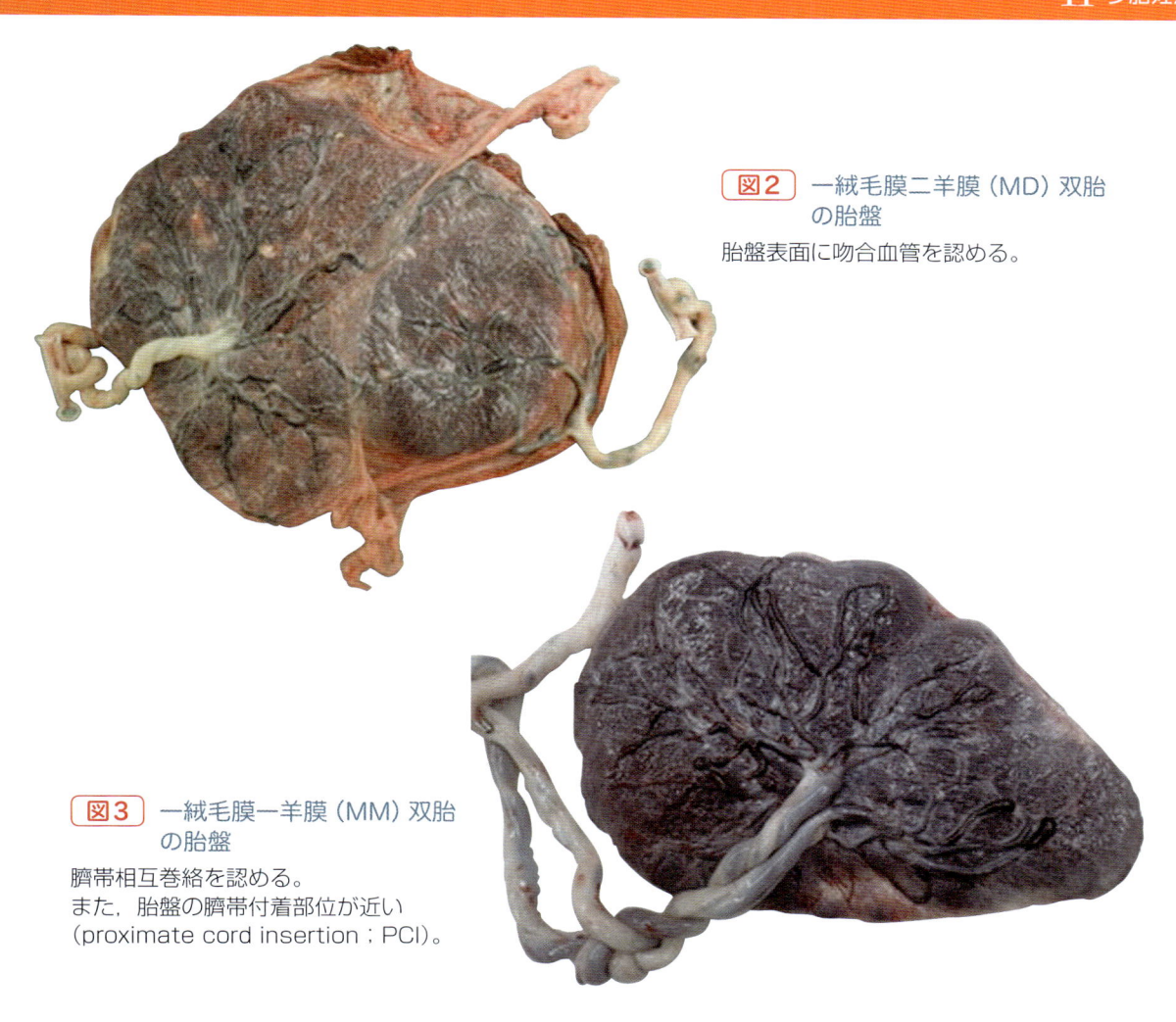

図2　一絨毛膜二羊膜（MD）双胎
　　　の胎盤

胎盤表面に吻合血管を認める。

図3　一絨毛膜一羊膜（MM）双胎
　　　の胎盤

臍帯相互巻絡を認める。
また，胎盤の臍帯付着部位が近い
（proximate cord insertion；PCI）。

る[6,7]（図3）。また胎盤の臍帯付着部位が近いもの proximate cord
insertion；PCIが多い[8,9]。

品胎妊娠

　品胎妊娠では三絨毛膜三羊膜品胎が多く，約7割を占める。二絨毛
膜三羊膜品胎が約2割，一絨毛膜三羊膜品胎が約1割である[10]。その
他に，二絨毛膜二羊膜品胎や一絨毛膜二羊膜品胎などのきわめてまれ
なケースもある。一絨毛膜双胎の構造をもつ品胎の胎盤では吻合血管
が存在する。また，一絨毛膜三羊膜品胎では，吻合血管が3児間それ
ぞれの組み合わせで存在する。

■ 一絨毛膜胎盤における吻合血管

　一絨毛膜胎盤では，それぞれの胎児由来の臍帯血管（臍帯動脈と臍
帯静脈）の分枝が胎盤表面に広がる。臍帯動脈の分枝と臍帯静脈の分

枝のそれぞれが各コチルドン（胎盤小葉）を担当し，絨毛内では毛細血管となり，絨毛間腔に流入する母体血中の酸素とその他の物質の胎児への供給に関与する。一絨毛膜胎盤では，単胎の胎盤と同様に，一方の胎児の臍帯動脈の分枝と臍帯静脈の分枝がペアとなって流入し，他方の胎児の循環とは独立しているコチルドン（normal AV unit）と，両方の胎児の血管の分枝のそれぞれが流入しているコチルドンがある（吻合血管または血管吻合）（**図4**）。ほぼすべての一絨毛膜胎盤では，吻合血管を介して胎児間の血液の移動が起こっている。吻合血管は以下のように分類される。まれではあるが，両児の臍帯が1本に合流して胎盤に付着する，いわゆるforked umbilical cordでは胎盤絨毛血管はすべて共有しており，吻合血管はない。

動脈静脈吻合（AV吻合）

■ AV吻合
arteriovenous
anastomosis

　AV吻合では，胎児間を動脈から静脈に向けて一定の方向に血流が移動する。しかし，通常は双方向のAV吻合がそれぞれ複数存在し，胎児の循環血液量としては均衡がとれている。合併症のない一絨毛膜双胎の胎盤では，約95%に認められる[9, 11]。動脈と静脈の終末が近接して，1つのコチルドンを共有して機能的に吻合を形成している。一方の胎児の動脈と静脈のユニットと他方の胎児の動脈か静脈のいずれかの計3つの血管が1つのコチルドンに流入する3 vessels cotyledonとよばれるAV吻合もある。

動脈動脈吻合（AA吻合）（**図5**）

■ AA吻合
arterioarterial
anastomosis

　両児の動脈同士が胎盤表面において直接吻合をしている。AA吻合の周囲を走行する静脈との組み合わせによって，AA吻合は機能的に

図4　一絨毛膜二羊膜（MD）双胎の胎盤吻合血管

それぞれの胎児由来の臍帯血管（臍帯動脈と臍帯静脈）が胎盤表面に分岐している。動脈静脈（AV）では，動脈と静脈の終末が近接して，1つのコチルドンを共有して機能的に吻合を形成している。動脈動脈（AA）吻合と静脈静脈（VV）吻合では，両児の動脈同士あるいは静脈同士が直接吻合している。

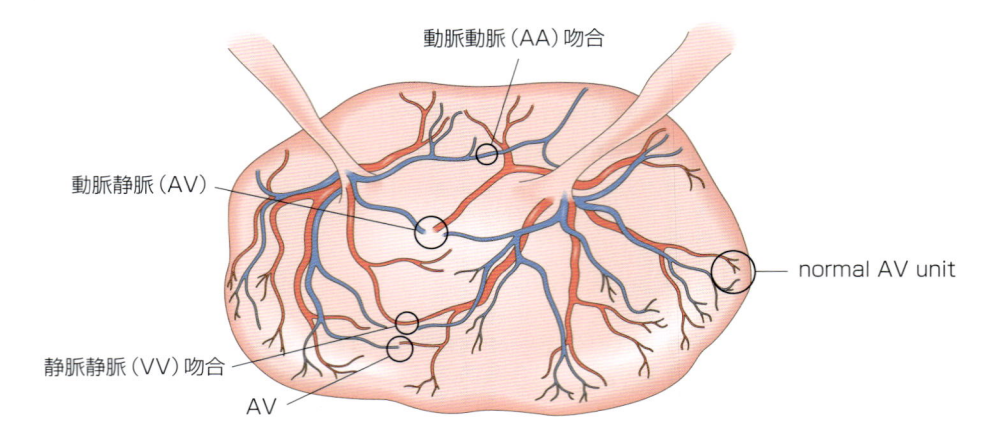

図5 color dye injection testで示す一絨毛膜二羊膜双胎の動脈動脈（AA）吻合と静脈静脈（VV）吻合

緑色染料は動脈動脈（AA）吻合と赤色染料は静脈静脈（VV）吻合であり，いずれも胎盤表面で直接吻合している。

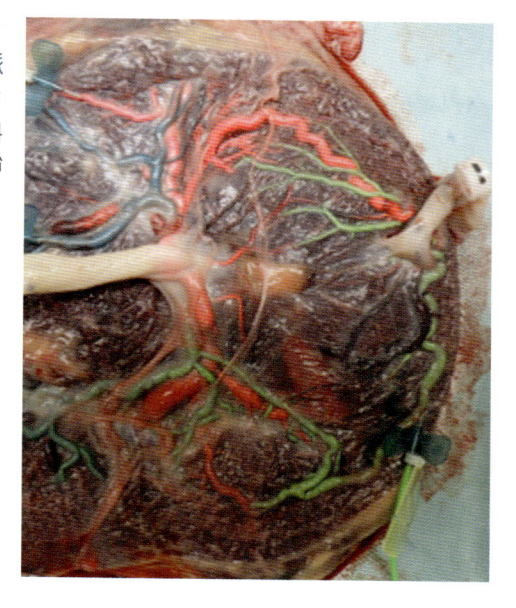

AV吻合となる。なお，両胎児の血圧のバランスによって，胎児間の血液の移動の方向と量が変動する[12]。合併症のない一絨毛膜双胎の胎盤では，約80〜90%に認められる[9, 11]。AA吻合の数は1つの胎盤あたり数本以下と少ない[9]。

静脈静脈吻合（VV吻合）（図5）

両児の静脈同士が胎盤表面において直接吻合をしている。VV吻合の周囲を走行する動脈との組み合わせによって，VV吻合は機能的なAV吻合となる可能性があるが，VV吻合を介する血行動態は不明である。合併症のない一絨毛膜双胎の胎盤では，約20%に認められる[9, 11]。VV吻合の数は1つの胎盤あたり数本以下である[9]。

■ VV吻合
venovenous
anastomosis

4 vessels cotyledon

両方の胎児の動脈と静脈のユニットが1つのコチルドンに流入するもので，AV吻合の機能をもつと考えられるが，その詳細は明らかにされていない。

■ 一絨毛膜胎盤における吻合血管の観察方法
Color dye injection test[13]

①胎盤は吻合血管の観察が終了するまで，凍結や固定を行わずに，冷蔵にて保存する。
②単胎妊娠の胎盤の場合と同様に，胎児面と母体面および臍帯の肉眼的観察を行う。

③両児の臍帯付着部位を分類する（中央付着，辺縁付着，卵膜付着，近接）。

④臍帯の血管数を記録する。

⑤臍帯から分岐する動脈と静脈を肉眼的に確認する。原則的に，胎盤表面では動脈が静脈の上を通過している。

⑥それぞれの胎児の動脈と静脈に，翼状針などでカニュレーションする。2本の臍帯動脈は胎盤の付着部付近で交通しており（Hyrtl吻合），1本の動脈にカニュレーションすれば十分である。カニュレーションした血管より胎児側の臍帯を鉗子などで挟鉗しておく。

⑦カラー墨汁などの染料を4色（赤，黄，青，緑など）準備しておく。20 mlのディスポーザブルシリンジに染料を吸って，先のカニューラ（翼状針のルート）に接続する。一方の児の動脈は青，静脈は赤，そして他方の児の動脈は緑，静脈は黄などと決めておく。

⑧シリンジから緩徐に染料を注入する。細い血管の末梢に行き渡るように胎盤表面の血管を扱うようにして染料を行き渡らせる。血管内の血液が凝固していても，この操作によって染料は広く行き渡る（図6）。

⑨染料が行き渡った段階で，それぞれの胎盤表面の血管を観察し，吻合血管を分類する。

吻合血管を結ぶラインが，両児間の占有領域の境界（vascular equator）であり，これを境にしてそれぞれの胎児の占有領域の割合を考察する。

以前より行われていたミルクテストは，AA吻合やVV吻合などの表在性の吻合血管（解剖学的に直接吻合しているもの）の同定には有用であるが，細かなAV吻合の評価は困難な場合がある[13]。

■ FLP
fetoscopic laser photocoagulation

図6 胎児鏡下レーザー治療（FLP）後の胎盤（color dye injection test）

緑：元供血児の動脈，
黄：元供血児の静脈，
青：元受血児の動脈，
赤：元受血児の静脈
点線：吻合血管を結ぶライン（vascular equator）に沿って，FLPで凝固した部位の羊膜が白色を帯びている。

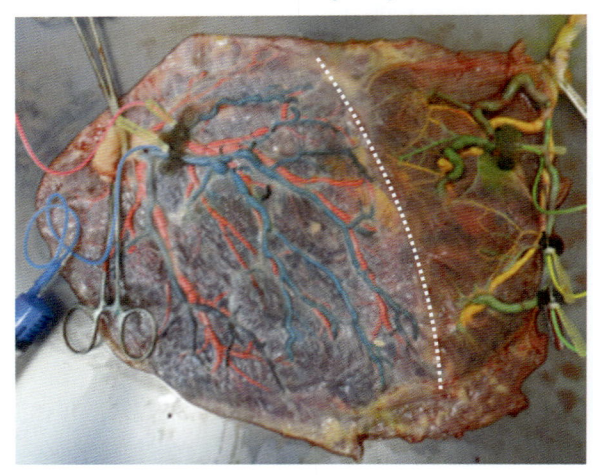

■ 一絨毛膜胎盤における臍帯の異常

双胎妊娠では，臍帯卵膜付着velamentaus cord insertion；VCIや臍帯辺縁付着marginal cord insertion；MCIの頻度が高く，VCIでは単胎妊娠の約8倍である[9]。MD双胎では，胎児あたりVCIは10.1 ～ 13.3%，MCIは26.7 ～ 34.2%である[14, 15]。また，VCIと関連して前置血管が単胎妊娠より多い[9]。

一絨毛膜双胎では，胎盤の臍帯付着部間の距離が4（5）cm以下の近接付着proximate cord insertion；PCIの場合が約5%にある[8, 9]（図3）。また，MD双胎では3%だが，MM双胎では過半数に及ぶ[8, 16]。また，PCIでは臍帯付着部の間にAA吻合とVV吻合が高頻度に存在する[8, 9, 16]。また，まれに両児の臍帯が合流して胎盤に付着するforked umbilical cordが存在する。

双胎妊娠，特に一絨毛膜双胎では単一臍帯動脈の頻度が高い[9]。

■ 一絨毛膜双胎特有の病的状態

双胎間輸血症候群（TTTS）

一絨毛膜胎盤では複数の吻合血管が存在し，それぞれの方向の血流がある。一方の方向への血流がその逆方向への血流を上回るような血流不均衡が存在する場合に，TTTSが発症する。供血児の羊水過少と受血児の羊水過多で超音波診断される。早期発症例の第一選択治療は，すべての吻合血管を焼灼する胎児鏡下レーザー治療である[17, 18]。TTTSの胎盤の吻合血管の総数は，合併症がない一絨毛膜双胎の場合と同様に約8組であった[11]。一方，AA吻合は，合併症のない一絨毛膜双胎の胎盤での約80 ～ 90%に比して，TTTSの胎盤では約半数と少ない[11]。AA吻合の特性によって，両児間の血流不均衡を是正しTTTSの発症に抑制的に働くことがある[9, 11]。MM双胎においてTTTSの頻度が低いことは，PCIの間にあるAA吻合が関与していると推察されている[16, 19, 20]。一方，TTTSのQuintero分類[21]におけるStage Ⅲ donor, atypicalの胎盤ではAA吻合が73%だが，Stage Ⅲ donor, classicalでの18%より高頻度である[22]。なお，VCIとTTTSの発症の関連は否定的である[14, 15]。

一児が発育不全の一絨毛膜双胎（selective IUGR）

selective IUGRは一児が発育不全であることで診断され，重症例では両児とも予後不良である[23 ～ 25]。selective IUGRの胎盤の特徴は，それぞれの胎児の絨毛血管の広がりに差があることで，uneven placental sharingという[26, 27]。小さい胎児は占有領域が狭く，そのことを反映して発育不全となる。また，selective IUGRの胎盤で

■ TTTSのQuintero Stage分類

Stage	
Ⅰ	供血児の膀胱が描出される
Ⅱ	供血児の膀胱が描出されない
Ⅲ	血流異常*がある
classical	供血児の膀胱が描出されない
atypical	供血児の膀胱が描出される
Ⅳ	胎児水腫がある
Ⅴ	胎児死亡

＊血流異常：以下のいずれかを認める場合
・臍帯動脈拡張期の途絶・逆流
・臍帯静脈血流の波動
・静脈管血流（a波）の逆流

■ selective IUGR
selective intrauterine growth restriction

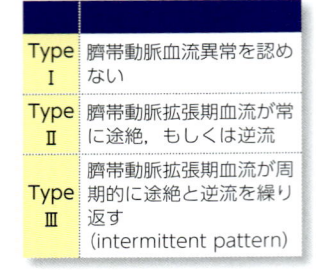

■ Gratacos分類

Type I	臍帯動脈血流異常を認めない
Type II	臍帯動脈拡張期血流が常に途絶, もしくは逆流
Type III	臍帯動脈拡張期血流が周期的に途絶と逆流を繰り返す (intermittent pattern)

■ TAPS
twin anemia
polycythemia sequence

■ TRAP sequence
twin reversed arterial
perfusion sequence

はAA吻合の頻度とVCIの頻度が高い[15, 23〜25, 26]。AA吻合では両児の血圧のバランスによって血流が変動し, そのために超音波パルスドプラ法による臍帯動脈の拡張期波形も周期的に変動する[23, 24]。この血流波形がGratacos分類のType IIIの診断基準となっている[23]。

双胎貧血多血症 (TAPS)

TAPSは, 一児の貧血と他方の児の多血をきたす疾患で, 胎児期は超音波ドプラ法によって, 出生後はヘモグロビンと網状赤血球の差によって診断される[28]。自然発症例と胎児鏡下レーザー治療後のものがある。TAPSの胎盤の特徴は, きわめて細いAV吻合の存在であり, またその数も少ない[9]。AA吻合の頻度はきわめて低い[9, 29]。分娩時の急激な血流移動 acute feto-fetal hemorrhage との鑑別は, 臍帯血の網状赤血球差の有無と胎盤母体面の色調差の有無によってある程度可能である[30]。

TRAP sequence

TRAP sequenceは, 一絨毛膜双胎のうちの一児が心臓をもたない, または痕跡的な心構造のみの無心体 (無頭無心体, 無形無心体, 全身無心体) であり, 健常な胎児 (ポンプ児) からのAA吻合を介した逆行性血流を認めるものである[9]。逆行性血流が持続すると, ポンプ児は心不全となり予後不良となる。通常は, ポンプ児と無心体間にはAA吻合とVV吻合を認める。

文献

1) 吉村泰典, 星合昊：日本産科婦人科学会雑誌 2014；66：52

2) Boyle B, McConkey R, Garne E, et al: Trends in the prevalence and risks and pregnancy outcome of multiple births with congenital anomaly: a registry‐based study in 14 European countries 1984–2007. BJOG 2013; 120: 707-16.

3) 産婦人科診療ガイドライン産科編2017. 日本産科婦人科学会／日本産婦人科医会編, p.391, 2017.

4) Lu J, Cheng YKY, Ting YH, et al: Pitfalls in assessing chorioamnionicity: novel observations and literature review. Am J Obstet Gynecol 2018; 219: 242-54.

5) Yamashita A, Ishii K, Hidaka N, et al: Monochorionic Monozygotic Twin Pregnancy Complicated with Twin-Twin Transfusion Syndrome Presenting with an Obvious Lambda Sign in the First Trimester. Fetal Diagn Ther 2015; 37: 154-6.

6) Rossi A, Prefumo F: Impact of cord entanglement on perinatal outcome of monoamniotic twins: a systematic review of the literature. Ultrasound Obstet Gynecol 2013; 41: 131-5.

7) Ishii K: Prenatal diagnosis and management of monoamniotic twins. Curr Opin Obstet Gynecol 2015; 27: 159-64.

8) Zhao D, Peeters S, Middeldorp J, et al: Monochorionic placentas with proximate umbilical cord insertions: Definition, prevalence and angio-architecture. Placenta 2015; 36: 221-5.

9) Hubinont C, Lewi L, Bernard P, et al: Anomalies of the placenta and umbilical cord in twin gestations. Am J Obstet Gynecol 2015; 213:s91-s102.

10) Kawaguchi H1, Ishii K, Yamamoto R, et al; Perinatal death of triplet pregnancies by chorionicity. Am J Obstet Gynecol: 2013; 209: 36.e1-7.

11) Zhao DP, de Villiers SF, Slaghekke F, et al:

Prevalence, size, number and l ocalization of vascular anastomoses in monochorionic placentas. Placenta 2013; 34: 589-93.

12) Murakoshi T, Quintero RA, Bornick PW et al: In vivo endoscopic assessment of arterioarterial anastomoses: insight into their hemodynamic function. J Matern Fetal Neonatal Med 2003; 14: 247-55.

13) Lopriore E, Slaghekke F, Middeldorp JM, et al: Accurate and Simple Evaluation of Vascular Anastomoses in Monochorionic Placenta using Colored Dye. J Vis Exp 2011; (55): e3208

14) Yonetani N, Ishii K, Kawamura H, et al: Significance of Velamentous Cord Insertion for Twin-Twin Transfusion Syndrome. Fetal Diagn Ther 2015; 38: 276-81.

15) Kalafat E, Thilaganathan B, Papageorghiou A, et al: Significance of placental cord insertion site in twin pregnancy. Ultrasound Obstet Gynecol 2018; 52: 378-84.

16) Hack K, van Gemert M, Lopriore E, et al: Placental Characteristics of Monoamniotic Twin Pregnancies in Relation to Perinatal Outcome. Placenta 2009; 30: 62-5.

17) Akkermans J, Peeters SH, Klumper FJ, et al: Twenty-Five Years of Fetoscopic Laser Coagulation in Twin-Twin Transfusion Syndrome: A Systematic Review. Fetal Diagn Ther 2015; 38: 241-53.

18) Sago H, Ishii K, Sugibayashi R, et al: Fetoscopic laser photocoagulation for twin–twin transfusion syndrome. J Obstet Gynecol 2018; 44: 831-9.

19) Hack KE, Derks JB, Schaap AH, et al: Perinatal Outcome of Monoamniotic Twin Pregnancies. Obstet Gynecol 2009; 113: 353-60.

20) Murata M, Ishii K, Kamitomo M, et al: Perinatal outcome and clinical features of monochorionic monoamniotic twin gestation. J Obstet Gynaecol Res 2013; 39: 922-5.

21) Quintero RA, Morales WJ, Allen MH et al: Staging of twin-twin transfusion syndrome. J Perinatol 1999; 19: 550-5.

22) Murakoshi T, Ishii K, Nakata M, et al: Validation of Quintero stage III sub-classification for twin–twin transfusion syndrome based on visibility of donor bladder: characteristic differences in pathophysiology and prognosis. Ultrasound Obstet Gynecol 2008; 32: 813-8.

23) Gratacós E, Lewi L, Muñoz B, et al: A classification system for selective intrauterine growth restriction in monochorionic pregnancies according to umbilical artery Doppler flow in the smaller twin. Ultrasound Obstet Gynecol 2007; 30: 28-34.

24) Ishii K, Murakoshi T, Takahashi Y, et al: Perinatal outcome of monochori- onic twins with selective intrauterine growth restriction and different types of umbilical artery Doppler under expectant management. Fetal Diagn Ther 2009; 26: 157-61

25) Gratacós E, Carreras E, Becker J, et al: Prevalence of neurological damage in monochorionic twins with selective intrauterine growth restriction and intermittent absent or reversed end-diastolic umbilical artery flow. Ultrasound Obstet Gynecol 2004; 24: 159-63.

26) De Paepe ME, Shapiro S, Young L, et al: Placental characteristics of selective birth weight discordance in diamniotic-monochorionic twin gestations. Placenta 2010; 31: 380-6.

27) Lewi L, Cannie M, Blickstein I, et al: Placental sharing, birthweight discordance, and vascular anastomoses in monochorionic diamniotic twin placentas. Am J Obstet Gynecol 2007; 197: 587.e1-8.

28) Slaghekke F, Kist WJ, Oepkes D, et al: Twin anemia-polycythemia sequence: diagnostic criteria, classification, perinatal management and outcome. Fetal Diagn Ther 2010; 27: 181-90.

29) de Villiers S, Slaghekke F, Middeldorp JM, et al: Arterio-arterial vascular anastomoses in monochorionic twin placentas with and without twin anemia-polycythemia sequence. Placenta 2012; 33: 227-9.

30) Tollenaar LSA, Zhao DP, Middeldorp JM, et al: Can color difference on the maternal side of the placenta distinguish between acute peripartum twinetwin transfusion syndrome and twin anemiaepolycythemia sequence? Placenta 2017; 57: 189-93.

12 絨毛膜羊膜炎

浜松医科大学産婦人科学講座　**谷口千津子，金山　尚裕**

絨毛膜羊膜炎（CAM）は，胎盤胎児面表層にある絨毛膜や羊膜に炎症が及んだ状態をいう。狭義には胎盤の絨毛膜および羊膜への好中球浸潤という急性炎症所見を示す病理組織学的診断であり，分娩後の胎盤を肉眼的に観察すると胎児面卵膜の混濁をもって診断を推定することが可能である。組織学的には母体白血球の絨毛膜羊膜への浸潤の程度からStage分類がなされているが，臨床的CAMが発症する前に組織学的CAMは進行し，新生児合併症も増加する。

絨毛膜羊膜炎chorioamnionitis；CAMは，胎盤胎児面表層にある絨毛膜や羊膜に炎症が及んだ状態である。狭義には，胎盤の絨毛膜および羊膜への好中球浸潤という急性炎症所見を示す病理組織学的診断であり，臨床的には，母児になんらかの炎症症状がみられる顕在性絨毛膜羊膜炎と発症前の潜在性絨毛膜羊膜炎が存在する。CAMが進行するに従い，母体だけでなく新生児予後にも深い影響を与えることが認識されてきている。

■ 絨毛膜羊膜炎の病態

胎児は胎盤・卵膜に覆われた羊水腔内にいる。この卵膜，すなわち絨毛膜・羊膜への病原微生物の感染がCAMである。CAMの主たる感染経路は，腟・頸管を経て生じる上行性感染である[1,2]。病原微生物の侵入は，子宮頸管から脱落膜・絨毛膜羊膜に直接伝播し脱落膜炎・絨毛膜羊膜炎を引き起こす一方，内子宮口付近の絨毛膜羊膜を介して子宮内・羊水腔に感染・炎症が波及するともいわれている[2]（**図1**）。上行性感染では，主に大腸菌をはじめとする好気性菌・真菌・ウレアプラズマがその原因とされている[3]。

■ 絨毛膜羊膜炎の関連疾患

■ 前期破水
→p.189「Ⅱ-8前期破水の機序と修復」

CAMは，切迫早産や前期破水premature rupture of the membrane；

図1 CAMの発症経路と関連病態

腟・子宮頸管を経て細菌が内子宮口まで達すると，マクロファージによる免疫反応が働く一方，好中球遊走，サイトカイン産生により炎症反応が進行する。

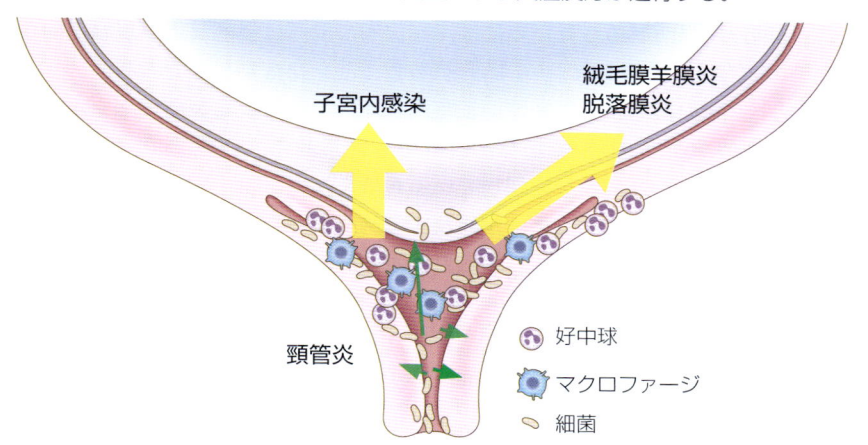

子宮内感染

絨毛膜羊膜炎
脱落膜炎

頸管炎

- 好中球
- マクロファージ
- 細菌

PROMの背景因子であることは広く知られているが，子宮頸管からの上行性感染によって放出されたサイトカインが子宮内に及ぶと，子宮内炎症反応症候群 intrauterine inflammatory response syndrome；IUIRS や胎児炎症反応症候群 fetal inflammatory response syndrome；FIRSという反応が引き起こされる。これらにより，臨床的には無症状と思われる時期であってもCAMが進行している場合，母体および胎児にさまざまな影響を及ぼす[4〜6]（**表1**）。

■ 絨毛膜羊膜炎の診断

　臨床の場では，CAMより引き起こされる関連疾患がまず症状として現れ，臨床的にCAMを診断する時期には，すでに炎症が子宮内に波及していることも少なくない。分娩後に胎盤を検査することにより診断が確定する。

臨床的CAMの診断

　妊娠中におけるCAMの診断は，Lenckiによる理学的所見と炎症反応による基準が用いられている[7]（**表2**）が，この基準により診断された時点ではすでにCAMは進行しており，早産の回避，新生児死亡率の改善などの臨床的な効果はあげられないとされる。

病理組織学的CAMの診断

　分娩終了後に娩出した胎盤を肉眼的に検索すると，CAMが存在する場合，胎盤の絨毛膜羊膜面が変色・混濁し，浮腫状になることにより病変を推定することが可能である（**図2**）。臨床的CAMと診断され

■ **子宮内炎症反応症候群 intrauterine inflammatory response syndrome；IUIRS**

絨毛膜羊膜炎とともに炎症が羊水腔に達すると羊水中の炎症性サイトカインが上昇し，これにより母体の反応として子宮収縮の増強や卵膜の脆弱化をきたす[8]。

■ **胎児炎症反応症候群 fetal inflammatory response syndrome；FIRS**

上行性感染により羊水に炎症が波及した際，胎児の羊水嚥下により気道に炎症性物質が曝露され胎児体内においてIL-6など炎症性サイトカインが過剰に反応した状態。新生児慢性肺疾患・脳性麻痺などの新生児予後に影響を与えると考えられている[9]。

表1 CAM関連疾患

切迫早産
前期破水（PROM）
常位胎盤早期剥離
流産／早期産
胎児機能不全
新生児感染症
子宮内胎児死亡／新生児死亡
新生児慢性肺疾患（CLD）

るものは通常，組織学的CAM 2度以上といわれるが，病理組織診断の際，サンプリング方法によってCAMの診断精度が上昇するという報告があり，病理と臨床像が相関していない場合も存在する。CAM関連疾患が認められた際には，臨床的に母体に炎症反応が現れる前からCAMを疑い管理する症例があることを認識すべきである。

　狭義の絨毛膜羊膜炎は，子宮内病原微生物による炎症反応を示す病理組織学的な診断である。これは組織学的に，卵膜（絨毛膜羊膜）・胎盤実質へ好中球が浸潤しているものを指す。絨毛膜羊膜への多核白血球浸潤は上行性に感染が波及する胎盤においては母体由来の好中球が絨毛間腔を経て浸潤し，胎児の炎症反応により生じる臍帯炎では好中球は胎児由来である[1,3]。CAMの重症度は，わが国ではBlancの分類が用いられていることが多く，好中球の絨毛膜羊膜への浸潤度や母体の炎症反応と胎児の炎症反応を基に重症度を分類している。炎症の質・強度を加味した分類として有澤は新分類を提唱しており，3度では新生児慢性呼吸障害の合併率が高くなると報告している[10]。2016年にAmsterdam Placental Workshop Group Consensus Statement（APWGCS）として発表された胎盤病理診断の指針では，従来の絨毛膜羊膜への好中球浸潤は母体由来の炎症反応としてmaternal inflammatory response と定義され，Stage分類も提唱されている[11]（図3）。

■ APWGCS
（Amsterdam分類）
→p.25

表2	臨床的絨毛膜羊膜炎の診断基準 (Lencki SG, et al. 1994)
1)	母体の発熱（38.0度以上）がある場合，以下のうち1項目以上あること ■ 母体の頻脈（100bpm 以上） ■ 子宮の圧痛 ■ 腟分泌物・羊水の悪臭 ■ 白血球増多（15,000/μl以上）
2)	母体の発熱がない場合，上記の4項目すべてを満たすこと

図2　肉眼所見でみる胎盤

子宮内に異常がない場合，卵膜は半透明で表面の血管が明瞭に観察できる。CAMでは卵膜への好中球浸潤により白色に混濁する。

a：正常胎盤

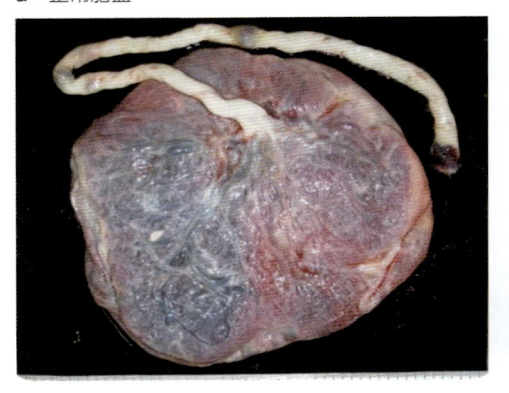

b：CAM症例

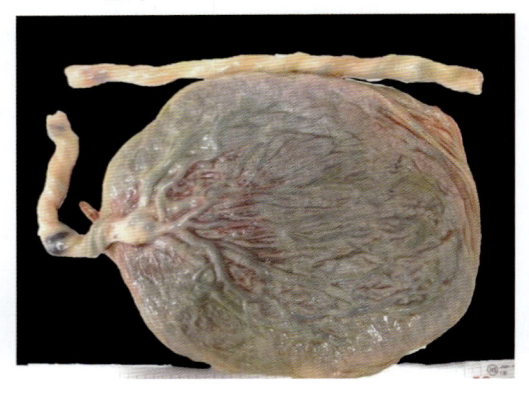

図3 CAMの重症度

a：BlancのStage分類

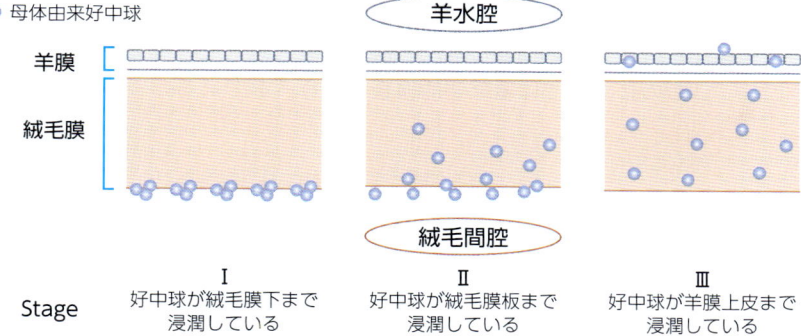

● 母体由来好中球

羊水腔			
羊膜			
絨毛膜			
絨毛間腔			

Stage	I 好中球が絨毛膜下まで 浸潤している	II 好中球が絨毛膜板まで 浸潤している	III 好中球が羊膜上皮まで 浸潤している

b：有澤の分類

炎症細胞の浸潤程度・組織障害の程度	
Grade 1	絨毛膜下，絨毛膜内，羊膜内に最高部分で100 cell未満/HPF
Grade 2	絨毛膜下，絨毛膜内，羊膜内に最高部分で100 cell以上/HPF
Grade 3	Grade 2に加えて羊膜壊死を認める

注) 好中球以外の炎症細胞の種類は別途記載

● 母体由来好中球

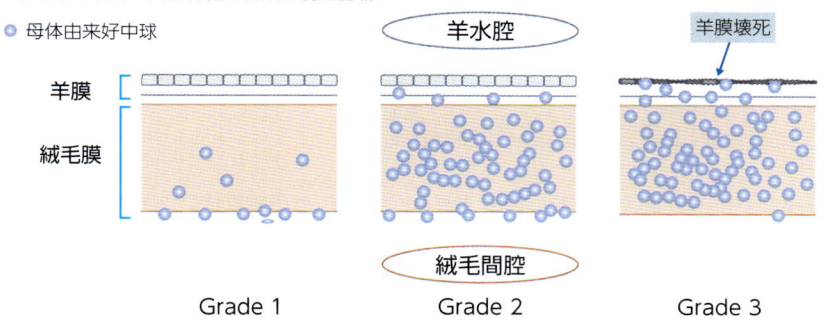

羊膜壊死

Grade 1	Grade 2	Grade 3

c：APWCSのmaternal inflammatory responseのStage分類

● 母体由来好中球

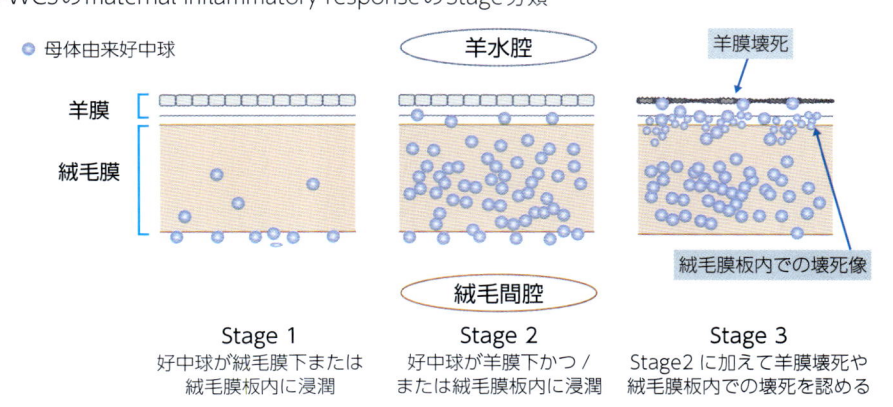

羊膜壊死

絨毛膜板内での壊死像

Stage 1 好中球が絨毛膜下または 絨毛膜板内に浸潤	Stage 2 好中球が羊膜下かつ/ または絨毛膜板内に浸潤	Stage 3 Stage2に加えて羊膜壊死や 絨毛膜板内での壊死を認める

図4では，CAM症例の肉眼像と組織像を対比して示している。胎児面卵膜の混濁が強いほど組織学的CAMの重症度が高く，母体に臨床的に炎症像を認めなくても分娩後の児に呼吸障害や新生児仮死など合併症を認めた際には，胎盤の肉眼的観察を行った後，混濁を認めるものについては組織学的検査を行うべきである。

図4　CAM症例の胎盤

a：CAM Stage1の胎盤肉眼像。胎児面卵膜は軽度混濁している。

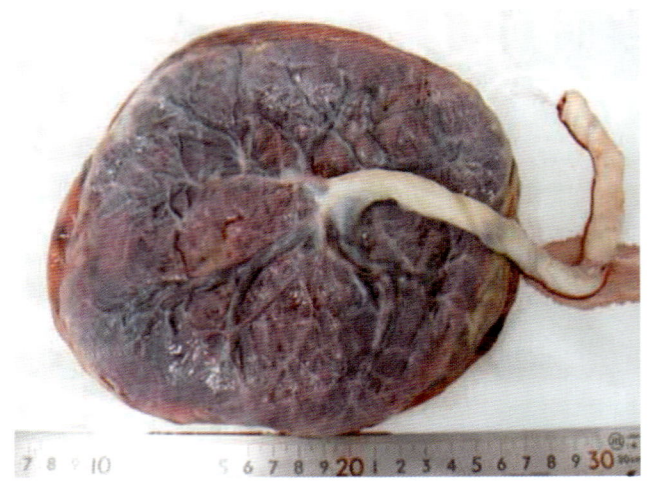

b：aの組織像。絨毛膜板下までの好中球浸潤を認める。（HE染色，×10）

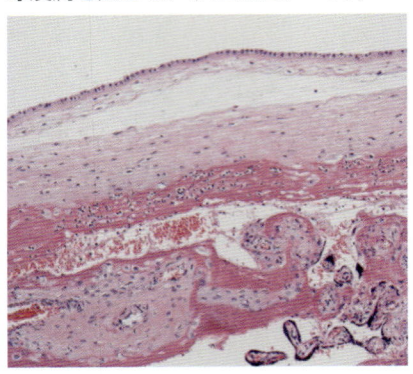

c：CAM Stage3の胎盤肉眼像。胎児面卵膜は白く混濁している。

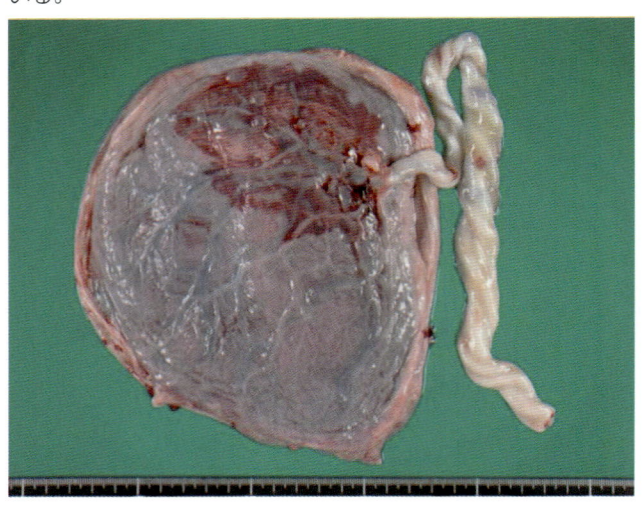

d：cの組織像。羊膜直下まで好中球が浸潤しており，羊膜上皮も一部剥脱している。（HE染色，×10）

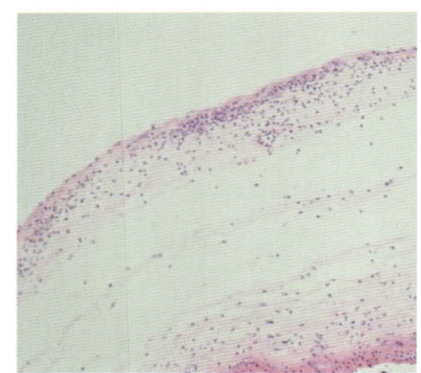

■ 絨毛膜羊膜炎の管理

　CAMは病原微生物の感染に端を発しており臨床症状を呈するところまで進行すると羊水・子宮内感染による炎症の波及により子宮収縮のコントロールが不良となる。これによりPROM・早産に至る可能性が高くなるとともに，胎児への炎症の波及による新生児合併症も増加する。CAMの治療目的のポイントは前期破水・早産の回避と羊水感染・胎児の炎症反応による新生児感染症・臓器障害の予防である。

抗菌療法

　細菌性腟症 bacterial vaginosis；BV を有する妊婦では早産やPROMの発生頻度が上昇し，妊娠20週未満でBVを合併する場合はCAMを発症するリスクが高まるとして，予防として妊娠早期に局所治療を開始することが報告されている[12]。臨床的CAMでは全身的投与として，妊娠中に速やかな広域スペクトラムの抗菌薬投与で分娩後の敗血症や新生児感染症が減少したという報告がある一方，母体および新生児敗血症の発生に影響を与えないという報告がある[13]。

局所的投与法

　メトロニダゾール腟錠（250mg×7 ～ 10日間）。メトロニダゾール腟錠はBVの治療として保険適用されている。

全身的投与法

　基本的には広域スペクトルの抗菌薬であるβ-ラクタム系抗菌薬が第一選択薬となる[13]。しかし有効でない抗菌薬の長期投与は耐性菌の出現を助長するため，注意が必要である。

抗炎症療法

ウリナスタチン urinary trypsin inhibitor；UTI

　腟・子宮頸管から始まる感染と炎症機転が上行性に波及しCAMとなることから，炎症性サイトカインに対する治療として行われている。ヒト由来トリプシン阻害薬であるUTIは，好中球エラスターゼや炎症性プロテアーゼを抑制する生理的抗炎症物質である。UTIは頸管熟化を抑制し，切迫早産例においては子宮収縮を抑制する[14]。CAMへの進行の抑止を目的とし，子宮頸管炎に対するUTI腟錠による抗炎症療法が普及してきている。

分娩誘発

　CAMの状態で細菌や炎症性サイトカインが羊水中から胎児へ波及した場合，新生児敗血症をはじめとする新生児合併症のリスクが高まる。臨床的絨毛膜羊膜炎が疑われた妊娠37週以降の症例の検討では，診断から帝王切開までの時間と弛緩出血，Apgarスコア5分値3点以

下，ならびに新生児人工呼吸器使用との間に正の相関が認められたとの報告がある[15]。

臨床的に絨毛膜羊膜炎を考えるとき，妊娠週数によって児の成熟を考慮し待機する場合と積極的に分娩誘発をする場合とがあるが，その時期については施設規模によって対応が異なるため，明確な指針は出ていない。

文献

1) 中山雅弘：目で見る胎盤病理．p.19-22, 医学書院, 2002.
2) Tita AT, Andrews WW: Diagnosis and Management of Clinical Chorioamnionitis. Clin Perinatol 2010; 37(2) : 339-54.
3) Nakayama M: Significance of pathological examination of the placenta, with a focus on intrauterine infection and fetal growth restriction. J Obstet Gynaecol Res 2017; 43(10): 1522-35.
4) Dudley DJ: Pre-term labor: an intra-uterine inflammatory response syndrome? J Reprod Immunol 1997; 36(1-2): 93-109.
5) Redline RW: Placental inflammation. Semin Neonatol. 2004; 9(4): 265-74.
6) Gomez R, Romero R, Ghezzi F, et al: The fetal inflammatory response syndrome. Am J Obstet Gynecol 1998; 179(1): 194-202.
7) Lencki SG, Maciulla MB, Eglinton GS: Maternal and umbilical cord serum interleukin levels in preterm labor with clinical chorioamnionitis. Am J Obstet Gynecol. 1994; 170(5 Pt 1): 1345-51.
8) Dudley DJ: Pre-term labor: an intra-uterine inflammatory response syndrome? J Reprod Immunol 1997; 36(1-2): 93-109.
9) Gotsch F, Romero R, Kusanovic JP, et al: The fetal inflammatory response syndrome. Am J Obstet Gynecol 1998; 179(1): 194-202.
10) 有澤正義：絨毛膜羊膜炎．臨床胎盤学．p.82-91, 金芳堂, 2013.
11) Khong TY, Mooney EE, Ariel I, et al: Sampling and Definitions of Placental Lesions: Amsterdam Placental Workshop Group Consensus Statement. Arch Pathol Lab Med 2016; 140(7): 698-713.
12) 齋藤 滋：早産の予防（2）細菌性腟症：わが国の現状と対策．母子保健情報2010; 61:12-6.
13) Mercer BM, Miodovnik M, Thurnau GR, et al: Antibiotics Therapy for Reduction of Infant Morbidity After Preterm Premature Rupture of the Membranes. A randomized controlled trial. National Institute of Child Health and Human Development Maternal-Fetal Medicine Units Network JAMA. 1997 24; 278(12): 989-95.
14) Kanayama N, el Maradny E, Halim A, et al: Urinary trypsin inhibitor suppresses premature cervical ripening. Eur J Obstet Gynecol Reprod Biol 1995; 60(2): 181-6.
15) Rousw DJ, Landon M, Leveno KJ, et al: The Maternal-Fetal Medicine Units cesarean registry: chorioamnionitis at term and its duration-relationship to outcomes. Am J Obstet Gynecol. 2004 ; 191(1): 211-6.

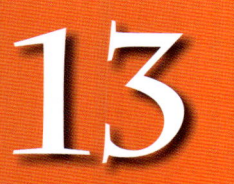

13 死産の胎盤

東京都立大塚病院検査科　**有澤　正義**
奈良県立医科大学産婦人科学教室　**成瀬　勝彦**

> この項では，以下のことを解説する。
> ■ 死産になった胎盤はいかなるものか。
> ■ Amsterdam分類で分類し，筆者がこれまで報告してきた病態を基に解説する。
> ■ 死産の胎盤病理についての日米の比較
> ■ 胎盤検査の現状と今後の胎盤病理
> ■ これからの胎盤病理

■ 死産の疫学

　胎盤機能不全から子宮内胎児死亡intrauterine fetal death；IUFDにならないために，妊娠中は胎動，羊水量，胎児計測，子宮動脈のnotch，臍帯動脈の逆流や途絶，動脈管のpulsation，中大脳動脈pulsatility index，胎児心拍モニター，biophysical profile score（BPS），超音波での胎盤実質の評価，MRIなどがある。分娩中の胎児心拍モニタリングやfetal pulse oximetryなどの管理についても報告されている[1]。死産となった場合は，児の染色体検査，児の形態異常，剖検，母体疾患，胎盤や臍帯の異常を検索することができる。

　日本産科婦人科学会の周産期委員会では，登録施設355の妊娠22週以降の出生数は220,052で死産数は1,323と報告している[2]。1,000に6の死産ということになる。これは2016年6月に報告された2014年の登録であり，その主要臨床死因別統計をみると，不明を除き，頻度が高い順に上位7番目まで①形態異常（21.6％），②臍帯の異常（12.2％），③常位胎盤早期剥離（10.6％），④低出生体重児（5.3％），⑤その他の胎盤異常（4.7％），⑥多胎妊娠（4.4％），⑦非免疫性胎児水腫（2.9％）となっている。

　米国ではStillbirth Collaborative Research Network Writing Group（2011b）が，20週以降の胎児死亡を死産と定義しその頻度を1/160（6/1,000）と報告している。同グループは500人の女性を対

■ **胎盤機能不全**
→p.161「Ⅱ-5胎盤機能不全」

■ **超音波**
→p.109「Ⅱ-1妊娠中の胎盤診断 ■超音波」
→p.113「Ⅱ-2前置胎盤・癒着胎盤 ■超音波」

■ **MRI**
→p.100「Ⅱ-1妊娠中の胎盤診断 ■MRI」
→p.123「Ⅱ-2前置胎盤・癒着胎盤 ■MRI」

象に，剖検，胎盤病理，母体血，胎児血，染色体検査などから，76%
の死産の原因を推定している[3]。それをみると，不明を除き上位7番
目までは①産科合併症（29%），②胎盤異常（24%），③胎児奇形
（14%），④感染（13%），⑤臍帯異常（10%），⑥妊娠高血圧症候群
hypertensive disorders of pregnancy；HDP（9%），⑦母体合併症（8%）
となっている。

米国と日本とでは分類が異なる。例えば米国の産科合併症のなかに
は，常位胎盤早期剥離（7.4%），多胎（6.1%），前期破水＋頸管無力
症＋絨毛膜羊膜炎（15%）が含まれている。胎盤異常には胎盤機能不
全（4.7%）と母体血管異常（7.6%）が含まれている。

わが国の周産期委員会の上位7番目までの統計から，胎盤と臍帯因
子の合計は31.9%であるのに対し米国では51.7%となり，米国のほ
うが胎盤に死因を求める率が高かった。

この違いは，米国では50年近く前から，死産の原因を解剖だけで
なく胎盤からも検索されるという歴史があるためと思われる。
Daviesらは，剖検だけで死亡原因は47.6%判明したが，胎盤を検索
するとさらに34%が明らかになったと報告している[4]。

米国と日本の死因統計の違いは，胎盤病理の普及の違いかと思われ
る。米国では，胎盤からみた死産の原因追及が始まっており，本項で
はそれらについても解説したい[5,6]。

■ 死産になった胎盤はいかなるものか？

■ 常位胎盤早期剥離
→p.142「Ⅱ-3常位胎盤
早期剥離」

図1に，常位胎盤早期剥離例の胎盤を示す。図1aは胎盤母体面で，
胎盤実質は白色調を示しており，これは胎児胎盤循環不全を表してい
る。母体面は大量の凝血塊がはがれはしているが，まだ胎盤母体面に
凝血塊を中等量認める。ここから母体胎盤循環不全で胎盤への母体血
流が，常位胎盤早期剥離で途絶したことがわかる。図1bは産婦人科
医が胎盤と一緒に凝血塊を提出しているが，このなかには壁をもった
血栓も認められた。図1cは肥厚した脱落膜に壊死，血栓，出血を認
める。これが母体面で多発していたので，複数の場所で，常位胎盤早
期剥離を合併していたと考えられる。図1dを見て理解していただき
たいことは，常位胎盤早期剥離は，母体側だけでなく児の血流も減少
するということである。もともと螺旋動脈に狭窄や血栓ができること
により，母体の胎盤への血流が減少することで末梢絨毛は障害を受け，
syncytial knotsが増加し，絨毛の間質も線維化し，血管も萎縮し胎
児胎盤循環不全を合併していることがわかる。低酸素のため，児は胎
児発育不全fetal growth restriction；FGRを合併したり，胎児心拍が
徐脈になったりすることは理解できる。

■ syncytial knots
合胞体結節

図2は，臍帯過捻転の胎盤である。臍帯が過捻転を起こすことによ

図1 常位胎盤早期剥離例

脱落膜血栓が破綻することから発症する早期剥離。割面は白色調，妊娠27週1日，IUFD，児体重610g，胎盤純重量160g，胎盤総重量230g

a：母体面に認められる梗塞と出血

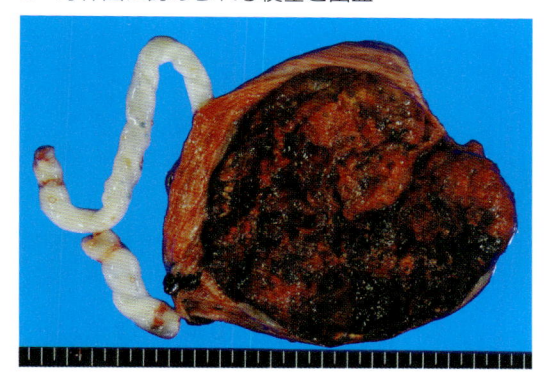

b：分娩時の胎盤と一緒に分娩した凝血塊

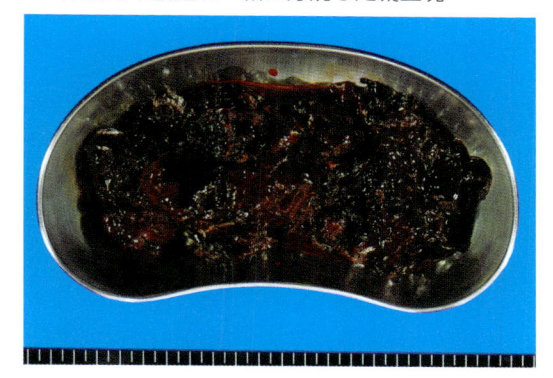

c：脱落膜血栓と出血

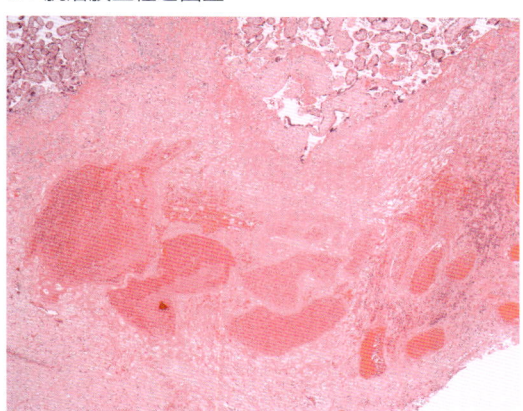

d：胎盤の虚血性変化

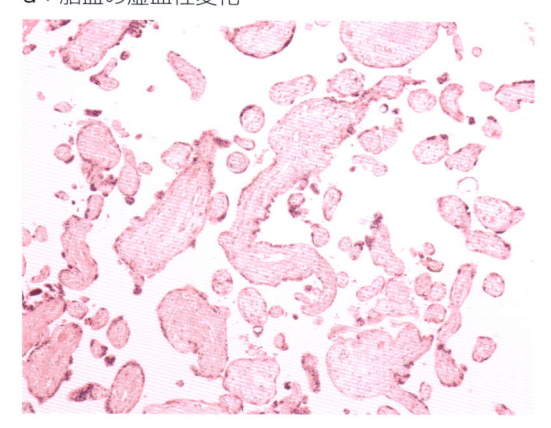

り，生存児でも死産児でも幹絨毛から末梢絨毛まで閉塞を起こすことがある。ただし，死産児の絨毛血管の閉塞頻度は高い。Amsterdam分類でもこのことは認めており，無血管絨毛の絨毛の数や広がりで評価することを進めている。

図3に，パルボウイルスB19感染が疑われた症例の胎盤の割面と，その組織所見を示す。

免疫染色も母体の血液検査もしていないので疑いとしたが，組織所見において，パルボウイルスB19感染細胞に特徴的な核内封入体を認めた。

■ Amsterdam分類
（APWGCS）
→p.25，55

■ パルボウイルスB19
→p.246「Ⅱ-14母子感染と胎盤」

図2 臍帯過捻転例

臍帯因子　臍帯過捻転　胎盤絨毛血管閉鎖
妊娠29週6日，IUFD，児体重924ｇ，胎盤総重量
420ｇ，胎盤純重量300ｇ，割面は白色調

a：臍帯過捻転

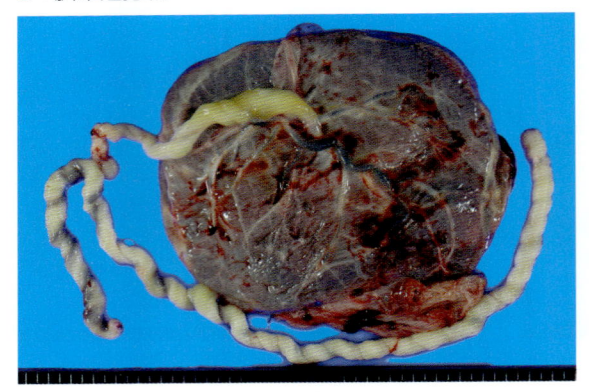

b：胎児面から始まる白色調の割面

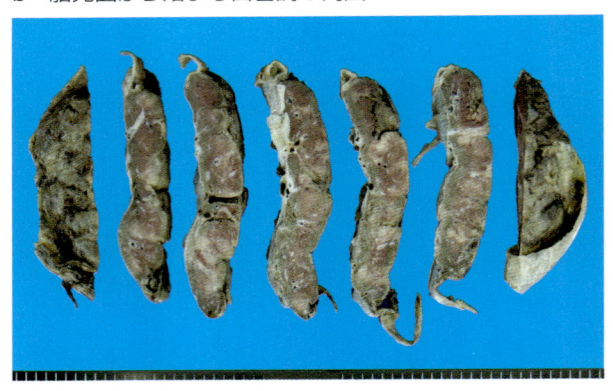

c：幹絨毛血管の血栓

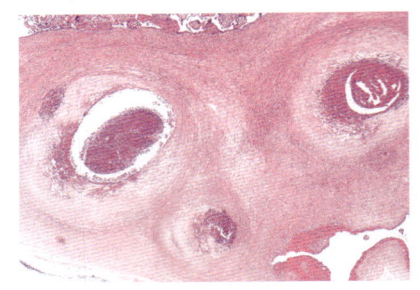

d：中間絨毛血管の閉鎖

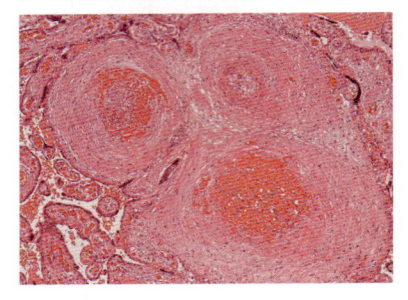

e：無血管化した末梢絨毛

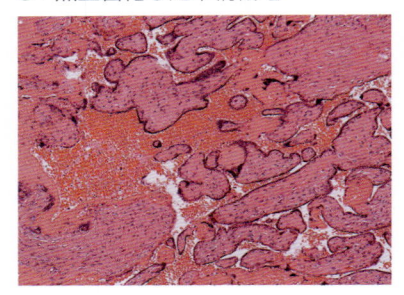

図3 パルボウイルスＢ19疑い

妊娠35週4日，IUFD，児体重2,190ｇ，胎盤総重量500ｇ，純重量320ｇ。
組織所見において核内封入体を認めた。

a：胎盤実質　黄白色調　浮腫状

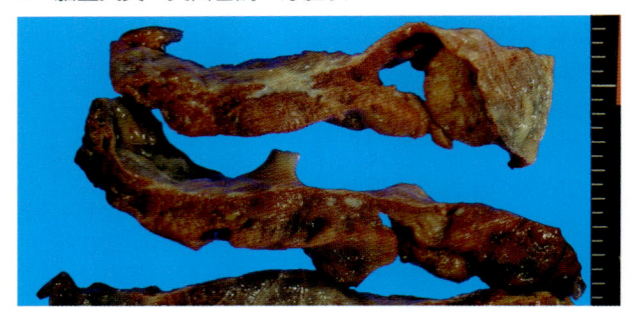

b：核内封入体（⇐）

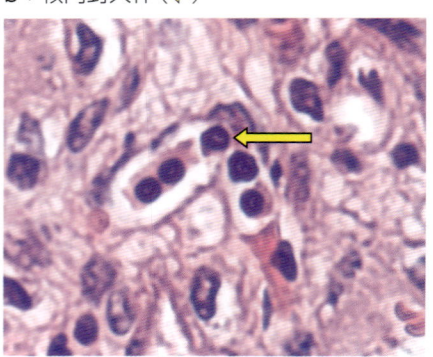

■ 死産の胎盤病理の日米の比較

「胎盤機能不全」の項で筆者（有澤）が検討した死産の，胎盤病理による分類を円グラフにした（図4）。米国の胎盤から検討した死産についても母体因子（脱落膜血管異常＋胎盤後血腫＋絨毛間血栓＋梗塞＋フィブリン沈着：26.5＋11.3＋9.4＋5.2＋4.4＝56.8％），臍帯因子（単一臍帯動脈＋臍帯卵膜付着＋絨毛臍帯血栓＋無血管絨毛＋絨毛浮腫：3.7＋2.6＋10.9＋3.6＋3.0＝23.8％），胎盤因子（未熟絨毛4.9％），その他（絨毛膜羊膜炎14.5％）に分け検討した[5]（図5）。これらももともとは合計で210％と，平均すると2つの所見が重なる例があるが100％として分けた。例えば，母体面の因子のため絨毛障害が発生すると，末梢絨毛の血管抵抗が上がるため臍帯過捻転が発症し，その後臍帯血流異常から絨毛・臍帯血栓および無血管絨毛になる例もあると考える。すなわち，母体灌流障害maternal vascular malperfusion；MVMと胎児灌流障害fetal vascular malperfusion；FVMの2つが合併するのだが，所見を全部合わせ100％で補正した。

■ 胎盤機能不全
→p.161「Ⅱ-5 胎盤機能不全」

■ MVM
→p.56
■ FVM
→p.58

図4 筆者（有澤）の検討した死産の胎盤病理所見　単胎のみ

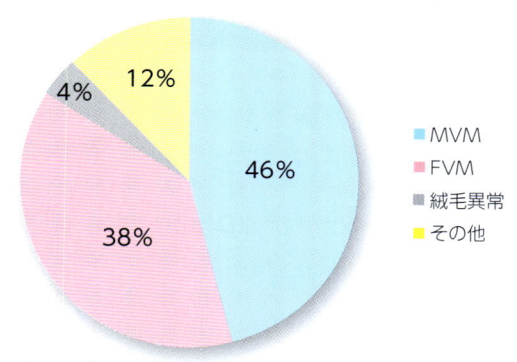

- ■ MVM
- ■ FVM
- ■ 絨毛異常
- ■ その他

MVM；maternal vascular malperfusion，FVM；fetal vascular malperfusion

図5 米国のデータで検討した死産の胎盤病理所見　単胎のみ

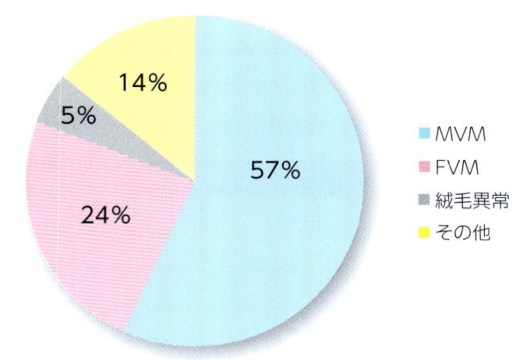

- ■ MVM
- ■ FVM
- ■ 絨毛異常
- ■ その他

MVM；maternal vascular malperfusion，FVM；fetal vascular malperfusion

表1の死産について検討する。生存児と書かれた例では，絨毛膜羊膜炎，絨毛間血栓，フィブリン沈着と，正常でも10％ぐらい合併する所見が明らかにされている。

　表2は，表1の死産を図4の分類〔母体面因子（MVM），臍帯因子（FVM），絨毛異常，その他〕で分けた，単胎のみの結果である。

　日本の検討でも米国の検討でも，母体面の因子は約50％で一番高率であった。次に高率であったのは臍帯因子で，合併率は38％と24％と差はあるが，絨毛異常およびその他の因子はほぼ同率であった。

　筆者（有澤）が作成したわが国の病理所見は主診断が1つであり，米国のものは複数であるので一概にはいえないが，母体面の血管因子に一番気を付けなければならないことは明らかであろう。

　死産の原因の検索は，母体異常，児の異常，剖検，染色体検査，血液検査が中心であったが，その後胎盤病理が追加され，最近では重要な検索事項となってきている[6]。なぜか？ 胎盤病理でもし同じ所見が繰り返せば，その因子がターゲットとなり治療できる。妊娠中の検査も積み重ねられ，胎盤病理で確認することで妊娠中に治療がなされ，

表1 Placental Findings in singlton Stillbirths

	死産（518）	生存（1,200）	死産の胎盤所見
単一臍帯動脈	7.7％	1.7％	3.6626263
臍帯膜付着	5.5％	1.1％	2.6161616
未熟絨毛	10.3％	2.3％	4.8993572
絨毛膜羊膜炎	30.4％	12.0％	14.460239
脱落膜血管異常	55.7％	0.5％	26.494582
胎盤後血腫	23.8％	4.2％	11.320845
絨毛間血栓	19.7％	13.3％	9.3706152
梗塞	10.9％	4.4％	5.1847567
フィブリン沈着	9.2％	9.2％	4.3761249
絨毛・臍帯血栓	23.0％	1.5％	10.940312
無血管絨毛	7.6％	2.0％	3.6150597
絨毛浮腫	6.4％	1.0％	3.0442608
合計	210.2％	53.2％	99.98

（文献5より引用）

表2 MVM，FVM，絨毛異常，その他でみた死産（単胎のみ）

	有澤の検討（％）	米国の検討（％）
母体面因子（MVM）	46	57
臍帯因子（FVM）	38	24
絨毛異常	4	5
その他	12	14
	100％	100％

児が救われる。母や児だけでなく，産婦人科医にとっても病理医にとっても，胎盤病理は至高の検査であると思う。

（有澤 正義）

■ 胎盤検査の現状と今後の胎盤病理

常位胎盤早期剥離について，背景の病態や妊娠初期の血管病変の発症，サイトカインやCRPなども含め解説する。また，胎盤病理をもっと臨床に役立てるためのシステムについても言及したい。

■ 常位胎盤早期剥離
→p.142「Ⅱ-3 常位胎盤早期剥離」

統計にみる死産原因

わが国の死産証書をもとにした2016年の統計では，10,067胎の自然死産があった[7]。うち半数が「母体側要因ならびに妊娠および分娩の合併症により影響を受けた胎児および新生児」であり，ここには母体の各種病態の影響（HDP，妊娠糖尿病など），胎盤・臍帯の異常（おそらく常位胎盤早期剥離や臍帯脱出，過捻転など），また関与が完全に明らかではないものの，その可能性があるとして記載されたものがすべて含まれている。ほかには児の未熟性や先天的な形態異常が原因とされるほか，前置胎盤，前置血管破裂，双胎間もしくは胎児母体間輸血症候群に関連すると思われる胎児失血も報告は少なくない。これらの結果，意外にも届け出のレベルで原因不明として記載されているものは2,773件（自然死産の27.5％）に過ぎない。

しかし，これらのわかっている原因についてもさらに詳細に統計化したデータはなく，詳しい原因について現状では経験から推論するしか方法がない。よく知られている通り，産科医療補償制度原因分析委員会からの報告[8]では，脳性麻痺発症の原因となる疾患の1位は常位胎盤早期剥離，2位が臍帯脱出・下垂である。もちろんこのデータは生存児であるため臍帯過捻転は含まれないことが多いし，妊娠週数も基本的には在胎33週以上が対象であるので死産原因と直結できるものではないが，常位胎盤早期剥離と臍帯因子で死産の原因の大多数は説明がつくとも言え，ここに原因不明の部分についても胎盤病理検査をきちんと行うことで，さらに胎盤の重要性が明らかになるであろう。ただし，死産証書は死亡診断書・出生証明書と同じく早期に書いて提出者に渡されなくてはならないので，児の解剖はともかく，一般的な病理学的検討の結果を原因記載に盛り込む時間的な余裕がない。

常位胎盤早期剥離

常位胎盤早期剥離の発生頻度については諸説あるが，全妊娠の1％程度とする意見が多い[9]。発生するリスク因子として喫煙，妊娠高血圧，血栓傾向，母体高年齢などが挙げられているほか，常位胎盤早期

■ 絨毛膜羊膜炎
→ p.226「Ⅱ-12絨毛膜
羊膜炎」
→ p.198

剥離の既往のある妊婦についてはリスクが高いことが知られている。また妊娠経過中に常位胎盤早期剥離を起こしやすいイベントとしては多胎，羊水過多，早産期の前期破水，子宮内感染がある[9]。特に絨毛膜羊膜炎については脳性麻痺発症のリスク因子ともされており，死産だけでなく児の予後不良が疑われる場合でも胎盤病理検査にて炎症のstagingを行っておくことが重要である。このことは産科医療補償制度が定着するなかで，臍帯動脈血ガス分析（ほぼ必須）とともに胎盤の病理学的検討が望ましいとされる原因分析が増えていることから，産科に詳しい臨床医は意識していると思われる。また，まれではあるが見逃してはならない例として，交通事故やドメスティックバイオレンス（DV）などの外傷によるものがあり，他の常位胎盤早期剥離に比し時間差をもって発症し，胎児母体間輸血症候群を併発する傾向にあるため注意が必要である[10]。

脱落膜の病理学的検討

今世紀に入り，HDPの病態の上流に，脱落膜内の子宮螺旋動脈分解（妊娠12 〜 15週）の不全が存在することが証明されている。ヒトや高等猿類に特徴的なこの機構は，胎児が母体からより多くの血流を効率的に盗み取るための侵襲的な機序であり，働かなければ血流不足からFGRや絨毛細胞逸脱ストレス物質（サイトカイン・ケモカイン・danger signalなど）による母体傷害が発生する（一方で，うまく働くからこそ産後の過多出血が生じる）。この異常が常位胎盤早期剥離とも深く関連する可能性は，物理的な着床不全の他にHDPやFGR（さらに異常な子宮収縮）に合併しやすいことからも明らかなように思われるが，現時点で脱落膜までを十分病理学的に検討できていないためか報告は少ない。また，ある種の先天的な凝固異常が常位胎盤早期剥離を繰り返す例で認められるため，研究が行われているものの，症例数も多くないため臨床的に実用化されているものではない。間接的には脱落膜由来のtissue factorと凝固異常が常位胎盤早期剥離をもたらす可能性[11]と，抗凝固療法が常位胎盤早期剥離を回避できる可能性[12]が報告されているが（HDPについてもハイリスク群で低用量アスピリンが発症を有意に減少できる可能性が指摘されている[13]），常位胎盤早期剥離が根本的にどのように発症するのかを知るには，より多くの病理学的所見が積み上げられなくてはならないだろう。常位胎盤早期剥離の剥離面積は肉眼的所見でも判断可能であるが，血管形成の不全や梗塞・血栓所見はミクロでしかわからない。

付属物病理診断の重要性

死産における付属物病理診断の重要性は臍帯についても同様である。臍帯因子による死産は増加傾向にあるとされ，在胎中からの超音

波診断による臍帯所見の重要性が指摘されているが[14]，不幸にして死産に至った例での検証も十分に行われなくてはならない。臨床的には死産児に臍帯過捻転のあった場合でもそれが胎児死亡の原因であったのか，死亡後に発生したものであるのかを判断することは（特に早産域では）困難である。しかし，病理学的にワルトン膠質Wharton jellyの検証などが行えれば臍帯発生の異常があったのかどうかを知り，児を失った家族を癒やすことはないにせよ，説明の材料とはできるかもしれない。ただし，臍帯発生にかかわる原因因子については，胎盤以上にまだわかっていない。特に体外受精例などでは前置血管などの発症も多くなる可能性が指摘されているが，臍帯についても同様の検討が行われれば，リスク因子として早くから警戒することができるであろう。

包括胎盤病理の検討システムの必要性

陽性所見であれ陰性であれ，胎盤・臍帯の病理学的検討は死産の原因検索や以降の研究のための積み重ねに重要である。それは不幸にして児を失い，その解剖を望まない両親にとっても，その代替となるものであるかもしれない。十分に全体像を観察して記録し，そのうえで細切して病理学的検討に提出できるならばよいが，そうでない場合には胎盤そのものを凍結・固定することなく病理部に回して検討できることが望ましい（冷蔵でも胎盤は数日間安定している臓器である）。これには院内であれば各病院での病理部の理解が，外注であれば依頼先の構築が必要であり，いずれもわが国で十分に行える体制にあるとは言いがたい。筆者（成瀬）は以前，病理部のない産科病院に勤務しており，絨毛膜羊膜炎のstagingだけであれば細切してホルマリンに浸漬し通常の病理検査に提出し，珍しい例や予後不良が疑われる例に限って，冷蔵の胎盤をそのまま近隣の母子センターの病理部に送付し依頼しているが（有償），これもすべての症例が殺到するような状況になってしまえばとても対応できるものではないだろう。各地域に，包括胎盤病理の検討を行うためのシステムを作り上げなければならない。まずは胎盤病理の重要性と「面白さ」が十分に認識され，その検討に人手と予算が割かれる体制になることが早急に必要であろうと考える。

（成瀬 勝彦）

■ これからの胎盤病理

ここでは次の4つのことから，これからの胎盤病理を考えてみたい。

①既往死産の次回妊娠

死産既往があると，患者本人だけでなく医師も緊張する。どのような管理をするかというのは難しいが，前回死産であれば，前回の出来

事の2〜4週前から胎児モニタリング（CTG）をすることも多い。妊娠32週以降にCTGを行うことを勧める論文もある[15]。

②常位胎盤早期剥離は昔から死産の原因として知られている

Naeyeの論文[16]では，1,000の分娩に3.96の常位胎盤早期剥離による周産期死亡が認められるとされている。病理所見としては，辺縁部脱落膜の壊死や大きな梗塞が合併しており，喫煙や母体の体重増加不良がいわれている。また，胎児はFGRを合併することが多いことも記されている。また，早産，FGR，HDP，常位胎盤早期剥離の既往が死産と関係するので注意することも報告されている[17]。

③常位胎盤早期剥離は急性といわれているが，少し時間がかかっている例がある

臨床においても常位胎盤早期剥離は急に起こると考えられている。しかし，胎盤病理をみていると，血栓が脱落膜にある。その周囲に少し壊死があったり出血も少しあったり，程度が軽いので常位胎盤早期剥離とは診断せず，脱落膜血管病変にとどめることもある。しかし，これらの所見は常位胎盤早期剥離の初期像であると思われる。また，ひどい出血があり，そのほかの脱落膜の部分にも血栓や脱落膜内の出血，壊死を認め，出血は胎盤内に広がり，脱落膜も剥離しており，絨毛も引きちぎられて胎児血が絨毛間にみられる場合がある。この際，小さな出血からひどい状態になるのは少し時間がかかっていると考えられる。時間がかかって完成された常位胎盤早期剥離の像であると思われる。

血液検査では，フィブリノゲン分解産物（FDP）やDダイマーの推移をみることは線溶亢進状態の把握や血栓の診断に重要である。FDPは播種性血管内凝固症候群（DIC）のスコアリングを行うために利用されることが多い線溶系マーカーである。線溶とは正確には線維素溶解反応といわれている。胎盤床の血管に微小な血栓ができたとき，線溶により胎盤床の血栓が分解されようとする。そのとき，FDPは少し上昇する。すなわち，FDPは常位胎盤早期剥離のごく初期に上昇することがある。常位胎盤早期剥離のなかにはFDPが高値になる例もあるので，このような値をみて程度の軽いうちに常位胎盤早期剥離を疑うことは重要である。

④協力体制

図6に，妊娠17週でIUFDに至った症例での組織写真を示す。診断は，subacute necrotizing chorioamnionitis であった。6回のIUFDと1回の流産の既往をもつ。絨毛膜と羊膜の間に帯状の壊死を伴う絨毛膜羊膜炎で大変特徴的であった。この症例は既往IUFDにも高度の炎症があるため，研究所に菌の同定が依頼されている。この患者には複数の病理医，臨床医，研究所が協力して原因菌の同定を行った結果，大腸菌が同定された。

図7には，妊娠19週に2回目の流産でIUFDとなった症例を示す。診断は，臍帯過捻転からの胎盤機能不全で，臍帯の血流が途絶するため，絨毛内血流が減少し，無血管絨毛となっている。

図6 感染：妊娠17週のIUFDの胎盤

診断：subacute necrotizing chorioamnionitis

a：亜急性壊死性絨毛膜羊膜炎＋血管障害（↑）
図上部に認められる亜急性壊死性絨毛膜羊膜炎は，浸潤している炎症細胞は主に好中球で炎症細胞により羊膜細胞および羊膜壊死に陥っている。下部には血管内に血栓，内部には白色調のフィブリン塊（↓）も認められる。

b：胎児血管の変性（↑）
絨毛膜と羊膜および血管が認められる。絨毛膜，羊膜は浮腫状で，太いフィブリンフィラメント（◯）も認められる。背景に壊死物もみられる。羊膜細胞はこの写真ではよくわからない。中央に見える血管は外側から細胞浸潤がみられる。血管内腔炎症に反応したフィブリン血栓が認められる。

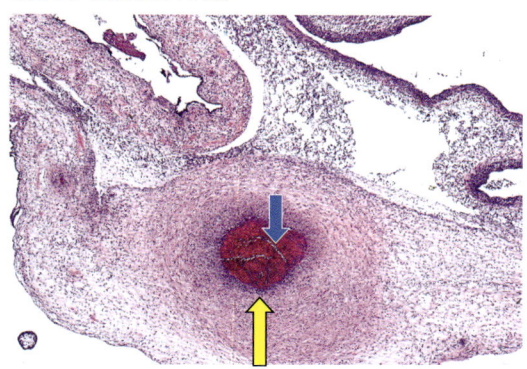
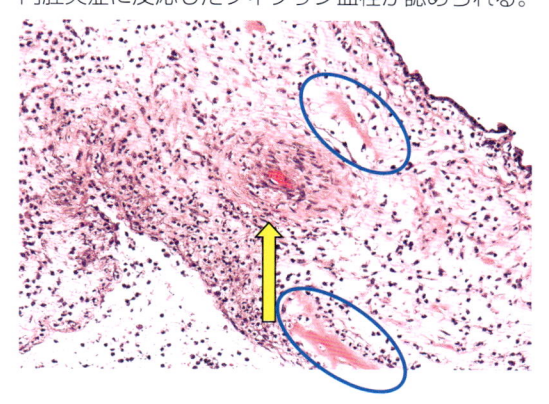

図7 臍帯因子：妊娠19週，2回目の流産でIUFDとなった胎盤

診断：臍帯過捻転からの胎盤機能不全

a：臍帯の切れ込み（↑）
臍帯の深い切れ込みがみられる。臍帯過捻転を疑う。

b：無血管絨毛
幹絨毛・中間絨毛・抹消絨毛にかけて血管が認められない。理由は臍帯過捻転による臍帯動脈から発症した無血管絨毛と考える。図の下部には幹絨毛の下に見える部分の血管が狭窄し，平滑筋の変性もみられる。

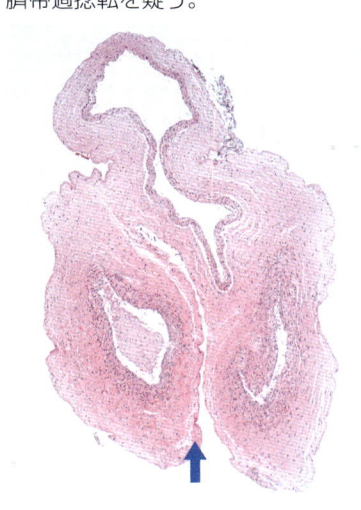
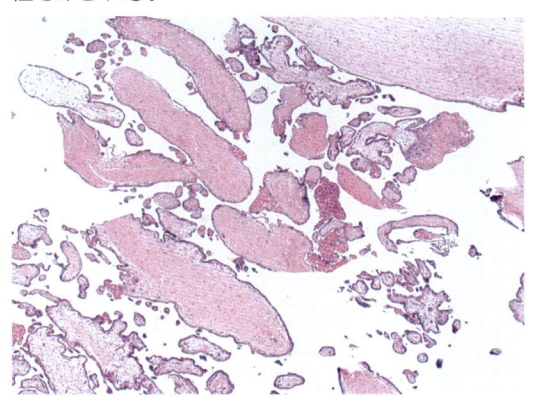

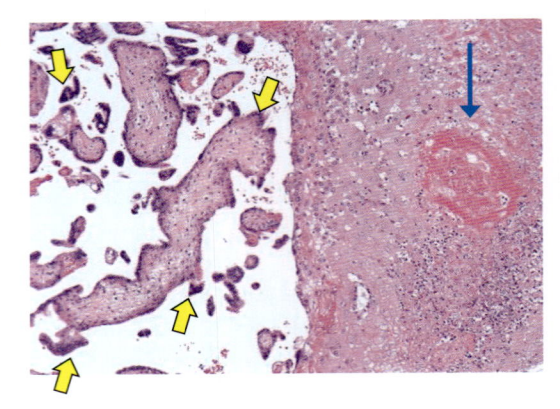

図8 母体血管異常と絨毛の障害

図の右の脱落膜部にフィブリン壊死で縁取られ内部が閉塞した血管を認める（⬇）。左には合胞体結節 syncytial knots（⬇）を伴った虚血性絨毛が認められる。虚血性絨毛内の血管が認められず，絨毛内部は硝子化変性をしている。

図8には，妊娠15週でIUFDとなった胎盤の組織写真を示す。母体血管異常と絨毛の障害がみられる。

● ● ●

　海外やわが国でも，死産といえば妊娠20週や妊娠22週以降が定義されているが，それ以前の症例でも，臍帯因子，母体血管因子，感染など，妊娠22週以降と同様の症例が多数認められる。図6～8の症例のように，次回の妊娠に向けて複数の病理医・産婦人科医・内科医で検討し，多くの症例で成功を収めている。

　「胎盤病理の未来」はすでに始まっている。胎盤病理を切り口とし，多数の病理医・臨床医が意見を出し合い病態を明らかにし，治療している。死産をいかにして減らすかは，われわれ全員の努力しかない。もちろん既往死産に注意し，いつから管理するか，死産の原因で一番多い常位胎盤早期剝離はあらゆる手段を使って推測する。当然，多くの胎盤を見て研鑽を積む。先で書いた死産の半分がFGRであるという事実を踏まえ，FGRの管理にも努力する。「胎盤病理の未来」はすでに始まっており，日々前進を続けているのである。

（有澤 正義）

文献

1) Krishna U, Bhalerao S: Placental Insufficiency and Fetal Growth Restriction. J Obstet Gynaecol India 2011; 61(5): 505-11.
2) 竹田　省，金山尚裕，板倉敦夫，ほか：周産期委員会報告. 日産婦雑誌2016；68（6）：1381-403.
3) Still birth Collaborative Research Network Writing Group: Causes of death among stillbirths. JAMA 2011; 306(22): 2459-68.
4) Davies BR, Arroyo P: The importance of primary diagnosis in perinatal death. Am J Obstet Gynecol 1985; 152(1): 17-23.
5) Pinar H, Goldenberg RL, Koch MA, et al: Placental Findings in Singleton Stillbirths. Obstet Gynecol 2014; 123(2 Pt 1): 325-36.
6) Kulkarni AD, Palaniappan N, Evans MJ: Placental Pathology and Stillbirth：A review of literature and Guidelines for Less Experienced. J Fetal Med 2017; 4: 177-85.
7) 7-18死産原因別にみた死産数及び百分率. 人口動態調査 人口動態統計 確定数 死産. （政府統計）e-Stat. https://www.e-stat.go.jp/dbview?sid=0003216910 （最終閲覧：〇〇〇〇年〇〇月〇〇日）
8) 産科医療補償制度原因分析委員会. 再発防止に関する報告書・提言. 日本医療機能評価機構. http://www.sanka-hp.jcqhc.or.jp/documents/prevention/index.html（最終閲覧：〇〇〇〇年〇〇月〇〇日）
9) Oyelese Y, Ananth CV: Placental abruption. Obstet Gynecol 2006; 108(4): 1005-16.
10) Nakamura H, Yamada Y, Akasaka J, et al: Placental abruption with certified fetomaternal hemorrhage after traffic injury. Hypertens Res Pregnancy 2014; 2: 33-5.
11) Lockwood CJ, Paidas M, Murk WK, et al: Involvement of human decidual cell-expressed tissue factor in uterine hemostasis and abruption. Thromb Res 2009; 124(5): 516-20.
12) Groom KM, David AL: The role of aspirin, heparin, and other interventions in the prevention and treatment of fetal growth restriction. Am J Obstet Gynecol 2018; 218(2S): S829-S840.
13) Rolnik DL, Wright D, Poon LC, et al: Aspirin versus Placebo in Pregnancies at High Risk for Preterm Preeclampsia. N Engl J Med. 2017; 377(7): 613-22.
14) Hasegawa J: Ultrasound screening of umbilical cord abnormalities and delivery management. Placenta 2018; 62: 66-78.
15) Weeks JW, Asrat T, Morgan MA, et al: Antepartum surveillance for history of stillbirth: When to begin? Am J Obstet Gynecol 1995; 172: 486-92.
16) R. L. Naeye et al: Abruptio placentae and perinatal death: a prospective study. Am J Obstet Gynecol 1977; 128: 740-6.
17) Rasmussen S, Irgens LM, Skjaerven R, et al: Prior Adverse Pregnancy Outcome and the Risk of Stillbirth. Obstet Gynecol 2009; 114(6): 1259-70.

14 母子感染と胎盤

サカイ生化学研究所 **中山 雅弘**

　子宮内感染症は上行性（経腟性）感染症と血行性感染症に大きく分けられる。血行性感染症は，母体から胎盤を通過して胎児に感染症を起こすものである。

　胎盤病理で診断がなされるものとして，サイトメガロウイルス（CMV）やパルボウイルスがその代表である。リステリア，トキソプラズマ，梅毒においても胎盤の病理所見が母子感染診断の一助となる。

　菌・ウイルス特異的な疾患において，それぞれの胎盤病理所見を中心に，臨床，治療，予後などを記す。

■ CAM
→p.226 「Ⅱ-12 絨毛膜羊膜炎」

　子宮内感染症は，上行性（経腟性）と血行性感染症に大きく分けられる。上行性感染症は，羊水中の感染症であるので胎盤表面の絨毛膜・羊膜や臍帯が主たる炎症の場となる。従って，絨毛膜羊膜炎chorioamnionitis；CAM とよばれる。CAMは，別項で述べられるので，この項では触れない。

　血行性感染症は，母体から胎盤を通過して胎児に感染症を起こすものである。その際に，胎盤に炎症を起こしその場所で菌やウイルスが増殖し胎児の血管から全身感染を起こす場合と，胎盤は通過するのみで炎症などの痕跡を残さない場合がある。前者の代表は，サイトメガロウイルスcytomegalovirus；CMV，風疹，梅毒などであり，後者の代表は，パルボウイルスやB型肝炎やC型肝炎などである[1]。

　血行性感染症は，胎盤でもごくまれに，リステリア症などで実質内の小膿瘍が推測されることを例外として肉眼観察でその有無を判定することはできない[2]。胎盤の割面から多くの標本を作製し診断する。

■ サイトメガロウイルス（CMV）[1, 3〜5]

■ 伝染性単核球症
思春期から若年者に好発し，大部分は，Epstein-Barrウイルス（EBV）の初感染によって起こり，発熱，リンパ節腫脹，発疹，肝脾腫などの症状を呈する。

　CMVは広く分布しているDNAヘルペスウイルスで，最も一般的な周産期感染症である。先天性サイトメガロウイルス感染症は血行性にも経産道性にも引き起こされる。母体感染はほとんど無症状であるが，発熱，咽頭炎，リンパ節腫脹，関節炎などの伝染性単核球症様の

症状を呈することもある。母体の初感染で胎児に40％と高い感染率を認めるが，母体の再発の場合は胎児の感染は1％以下とされている。胎児の先天性感染では，小頭症，頭蓋内石灰化，胎児発育不全fetal growth restriction；FGR，脈絡網膜炎，精神運動発達障害，感音性難聴，肝障害，など多彩な症状を示す。診断は，急性期および回復期のペアー血清の特異的IgGで行う。特異的IgG結合力（アビディティavidity）も感染の時期を推定するのに有用である。確定診断として羊水のPCR検査が用いられる。

サイトメガロウイルス感染症は，inclusion body diseaseともよばれ，owl's eye（"フクロウの眼"）と表現される特徴的な封入体が全身にみられる。封入体は胎盤においてもみられ，これのみで，サイトメガロウイルス感染症と診断可能なほど特異性は高いが，感度は高くない。封入体の見られる細胞は，血管内皮細胞やHofbauer細胞などである。浸潤細胞はリンパ球とともに形質細胞が見られることが特徴である。CMVの同定のためには，CMV抗体を用いての免疫組織化学やPCRやin situ hybridization（ISH）法も有用である（図1）。

CMVに対するワクチンは存在していない。治療は，対症療法に限定される。新生児の難聴予防に対して抗ウイルス薬が試みられている。また高力価免疫グロブリンによる受動免疫が先天感染のリスクを下げるとされているが，さらなる検証が必要である。

■ アビディティavidity
抗原と抗体の結合力の総和をアビディティとよび，ELISAを利用して測定する。感染初期は弱く，経過とともにアビディティは強くなる。

■ Hofbauer細胞
ヒト胎盤絨毛の間質内に存在する多数の空胞を認める特異な細胞。マクロファージの一種と考えられている。

■ 免疫組織化学とin situ hybridization
免疫組織化学immunohisto-chemistryは，抗体を用いて組織標本中の抗原を検出する組織学的手法で，免疫反応を可視化するために発色剤を用いる。一方，in situ hybridizationは，特定のDNAやmRNAを抽出せずにその場で（in situ），核酸分子間の特異結合（プローブ）を利用して分布を検出する方法で，ウイルス感染や腫瘍などの診断に用いられる。

図1 サイトメガロウイルス絨毛炎

a：特徴的な封入体（owl's eye）（↓）が見られると診断は容易である。

b：浸潤細胞はリンパ球（○）とともに形質細胞（○）が見られる。

c：CMVの同定のためには，抗サイトメガロウイルス抗体を用いての免疫組織化学が有用である。

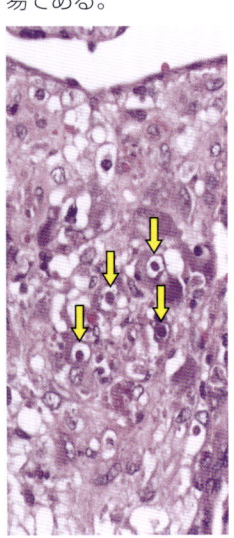
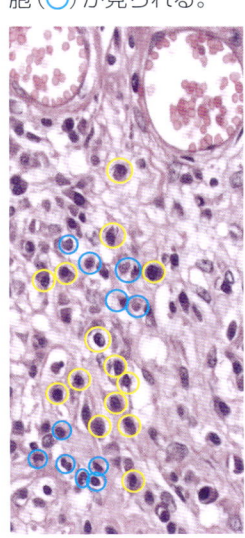
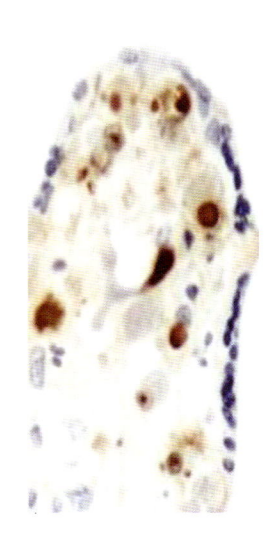

■ パルボウイルス [6]

■ 伝染性紅斑
両頬に出現するリンゴ状の赤い発疹を特徴とし，小児を中心としてみられる流行性発疹性疾患。パルボウイルスB19が原因として特定された。

ヒトパルボウイルスB19は一本鎖DNAウイルスで，小児の伝染性紅斑（りんご病）として有名である。周産期領域では，妊婦に感染すると胎児に致死的な胎児水腫を起こす。その原因は，赤芽球系細胞で増殖し，その細胞を破壊し貧血を起こすためといわれている。赤芽球のグロボシド膜にP抗原を有する個体に感染しやすいとされている。女性の生殖年齢での抗体保有率は約40～60％であり，母子感染の危険性も高い。飛沫感染もしくは接触感染で，潜伏期は5～10日とされる。成人では，感染しても20～30％は無症状である。発熱，頭痛，感冒様症状から顔面の紅斑が出現し，体幹や四肢に広がる。感染経路は，不顕性感染の時期から10日目ころとされ，紅斑出現時期にはすでに感染性はないとされる。母体感染の約1/3で垂直感染が認められる。重症感染では，流産・死産，非免疫性胎児水腫 nonimmune hydrops fetalis；NIHFを起こす。臨床診断は母体血中のパルボウイルスB19抗体の証明で，IgM抗体で最近の感染が疑われると羊水や血液でのPCRで診断を確定する。胎盤では，ヒトパルボウイルスB19は肝炎ウイルスなどと同様にウイルス単純通過型であり，絨毛炎を観察することはできないが，胎児の赤芽球系細胞に感染しその細胞が胎盤の絨毛血管の赤芽球内に認められるので，出生時に胎盤からの病理診断が可能である。免疫組織化学的に確定を行うが，H.E.標本やギムザ染色においても診断は可能である（**図2**）。治療として，胎児輸血と心不全に対してジギタリスの投与を行う。

■ 非免疫性胎児水腫（NIHF）
胎児に胸水や腹水，全身浮腫が認められる状態が胎児水腫である。母体と胎児の血液型不適合によるものは免疫性胎児水腫で，それ以外の原因によるものは非免疫性胎児水腫とよばれる。

図2 パルボウイルス

ヒトパルボウイルスB19は，胎盤絨毛では，ウイルス単純通過型であり，絨毛炎を観察することはできないが，胎児の赤芽球系細胞に感染しその細胞が胎盤の絨毛血管の赤芽球内（➡）に認められるので胎盤からの病理診断が可能である。H.E.標本で診断が疑われたとき（a），パルボウイルスB19抗体による免疫組織化学にて確定する（b）。

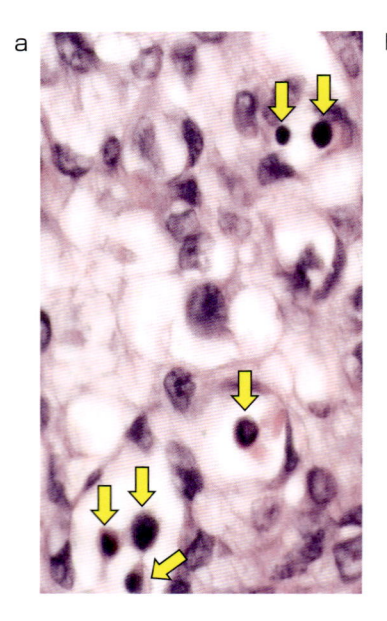
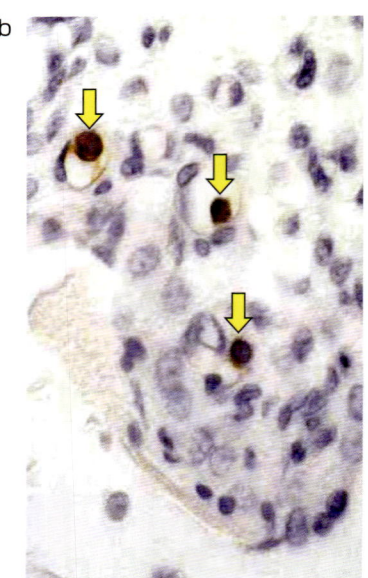

■ 風疹 [3]

　先天性風疹ウイルス感染症は感染症新法により全例届出が義務化されるようになった。妊婦が5カ月以前に罹患すると先天異常児の可能性が高くなる。3カ月未満では，眼症状や心血管系や中枢神経系に奇形をもたらす。妊娠4カ月の感染で聴力障害の可能性がある。不顕性感染でも胎児に奇形が発生しうる。潜伏期は，2〜3週間，発熱と全身性紅斑・発疹がみられ，後頭部中心にリンパ節腫脹を認める。発疹出現後5日間が最も感染力が強いとされる。臨床診断は，<u>赤血球凝集抑制試験</u>でのスクリーニング後に，<u>ELISA法</u>によるIgM抗体などにより行う。妊娠初期の感染であるため出産時にみられる胎盤所見としては種々の程度の絨毛の線維化であるが，早期の所見としては血管炎を伴う絨毛炎が知られている。中期以降の胎盤においては特異的な所見が見出せないことも多い。

　対策としては，抗体陰性妊婦には，20週まで風疹患者との接触を避けること，抗体陰性の非妊婦に対しては，生ワクチンと接種後2カ月間の避妊を指導する。

■ リステリア感染症 [2]

　Listeria monocytogenes はグラム陽性桿菌で，まれではあるが新生児に敗血症や髄膜炎をきたす。食物を介した感染であり，加熱不十分な加工食品が原因となることがほとんどである。妊婦は非妊婦に比べ感染しやすいが，その原因は不明である。症状は，無症状のことも多いが，感冒症状や腎盂腎炎や髄膜炎を呈することもある。胎児では流産／死産を起こし，新生児では高率に敗血症を起こす。リステリア症の胎盤所見（**図3**）としては，絨毛膜羊膜炎を認める。胎盤表面には菌コロニーが見られ，羊膜上皮内に菌が認められることもある。胎盤実質では，膿瘍が肉眼的に確認できるときもあり，この際にはリステリア症を念頭に置いて細菌学的検査を施行する。実質の組織所見では，絨毛内および絨毛間膿瘍，絨毛壊死，絨毛炎などの所見がみられるが，これは胎児の敗血症からもたらされたものと考えられる。

　治療は，アンピシリンとゲンタマイシンの併用が推奨される。ワクチンはなく，予防法として，野菜の洗浄や生食品の加熱を徹底することである。

■ トキソプラズマ症 [7]

　Toxoplasma gondii という原虫によって起こる。抗体価により疑われる感染者は比較的多いが，発病者は少なく，臨床診断は困難であ

■ *赤血球凝集抑制試験*
hemagglutination inhibition；HI test
赤血球凝集素に抗体が付着すると赤血球凝集が起こらなくなることを利用した抗体測定法。赤血球凝集能をもつウイルスにのみ適応が可能である。

■ **ELISA；enzyme-linked immunosorbent assay**
ELISA法は，特異性の高い抗原抗体反応を利用し，抗体や抗原の濃度を酵素反応に基づく発色・発光をシグナルとして定量する方法。微量蛋白質や感染微生物抗原の検出に広く用いられる。

図3 リステリア感染症

a：胎盤割面で多数の膿瘍が認められる。

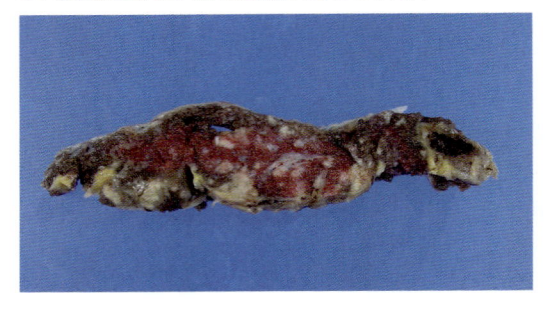

b：胎盤実質内膿瘍の組織像

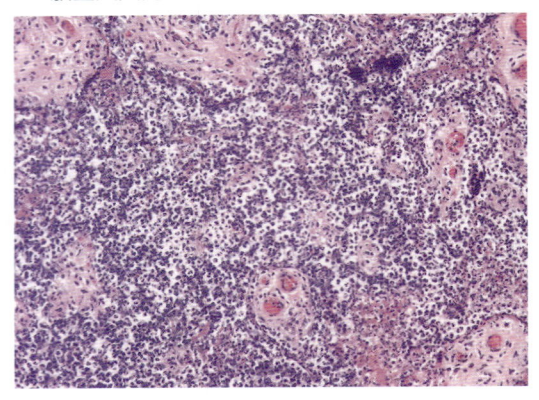

c：胎盤表面，羊膜上皮内に菌が認められる（グラム染色）。

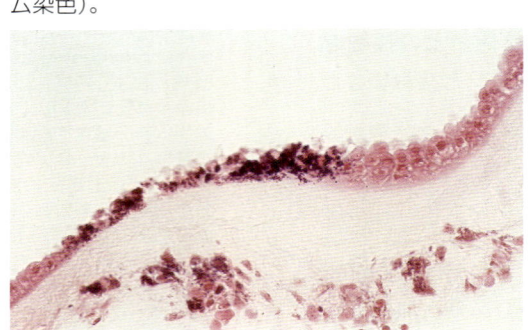

d：電子顕微鏡で羊膜上皮内に桿菌が認められる。

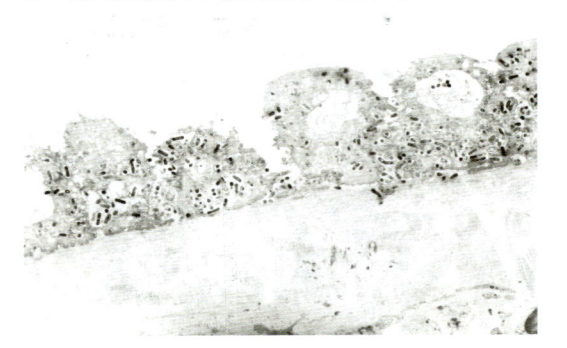

■ オーシスト oocyst
トキソプラズマが終宿主に初感染すると腸粘膜上皮内で有性生殖を行う。雌雄の配偶体が受精すると，オーシストを生じる。オーシストは未成熟なままで糞便内に排出される。

る。感染経路はネコの糞便中のオーシストや，ブタやマトン肉の組織内オーシスト摂取による経口感染などである。母体は無症状あるいは非特異的な症状がほとんどであり，胎児には，流・早産／死産や先天性の水頭症を起こす。母体血中に虫体が混入し経胎盤感染にて胎児へ移行した場合に発症する。母体の初感染によるものがほとんどと推測される。胎児感染では，週数が遅いほど確率は上昇するが，重症度は妊娠初期に感染するほうが高い。新生児では，肝脾腫，貧血，全身浮腫，頭蓋内石灰化，水頭症や網脈絡膜炎などを起こす。診断は，一般には血中の赤血球凝集試験により疑われると抗ヒトIgM抗体を行う。IgG avidityも有用である。胎児診断では，超音波検査とDNA増幅検査を行う。胎盤でリンパ球－形質細胞性の絨毛炎や，肉芽腫性の絨毛炎がみられることもある。診断は，多数の標本作製による虫体の証明（図4）やPCRの診断を行う。蛍光抗体法や電子顕微鏡なども有用である。トキソプラズマシストは，絨毛膜内や臍帯表面直下の組織で

図4 トキソプラズマ症

a：胎盤実質内中隔組織内にリンパ球，組織球などの浸潤を認める。

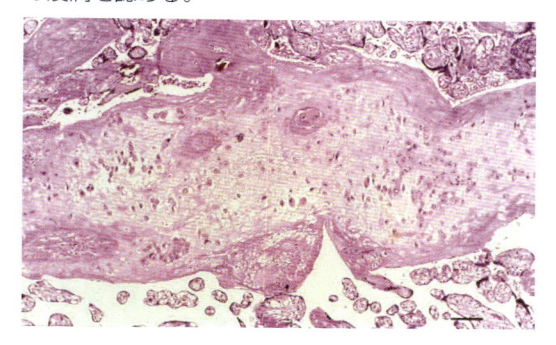

b：拡大組織像で虫体が確認される（免疫染色）。

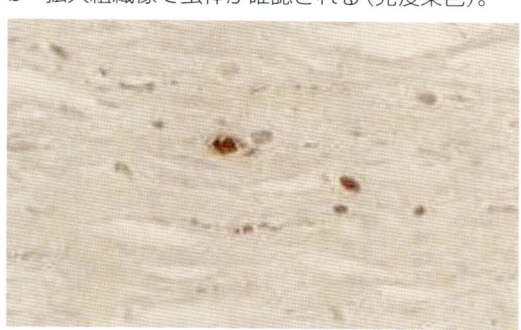

検出しやすい。診断が確定すれば，スピラマイシン投与を行う（1回2錠，1日3回経口；2018年7月，抗トキソプラズマ原虫薬として承認）。トキソプラズマのワクチンはなく，予防としては，野菜の洗浄，生肉の十分な加熱，ネコの世話時に十分な注意を払う，接触を制限することなどである。

■ 結核 [1]

結核は感染した母親から生後に罹患するが，まれに子宮内感染の報告がある。胎児肺で肉芽腫を認め，肝臓，脾臓，腎臓において菌の検出がされている。胎盤実質内に肉芽腫形成がみられることもあるが，胎盤に異常が認められなければ，経胎盤性か生後の感染かの鑑別は困難である。

■ 梅毒 [5, 8]

Treponema pallidum の感染は妊娠中いつでも起こり，どの時期においても胎児への感染の可能性がある。特に妊娠の初期と中期には，母体からの血行性感染で，胎児に播種性の病変が起こりやすい。初期の流産標本では，胎児の炎症反応をともなわず，菌体が特殊染色や電子顕微鏡などで観察される。中期以後の胎盤病理所見では，先天梅毒の胎盤はもろい感じで重い。組織所見では，絨毛は浮腫状に腫大し，内皮と線維芽細胞の増生，壊死性変化と慢性の形質細胞性絨毛炎がみられる。免疫組織化学では免疫複合体やＣ３が絨毛内血管に見出されており，免疫反応による血管障害が病理変化の基礎と考えられる [8]。臍帯ではときに壊死性臍帯炎が認められる [9]（**図5**）。

■ **壊死性臍帯炎**
臍帯血管周囲のワルトン膠質 Wharton jelly 内に多核白血球が遊走浸潤し，環状の壊死を生じる亜急性・慢性の炎症性病変。

図5 先天梅毒の胎盤組織像

梅毒感染では，非特異的ではあるが，臍帯や絨毛膜板血管にリング状の炎症細胞浸潤がみられ（➡），絨毛には好中球，形質細胞，リンパ球浸潤を伴う絨毛炎を示す。免疫組織化学で炎症所見の強い血管周囲や絨毛で *Treponema pallidum* の確認が可能である（⇨）。

a：弱拡大

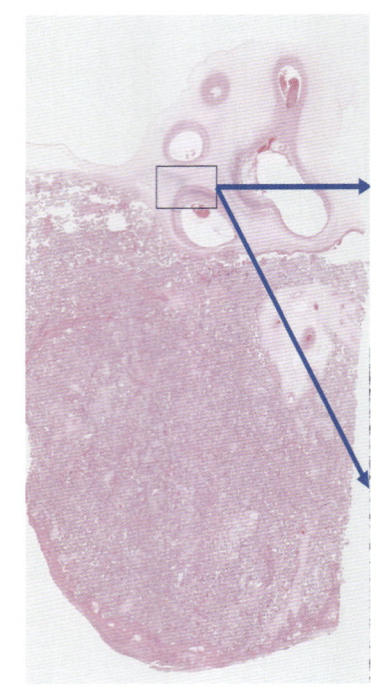

b：臍帯付着部血管中拡大

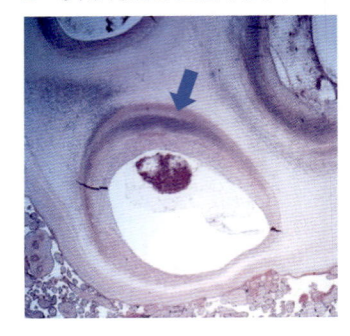

d：*Treponema pallidum* の免疫組織化学

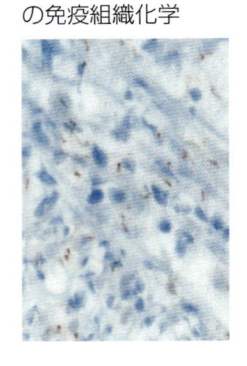

c：絨毛中拡大

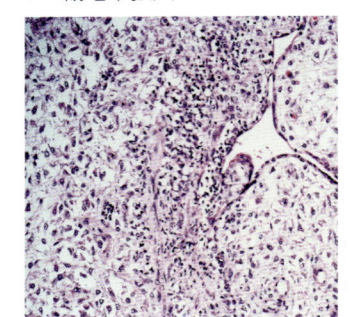

e：dの強拡大

（a〜e写真提供：南口早智子先生）

■ 水痘[4]

　水痘帯状疱疹ウイルス varicella-zoster virus；VZV による感染症で，従来，成人の抗体保有率は，100％とされてきたが，最近は，抗体保有率の減少があり，妊娠中の感染も報告されている。飛沫感染あるいは空気感染であり，潜伏期は 10 〜 21 日，感染期間は発疹出現の2日前より水疱が痂皮化するまでの7 〜 10 日位とされる。妊婦の感染はしばしば重症化し，とくに水痘肺炎は危険な状態である。胎児に起こる先天性水痘感染症は，妊婦の8 〜 20 週ころの罹患で起こりやすいとされる。皮膚症状，眼の異常（葡萄膜炎など），四肢の低形成，低出生体重，脳皮質萎縮などがみられるがその発症率は，2％以下と低い。周産期の水痘では，分娩5日以上前の感染では，抗VZV 抗体が胎児に移行しており，重症化することはほとんどないが，分娩前5日から出生早期の感染では新生児は抗体をもたず，30％が死亡するといわれている。治療はそれぞれ時期に応じた治療の選択が必要である。

■ コクサッキーウイルス [3]

　RNA ピコルナウイルスの代表的なものとしてコクサッキーウイルスがあり，A群とB群があるが，症状を呈するのはB群である。髄膜炎，ポリオ様症状，手足口病，心筋炎などを起こす。分娩時の分泌物による接触感染や経胎盤感染などが報告されている。胎児に先天奇形が増加するという報告があり，肝炎や心筋炎なども報告されている。まれではあるが，児にⅠ型糖尿病がみられることもある。

■ マラリア [3, 5, 10]

　ハマダラカにより媒介される Plasmodia の4つのタイプがよく知られている。臨床症状としてインフルエンザ様症状が周期的に現れる。貧血，黄疸や，ときには腎不全で死に至る場合もある。妊婦では死産，早産，低出生体重児，母体貧血が重要である。先天性感染は母体感染の5％未満に認められる。出生時には異常所見はみられず，数週間後に症状が発現する。診断は血液塗抹標本による虫体の確認である。経胎盤感染によると考えられており，胎盤の肉眼所見はごくまれにマラリア色素による黒色調を呈することがある。組織標本で絨毛間腔に，マラリア色素，感染赤芽球，単核細胞浸潤が認められる。

文献

1) 中山雅弘：眼でみる胎盤病理. 医学書院，東京，2002.
2) Driscoll SG, Gorbach A, Feldman D: Congenital listeriosis:diagnosis from placental studies. Obstet Gynecol 1962; 20: 216-20.
3) 岡本愛光 監. ウイリアムズ産科学 原著24版. p1517-41, 南山堂，東京，2015.
4) 荒木勤：最新産科学 異常編 改訂第22版. p220-44, 文光堂，東京，2015.
5) Baergen RN: Manual of Pathology of the human placenta: second ed. p281-319, Springer, New York, 2011.
6) Samra JS, Obhrai MS, Constantine G: Parvovirus infection in pregnancy. Obst Gynecol 1889; 73: 832-34.
7) Popek EJ: Granomatous villitis due to Toxoplasma gondii. Pediatr Pathol 1992; 12: 281-88.
8) Samson GR, Meyer MP, Blake DR, et al: Syphilitic placentitis; An immunopathy. Placenta 1994; 15: 67-77.
9) Fojaco RM, Hensley GT, Moskowitz L: Congenital syphilis and necrotizung funisitis. JAMA 1989; 261: 1788-90.
10) Walter PR, Garin Y, Blot P: Placental pathologic changes in malaria: a histologic and ultrastructural study. Am J Pathol 1982; 109: 330-42.

15 糖代謝異常と胎盤

岡山大学大学院医歯薬学総合研究科産科・婦人科学教室　**増山　寿**

　糖代謝異常合併妊娠は全妊娠の15％近くを占め，周産期診療のなかで非常に重要な妊娠合併症の一つである。胎盤は糖代謝異常母体の内分泌学的，代謝学的影響を受け，胎盤形成異常，血管障害などが起こる。糖代謝異常合併妊娠の胎盤病理所見として特異的ではないが，絨毛の未熟性と絨毛内の血管増成 chorangiosis が挙げられる。

　管理良好な症例の胎盤所見は正常であり，胎盤検索の意義は，妊娠中の管理が正しく行われたかどうかの判定となる。

■ 妊娠中に取り扱う糖代謝異常

　妊娠中は，胎盤から産生されるエストロゲン，プロゲステロン，ヒト胎盤性ラクトーゲン human placental lactogen；hPL 等のホルモンがインスリン作用に拮抗する方向に働き，インスリン抵抗性が亢進する。このことは胎児へのエネルギー供給の点からは合目的であるが，耐糖能異常や妊娠高血圧症候群 hypertensive disorders of pregnancy；HDP など妊娠中のさまざまな病態にも関与する[1]。妊娠中に取り扱う糖代謝異常 hyperglycemic disorders in pregnancy には，①妊娠糖尿病 gestational diabetes mellitus；GDM，②妊娠中の明らかな糖尿病 overt diabetes in pregnancy，③糖尿病合併妊娠 pregestational diabetes mellitus の3つがある。妊娠糖尿病（GDM）は，「妊娠中に初めて発見または発症した糖尿病に至っていない糖代謝異常である」と定義され，妊娠中の明らかな糖尿病，糖尿病合併妊娠は含めない。2010年に妊娠糖尿病診断基準が周産期予後改善を指標に改訂され，頻度が旧基準の3％から約12％へと4倍に増え，日常診療で遭遇する機会が増加している[2]。診断基準を**表1**に示す[3]。

■ 母体糖代謝異常による母児合併症

　糖代謝異常は母児にさまざまな合併症を引き起こす[4]（**表2**）。特に

表1 妊娠中の糖代謝異常診断基準

1) 妊娠糖尿病 gestational diabetes mellitus（GDM）
75gOGTTにおいて次の基準の1点以上を満たした場合に診断する。
1. 空腹時血糖値 ≧92mg/dl　（5.1mmol/l）
2. 1時間値 ≧180mg/dl　（10.0mmol/l）
3. 2時間値 ≧153mg/dl　（8.5mmol/l）
2) 妊娠中の明らかな糖尿病 overt diabetes in pregnancy（註1）
以下のいずれかを満たした場合に診断する。
1. 空腹時血糖値 ≧126 mg/dl
2. HbA1c値 ≧6.5%
＊随時血糖値≧200 mg/dlあるいは75gOGTTで2時間値≧200 mg/dlの場合は，妊娠中の明らかな糖尿病の存在を念頭に置き，1. または2.の基準を満たすかどうか確認する。（註2）
3) 糖尿病合併妊娠 pregestational diabetes mellitus
1. 妊娠前にすでに診断されている糖尿病
2. 確実な糖尿病網膜症があるもの

註1. 妊娠中の明らかな糖尿病には，妊娠前に見逃されていた糖尿病と，妊娠中の糖代謝の変化の影響を受けた糖代謝異常，および妊娠中に発症した1型糖尿病が含まれる。いずれも分娩後は診断の再確認が必要である。

註2. 妊娠中，特に妊娠後期は妊娠による生理的なインスリン抵抗性の増大を反映して糖負荷後血糖値は非妊時よりも高値を示す。そのため，随時血糖値や75gOGTT負荷後血糖値は非妊時の糖尿病診断基準をそのまま当てはめることはできない。

（日本糖尿病・妊娠学会と日本糖尿病学会との合同委員会：妊娠中の糖代謝異常と診断基準. 糖尿病と妊娠 2015；15(1)）

表2 糖代謝異常合併妊娠の合併症

Ⅰ. 母体
網膜症，腎炎，冠動脈疾患，神経障害，低血糖，不妊症，妊娠高血圧症候群，早期産，羊水過多症
Ⅱ. 胎児
流産，奇形，巨大児，胎児発育不全，肥厚性心筋症
Ⅲ. 新生児
呼吸窮迫症候群，低血糖，高カルシウム血症，高マグネシウム血症，多血症，高ビリルビン血症

高血糖の胎盤への影響を介した合併症としては，流・早産，先天奇形，巨大児，胎児発育不全 fetal growth restriction；FGR，新生児合併症（低血糖，高ビリルビン血症，低カルシウム血症，多血症，呼吸窮迫症候群，肥厚性心筋症）などが挙げられる。血糖管理の主な目標は，母体面からみると妊娠中に生じやすい糖尿病性腎症，網膜症，ケトアシドーシスなどの糖尿病合併症やHDP，児の予後からみると妊娠初期の高

血糖による胎児奇形および妊娠中後期の早産，巨大児・難産や低血糖，黄疸や呼吸窮迫症候群などの新生児合併症などの発症抑制である[3, 5]。また胎内環境の改善は将来の児のメタボリック症候群発症予防につながる可能性がある。GDMは，妊娠終了後インスリン抵抗性の改善に伴い耐糖能が正常化することが多いが，20～30％では耐糖能異常が産後も継続し，また正常化した症例の20％は10年以内に糖尿病（DM）に進行する[6, 7]。

■ 母体糖代謝異常による胎盤所見と機能の変化

胎盤は，ガス交換や栄養物質の供給など母体と胎児の間の物質輸送を行う場であり，血管を中心とする胎盤循環によって維持されている。妊娠が成立すると，絨毛が形成され発達，分化していくと同時に母体血管が侵入し胎盤循環が完成され物質輸送が行われる。また独自の代謝系，内分泌機能も有し，胎児発育，母体の生理的変化にも関与している。こうした胎盤の機能は，胎児発育・妊娠維持に必須であり，絨毛細胞の分化増殖により胎盤形成・発達が進み，妊娠の維持・胎児発育をもたらす[8]。しかしながらこの分化増殖の障害が起こると，胎盤形成・発達が障害されFGRやHDPの原因となる。

糖代謝異常合併妊娠における胎盤所見について多くの報告があるが，特異的な所見はなく，病態（1型，2型およびGDM），重症度や血管病変合併の有無や管理状況，さらにHDP合併の有無などにより所見が異なる。管理良好な症例の胎盤所見は正常であり，胎盤検索の意義は妊娠中の管理が正しく行われたかどうかの判定となる。管理不十分な糖尿病胎盤では重量が増加することが多い[9]。母体高血糖により胎児は高インスリン血症を呈し，さらにはインスリン様成長因子 insulin-like growth factor；IGF等の分泌も亢進され，胎盤内の絨毛血管の形成を促進して胎児の発育を促す。インスリン受容体は絨毛細胞よりも胎児・胎盤循環につながる毛細血管に強く発現しており，胎盤絨毛内の毛細血管の発育を促進し栄養素や酸素の運搬が亢進することにより胎児は過剰発育を呈する[10]。

また，胎盤の組織学的特徴としては，高血糖の影響による絨毛の未熟性が挙げられる。逆に母体の血糖管理不良が著しい場合は，糖尿病性血管症と関連する螺旋動脈病変や母体からの酸素供給不足のため，絨毛内の血管増生，すなわちchorangiosisを認め，胎盤に虚血性の変化が早期に起こるとFGRとなる[9, 11]。糖尿病および妊娠糖尿病胎盤の病理所見を表3にまとめた[9, 11]。1型糖尿病合併妊娠の胎盤の組織像を図1に示す（a：chorangiosis，b：未熟絨毛）。純毛間質に10個以上の血管を認め，絨毛は大型で不整形，絨毛間も狭い所見を示している。

■ 物質輸送
→ p.80「Ⅰ-6物質交換」

■ chorangiosis
胎盤絨毛血管増殖症。定義は，低酸素状態で，血管内皮細胞の増殖により絨毛内の血管容積が増えること。

表3 耐糖能異常合併妊娠のおける胎盤病理所見

病理所見	糖尿病合併妊娠	妊娠糖尿病
胎盤重量	増加	増加
絨毛	未熟，浮腫	未熟，浮腫
血管形成	終末絨毛内血管増加 (chorangiosis) vasculo-syncytial membrane形成不良	vasculo-syncytial membrane形成不良
基底膜	栄養膜細胞層の肥厚	栄養膜細胞層の肥厚
母体血管	胎児赤血球増加 フィブリン壊死 未熟絨毛 chorangiosis	フィブリン壊死 未熟絨毛

（文献9，11より作成）

図1 糖尿病合併妊娠での胎盤病理写真

a：chorangiosis
絨毛内血管容積の増加（血管断面数の増加）（↑）

b：未熟絨毛
大型で狭い絨毛間腔（↑）

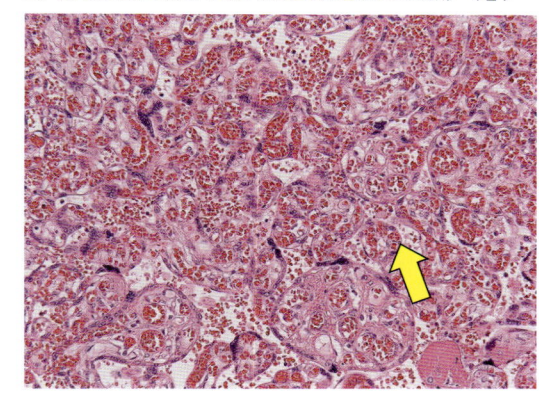

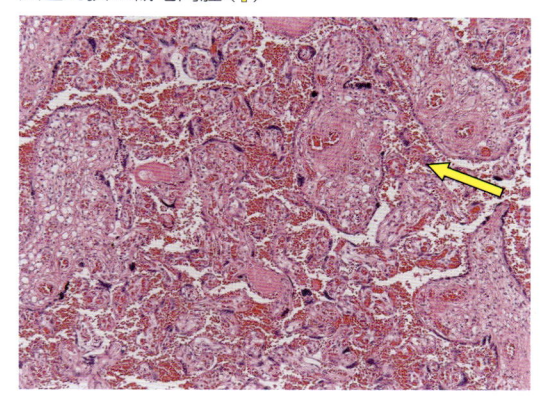

■ 高血糖の胎盤機能への影響

　高血糖が絨毛細胞に対して障害性があることが報告されており，糖尿病での胎盤機能への影響の一因と考えられている[12]。持続的高血糖が血管内皮細胞やメサンギウム細胞などに障害を引き起こすことが知られているが，間欠的高血糖はその障害を増強することが報告され，糖尿病における血糖変動が合併症を増強することが示唆されている[13]。持続的高血糖は絨毛細胞にも障害を引き起こし，糖尿病における胎盤障害を引き起こすと考えられているが，間欠的高血糖が絨毛細胞の障害をもまた，さらに増強することが推測される。筆者らは絨毛細胞の

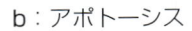
図2 持続および間欠的高糖濃度の細胞増殖，アポトーシスへの影響

持続的な高血糖に加えて間欠的高血糖はさらに強く細胞増殖を抑制し，アポトーシスを誘導した。

a：細胞数 　　　　　　　　　　　　　　　　b：アポトーシス

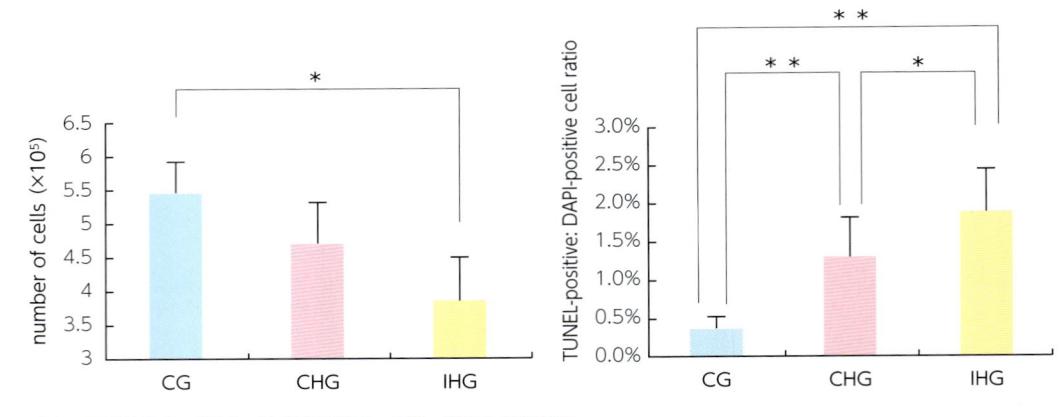

CG：正常糖濃度，CHG：持続高糖濃度，IHG：間欠的高糖濃度
**P<0.01, *P<0.05

性質を有する代表的な絨毛癌細胞であるBeWo細胞を用いて高血糖の絨毛細胞への影響を検討した[14]。持続的高血糖は絨毛細胞に障害を引き起こすが，間欠的な高血糖はさらに強く細胞増殖を抑制し，アポトーシスも誘導した[14]（**図2**）。

　以上より，持続的高血糖は絨毛細胞に障害を引き起こすが，間欠的な高血糖はさらに強く悪影響を及ぼすと考えられた。さらなる研究が必要であるが，胎盤循環における極端な血糖変動は胎盤形成障害を引き起こし，胎児発育異常やHDPにつながる可能性がある。血糖管理において血糖値に加えて血糖変動を抑えることは，母体合併症のみならず胎児・胎盤系への影響をより少なくする可能性が示唆された。

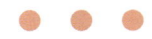

　厳重な血糖管理は周産期予後に直結しており，胎盤の組織学的変化は母体血糖を直接的に反映する。胎盤所見は，妊娠中の管理が正しく行われたかどうかの判定となる。

文献

1) 増山　寿：妊娠中のアディポサイトカインとインスリン抵抗性－耐糖能異常，妊娠高血圧症候群の病態への関与と新たな治療標的の検討．日産婦誌2012；64(11)：2279-89.

2) 増本由美，増山　寿，杉山　隆ほか：新しい妊娠糖尿病診断基準採用による妊娠糖尿病の頻度と周産期予後への影響．糖尿病と妊娠 2010：10(1)：88-91.

3) 増山　寿：周産期医学必修知識第8版 76. 妊婦糖尿病．周産期医学増刊号．p.229-31, 東京医学社，2016.

4) 平松祐司：周産期診療プラクティス 糖尿病合併妊娠とその取り扱い方．産婦人科治療増刊号．p. 617-21, 永井書店，2008.

5) 増山　寿：妊婦の糖尿病．山口徹，北原光夫，福井次矢総編集. 今日の治療指針2013. p.647-8, 医学書院，2013.

6) Bellamy L, Casas JP, Hingorani AD, et al: Type 2 diabetes mellitus after gestational diabetes: a systematic review and meta-analysis. Lancet 2009; 2373(9677):1773-9.

7) 増山　寿：周産期疾患の生活習慣病リスクとその管理 妊娠糖尿病. 日本産科婦人科学会雑誌 2017; 69: 1835-40..

8) Cunningham FG, Leveno KJ, Bloom SL, et al: Implantation, embryogenesis, and placental development. In: Cunningham FG, Leveno KJ, Bloom SL, et al, eds. Williams Obstetrics 25th ed. p. 80-110, New York: McGraw-Hill, 2018.

9) McKay EM: Gestational Diabetes. In: Heerema-McKenney A, Popek EJ, and De Paepe ME, eds. Diagnostic Pathology: Placenta. III-1-6, AMIRSYS-ELSEVIER, 2015.

10) Hiden U, Glitzner E, Hartmann M, et al: Insulin and the IGF system in the human placenta of normal and diabetic pregnancies. J Anat 2009; 215(1): 60-8.

11) Huynh J, Dawson D, Roberts D, et al: A systematic review of placental pathology in maternal diabetes mellitus. Placenta 2015; 36(2): 101-14.

12) Weiss U, Cervar M, Puerstner P, et al: Hyperglycaemia in vitro alters the proliferation and mitochondrial activity of the choriocarcinoma cell lines BeWo, JAR and JEG-3 as models for human first-trimester trophoblast. Diabetologia 2001; 44(2): 209-19.

13) Ceriello A: The emerging role of post-prandial hyperglycaemic spikes in the pathogenesis of diabetic complications. Diabet Med 1998; 15(3): 188-93.

14) Masumoto A, Takamoto N, Masuyama H, et al: Effects of intermittent high glucose on BeWo choriocarcinoma cells in culture. J Obstet Gynecol Res 2011; 37(10): 1365-75.

16 villitis of unknown etiology

浜松医科大学産婦人科学講座　**磯村　直美，谷口千津子，金山　尚裕**

　絨毛炎は絨毛内への炎症細胞浸潤を示す病態であり，villitis of unknown etiology（VUE）はサイトメガロウイルス等特定の病原微生物の関与を認めない慢性の絨毛炎という病理組織診断である。原因としては母体と胎児の免疫反応の関与が考えられている。わが国におけるVUEの頻度は2〜4％であり[1]，臨床的には胎児発育不全（FGR）や胎児機能不全（NRFS）の重要な原因となるほか，子宮内胎児死亡（IUFD）に至る場合もある。

■ villitis of unknown etiology（VUE）とは

　VUEは，1960年代に初めてGershonとSuraussにより発見された。1973年にAltshulerらがvillitis of unknown etiologyとして報告をした。1975年までは未知の感染源があるとされていた。　現在では母体と胎児の免疫反応によると考えられているが，その機序はいまだ明らかとなっていない[2]。VUEはどの週数にも起こりうるが，主として正期産の胎盤にみられる。妊娠37週以上で現れる症例が80％以上で，残りはほぼ32週以降である[1]。胎盤肉眼所見は，病変が広範囲になるほど割面は白色調となる。組織学所見では感染原因はなく，絨毛内のHofbauer細胞（胎盤におけるマクロファージ）やTリンパ球等の炎症性細胞浸潤がみられる。

■ 免疫寛容とVUEの病態

　VUEの病態には母子間の免疫反応の関与が考えられるが，いまだその機序は明らかとなっていない。妊娠という母子間の免疫寛容を成立させるには複数のシステムが存在する。胎児胎盤が異物であり，長期間拒絶されないことは免疫学的にきわめて特異的な現象であると，1953年に英国の免疫学者Peter Medawar卿（ノーベル医学生理学賞受賞）によって初めて提唱された。正常妊娠では，胎児成分である胎盤絨毛組織の表面に免疫抑制機能をもつヒト白血球抗原human leuko-

■ 母子間の免疫寛容
→p.90「I-7脱落膜の機能 ■母子間免疫」

cyte antigen；HLA の HLG-G を発現させ，細胞障害性 T リンパ球の認識を免れると同時に，NK 細胞の活性を抑制することで母体が胎児を拒絶しない機構が働いている。胎盤絨毛の Hofbauer 細胞，絨毛外栄養膜細胞，合胞体栄養膜細胞が産生する indoleamine 2,3-dioxygenase（IDO）という酵素により通常細胞障害性 T リンパ球はその活性が抑制される[3]。脱落膜組織内の NK 細胞は Th2 型のサイトカイン産生パターンを示し非自己である胎児を攻撃するような細胞性免疫を強く抑制している。これらの免疫寛容機構が破綻すると細胞障害性 T リンパ球の活性化が起こり，胎児胎盤に障害性に作用することで VUE を引き起こすと考えられる。これは，移植片対宿主病 graft versus host disease; GVHD と類似した病態と考えられる[2]。

VUE の病理組織像・Grade 分類

VUE の胎盤肉眼所見

　VUE は，妊娠中の免疫寛容の破綻により絨毛へ母体由来の慢性炎症細胞が浸潤することで起こる組織学的な診断である。このため肉眼的に胎盤割面を観察すると，絨毛の変化が白色病変としてとらえることができる。これは絨毛が障害されることにより血流が減少することに起因する。**図1**では複数の割面にまだらに広がる白色病変が認められる（矢印）。臨床的には妊娠中，胎児発育不全 fetal growth restriction; FGR があり，在胎 39 週で出生，出生体重 2,108 g と低出生体重児であった。

図1 VUE の胎盤割面
黄色矢印部分は病変部で，白色斑状にみえる。

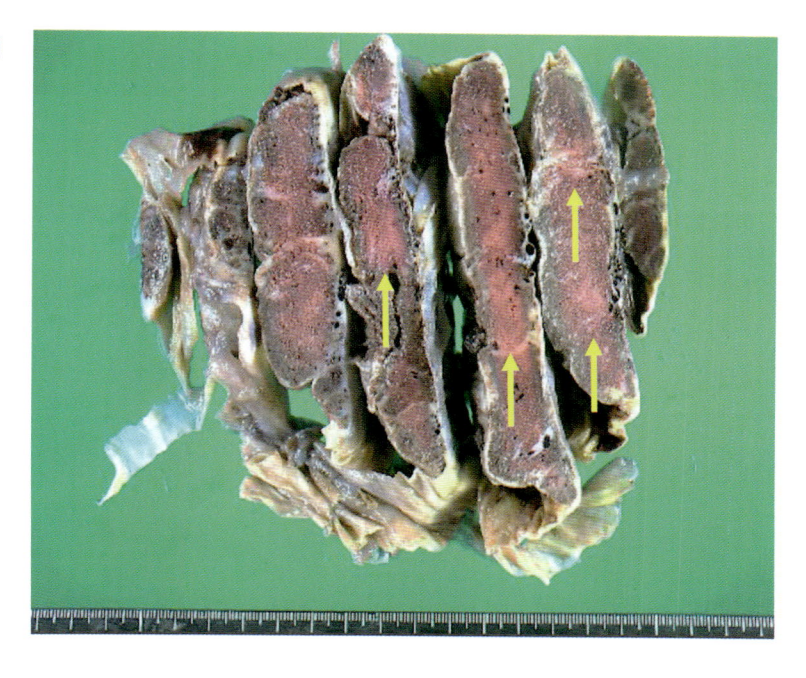

VUEの病理組織像

　VUEの病理組織像は，まだらに認められる絨毛への慢性炎症細胞，すなわちリンパ球浸潤に特徴付けられている。炎症は脱落膜側から始まり，絨毛幹に沿って進んでいく。それが数本の幹絨毛によって起こることにより，最終的にはびまん性の像を呈するようになる[1]。この絨毛炎は，軽度low gradeでは局所の絨毛内へのリンパ球浸潤や絨毛の癒合と線維化がみられ，さらに高度high gradeとなると，凝集した絨毛の壊死と線維化が広範囲に認められる。最初に母体由来のリンパ球浸潤が絨毛間腔から絨毛間質へと浸潤していくと，炎症が周囲絨毛に波及していくことにより絨毛間腔は狭小化し，絨毛の癒合がみられる。また，絨毛炎によって絨毛血管は狭窄，閉塞するため，中枢側の

図2 VUEの病理組織所見

a：絨毛間腔から絨毛内に浸潤するリンパ球。絨毛間質は線維化が認められる。

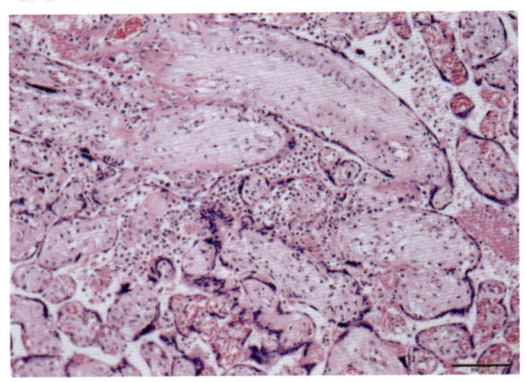

b：絨毛間腔の狭小化・絨毛血管の閉塞。絨毛炎が進行していくと絨毛周囲のフィブリン沈着が厚くなり絨毛間腔が狭小化する一方，絨毛内では炎症細胞浸潤と線維化が強くなり絨毛内血管が閉塞していく。

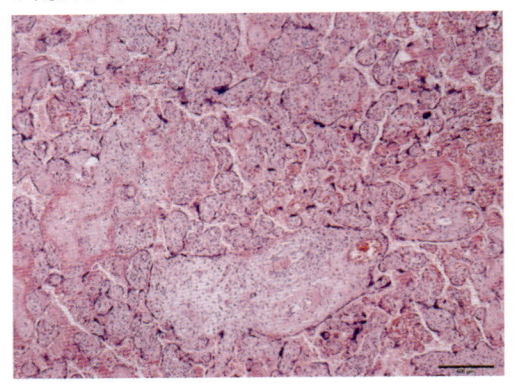

c：無血管絨毛と周囲絨毛血管の拡張。絨毛内血管が消失し，線維化が進むと無血管絨毛となる。このため周囲絨毛の血流は増加し，血管の拡張やうっ血がみられることがある。

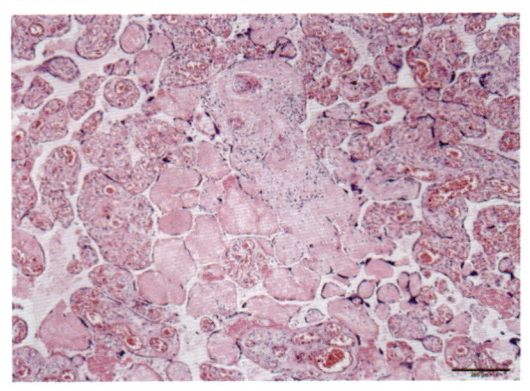

d：病変部のCD8免疫染色。細胞障害性T細胞が絨毛へ浸潤するため免疫染色ではCD8陽性細胞が確認できる。

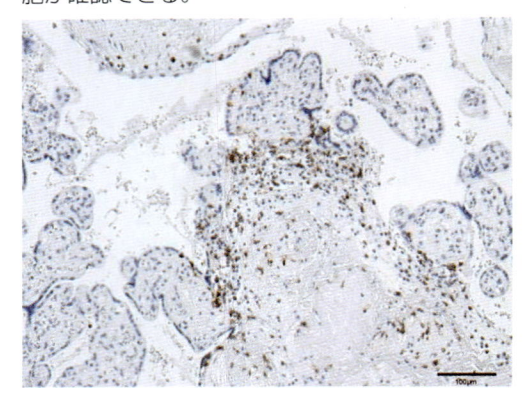

血管が閉塞すると末梢の血管は虚脱し周囲に無血管絨毛が広がり梗塞に陥る。代償的に病変周囲の絨毛の血流は増加するため、血管拡張や増生が起こる。VUEの病態の主となるリンパ球は母親由来の細胞障害性Tリンパ球であるため、絨毛に浸潤しているリンパ球は、免疫染色ではCD8陽性である（**図2**）。

VUEのGrade分類

胎盤の病理所見について2016年に提唱されたAmsterdam Placental Workshop Group Consensus Statement（APWGCS）では、VUEを病変が狭い範囲に限られるlow gradeと広範囲であるhigh gradeに分類することが重要としている。low gradeは臨床的にFGRと関係があり、high gradeではFGR、さらには子宮内胎児死亡intrauterine fetal death；IUFDや児の神経発達障害、次回妊娠時にVUEが再発する可能性が高いという理由からである[4]（**表1, 図3**）。

■ APWGCS
（Amsterdam分類）
→p.25, 55

表1 VUEのGrade分類

grade	定義	臨床的に関連する病態
low grade	すべての切片において隣接する病変絨毛の数は10個未満	FGR
high grade	病変は2切片以上に存在し、最低1カ所は隣接する病変絨毛の数が10個以上	FGR, IUFD, 神経発達障害 次回妊娠における反復

図3 low grade VUEおよびhigh gradeVUEの組織所見

a：low grade VUE 病変となる絨毛は10個未満。写真中央部絨毛間腔から絨毛間質へ及ぶリンパ球浸潤（⬚）。

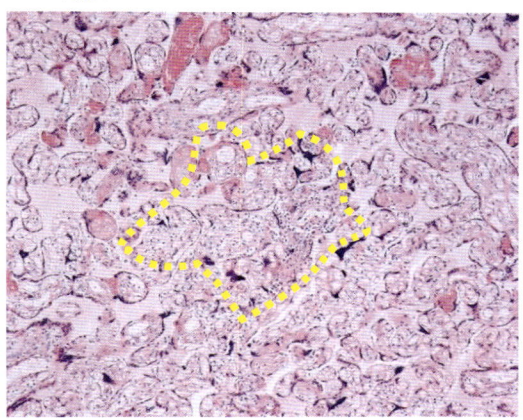

b：high grade VUE 病変が10個以上の絨毛に及び、下方は梗塞に陥っている（破線内）。

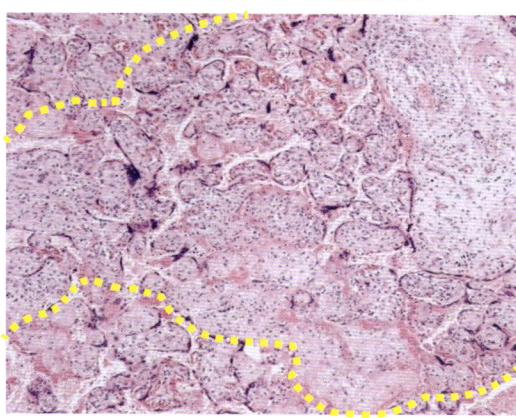

■ VUE の臨床像 [1]

VUEは娩出された胎盤によってはじめて診断ができる疾患ではあるが，その臨床像として高度の場合は胎盤機能不全に由来する症状を呈することがある。病変が軽度の場合，児の多くは正常であり，臨床的に特に問題とならないことが多い。しかし，高度な病変を認める場合には胎盤機能不全からIUFDや新生児死亡，児の神経障害を起こす場合があり，臨床的に高度VUEを疑う症例の場合の周産期管理は重要となる。

■ 胎盤機能不全
→p.161「Ⅱ-5胎盤機能不全」

母体の異常

妊娠高血圧症候群

絨毛外栄養膜細胞は子宮螺旋動脈内皮を置換し妊娠が維持されるが，この妊娠維持機構が阻害されることにより妊娠高血圧症候群 hypertensive disorders of pregnancy；HDPが起こるとされている。VUEは妊娠維持のための免疫寛容が破綻することにより起こると考えられるため，HDPとの関連が考えられる。Labarrereらは，361人の満期妊婦において146例のHDP群と215例のコントロール群を比較し，HDP群ではVUEの所見が有意にみられた（p＜0.025）と報告している [5]。今井らはVUEのHDP合併率は34.1％であり，非VUEと比較して有意に高率であった（p＜0.005）と報告している [6]。

■ 妊娠高血圧症候群
→p.176「Ⅱ-6妊娠高血圧症候群」

自己免疫疾患

Labarrereらは，全身性エリテマトーデス，特発性血小板減少性紫斑病，自己免疫性甲状腺疾患，多発性硬化症を含むいくつかの自己免疫疾患をもつ母親15人からの胎盤18個において，VUEの存在を調査した。コントロール群（11％）に比してより多くの母親の血管病変とVUE（61％）をみつけた [7]。

胎児・新生児の異常

FGR，SGA

■ SGA
small for gestational age

VUEに合併する胎児の異常で特に多いのはFGRである [8]。妊娠後期から正期産に多く，妊娠中の超音波検査ではsymmetrical FGRを示すことが多い。わが国では有澤らは低出生体重児の14.9％にVUEがあったとしている [9]。KovoらはVUEとmaternal vascular malperfusionの両者の所見を認めることはSGAのリスク因子であったと報告している [10]。

■ maternal vascular malperfusion（MVM）
→p.56

子宮内胎児死亡（IUFD）

VUEの重症の場合には広範囲に絨毛が障害され，血流がなくなり，胎盤機能不全に陥ることにより，胎児機能不全 non-reassuring fetal status；NRFS・IUFD・新生児死亡に至ることがある。

今井らは，VUE症例における胎児・新生児死亡率は10.6%（9/85例）であると報告している。そのうち陣痛開始前のIUFDが3例，陣痛開始後の死産2例，生後28日未満死亡の新生児死亡が4例であり，死産1例と新生児死亡4例は致死的な奇形を合併していたとしている[6]。

同種免疫疾患

Altusらは新生児同種免疫血小板減少症の胎盤においてVUEを83%みつけた[11]。同種免疫血小板減少症は胎児抗原に対する母体の抗体によって，胎児の血小板の破壊が起こるものである。免疫グロブリンの静脈投与により治療された患者の胎盤ではVUEはなかった。毎週の母体への免疫グロブリンの投与（1 g/kg）は，炎症性免疫学的反応を軽減したと報告した。

胎児の低酸素症との関連

Salafiaらは，妊娠22 ～ 32週の早産の431例での後方視的研究から，VUEでは臍帯動脈血のp H（$p < 0.05$）とpO_2（$p < 0.001$）が減少しており，pCO_2（$p < 0.05$）が増加していることを報告した[12]。

新生児神経障害との関連

High gradeのVUEがあると，胎児は低酸素の環境下に長期間おかれるために分娩前から神経障害を起こすと考えられる。Redlineは125人の神経障害のある正期産児の胎盤と，妊娠36週以降の単胎分娩250例の胎盤とを比較検討した[13]。神経障害のある群では，絨毛の閉塞性血管病変のあるVUEは18%であったのに対して，対照群では3%であった（$p < 0.0001$）と報告した。

VUEの反復性

VUEは妊娠中の免疫機構の破綻がその病態であるため，反復する症例が報告されている。若浜らは，VUEを発症した母体が次回以降もVUEを発症する率は38%と有意に高かったと報告している[14]。RedlineとAbramowskyは反復するVUEが予後不良であることを後方視的研究で確かめた[15]。VUEを反復した10人の患者での41妊娠中，IUFD，流産，死産は60%であった。一方でVUEを繰り返さなかった20人の対照群では，82妊娠のうちIUFD，流産，死産は37%であった。最初のVUEの重症度が増すにしたがい，繰り返しが高率となる（$p < 0.02$）と報告している。

■ VUE の症例

筆者らの施設で経験したVUEの症例を提示する。

【症例】IUFD後，次回妊娠では生児を得られたVUE反復症例
- 第1子40週，正常経腟分娩，出生体重2,658 g，女児
- 第2子自然妊娠。妊娠経過中の胎児発育の推移は±0 ～ －1.5SD

程度であったが，羊水量正常範囲内であり，胎児発育も認めていたため外来経過観察としていた。妊娠36週の妊婦健診時にIUFDが確認されたため，同日入院。翌日2,140gの女児を死産となった。肉眼的に胎盤割面は白色調であり，組織学的には絨毛の広範囲なリンパ球浸潤と，多発梗塞を認めた。ウイルス疾患を疑う封入体の所見や免疫組織染色は陰性であり，high grade VUEと診断された。

■ 第3子自然妊娠。妊娠中は定期的な妊婦健診に加え，妊娠26週から胎動表を記録。34週からは胎児心拍モニタリングも併用し毎週診察を行った。妊娠経過中は，羊水量および胎児発育は正常範囲内で経過した。妊婦健診中の超音波検査では，後期の超音波検査時の胎盤の石灰化が著明であった。分娩誘発を行い，妊娠39週1日に2,920gの男児をApgarスコア1分値8点/5分値9点にて正常経腟分娩した。肉眼的には割面では辺縁部に小梗塞を認めたが，全体的な色調は特に異常所見はなかった。組織学的には絨毛組織へのリンパ球浸潤を認め，反復したhigh grade VUEの診断となった（図4）。

● ● ●

VUEは，胎盤病理組織検査を行うことで初めて認識される。

3切片で62%，6〜7切片で85%の絨毛炎が発見されるとの報告があり，積極的に胎盤病理検索を行うことでVUEの診断率は上がると考えられる[16]。

FGRをきたす病因はいろいろ考えられるが，その多くが胎盤に組織学的な影響を及ぼしており，胎盤病理検索の必要性が改めて問われる[17]。

VUE を反復する率は高く，次回妊娠時には胎児発育や胎児心拍モニタリングにて慎重な管理が重要であり，異常を認めた場合には早期娩出を検討する必要がある。

文献

1) 岩田みさ子　有澤正義：Villitis of unknown etiology（VUE）−胎盤検査の必要性について. 産科と婦人科 2011；78(6)：710-8.
2) Tamblyn JA, Lissauer DM, Powell R, et al: The immunological basis of villitis of unknown etiology − Review. Placenta. 2013; 34(10): 846-55.
3) 早川 智：特集3 癌と胎児は共に異物 免疫系はなぜ癌と胎児を拒絶しないのか. サイエンスネット 2016；56：10-3.
4) Khong TY, Mooney EE, Ariel I, et al: Sampling and Definitions of Placental Lesions: Amsterdam Placental Workshop Group Consensus Statement.
Arch Pathol Lab Med 2016; 140(7): 698-713.
5) Labarrere C, Althabe O: Chronic villitis of unknown etiology and maternal arterial lesions in preeclamptic pregnancies. Eur J Obstet Gynecol Reprod Biol. 1985; 20(1): 1-11.
6) 今井史郎，中山雅弘：VUE（Villitis of Unknown Etiology）の周産期における意義. 臨床婦人科産科 1988；42：863-7.
7) Labarrere CA, Catoggio LJ, Mullen EG, et al: Placental lesions in maternal autoimmune diseases. Am J Reprod Immunol Microbiol 1986; 12(3): 78-86.

症例 　図4　 IUFD後，次回妊娠では生児を得られたVUE反復症例の胎盤所見

a：第2子分娩時の胎盤割面。全体的に白色調である。

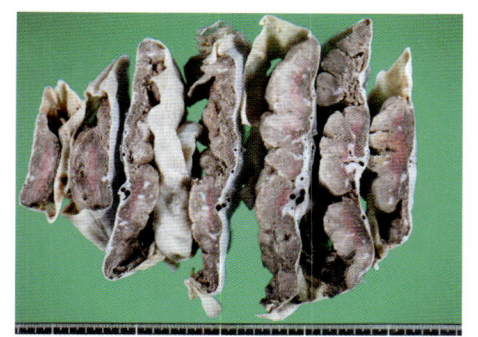

b：第2子分娩時の胎盤組織所見。ほぼ全体の絨毛間質内にリンパ球の浸潤を認める。また絨毛血管は消失している。

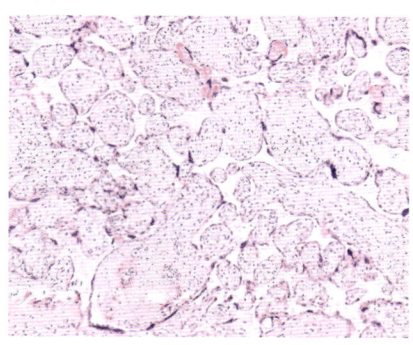

c：第3子分娩時の胎盤割面。辺縁部に梗塞あり（↓）。色調は異常なし。

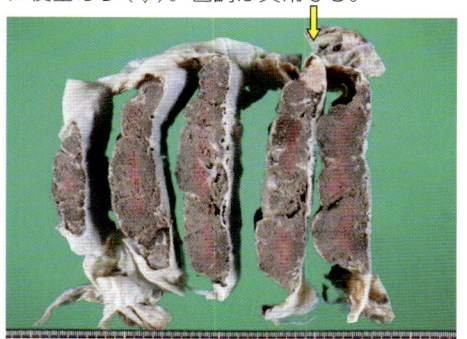

d：第3子分娩時の胎盤組織所見。絨毛間質にリンパ球浸潤を認め，付近絨毛の癒合がみられる（↑）。

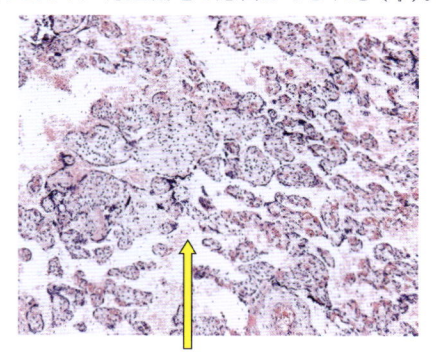

8) Redline RW: Villitis of unknown etiology: noninfectious chronic villitis in the placenta. Hum Pathol. 2007; 38(10): 1439-46.

9) 有澤正義 中山雅弘，ほか：small for dates児の胎盤組織所見．日本新生児学会雑誌1991；27：547-52.

10) Kovo M, Ganer Herman H, Gold E, et al: Villitis of unknown etiology - prevalence and clinical associations. J Matern Fetal Neonatal Med 2016; 29(19): 3110-4.

11) Althaus J, Weir EG, Askin F,et al: Chorionic villitis in untreated neonatal alloimmune thrombocytopenia: an etiology for severe early intrauterine growth restriction and the effect of intravenous immunoglobulin therapy. Am J Obstet Gynecol. 2005; 193(3 Pt 2): 1100-4.

12) Salafia CM, Minior VK, López-Zeno JA, et al: Relationship between placental histologic features and umbilical cord blood gases in preterm gestations. Am J Obstet Gynecol 1995; 173(4): 1058-64.

13) Redline RW: Severe fetal placental vascular lesions in term infants with neurologic impairment. Am J Obstet Gynecol. 2005; 192(2): 452-7.

14) 若浜洋子，ほか：Villitis of unknown etiology（VUE）の同胞例の検討－IUGRの再発について─．周産期シンポジウム抄録集 1989；7；33-8.

15) Redline RW, Abramowsky CR: Clinical and pathologic aspects of recurrent placental villitis. Hum Pathol 1985; 16(7): 727-31.

16) Baergan RN: Manual of Pathology of the Human Placenta Second Ed. p310-3, Springer, New York, 2011.

17) 谷口千津子，金山尚裕，有澤正義：Villitis of unknown etiology（VUE）②胎児死亡例の胎盤病理検査の意義．産婦人科の実際 2011；60(4)：597-602.

17 母体血漿中胎児由来DNAを用いた出生前検査

昭和大学医学部産婦人科学講座　**関沢　明彦**

　母体血漿中には胎児由来のcell-free DNA（cfDNA）が循環しており，胎児の遺伝学的検査に応用されている。しかし，母体血漿中に浮遊する胎児由来のcfDNAの大部分は胎盤の絨毛細胞に由来するDNAであり，胎盤娩出後2時間で母体循環中から検出できなくなる。また，母体血漿中のcfDNAを用いた出生前検査はきわめて精度の高い検査であるが，cfDNAが胎盤由来であるゆえ，胎盤性モザイクやvanishing twinなどの影響で偽陽性や偽陰性となることがある。さらに，胎児由来のcfDNAの濃度はさまざまな胎盤の病態を反映して変化する。

■ 母体血漿中胎児 cfDNA の由来

　母体血は胎盤の絨毛間腔を循環しており，そこで広い面積で母体血が絨毛と接し，母児間での酸素交換や物質交換が行われている（**図1**）。胎盤内の絨毛表面は胎児由来の絨毛細胞で覆われ，その細胞は活発に新陳代謝を繰り返し，古くなった絨毛細胞は絨毛表面から剥脱して母体血中に入り込み，これが母体血漿中の胎児cfDNAの主要な由来となっている。

　母体血漿中の胎児由来cfDNAは胎盤娩出後2時間で検出されなくなり，その半減期は16分と短いことが報告されている[1]。一方で，児の娩出後に癒着胎盤などで胎盤が子宮内に遺残した症例ではその後胎盤が娩出されるまで長く胎児由来cfDNAが検出され続ける[2]。また，胎盤性モザイクの症例で，胎盤にしか存在しない遺伝子が母体血漿中に検出されることも示されている[3]。さらに，妊娠後期の胎盤の組織学的な観察でsyncytial knotsが高頻度に認められるが，このsyncytial knotsはアポトーシスによって絨毛細胞のDNAの断片化が進んでいく段階の細胞像とも考えられている。事実，妊娠高血圧腎症preeclampsia；PEを発症した症例の胎盤ではsyncytial knotsは有意に多く認められ，母体血漿中の胎児cfDNA濃度は高値を示す。このことから胎児cfDNA濃度はPEにおける絨毛傷害の重症度評価のマーカーになりうると考えられる[4]。これらの報告は，母体血漿中の

■ syncytial knots
→p.57, 66

図1 胎盤の基本構造

母体血が循環する絨毛間腔に絨毛が浮遊する構造になっている。

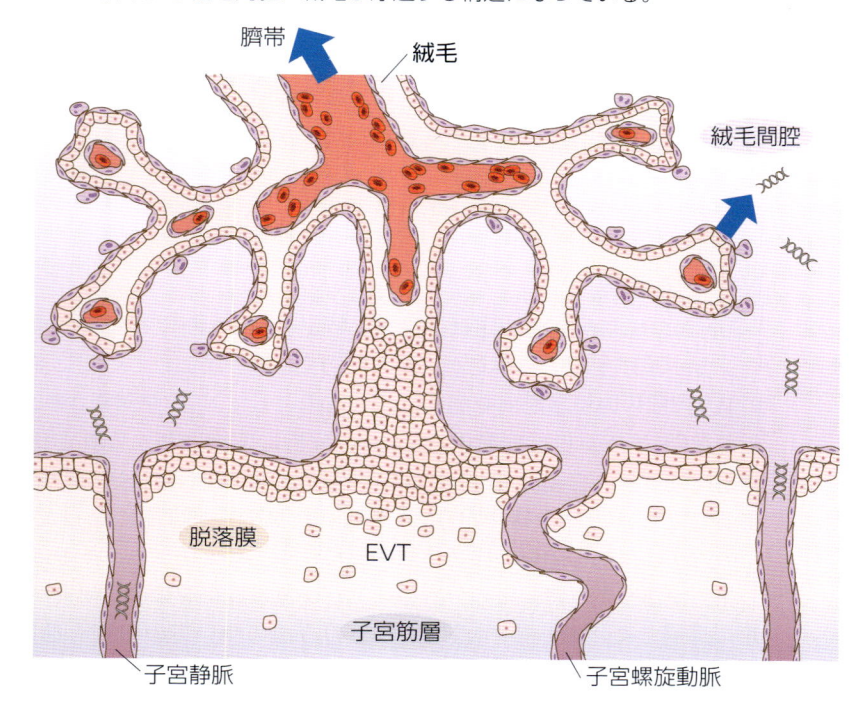

胎児由来cfDNAの大部分が絨毛細胞に由来していて，胎盤のさまざまな病態を反映していることを示している。

■ 母体血漿中胎児cfDNAの濃度

　1997年，母体血漿中胎児由来cfDNAの存在が初めて報告された[5]。当時は母体血漿中からcfDNAを抽出し，母体がもたない遺伝子をターゲットにしてPCR法で増幅して胎児DNAの検出を行った。最初にターゲットになった遺伝子がY染色体に特異的な遺伝子であるDYS14遺伝子であり，性別診断に応用された[5]。蛍光を用いたTaqMan PCRを用いることで検出感度を高め，安定した検査としたうえで，母体血漿中cfDNA中でのDYS14遺伝子の検出を行ったところ，ほぼ100%の感度，特異度であることが示され[6]，母体血漿中に確実に胎児由来cfDNAが存在することが改めて確認された。

　PCRを用いる分析では，母体血漿中cfDNAの中から180塩基程度の比較的長いDNA断片をターゲットとして検出していたことから，母体血漿中cfDNAのうちの胎児由来成分は3 ～ 8%程度と比較的低濃度であると推定されていた。しかし，次世代シークエンサー next-generation sequencing；NGS が開発され，この分野に NGS が導入されたことで，短い断片化した DNA をも解析できるようになった。その結果，わが国での約 7,000 人の NGS での検討から，母体血漿中 cfDNA のうちの胎児由来成分は 13.7％ と従来考えられていたよりも高濃度であることが示され，さらに，この濃度は妊娠 10 〜 20 週の期間に大きく変化しないことが示された[7]。

■ 母体血胎児染色体検査（NIPT）

NIPT の開発

DNA の塩基配列の決定は，従来，特定の DNA 断片を対象にするサンガー法が主流であったが，新しい DNA 解析法として一度に多くの DNA 断片の塩基配列を高速に読む技術として NGS が開発された。この NGS 技術が母体血漿中 cfDNA の分析に応用され，分析された塩基配列データを massively parallel sequencing（MPS）法で解析することで，母体血漿中 cfDNA を用いた NIPT が可能になった[8]。この方法は最初に胎児の染色体数的異常の検出に応用され，その最初の報告があって以降，この分野の研究が一気に注目を集め，研究が急速に進展した。そして，MPS 法以外の方法についての研究も進み，母体血中胎児 cfDNA の由来が胎盤であるという特徴を利用した胎盤特異的 DNA メチル化の解析法，21 番染色体上の SNPs の解析法などが次々に開発された。

NIPT（MPS 法）の基本原理

2008 年，次世代シークエンサー（NGS）を用いて，母体血漿中の cfDNA 断片を網羅的にシークエンスし，個々の DNA 断片の塩基配列からその断片の由来をヒトゲノム情報と照合し，染色体毎の DNA 断片量の相対的な変化を評価する MPS 法で，胎児の染色体の数的異常を評価できることが報告された[8]。

母体血漿中には 10 〜 15％ の割合で胎児に由来する cfDNA が循環しているが，この検査では，母体血漿中から cfDNA を抽出し，胎児由来，母体由来を考慮せずに網羅的に 1,000 万 〜 2,000 万断片の cfDNA の塩基配列を解析する。児が正常核型の場合には，各染色体の DNA 断片量は変化しないが，児が 21 トリソミーの場合，21 トリソミーの絨毛細胞が壊れると 21 番染色体由来の DNA 断片量はその他の染色体に由来 DNA 断片量に比べ 1.5 倍多いことになる。実際に母体血漿中 cfDNA 中の 21 番染色体由来の DNA 断片の割合は，胎児が正常核型の場合には平均値は 1.3％ であるが，胎児が 21 トリソミーの場合には 1.42％ に増加するというわずかな変化を染色体数的異常の検出につなげており，これが，NIPT として最も汎用されている

図2 NIPT（MPS法）の原理

21番染色体由来のDNA断片数の変化で染色体の数的異常を検出する。

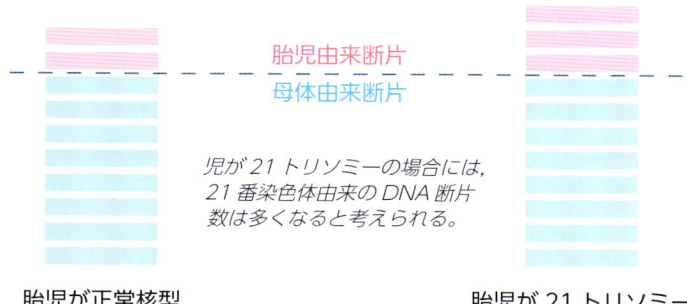

胎児由来断片
母体由来断片

児が21トリソミーの場合には，21番染色体由来のDNA断片数は多くなると考えられる。

胎児が正常核型　　　　　　胎児が21トリソミー

MPS法の原理である（**図2**）。実際に，MPS法でシークエンスするDNA断片数は検査会社によって異なり，また，判定アルゴリズムも異なるため会社ごとの検査精度は同じではない。解析断片数は増えるほど，検査の精度は高まるが，コストと時間はかかり，それらのバランスで実際の検査は行われている。

NIPTの出生前検査としての発展

　染色体検査では3 ～ 10Mbレベル以下の染色体の微小欠失・重複の検出は難しい。一方，侵襲的検査で採取した羊水細胞などを用いるマイクロアレイ法では50 ～ 100kb程度の染色体の微小欠失・重複の検出が可能である。実際，超音波検査で胎児奇形が明らかな症例に羊水染色体検査を行い，核型正常であった児に対してマイクロアレイ解析を行うと6％の症例に染色体量の変化を伴う微小欠失・重複などの染色体異常が検出されることが報告されている[9]。また，高年齢妊娠やスクリーニング検査でのリスク上昇を適応とした羊水検査でマイクロアレイを行うと，1.7％に染色体微小変化が検出される[10]。この研究成果を受けて米国産婦人科学会（ACOG）ではCommittee Opinion（#581）[11]を発表し，超音波で形態異常のある児の羊水・絨毛検査におけるマイクロアレイの利用は最も有益性のある検査法であり，侵襲検査を行う場合には，G-band法に代えて，マイクロアレイ検査を推奨した。また，米国母体胎児医学会Society for Maternal-Fetal Medicine；SMFMでは胎児形態異常がなく高年妊娠を理由とした羊水検査で，染色体検査が正常であった胎児の0.5％にマイクロアレイで異常所見が検出された[12]とのデータを根拠に，出生前の侵襲検査を受ける妊婦にはマイクロアレイを選択肢として提示すべきであるとしている。

　このようななか，このNIPTにおいても技術的な進歩により，染色

■ マイクロアレイ法
出生前検査で用いられるDNAマイクロアレイは，ゲノムのなかの数百万の領域のDNAの量的変化を検出することで，G-band法では見えない微細なDNA量の変化（染色体微小欠失／重複）が検出できる。

体の微小変化が検出可能となっている。MPS法による母体血漿中cfDNAの解析では，解析するDNA断片数を増やすことで2013年には22q11.2微小欠失症候群など数種類の微小欠失の検出が実用化されたが，2015年9月からは全ゲノムを対象として7Mb以上の染色体欠失・重複を95％以上の感度で検出する検査が臨床応用された。このことは，母体血を用いて染色体分析（G-band）で解析できるレベルの染色体微小欠失・重複の検出が可能になったことを意味すると同時に，今後，さらに微細なマイクロアレイで検出できるレベルまでも応用範囲が広がることを示している。今後，超音波検査で胎児に形態異常のある症例に対して，また，形態異常のない症例にも母体血を用いた全ゲノム領域解析が行われるようになると考えられる。

　さらに，単一遺伝子病などの検査も臨床応用されてきている。骨系統疾患など突然発症することの多い単一遺伝子病について高頻度に遺伝子変異を起こす遺伝子領域を分析し，変異を確認した場合には胎児が当該の遺伝性疾患の可能性が高いことになり，侵襲的検査で確認することになる。現在，欧米では30疾患程度の検査が臨床検査として可能となっており，今後もその種類は増加していくものと思われる。

　このように，NIPTは母体血漿中のcfDNAを用いて無侵襲的に胎児のDNA量の微細な変化から，胎児のDNAの変異までをも検出可能な技術であり，将来には胎児の全ゲノム情報を明らかにする臨床検査になるまで進化可能な技術である。

母体血漿中cell-free DNAを用いた胎児検査の限界

　血液中にはcfDNAが循環しており，妊娠した後もcfDNAの大部分は母体由来である。この胎児由来cfDNAは主に胎盤に由来し，胎児血には由来していないため，これを用いた出生前検査は確定診断にはならない。理由の一つは，胎盤性モザイクが低頻度ながら存在することによる。実際に，胎盤のみに限局する13トリソミーによって13トリソミー偽陽性となった症例や胎盤は低頻度な21トリソミーのモザイクであったが，胎児は21トリソミーでNIPT偽陰性となった症例などあり，胎児胎盤形成の複雑さを実感させられる症例が一定頻度存在する。さらに，vanishing twinの影響で偽陽性となったと考えられる症例も存在する。

　また，胎児では生存できないような多種の染色体変化が検出され，それが母体の腫瘍性病変の影響であった症例も少数例であるが経験している。巨大な子宮筋腫合併妊娠で多発的な染色体数的異常を推察させる検査結果が得られ，帝王切開時に採取した筋腫組織から多発的な染色体数的異常を同定することで，妊娠中の検査結果が筋腫に由来するものであることを確認できた症例[13]，多発的な染色体数的異常から判定保留となり，精査でEwing肉腫が判明し，化学療法後に

■ vanishing twin
双胎の一児のみ胎芽発育が認められず，枯死卵の状態を経て吸収されていくもの。

NIPTで染色体変化が検出できなくなった症例も報告されている。さらに，検査で母体の染色体部分重複が疑われ，母体白血球の検査で母体の微小重複と診断された症例や，流産歴が多くある症例で母体にTurner症候群のモザイクが見つかった症例などもある。

　このように，NIPTでは，たとえ胎児の3種類の染色体疾患について検査をしようと思っていても，検査ではNGSを用いてcfDNA全体を解析しているという特色上，その3種類以外に胎児・胎盤・母体のさまざまな変化が判明してくる可能性があり，検査が詳細なものになればなるほど偶発的な所見が検出される可能性が高まることになる。このような偶発的な所見に対して，検査結果をどう伝えるかについて医療倫理上の観点から多くの解決すべき問題点が残る。

■ 母体血漿中cfDNAの出生前検査以外での活用

　母体血漿中cfDNAはさまざまな周産期管理に利用できる可能性がある。その濃度は絨毛傷害の程度の指標として，妊娠高血圧症候群の管理や発症予知に応用できる可能性がある。また，分娩時の大量出血のリスクの高い癒着胎盤の評価や分娩後の胎盤遺残の評価などにも応用可能である。さらに，母体血漿中cfDNAとともに循環するcfRNAについてもさまざまな胎盤の病態を反映することが示されており[14]，妊娠合併症の発症予知マーカーとしての可能性が指摘されている。

● ● ●

　母体血漿中cfDNAには胎児由来成分が確実に比較的高濃度で循環していることから，きわめて精度の高い出生前遺伝学的検査が実現できている。しかし，胎児由来cfDNAの大部分が胎盤由来であることから，胎盤性モザイクなどの影響を排除できず，確定検査とはなりえない。今後は，胎盤由来であることを利用して胎盤の機能をモニターする分子マーカーとしての可能性も期待される。

文献

1) Lo YM, Zhang J, Leung TN, et al: Rapid clearance of fetal DNA from maternal plasma. American journal of human genetics 1999; 64(1): 218-24.

2) Jimbo M, Sekizawa A, Sugito Y, et al: Placenta increta: Postpartum monitoring of plasma cell-free fetal DNA. Clin Chem 2003; 49(9): 1540-1.

3) Masuzaki H, Miura K, Yoshiura KI, et al: Detection of cell free placental DNA in maternal plasma: direct evidence from three cases of confined placental mosaicism. J Med Genet 2004; 41(4): 289-92.

4) Sekizawa A, Farina A, Sugito Y, et al: Proteinuria and hypertension are independent factors affecting fetal DNA values: a retrospective analysis of

affected and unaffected patients. Clin Chem 2004;
50(1):221-4.

5) Lo YM, Corbetta N, Chamberlain PF, et al:
Presence of fetal DNA in maternal plasma and
serum. Lancet 1997; 350(9076):485-7.

6) Sekizawa A, Kondo T, Iwasaki M, et al: Accuracy
of fetal gender determination by analysis of DNA
in maternal plasma. Clin Chem 2001; 47(10): 1856-
8.

7) Suzumori N, Ebara T, Yamada T, et al: Fetal cell-
free DNA fraction in maternal plasma is affected
by fetal trisomy. J Hum Genet 2016; 61(7):647-52.

8) Chiu RW, Chan KC, Gao Y, et al: Noninvasive
prenatal diagnosis of fetal chromosomal aneuploidy
by massively parallel genomic sequencing of DNA
in maternal plasma. Proc Natl Acad Sci U S A
2008; 105(51): 20458-63.

9) Society for Maternal-Fetal Medicine . Electronic
address pso, Dugoff L, Norton ME, Kuller JA. The
use of chromosomal microarray for prenatal
diagnosis. Am J Obstet Gynecol 2016; 215(4): B2-9.

10) Wapner RJ, Martin CL, Levy B, et al: Chromosomal
microarray versus karyotyping for prenatal
diagnosis. N Engl J Med 2012; 367(23): 2175-84.

11) American College of Obstetricians and
Gynecologists Committee on Genetics. Committee
Opinion No. 581: the use of chromosomal
microarray analysis in prenatal diagnosis. Obstet
Gynecol 2013; 122(6): 1374-7.

12) Shaffer LG, Dabell MP, Fisher AJ, et al: Experience
with microarray-based comparative genomic
hybridization for prenatal diagnosis in over 5000
pregnancies. Prenat Diagn 2012; 32(10): 976-85.

13) Dharajiya NG, Namba A, Horiuchi I, et al: Uterine
leiomyoma confounding a noninvasive prenatal test
result. Prenat Diagn 2015; 35(10): 990-3.

14) Sekizawa A, Purwosunu Y, Farina A, et al:
Prediction of pre-eclampsia by an analysis of
placenta-derived cellular mRNA in the blood of
pregnant women at 15-20 weeks of gestation. BJOG
2010; 117(5): 557-64.

18 胎盤由来 mRNA と疾患

長崎大学大学院医歯薬学総合研究科産科婦人科学　**三浦　清徳**

母体血漿中の胎盤由来mRNAは断片化degradationに対して安定しており，定量可能であることが知られている。これまで，血漿中に浮遊している胎盤由来mRNA量とさまざまな産科疾患との関連が報告されている。従って，現時点では研究レベルであるが，胎盤由来mRNAは，母体血を通じて胎盤の病態を推定しうる分子マーカーとして期待されている。本項では，筆者らの自験例を含め最近の知見をもとに，血漿中における胎盤由来mRNAの特徴とその臨床的意義，今後の展望について紹介する。

■ 血漿中における胎盤由来 mRNA の特徴

母体血漿中には胎盤由来mRNAが浮遊しており，ヒト絨毛性ゴナドトロピンhuman chorionic gonadotropin；hCG mRNAやヒト胎盤性ラクトーゲンhuman placental lactogen；hPL mRNAなどの存在が知られている。血漿中の胎盤由来mRNAはアポトーシス小体やエクソソームに内包されて体内を循環しており[1]，断片化degradationに対して安定かつ定量可能であることが報告されている[2~4]。また，母体血漿中における胎盤由来mRNA循環量は，妊娠経過に伴いhPL mRNAは上昇し，hCG-β mRNAは次第に減少している[5]。そして，母体血漿中のhPL mRNAは分娩後24時間には検出レベル以下に低下しており，妊娠の終了に伴い，急速に血液循環から消失する[5]。

従って，母体血漿中の胎盤由来mRNAは母体を通じて得られる胎盤の分子情報であり，その定量値は妊娠や胎盤の病態を推定する分子マーカーとして期待される[6]。

■ 胎盤由来 mRNA と疾患

これまでさまざまな研究者により，血漿中の胎盤由来mRNA循環量と産科疾患との関連が報告されている（**表1**）[1]。

■ **エクソソーム**
血流，唾液などの体液中に存在する直径50～150nm程度の膜小胞

表1 母体血漿中胎盤由来mRNAと産科疾患との関連

産科疾患		胎盤由来mRNA循環量	
		上昇	低下
異常妊娠			
	異所性妊娠		hPL, β-hCG
	絨毛性疾患	hPL, β-hCG	
胎盤の異常			
	癒着胎盤	hPL, β-hCG	
	前置胎盤	hPL	
胎盤機能不全			
	妊娠高血圧腎症 preeclampsia	PLAC1, GCM1, CRH, selectin P, PAI-1, tPA, FLT-1, endoglin, TGFβ1, PLAT1, SERPINE1, SELP, PP13, PIGF, PAPP-A	KISS-1, VEGFR
	胎児発育不全	Flt-1, ERVWE-1, PSG1, PLAC4, TAC3, PLAC3, CRH, CSH1, KISS1, HIF1α, HIF2α, ADM, LDHA	
早産			
	絨毛膜羊膜炎	IL1B, NFKB1, CD14	
	切迫早産	IL1RL1	

（文献1から引用して作成）

妊娠高血圧腎症 preeclampsia

hCG-β，副腎皮質刺激ホルモン放出ホルモンcorticotropin-releasing hormone；CRHおよび placenta-specific 1（$PLAC1$）はいずれも胎盤由来mRNAであり，それらの母体血漿中における循環量は妊娠高血圧腎症preeclampsia；PEにおいて増加している[7]。また，血管関連因子である血管内皮増殖因子vascular endothelial growth factor；$VEGF$ mRNA，VEGF receptor-1（$VEGFR$-1）mRNA，および endoglin mRNA循環量はPEの重症度と関連していることが報告されている[8]。よって，胎盤由来mRNAは，PEの病態を推定する分子マーカーとして注目されている。

癒着胎盤

分娩前に癒着胎盤と診断することは，超音波検査やMRI検査などの画像検査では困難であり，その解決には新たなアプローチが必要とされる。膀胱浸潤を伴う穿通胎盤の報告例では，胎盤を子宮に残したまま帝王切開を終了し，術後にメトトレキサートを用いた化学療法を

■ 妊娠高血圧腎症
→p.176「Ⅱ-6妊娠高血圧症候群」
→p.182「Ⅱ-7妊娠高血圧腎症の予知」

行ったのち，二期的に子宮が摘出されていた[9]。治療期間を通じて，IRMA法による血清hCG値をマーカーにして穿通胎盤の状態を推定し，同時に血漿中の胎盤由来mRNA（*hCG-β* mRNAおよび*hPL* mRNA）循環量の推移を評価した。治療経過に伴い血清hCG値は低下傾向を示す一方，血漿中の胎盤由来mRNA循環量は低下傾向を示したものの，メトトレキサートの治療後に循環量の上昇が一過性に認められた[9]。これは，絨毛細胞に対する抗癌剤の治療効果をリアルタイムに反映したものと考えられた。胎盤由来mRNA循環量には，癒着胎盤や前置胎盤の状態を推定する分子マーカーとしての可能性が示唆された[10]。

■ IRMA法：immuno radio metric assay
免疫放射定量法。固相化した抗体に抗原を反応させた後，放射性同位元素で標識した抗体を抗原に2次反応させる方法

双胎間輸血症候群（TTTS）

一絨毛膜双胎妊娠と診断された妊婦から双胎間輸血症候群 twin-twin transfusion syndrome；TTTSを発症する以前に採血して，のちにTTTSを発症した例（TTTS群）における*hPL* mRNA循環量と発症しなかった例（no-TTTS群）におけるそれを比較した。すると，前者は後者に比して有意に上昇していた[11]。

pregnancy-specific glycoprotein（*PSG*）2および*PSG3*についても，TTTS群における循環量はno-TTTS群におけるそれと比較して有意に上昇していた。母体血漿中の胎盤由来mRNAは，TTTSの発症を予測する分子マーカーである可能性が示唆された。一方，*Syncytin* mRNAおよび*Syncytin-2* mRNAのTTTS群における循環量はno-TTTS群におけるそれと比較して有意に低下し，a disintegrin and metalloproteinase（*ADAM*）12についても同様に，TTTS群における有意な循環量の低下が認められた。いずれも栄養膜細胞 trophoblastの機能あるいは胎盤形成に重要な役割を担う胎盤由来mRNAであるが，mRNAの種類により上昇するものと低下するものが存在したことから，母体血漿中における胎盤由来mRNA循環量は胎盤における遺伝子発現パターンを反映し，新たな胎盤機能評価法の確立につながると期待される[11]。

■ 双胎間輸血症候群：twin-twin transfusion syndrome；TTTS
→p.217「多胎妊娠」

絨毛性疾患

絨毛性疾患では，血清hCG値が腫瘍マーカーの一つとして臨床応用されている。近年，リアルタイムRT-PCR法を用いた血漿中*hCG-β* mRNA循環量の定量法が確立され，絨毛性疾患の新たな分子マーカーとしての可能性について研究されている。

全胞状奇胎

全胞状奇胎に対して子宮内容掻爬術を2回施行した報告例では，血清hCG値および血漿*hCG-β* mRNA循環量は，いずれも治療経過に伴い低下し，奇胎娩出後の血清hCG値の推移は経過順調型であった[12]。

■ リアルタイムRT-PCR法：RT-PCRはreverse transcription PCRで逆転写PCRのこと。RNAから逆転写酵素reverse transcriptaseによってcomplementary DNAを合成し，リアルタイムでそのcDNAに対してPCR法を行う。

しかし，治療経過を通じて血清hCG値は比較的長期間にわたり検出されたのに対し，血漿 $hCG-\beta$ mRNA循環量は2回目の掻爬時には検出感度以下まで低下していた。これは，妊婦における分娩後の血漿中 hPL mRNAの推移と同様に[5]，掻爬術により胞状奇胎成分が体外へ除去されたことに伴い，胎盤由来mRNA（ $hCG-\beta$ mRNA）は血漿中から速やかに消失していると考えられる。

臨床的絨毛癌

　臨床的絨毛癌に対する化学療法に伴う血清hCG値および血漿 $hCG-\beta$ mRNA循環量は，全胞状奇胎と同じく，治療経過とともに低下した[12]。しかし，血清hCG値は常に低下を示したのに対して，血漿 $hCG-\beta$ mRNA循環量は化学療法後に一過性の上昇が認められた。これは，おそらく化学療法により細胞死の状態に至り，一過性に $hCG-\beta$ mRNAが血漿中へ流入している状態を反映しているのではないかと推察される。

■ 今後の展望

　産科疾患の分子病態には，複数の胎盤由来mRNAが関与している。従って，産科疾患の病態評価には，個々の胎盤由来mRNAを検査する方法は非効率的であり，1回の検査で網羅的に検査する方法が有用である。そのためには，まず複数個の胎盤由来mRNAを同定し，それらを網羅的に解析する方法の確立が望まれる。これまで，母体末梢血と胎盤組織を一組とし，それぞれ54,000個の遺伝子発現量を網羅的に比較解析した報告がある[13]。胎盤組織で強発現しているが母体白血球では発現を認めない，あるいは極端に発現の低い胎盤由来mRNA 50個が同定された[13]（**図1**）。そのうち，リアルタイムRT-PCR法により母体血漿中で定量可能な胎盤由来mRNAとして，*PSG2*，*PSG3*，*hPL*，*hCG*，*CGA*，*Syncytin*，*Syncytin-2*，*ADAM 12*およびretinoic acid induced 14（*RAI14*）が同定され，いずれも胎盤機能に重要な遺伝子であった。また，胎盤由来mRNA 50個についてカスタムアレイを作製し，母体血漿中への胎盤由来mRNA循環量が上昇あるいは低下のパターンaberrant patternを示すものは，重症の高血圧を呈するPEとの関連が認められた[13]。

　今後は，血漿中胎盤由来mRNA循環量の妊娠経過に伴う基準値を決定することにより，胎盤由来mRNAを分子マーカーとした妊娠初期における異常妊娠（絨毛性疾患，異所性妊娠，流産）の鑑別診断や治療効果判定，産科疾患の病態評価ならびに胎盤機能検査への応用が期待される。

図1 網羅的遺伝子解析による胎盤由来mRNAの同定

マイクロアレイCGH法により母体血球と比較して胎盤で強発現している50個の胎盤由来mRNAが同定された。

■ **マイクロアレイCGH法**
マイクロアレイ comparative genomic hybridization（CGH）法は、DNAコピー数（ゲノム量）の変化を網羅的に解析する方法である。

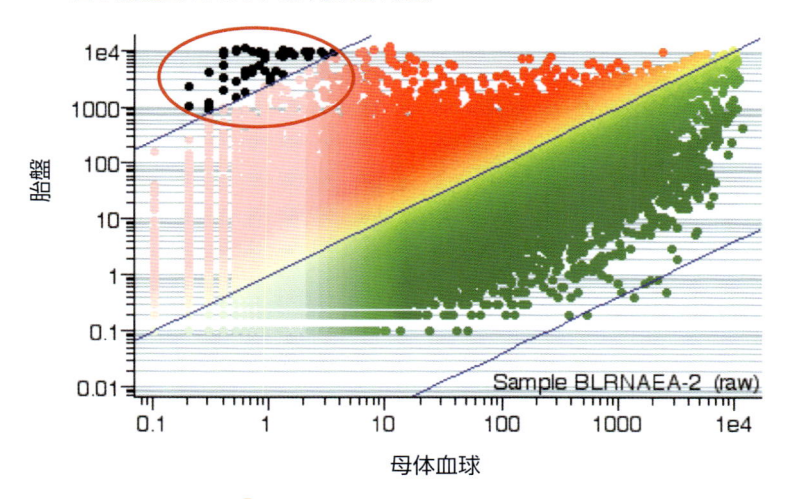

54,000 → 血球と比較して胎盤組織で強発現している遺伝子群

50	LUM	GH1	PAGE4	ERVWE1	PAPPA
	RAI14	CGA	SMARCA1	HERV-FRD	CGB
HSD3B1	CDH1	KISS1	COL1A2	ADAM12	
ALPP	CSRP2	CAPN6	GULP1	PSG9	
SLC7A2	TFPI	TIMP3	PLEKHC1	PSG6	
EFEMP1	INSL4	FBLN1	PKIB	PSG5	
COL3A1	LEP	PRG2	CXCL14	PSG3	
LIFR	TFPI2	CYP19A1	PEG3	PSG2	
SERPINE1	GH1	PPAP2B	ESRRG	CSH1	
H19	ANGPT2	P11	EBI3	INHBA	

文献

1) Manokhina I, Wilson SL, Robinson WP: Noninvasive nucleic acid-based approaches to monitor placental health and predict pregnancy-related complications. Am J Obstet Gynecol 2015; 213:S197-206.

2) Anker P, Stroun M: Progress in the knowledge of circulating nucleic acids: plasma RNA is particle-associated. Can it become a general detection marker for a cancer blood test? Clin Chem 2002; 48: 1210-1.

3) Tsui NB, Ng EK, Lo YM: Stability of endogenous and added RNA in blood specimens, serum, and plasma. Clin Chem 2002; 48: 1647-53.

4) Ng EK, Tsui NB, Lam NY, et al: Presence of filterable and nonfilterable mRNA in the plasma of cancer patients and healthy individuals. Clin Chem 2002; 48: 1212-7.

5) Ng EK, Tsui NB, Lau TK, et al: mRNA of placental origin is readily detectable in maternal plasma.

Proc Natl Acad Sci U S A 2003; 100: 4748-53.

6) Lo YM and Chiu RW: Prenatal diagnosis: progress through plasma nucleic acids. Nat Rev Genet 2007; 8: 71-7.

7) Purwosunu Y, Sekizawa A, Farina A, et al: Cell-free mRNA concentrations of CRH, PLAC1, and selectin-P are increased in the plasma of pregnant women with preeclampsia. Prenat Diagn 2007; 27: 772-7.

8) Purwosunu Y, Sekizawa A, Farina A, et al: Evaluation of physiological alterations of the placenta through analysis of cell-free messenger ribonucleic acid concentrations of angiogenic factors. Am J Obstet Gynecol 2008; 198: 124.e1-7.

9) Masuzaki H, Miura K, Yoshiura K, et al: Placental mRNA in maternal plasma and its clinical application to the evaluation of placental status in a pregnant woman with placenta previa-percreta.

Clin Chem 2005; 51: 923-5.

10) Mazouni C, Gorincour G, Juhan V, et al: Placenta accreta: a review of current advances in prenatal diagnosis. Placenta 2007; 28(7): 599-603.

11) Miura K, Yamasaki K, Miura S, et al: Circulating Cell-Free Placental mRNA in the Maternal Plasma as a Predictive Marker for Twin-Twin Transfusion Syndrome. Clin Chem 2007; 53: 1167-8.

12) Masuzaki H, Miura K, Yamasaki K, et al: Clinical applications of plasma circulating mRNA analysis in cases of gestational trophoblastic disease. Clin Chem 2005; 51: 1261-3.

13) Miura K, Miura S, Yamasaki K, at al: The possibility of microarray-based analysis using cell-free placental mRNA in maternal plasma. Prenat Diagn 2010; 30: 849-61.

280　Ⅱ章　胎盤の臨床

19 絨毛性疾患

■ 絨毛性疾患の臨床的分類，診断，治療，最近のトピックス

名古屋大学大学院医学系研究科医療行政学 　山本　英子

胎盤栄養膜細胞の異型と増殖を特徴とする疾患群である絨毛性疾患は，異常妊娠である胞状奇胎と絨毛性腫瘍〔侵入奇胎，絨毛癌，胎盤部トロホブラスト腫瘍（PSTT），類上皮性トロホブラスト腫瘍（ETT），存続絨毛症〕に分類される。診断は病理所見に基づくが，存続絨毛症のみ臨床診断であり絨毛癌診断スコアを用いて臨床的侵入奇胎，臨床的絨毛癌，奇胎後hCG存続症と診断する。胞状奇胎は奇胎娩出術後のヒト絨毛ゴナドトロピン（hCG）管理が重要である。侵入奇胎は単剤化学療法を行うが，絨毛癌は多剤化学療法を中心とした集学的治療が必要である。

■ 絨毛性疾患の臨床的分類

　絨毛性疾患は，胎盤絨毛細胞を発生母地とする疾患の総称である。『絨毛性疾患取り扱い規約 第3版』[1]に基づき，①胞状奇胎，②侵入胞状奇胎（侵入奇胎），③絨毛癌，④胎盤部トロホブラスト腫瘍 placental site trophoblastic tumor；PSTT，⑤類上皮性トロホブラスト腫瘍 epithelioid trophoblastic tumor：ETT，⑥存続絨毛症の6つに分類される。胞状奇胎は受精異常による妊娠で，全胞状奇胎（全奇胎）と部分胞状奇胎（部分奇胎）に分類される。全奇胎は父親由来の雄核発生二倍体，部分奇胎は2精子受精による三倍体を原因とすることが多い。②〜⑥は絨毛性腫瘍である。絨毛癌は妊娠性絨毛癌と非妊娠性絨毛癌に分類される。ほとんどの絨毛癌は妊娠性であり，なんらかの先行妊娠を伴うが，非常にまれに妊娠中の胎盤内に発生する場合もある（胎盤内絨毛癌）。非妊娠性絨毛癌には，胚細胞性絨毛癌と他癌の分化異常による絨毛癌がある。存続絨毛症は，絨毛性腫瘍が疑われるが病理診断が行えない場合の臨床診断である。

　絨毛性疾患の診断のフローチャートを図1に示す。

図1 絨毛性疾患の診断のフローチャート

胞状奇胎後の一次管理と二次管理，および絨毛性腫瘍の診断方法と治療選択をフローチャートとして示す。一次管理中には，奇胎娩出後5週で1,000mIU/ml，8週で100mIU/ml，24週でカットオフ値の3点を結ぶ判別線を用い，いずれか1つ以上の時点でこの線を上回る場合には，経過非順調型として絨毛性腫瘍を疑う。青の囲み（■）は病理診断による絨毛性腫瘍，黄色の囲み（□）は臨床診断による絨毛性腫瘍である。

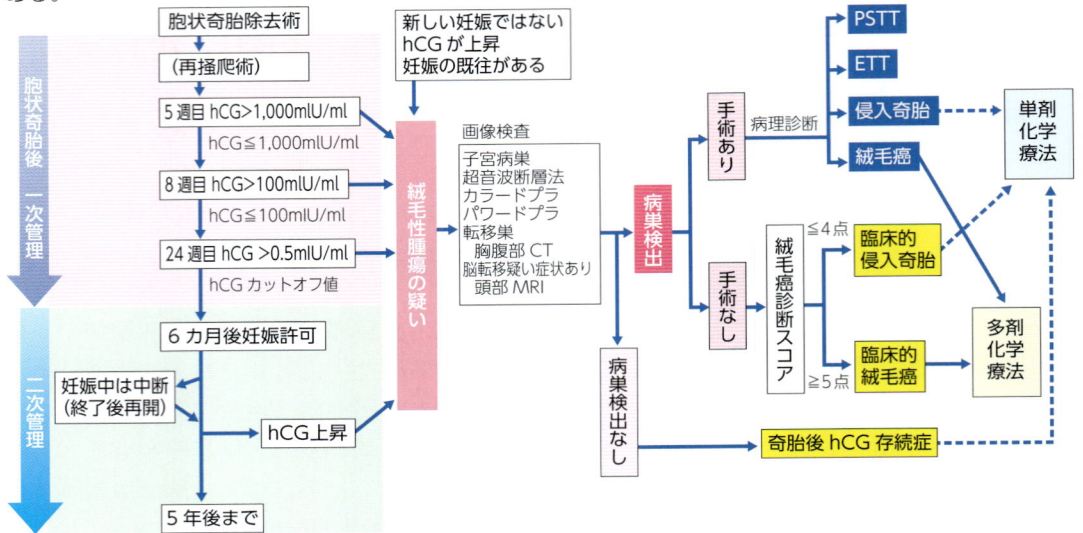

■ 胞状奇胎

診断

　超音波検査やヒト絨毛性ゴナドトロピン human chorionic gonadotropin；hCG測定により胞状奇胎を疑うことが比較的容易であるが，確定診断は組織学的所見に基づく。絨毛における栄養膜細胞 trophoblast の異常増殖と間質の浮腫を特徴とする所見を呈するものと定義される。

　p57^{kip2}あるいはTSSC3抗体を用いた免疫組織染色では，細胞性栄養膜細胞と絨毛の間質細胞の染色が全胞状奇胎では陰性に，部分奇胎と流産では陽性となる[2〜4]。免疫染色は全奇胎の鑑別診断には有用で，染色結果の信頼性は十分高いといえるが，部分奇胎と水腫様流産の鑑別には用いることができず，まれに偽陽性や偽陰性となる症例も認められる（図2）。最も信頼のおける診断法はDNA多型解析である。嚢胞化絨毛を認めた267例の肉眼・病理診断とDNA診断を比較した研究では，診断の一致率は全奇胎では99％であったのに対し，部分奇胎では29％，水腫様流産では24％と低かった[5]。遺伝学的診断に基づいた奇胎後続発症の検討では，三倍体の部分奇胎からの続発は認めなかったとの報告もあるが[5, 6]，絨毛癌の遺伝子解析にて三倍

■ 水腫様流産
→p.213, 294

図2 胞状奇胎の病理所見

全胞状奇胎および部分胞状奇胎のHE染色，p57^{kip2}免疫染色を示す。p57^{kip2}免疫染色では中間型栄養膜細胞はいずれも陽性であるが，細胞性栄養膜細胞（⇧）と絨毛の間質細胞（↑）が全胞状奇胎では陰性，部分胞状奇胎では陽性であることより鑑別診断に有用である。dでは□で囲んだ部分の拡大を図の右下に示す。

a：全胞状奇胎，HE染色

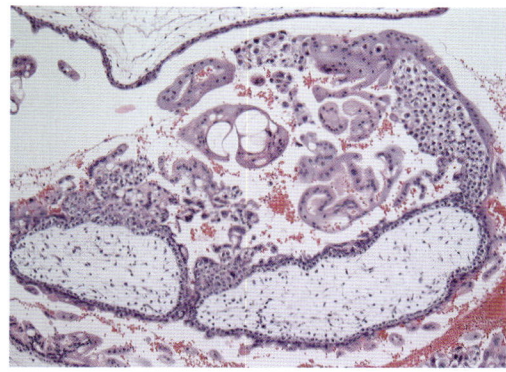

b：部分胞状奇胎，HE染色

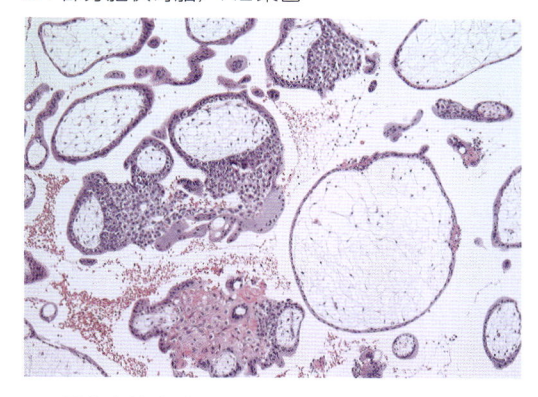

c：全胞状奇胎，p57^{kip2}免疫染色

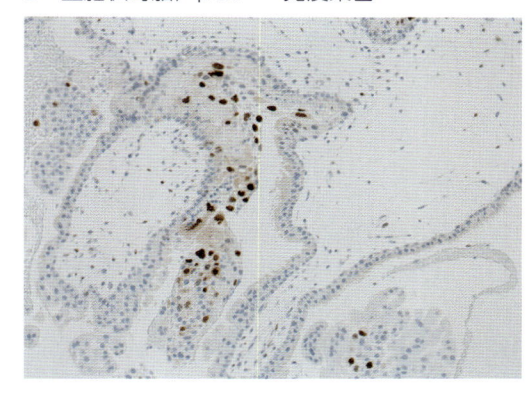

d：部分胞状奇胎，p57^{kip2}免疫染色

体胞状奇胎が原因妊娠であった報告も認める[7]。以上より，部分奇胎や水腫様流産と診断される症例には全奇胎が含まれる可能性があり，特に水腫様流産と胞状奇胎と鑑別することは重要である。免疫染色やDNA解析は鑑別に有用であるが，手技や費用の面から，いまだ一般的な検査とはいえない現状を考慮すると，子宮内容除去術を施行した流産や胞状奇胎症例は，人工流産を含め，病理検査を行うことが望ましく，胞状奇胎疑いあるいは水腫様流産の場合にも慎重な対応および経過観察が必要である。

■ 流産
→p.211「Ⅱ-10胎盤と流産」

治療

胞状奇胎除去術（子宮内容除去術）を行い，診断を確定する。わが国では，腫大した妊娠子宮における子宮穿孔を避け，子宮内腔の空虚化をはかる目的として除去術を2回行ってきたが，欧米における胞状

奇胎の治療では除去術は原則1回である。奇胎後続発症の発症率は，全患者に2回手術を行った場合には13.7 〜 17.1%，1回の場合には14.0 〜 24.2%と報告されている[8]。

胞状奇胎除去術後の一次管理

hCGがカットオフ値に至るまでの一次管理は，主に侵入奇胎の発症を診断することが目的である。奇胎娩出後1 〜 2週間隔で血中hCGを測定し下降を確認する。hCGの測定には血液を用い，測定単位はng/mlではなくmIU/mlを用いる。1 ng/mlは9.3 mIU/mlに換算されるためである[1]。5週で1,000 mIU/ml，8週で100 mIU/ml，24週でカットオフ値の3点を結ぶ判別線を用い，いずれか1つ以上の時点でこの線を上回る場合には，絨毛性腫瘍を疑い，画像検査を行い，病巣の検出に努める。24週間経過後にカットオフ値に至らない症例でも，hCG値の下降が継続している場合には自然寛解の可能性が示されている。Gillespieら[9]は4,257人の胞状奇胎患者のうち24週後以降に化学療法を要した症例は28例，自然寛解症例が17例あったと報告している。Agarwalら[10]の報告では，奇胎娩出後6カ月でもhCGが検出される76症例のうち，65例は経過観察のみでカットオフ値に至った。

胞状奇胎娩出後の二次管理

胞状奇胎や侵入奇胎の寛解後に発症する絨毛癌を診断するために，二次管理が必要である。血中hCGがカットオフ値以下であることを3 〜 4カ月ごと，5年間は確認する。胞状奇胎患者の追跡調査[11]では，侵入奇胎の97.8%が奇胎娩出後から6カ月目までに診断されたのに対して，絨毛癌診断の累積百分率が94.3%に達したのが4年であった。二次管理中に新たに妊娠した場合，妊娠終了後（流産後や分娩後）には血中hCG値の正常化を確認する。

■ 絨毛性腫瘍

病理診断に基づく絨毛性腫瘍 (図3)

侵入奇胎は胞状奇胎絨毛が子宮筋層に侵入した腫瘍であるため，胞状奇胎後の一次管理中に発症する。しかし，胞状奇胎が正しく診断されない場合もあるため，「流産」や「中絶」が先行妊娠となる可能性がある。絨毛癌は栄養膜細胞の腫瘍化により発生する悪性腫瘍であり，あらゆる種類の妊娠後に起こりうる。絨毛の中間型栄養膜細胞 intermediate trophoblast；ITから分化した着床部ITと絨毛膜無毛部ITから発生した腫瘍が，それぞれ，PSTTとETTと考えられる[12]。PSTTの頻度は絨毛性疾患の0.2 〜 2%，ETTはさらにまれな疾患

図3 絨毛性腫瘍の病理所見（HE染色）

侵入胞状奇胎と絨毛癌では細胞性栄養膜細胞，合胞体栄養膜細胞，中間型栄養膜細胞由来の腫瘍細胞を認める。中間型栄養膜細胞由来の腫瘍である胎盤部トロホブラスト腫瘍では平滑筋束を押し分けるように増殖し，類上皮トロホブラスト腫瘍では胞巣状から索状に増殖し上皮様の形態を保ったまま浸潤する。

a：侵入胞状奇胎

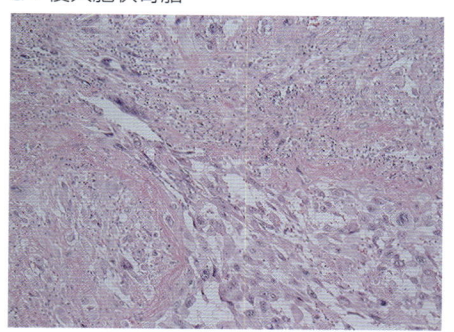

b：絨毛癌

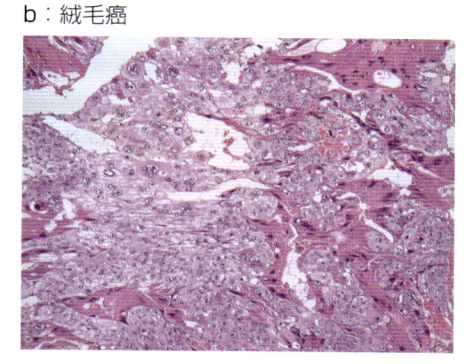

c：胎盤部トロホブラスト腫瘍

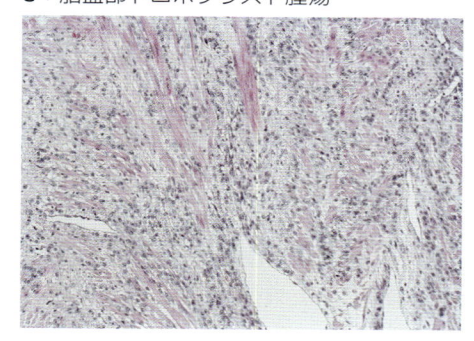

d：類上皮トロホブラスト腫瘍

（写真提供：名古屋第二赤十字病院病理診断部　前田永子先生）

である。わが国ではPSTTは1995年より，ETTは2011年より絨毛性疾患の分類に正式に含まれるようになった。

存続絨毛症

絨毛性腫瘍が疑われるが病理組織検査が行えない場合に，存続絨毛症と診断し精査を行う。画像検査で病変が認められる場合には，絨毛癌診断スコア[1]に基づき臨床的侵入奇胎または臨床的絨毛癌，病変が認められない場合には奇胎後hCG存続症と診断される。組織学的に診断された侵入奇胎459例と絨毛癌350例における絨毛癌診断スコアの正診率は，臨床的侵入奇胎は94.1％，臨床的絨毛癌は91.4％であり[13]，わが国の臨床診断は病理診断に基づいた診断といえる。国際的には，PSTTとETTを除く絨毛性腫瘍をgestational trophoblastic neoplasia（GTN）とよび，FIGO 2000 staging and scoring system（表1）に基づきlow-risk GTNとhigh-risk GTNに分類される[14]。low-risk GTNは臨床的侵入奇胎に，high-risk GTNは臨床的絨毛

表1 FIGO 2000 staging and risk factor scoring system for gestational trophoblastic neoplasia（GTN）

FIGO staging	
Stage Ⅰ	病巣は子宮に限局
Stage Ⅱ	病巣が子宮外に進展，ただし付属器，腟，広靱帯に限局している
Stage Ⅲ	肺転移の存在，ただし内性器の病巣の有無は問わない
Stage Ⅳ	その他の部位への転移の存在

FIGO scoring				
スコア	0	1	2	4
年齢	40歳未満	40歳以上	–	–
先行妊娠	胞状奇胎	流産	正期産	–
潜伏期	4カ月未満	4〜7カ月未満	7〜13カ月未満	13カ月以上
治療前hCG値 (mIU/ml)	〜10^3未満	10^3〜10^4未満	10^4〜10^5未満	10^5以上
腫瘍の最大径	3cm未満	3〜5cm未満	5cm以上	
転移部位	肺	脾臓・腎臓	消化管	肝臓・脳
転移の個数	–	1〜4	5〜8	＞8
効果不良の既往化学療法	–	–	単剤化学療法	多剤化学療法

＊注1：合計スコア6点以下をlow risk GTN，7点以上をhigh risk GTNとし，前者では単剤化学療法を，後者では多剤化学療法を推奨している。

＊注2：表記の方法は，Stageはローマ数字，risk scoreの合計はアラビア数字で書き，その間にコロンを置く。たとえばStageⅡ：10のように記す。

（文献14より作成）

癌におおむね相当するが，FIGO systemは治療選択のためのスコアである。絨毛癌や侵入奇胎と病理診断された症例でもscoringによってlow-risk GTNであれば単剤化学療法，high-risk GTNであれば多剤化学療法を行う。

治療

　侵入奇胎，臨床的侵入奇胎および奇胎後hCG存続症はメトトレキサートmethotrexate；MTXまたはアクチノマイシンD actinomycin D：ACTDによる単剤治療を第一選択とする。7つのランダム化比較試験を総合的に解析したメタアナリシスでは，初回治療寛解率はACTDのほうがMTXより高かったが[15]，MTXは有害事象が少なく脱毛や嘔気をほとんど認めない。レジメン変更が必要な場合には，第一選択がMTXであればACTDに，ACTDであればMTXに変更する。さらに変更が必要な場合にはエトポシドetoposide；ETP単剤療法または多剤併用療法とする。

　絨毛癌または臨床的絨毛癌の治療には，MTX，ETP，ACTDの3剤を含むEMA/CO療法[16]，またはMEA療法[17]が初回治療の第一選択となる。いずれも初回寛解率は75〜85％である。第二選択としては，EMA/CO抵抗性の34例において88％の寛解率を認めたEP/EMA療法[18]が挙げられる。そのほかにTP/TE療法[19]，BEP

■ EMA/CO
エトポシド，メトトレキサート，アクチノマイシンD，シクロホスファミド，ビンクリスチン

■ MEA
メトトレキサート，エトポシド，アクチノマイシンD

■ EP/EMA
エトポシド，シスプラチン／エトポシド，メトトレキサート，アクチノマイシンD

■ TP/TE
パクリタキセル，シスプラチン／パクリタキセル，エトポシド

■ BEP
ブレオマイシン，エトポシド，シスプラチン

療法[20, 21] などの化学療法や手術，放射線治療などの集学的治療を要する。脳転移症例では，緊急時には開頭術を行うが，多剤併用療法を優先し，最近では全脳照射より定位照射が併用されている。絨毛性腫瘍難治例に対し，高用量化学療法[22] や免疫チェックポイント阻害薬[23] を用いた報告を認めるが，いまだ確立した治療法とはいえない。

■ 免疫チェックポイント阻害薬
→p.414「絨毛性腫瘍の免疫寛容と標的免疫治療」

文献

1) 日本産科婦人科学会，日本病理学会編．絨毛性疾患取扱い規約第3版．金原出版，東京，2011．

2) Fukunaga M: Immunohistochemical Characterization of p57KIP2 expression in early hydatidiform moles. Hum Pathol 2002; 33: 1188–92.

3) Kihara M, Matsui H, Seki K, et al: Genetic origin and imprinting in hydatidiform moles. Comparison between DNA polymorphism analysis and immunoreactivity of p57KIP2. J Reprod Med 2005; 50: 307–12.

4) Kato H, Matsuda T, Hirakawa T, et al: Differential diagnosis between complete and partial mole by TSSC3 antibody completely correlates to DNA diagnosis. Diagn Mol Pathol 2005; 14: 164-9.

5) Kaneki E, Kobayashi H, Hirakawa T, et al: Incidence of postmolar gestational trophoblastic disease in androgenetic moles and the morphological features associated with low risk postmolar gestational trophoblastic disease. Cancer Sci 2010; 101: 1717-21.

6) Niemann I, Hansen ES, Sunde L: The risk of persistent trophoblastic disease after hydatidiform mole classified by morphology and ploidy. Gynecol Oncol 2007; 104: 411-5.

7) Seckl MJ, Fisher RA, Salerno G, et al: Choriocarcinoma and partial hydatidiform moles. Lancet 2000; 356: 36-9.

8) Kan M, Yamamoto E, Niimi K, et al: Gestational Trophoblastic Neoplasia and Pregnancy Outcome After Routine Second Curettage for Hydatidiform Mole: A Retrospective Observational Study. J Reprod Med 2016; 61: 373-9.

9) Gillespie AM, Kumar S, Hancock BW: Treatment of persistent trophoblastic disease later than 6 months after diagnosis of molar pregnancy. Br J Cancer 2000; 82: 1393-5.

10) Agarwal R, Teoh S, Short D, et al: Chemotherapy and human chorionic gonadotropin concentrations 6 months after uterine evacuation of molar pregnancy: a retrospective cohort study. Lancet 2012; 379: 130-5.

11) 友田豊，後藤節子：絨毛性疾患の診断と治療．pp29，永井書店，1996．

12) Shih IM, Kurman RJ: The pathology of intermediate trophoblastic tumors and tumor-like lesions. Int J Gynecol Pathol 2001; 20: 31-47.

13) 絨毛性疾患登録委員会報告．日産婦誌 1987；39：871-80．

14) Ngan HY: The practicability of FIGO 2000 staging for gestational trophoblastic neoplasia. Int J Gynecol Cancer 2004; 14: 202-5.

15) Lawrie TA, Alazzam M, Tidy J, et al: First-line chemotherapy in low-risk gestational trophoblastic neoplasia. Cochrane Database Syst Rev 2016; 6: CD007102.

16) Bower M, Newlands ES, Holden L, et al: EMA/CO for high-risk gestational trophoblastic tumors: results from a cohort of 272 patients. J Clin Oncol 1997; 15: 2636-43.

17) Matsui H, Suzuka K, Iitsuka Y, et al: Combination chemotherapy with methotrexate, etoposide, and actinomycin D for high-risk gestational trophoblastic tumors. Gynecol Oncol 2000; 78: 28-31.

18) Newlands ES, Mulholland PJ, Holden L, et al: Etoposide and cisplatin/etoposide, methotrexate, and actinomycin D (EMA) chemotherapy for patients with high-risk gestational trophoblastic tumors refractory to EMA/cyclophosphamide and vincristine chemotherapy and patients presenting with metastatic placental site trophoblastic tumors. J Clin Oncol 2000; 18: 854-9.

19) Wang J, Short D, Sebire NJ, et al: Salvage chemotherapy of relapsed or high-risk gestational trophoblastic neoplasia (GTN) with paclitaxel/cisplatin alternating with paclitaxel/etoposide (TP/TE). Ann Oncol 2008; 19: 1578-83.

20) Lurain JR, Nejad B: Secondary chemotherapy for high-risk gestational trophoblastic neoplasia. Gynecol Oncol 2005; 97: 618-23.

21) Song SQ, Wang C, Zhang GN, et al: BEP for high-risk gestational trophoblastic tumor: results from a cohort of 45 patients. Eur J Gynaecol Oncol 2015; 36: 726-9.

22) Yamamoto E, Niimi K, Fujikake K et al: High-dose chemotherapy with autologous peripheral blood stem cell transplantation for choriocarcinoma: A case report and literature review. Mol Clin Oncol 2016; 5: 660-4.

23) Ghorani E, Kaur B, Fisher RA et al: Pembrolizumab is effective for drug-resistant gestational trophoblastic neoplasia. Lancet 2017; 390: 2343-5.

■ 胞状奇胎の画像診断

熊本大学大学院生命科学研究部産科婦人科学講座　**大場　隆**

胞状奇胎に典型的な超音波断層法所見はmultivesicularあるいはmultibubble patternとされるが，妊娠早期の胞状奇胎は必ずしも全体が胞状化しておらず，肥厚した絨毛が不規則に膨隆している。部分胞状奇胎の超音波断層法所見は全胞状奇胎より多彩で，枯死卵あるいは子宮内胎児死亡と臨床診断されていることが多い。妊娠中期以降も胎児が生存している場合には胎児共存奇胎や間葉性異形成胎盤等との鑑別を要する。

■ 変容する胞状奇胎の臨床像

わが国における胞状奇胎の発生は減少傾向にあり，さらに絨毛性疾患の登録管理システムが普及した現在，胞状奇胎とそれに続発する絨毛性疾患の管理に難渋することは少なくなった。その一方でわれわれが遭遇する胞状奇胎の臨床像は変容している。

胞状奇胎の画像診断に中心的な役割を果たすのは超音波断層法で，増大した子宮内に充満する嚢胞化した絨毛（**図1**）を捉えたmultivesicularあるいはmultibubble pattern（**図2**）とよばれる所見が胞状奇胎の典型的な超音波断層法所見であった。

妊娠早期の胞状奇胎（妊娠早期胞状奇胎）は胞状化しておらず，multivesicular patternを呈さない。妊娠の経過とともに一部の絨毛が小さな嚢胞を形成するようになり，これが徐々に増加，増大して胞状奇胎の典型的な超音波断層法像を呈するに至る。胞状化が起こる前に子宮内容除去術が行われ，組織学的評価が省略された場合には，胞状奇胎として扱われず，続発する絨毛癌が見逃されるおそれがある。

■ 全胞状奇胎

妊娠早期の全胞状奇胎では嚢胞は目立たず，子宮内のエコーフリースペースを伴って，肥厚した絨毛が子宮内腔方向へ不規則に膨隆している（**図3**）。一部の症例では胎嚢様の構造を認める（**図4**）。絨毛膜と

■ **multivesicular (multibubble) pattern**
超音波断層法により子宮内容が多胞（泡）状の構造物として観察されるもので，胞状奇胎を強く示唆する所見である。

図1 全胞状奇胎の肉眼所見

ほぼすべての絨毛が嚢胞状に拡張しており，その大部分は径が2mm以上である。

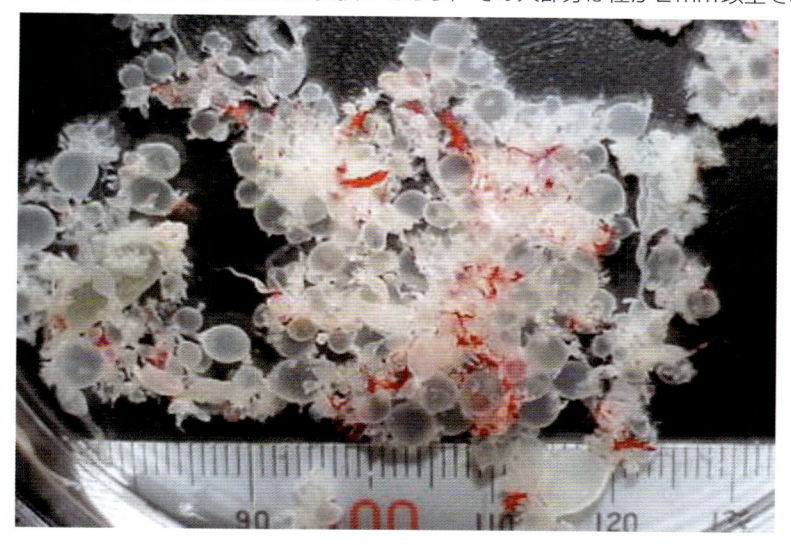

図2 全胞状奇胎：経腹超音波断層法

子宮内はmultivesicular patternを呈する構造によって占拠され，胎嚢や胎児は認められない。

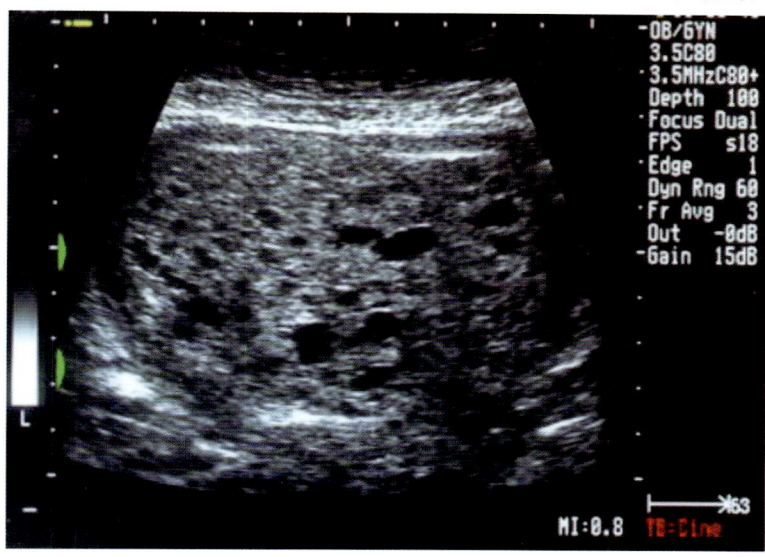

筋層との境界は明瞭である。卵黄嚢や胎芽・胎児は認められない。

　超音波断層法による妊娠早期全胞状奇胎の診断の感度は近年になって9割近くに高まってきたが，正常二倍体の流産であっても妊娠早期胞状奇胎に類似した超音波断層法所見を呈することがあり，組織学的な確認は必須である。

図3

妊娠早期胞状奇胎：
経腟超音波断層法
（妊娠8週/最終月経起算）

嚢胞は目立たず，肥厚した絨毛
が子宮内腔方向へ不規則に膨隆
している。

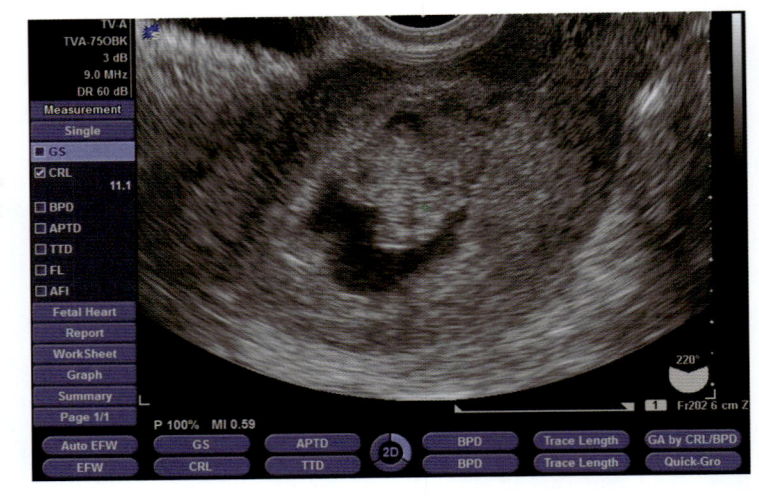

図4

妊娠早期胞状奇胎：
経腟超音波断層法
（妊娠9週/最終月経起算）

胎嚢に類似した構造を認める
が，絨毛膜は厚く子宮内腔方向
へ不規則に膨隆し，小さいが比
較的大きさの揃った円形の嚢胞
が散在する。

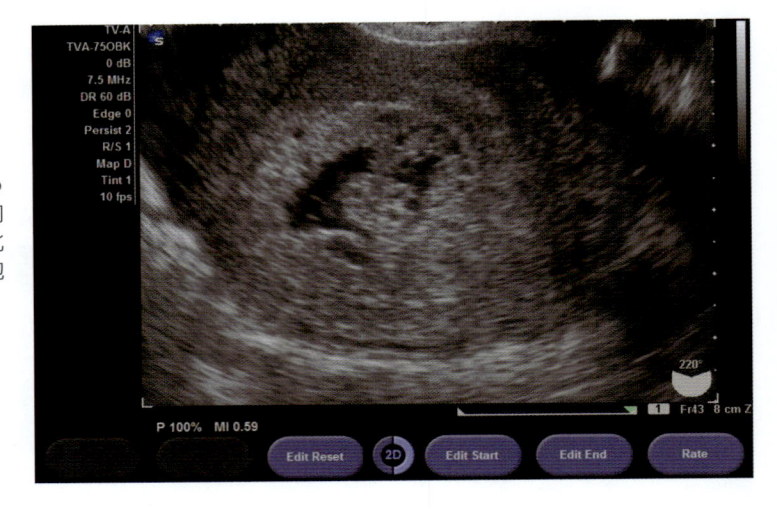

■ 部分胞状奇胎

　　子宮内に胎嚢，卵黄嚢，次いで胎芽が観察されたのちに絨毛の部分
的な嚢胞化が観察されることが多い（図5）。一般に部分胞状奇胎の胎
芽は三倍体であるため妊娠初期に胎児死亡に至るが，その時点で絨毛
が典型的なmultivesicular patternを呈していない場合は，自然流
産として扱われてしまうおそれがある。

　　部分胞状奇胎の画像所見は全胞状奇胎より多彩である。部分胞状奇
胎であっても胎芽や胎児を伴わず，画像では全胞状奇胎との鑑別が困
難な症例もある一方で，正常妊娠の絨毛膜中に観察されるエコーフ
リースペース（図6）が過剰診断されるおそれもある。部分胞状奇胎
が疑われる場合でも，胎児が生存している場合には安易な説明や介入
は避け，超音波断層法とhCG定量を行いながら慎重に経過観察する

必要がある。

　妊娠中期になっても胎児が生存し絨毛がmultivesicular pattern を呈する場合には胎児共存奇胎，間葉性異形成胎盤placental mesenchymal dysplasia；PMDなどとの鑑別を要する。鑑別にはMRIが有用である。

■ 間葉性異形成胎盤placental mesenchymal dysplasia；PMD
胎盤の巨大化と多嚢胞状の変化を呈する胎盤の形態異常で，発症にはインプリンティング異常が関与している。児の雌性やBeckwith-Wiedemann症候群（BWS）と関連し，また胎児発育不全や早産，胎児死亡の危険が高いことが知られる。

図5

部分胞状奇胎：
経腹超音波断層法
（妊娠9週／最終月経起算）

絨毛は全体に肥厚し，一部（矢印）に嚢胞状構造が認められる。

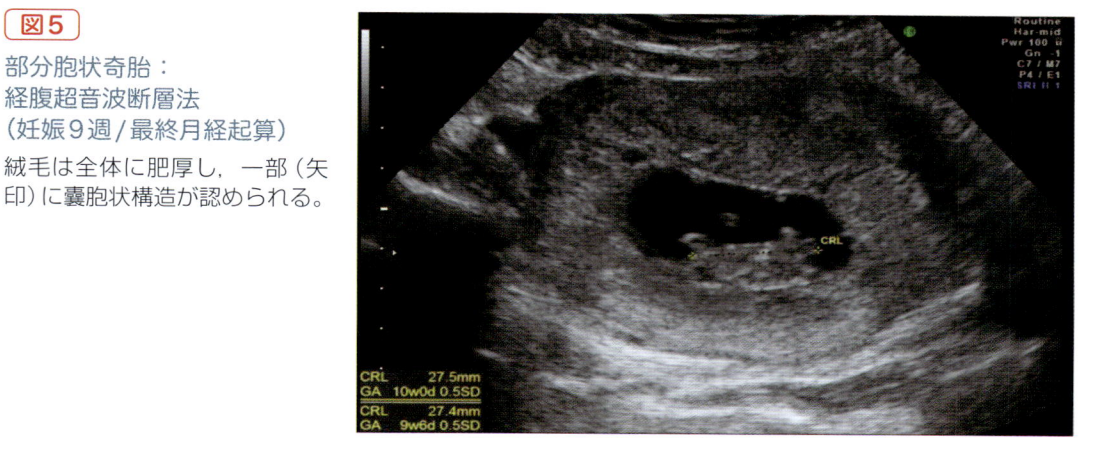

図6

正常妊娠（切迫流産）：
経腟超音波断層法
（妊娠9週／CRL起算）

絨毛膜に多嚢胞状のエコーフリースペース（⇩）が観察されるが，壁側脱落膜側に限局しており，大小・辺縁が不整で互いに連続している。

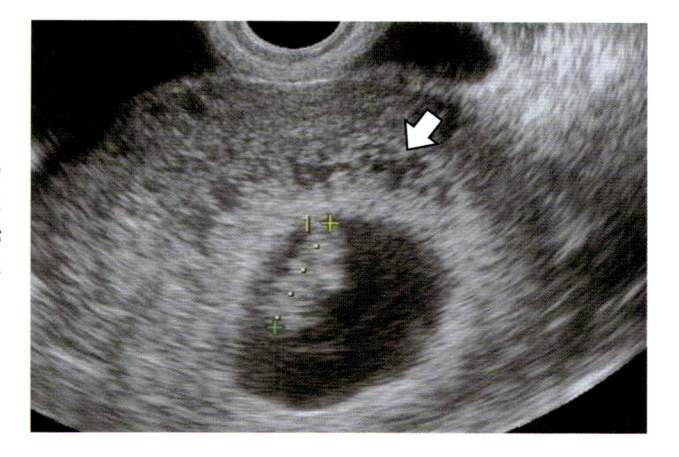

文献

1) 絨毛性疾患の地域登録．日本産科婦人科学会，日本病理学会編．絨毛性疾患取扱い規約 第3版．p76-83，金原出版，東京，2011．

2) Ruá S, Comino A, Fruttero A, et al: DNA flow cytometric analysis of abortion. A simple method for detection of triploidy and tetraploidy in the trophoblastic cells. Pathologica Pathologica 1995; 87(2): 107-11.

3) Berkowitz RS, Goldstein DP, Bernstein MR: Natural history of partial molar pregnancy. Obstet Gynecol 1985; 66(5): 677-81.

4) Miyoshi J, Ohba T, Fukunaga M, et al. Clinical features of early-stage nonhydropic mole for diagnosis of persistent trophoblastic disease. Obstet Gynecol 2011; 118(4): 847-53.

5) Sebire NJ, Rees H, Paradinas F, et al: The diagnostic implications of routine ultrasound examination in histologically confirmed early molar pregnancies. Ultrasound Obstet Gynecol 2001; 18(6): 662-5.

6) Kirk E, Papageorghiou AT, Condous G, et al: The accuracy of first trimester ultrasound in the diagnosis of hydatidiform mole. Ultrasound Obstet Gynecol 2007; 29(1): 70-5.

絨毛性疾患の病理

新百合ヶ丘総合病院病理診断科　　**福永　真治**

胞状奇胎は絨毛での栄養膜細胞trophoblastの異常増殖と間質の浮腫を特徴とする。全胞状奇胎，部分胞状奇胎，侵入奇胎に分類され，特に全胞状奇胎の正確な診断が肝要である。妊娠性絨毛癌は出血壊死が高度であり，細胞性栄養膜細胞，合胞体栄養膜細胞，中間型栄養膜細胞の増殖よりなる。胎盤部トロホブラスト腫瘍（PSTT）では中間型栄養膜細胞のシート状，血管周囲性の増殖，平滑筋線維を分け入るような増殖像が特徴的ある。類上皮性トロホブラスト腫瘍（ETT）では中間型栄養膜細胞の索状，上皮様の増殖と地図状の壊死ないし硝子様変性を認める。

■ 胞状奇胎
hydatidiform mole

■ 胞状奇胎

栄養膜細胞の異常増殖と間質の浮腫を特徴とする絨毛病変をいう[1,2]。絨毛性疾患の病理学的分類を**表1**で示す[1]。超音波検査の普及に伴い異常妊娠や奇胎が早期（12週以下）に掻爬されるため，絨毛の浮腫や栄養膜細胞の増殖が軽度のことが多い。肉眼的に常に嚢胞状を示すとも限らないため組織学的検索が必須であり，組織学的に全奇胎が部分奇胎，部分奇胎が水腫様流産hydropic abortionと誤診されやすい[3,4]。

表1 絨毛性疾患の病理学的分類

絨毛性疾患の病理学的分類（絨毛性疾患取り扱い規約，2011年）
1. 胞状奇胎　hydatidiform mole
（1）全胞状奇胎 complete mole （2）部分胞状奇胎 partial mole （3）侵入胞状奇胎 invasive mole
2. 絨毛癌　choriocarcinoma
3. 中間帯トロホブラスト腫瘍　intermediate trophoblastic tumor
（1）胎盤部トロホブラスト腫瘍 　　placental site trophoblastic tumor；PSTT （2）類上皮性トロホブラスト腫瘍 　　epithelioid trophoblastic tumor；ETT

（文献1より引用）

全胞状奇胎（全奇胎）

　肉眼的に典型例では大部分の絨毛が腫大し，ブドウの房状を呈する．

　組織学的には大部分の絨毛間質が水腫状変化を示し，絨毛の輪部は不規則で八ツ頭状絨毛が比較的特徴的である。栄養膜細胞の増殖が高範囲に認められ，細胞性栄養膜細胞，合胞体栄養膜細胞，および中間型栄養膜細胞の増埴よりなる。間質では槽形成，栄養膜細胞の間質での封入像，間質細胞の増生，毛細血管の増生，間質細胞の核崩壊像を認める[3, 4]（**図1，2**）。通常，絨毛の線維化を認めない。組織像と存続絨毛症リスクの相関性はない。

　まれに全奇胎で胎児成分を認めることがあるが，多胎の一方が全奇胎のことが多い。

部分胞状奇胎（部分奇胎）

　肉眼的また組織学的に正常と水腫状腫大を呈する2種の絨毛がみられる。後者は輪郭が不規則で貝殻模様を示し，間質に槽形成，栄養膜

■ 全胞状奇胎
complete hydatidiform mole

■ 部分胞状奇胎
partial hydatidiform mole

図1 全胞状奇胎

大部分の絨毛の浮腫，絨毛の不規則な輪部，高範囲の栄養膜細胞の増埴を認める。

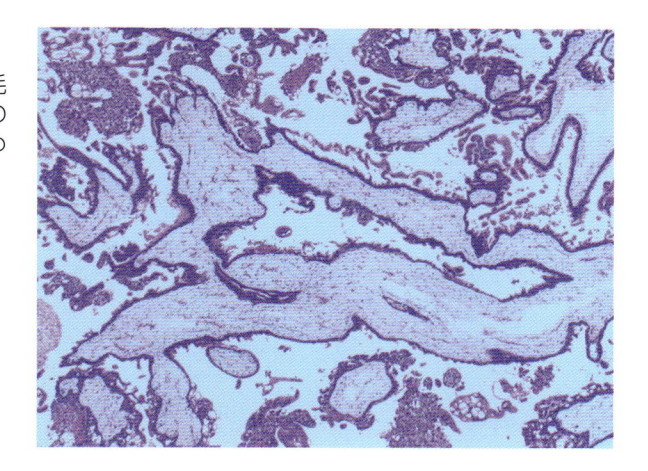

図2 全胞状奇胎

栄養膜細胞の増埴，間質細胞の増生，毛細血管の増生を認める。

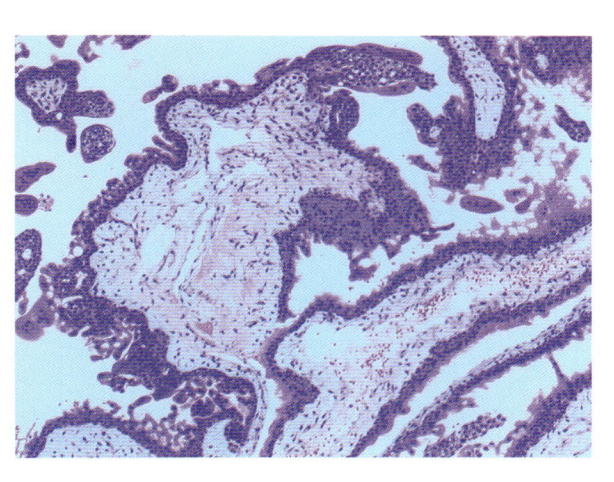

細の封入像や胎児の有核赤血球をいれる血管（約90％の症例）を認めることが多い[5]（図3）。栄養膜細胞の増殖は必ず存在するが，局所性で軽度である。通常，胎児成分が存在する。

　存続絨毛性疾患のリスクは，全胞状奇胎で15％～29％，部分奇胎では0.5～5％である[2]。よって全胞状奇胎の正確な診断が肝要である。両者の鑑別要点は，水腫性変化がびまん性か部分的か，栄養膜細胞の増殖が広範囲か局所的か，間質細胞や毛細血管の増生，絨毛間質の線維化そして胎児成分の有無である。部分奇胎，水腫様流産，通常の妊娠絨毛においては，免疫組織学的に細胞性栄養膜細胞と絨毛の間質細胞の核が$p57^{kip2}$に陽性であるが，全奇胎（雄核発生）においてはこれらの細胞は陰性である[6]（図4）。部分奇胎と水腫様流産の鑑別が問題になる。水腫様流産では浮腫の程度が弱く輪郭は円形・卵円形であり，栄養膜細胞の増殖は認めない（図5）。部分奇胎でみられる two population villi と対照的である。

■ two population villi
軽度の栄養膜細胞の増生を伴う浮腫の絨毛と，ほぼ正常の絨毛を認める。

図3 部分胞状奇胎

正常と水腫状腫大を呈する2種の絨毛がみられ，後者では槽形成，栄養膜細胞の封入像や局所性の軽度の栄養膜細胞の増生をみる。

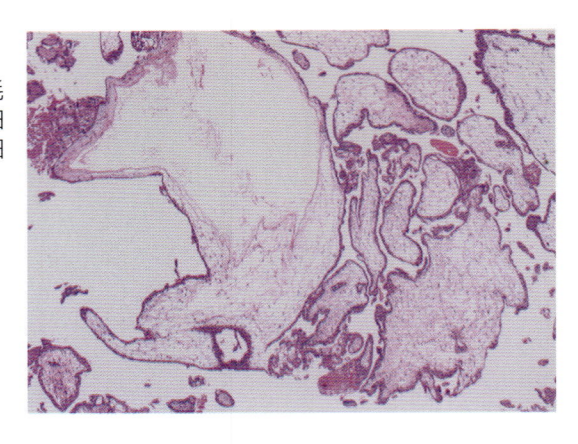

図4 全胞状奇胎のp57免疫染色

細胞性栄養膜細胞と絨毛の間質細胞の核が陰性である。左上部では中間型栄養膜細胞が陽性である（↑）。

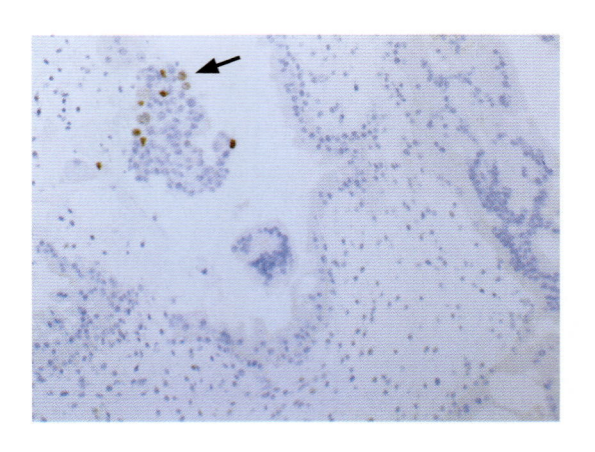

図5 水腫様流産

浮腫の程度が弱く輪郭は円形・卵円形であり，栄養膜細胞の増殖は認めない。

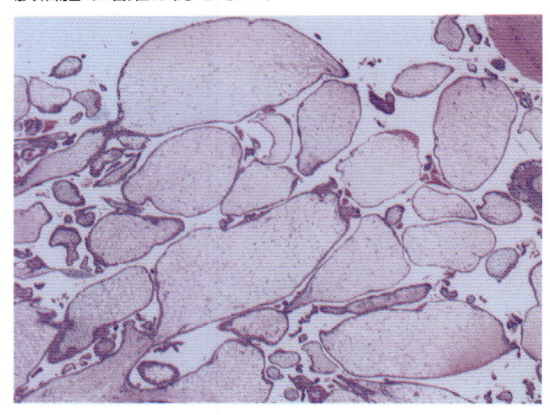

侵入胞状奇胎

子宮筋層やその血管腔，または腟や肺などに代表される遠隔部位に絨毛が存在する病変で，全奇胎のことが多い。筋層内あるいは血管腔内に水腫状絨毛に伴って栄養膜細胞の増殖を認める．侵入奇胎は内膜掻爬材料では組織診断はせず，子宮摘出検体や腟，外陰部や肺などの遠隔部位の検体で行うのが原則である。栄養膜細胞の著明な増殖や細胞異型が強くても，絨毛が確認されれば一般的に絨毛癌は否定される。

■ 侵入胞状奇胎
invasive hydatidiform mole

■ 腫瘍性病変

絨毛癌

妊娠と関連して発生し，細胞性栄養膜細胞，合胞体栄養膜細胞と中間型栄養膜細胞の増殖よりなり絨毛を欠く悪性腫瘍である。非妊娠性絨毛癌との鑑別を常に念頭に置く必要がある。

肉眼的には比較的境界明瞭な球状の腫瘤で，中央部は出血壊死が著しく，周辺に不規則な帯状の腫瘍実質をみる。

組織学的には3種の栄養膜細胞のシート状をみる（図6）。一般に細胞異型は高度で，細胞性ないし中間型栄養膜細胞の核分裂像が高頻度でみられる。腫瘍は固有の間質と栄養血管に乏しい。出血壊死が顕著な症例では栄養膜細胞の増殖が認めにくいことがしばしばあり，腫瘍周辺部からの十分なサンプリングが大切である。原則として内膜掻爬，生検では確定診断をしない。絨毛癌の診断には絨毛形態を伴わないことが診断基準であるが，胎盤内絨毛癌では正常の絨毛が認められ，通常娩出胎盤で偶発的に見つかる。

■ 絨毛癌
gestational choriocarcinoma

■ 胎盤内絨毛癌
intraplacental choriocarcinoma

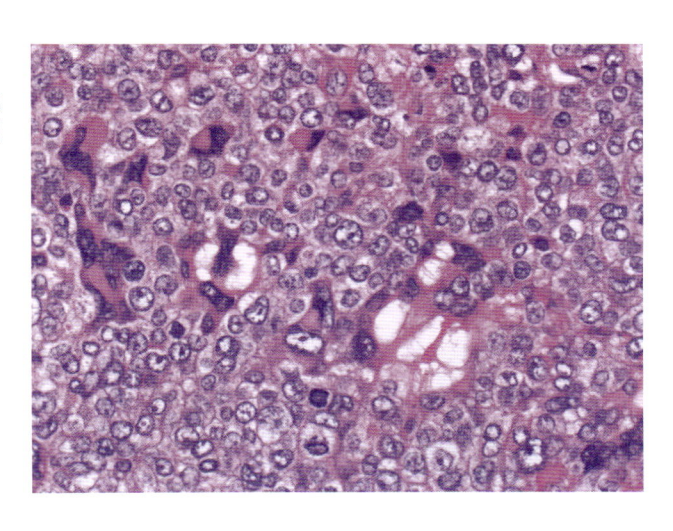

図6 妊娠性絨毛癌
合胞体栄養膜細胞と細胞性ないし中間型栄養膜細胞の密な増殖を認める。

■ 中間型トロホブラスト腫瘍
intermediate
trophoblastic tumor

■ PSTT
placental site
trophoblastic tumor

■ hCG
human chorionic
gonadotropin；ヒト絨毛性
ゴナドトロピン

■ 中間型トロホブラスト腫瘍

胎盤部トロホブラスト腫瘍（PSTT）

　胎盤着床部の中間型栄養膜細胞の増殖により子宮に腫瘤を形成する絨毛性腫瘍をいう[2]。

　正期産後の発症が50 ～ 70％と多い。ときに胞状奇胎後に発症する（10％）。先行妊娠では女児娩出が多い。血中hCG値は軽度上昇するが1,000 mIU/ml以下のことが多い。血中ヒト胎盤性ラクトーゲンhuman placental lactogen；hPLは高値にならないことが多い。

　肉眼的には比較的境界明瞭ないし一部浸潤性の腫瘤の形成をみる。腔内に突出するあるいは筋層内に限局する灰白色の結節をみる。子宮体部や頸部に発生する。腫瘍は軟・充実性で，ときに点状の出血を伴う。

　組織学的には着床部の中間型栄養膜細胞に類似する細胞のシート状増殖をみる。細胞は類円形，多稜形で紡錘形のものも混在する．胞体は豊かで淡明ないし弱好酸性である．核は類円形で単核のものが多いが多核のものも少なからず混在する。2つの増殖パターンが特徴的である。第一に，筋層を破壊することなく平滑筋線維の間隙を分け入るように浸潤増殖する（図7）。第二に，血管内外に増殖し，壁にフィブリノイド変性を伴う（図8）。絨毛を認めることはまれである。内膜掻爬，生検で診断に難渋することが多い。免疫組織化学的に，正常の中間型栄養膜細胞と同様にhPL陽性，サイトケラチン陽性を示し，一部の細胞がβ-hCG陽性である[2]。

　予後不良因子は，先行妊娠より48カ月以上経過し発症，患者の高年齢，大きな腫瘍の形成，筋深層への浸潤，高細胞密度，淡明な細胞質，広範な壊死，核分裂像が5/10 HPF以上である[7]。

図7　胎盤部トロホブラスト腫瘍	図8　胎盤部トロホブラスト腫瘍
好酸性で豊富な細胞質を有する細胞の平滑筋線維の間隙を分け入るような増殖像を特徴とする。	血管内外での腫瘍細胞の増殖とフィブリノイド変性を示す。

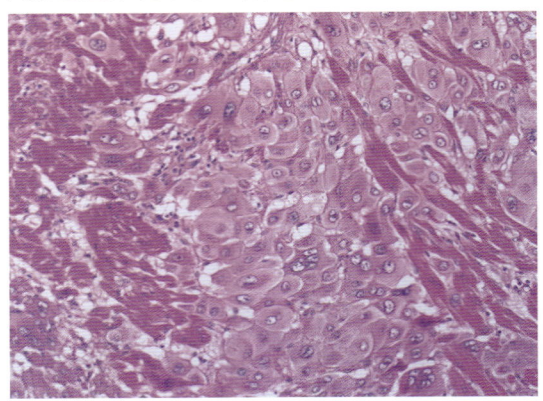

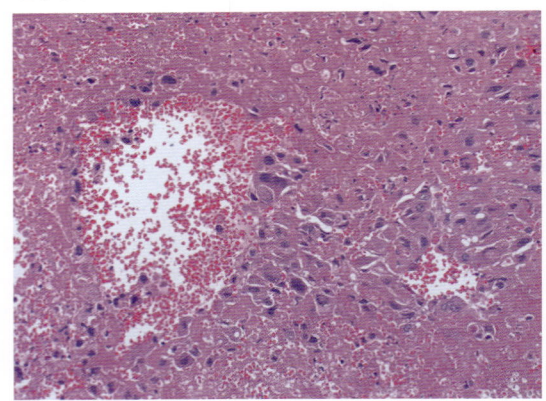

類上皮性トロホブラスト腫瘍（ETT）

　胎盤の絨毛膜部の中間型栄養膜細胞の増殖により，主に子宮に腫瘤を形成する絨毛性腫瘍をいう[2, 8]。

　血中hCGはPSTTと同様に絨毛癌に比して低値である。2,500mIU/ml以下のことが多い。約35％の症例に転移がみられ,肺転移が最も多い。

　肉眼的には境界明瞭な充実性腫瘤で，ときに浸潤性発育を示す。子宮のいずれの部位からも発生し，子宮体下部，子宮頸部に好発する。

　組織学的には，絨毛膜の中間型栄養膜細胞に類似した，ほぼ均一な単核細胞が上皮様，胞巣状，索状配列を示す。地図状，斑状の硝子様物質や壊死を認める（図9）。核分裂像は平均2/10HPFである。免疫組織学的には，hPL，β-hCG, human placental alkaline phosphatase（PLAP），Mel-CAM，inhibin-αが一部陽性である。鑑別診断として，PSTT，子宮頸部の扁平上皮癌，上皮様平滑筋腫瘍が挙げられる。PSTTはp63陰性であるが，ETTはp63陽性である。まれにPSTTや絨毛癌との混合例をみる。

■ ETT
epithelioid trophoblastic tumor

図9 類上皮性トロホブラスト腫瘍

好酸性ないし淡明な細胞質を有する細胞の上皮様，胞巣状，索状配列と地図状の変性壊死を認める。

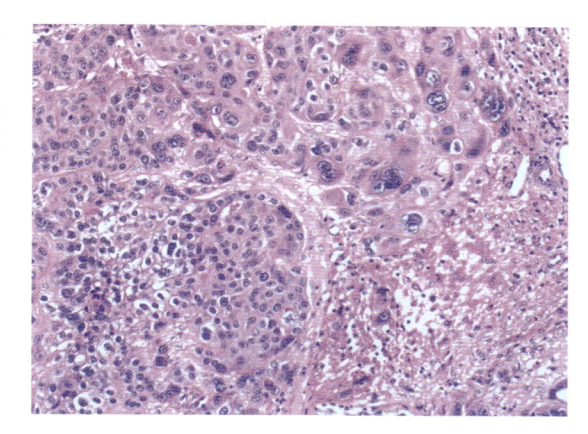

■ 非腫瘍性病変

　中間型トロホブラスト腫瘍との鑑別を要する病変である。

過大着床部 exaggerated placental site

　着床部内膜での中間型栄養膜細胞の過剰な非腫瘍性増殖をいう。組織学的な変化であり，肉眼的，組織学的に結節の形成はない。内膜から筋層にかけて変性を伴う中間型栄養膜細胞，合胞体栄養膜細胞，異型巨核細胞の軽度ないし中等度の増殖を認める。本来の組織構造の破壊はない。増殖細胞間に小型の内膜腺が残存し，またリンパ球の巣状

浸潤や脱落膜細胞が混在し，全体的には多彩な像を呈する（**図10**）。

着床部結節および斑 placental site nodule and plaque

　境界明瞭な小結節ないし斑状の反応性病変で，中間型栄養膜細胞の増殖よりなり，間質に硝子化を伴う。不正出血に対して内膜掻爬がなされ，内膜や筋浅層部に混在して偶然見出されることが多い。通常は顕微鏡的な小結節である。細胞密度が高く細胞異型がみられる場合には，異型着床部結節／斑とよばれる。

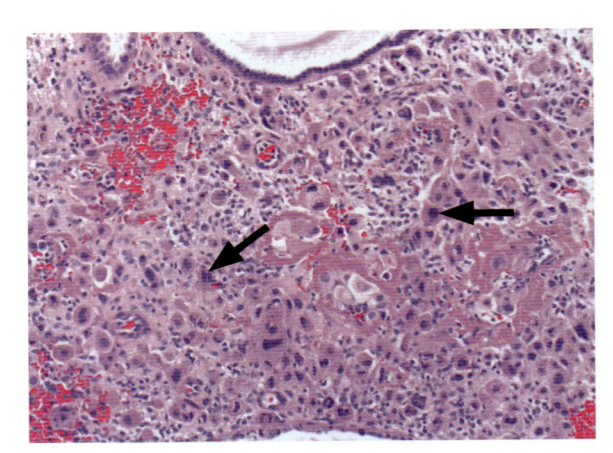

図10 過大着床部
中間型栄養膜細胞（←），リンパ球浸潤，脱落膜細胞が混在し，像が多彩である。

文献

1) 絨毛性疾患取扱い規約．日本産科婦人科学会・日本病理学会 編．金原出版，東京，2011．

2) Hui P, Baergen R, Cheung ANY, et al: M. Gestational trophoblastic disease. In: Kurman RJ, Carcanjiu ML et al. editors. WHO Classification of Tumours of Female Reproductive Organs. p.155-68. IARC, Lyon, 2014.

3) Fukunaga M, Ushigome S, Endo Y: Incidence of hydatidiform mole in a Tokyo hospital: A 5-year (1989-1993) prospective, morphological, and flow cytometric study. Hum Pathol 1995; 26: 758-64.

4) Fukunaga M, Katabuchi H, Nagasaka T, et al: Interobserver and intraobserver variability in the diagnosis of hydatidiform mole. Am J Surg Pathol 2005; 29: 942-7.

5) Fukunaga M: Early partial hydatidiform mole, prevalence, histopathology, DNA ploidy and persistent rate. Virchows Arch 2000; 437: 180-4.

6) Fukunaga M: Immunohistochemical characterization of p57 kip2 expression in early hydatidiform moles. Hum Pathol 2002; 33: 1188-92.

7) Baergen RN, Rutgers JL, Young RH, et al: Placental site trophoblastic tumor: A study of 55 cases and review of the literature emphasizing factors of prognostic significance. Gynecol Oncol 2006; 100: 511-20.

8) Shih IM, Kurman RJ: Epithelioid trophoblastic tumor: a neoplasm distinct from choriocarcinoma and placental site trophoblastic tumor simulating carcinoma. Am J Surg Pathol 1998; 22: 1393-403.

19 絨毛性疾患

■ 胞状奇胎の遺伝学的診断

千葉大学大学院医学研究院生殖医学　**碓井　宏和**

- 全胞状奇胎は雄核発生二倍体，部分胞状奇胎は父2母1のハプロイドを有する三倍体である。
- short tandem repeat多型解析を用いた遺伝学的診断により，正確な診断が可能である。
- 解析に用いる検体（絨毛）は量より質が重要であり，1粒の絨毛で診断可能である。
- 遺伝学的全胞状奇胎の15.1%（35/232），部分胞状奇胎の1.7%（1/60）が続発症を発症した。
- 解析の原理を理解し，ピットフォールとなる症例があることも認識する必要がある。

　胞状奇胎は，絨毛を構成する栄養膜細胞 trophoblast の異常増殖と間質の浮腫を呈する異常妊娠である。胞状奇胎は，全胞状奇胎（全奇胎）と部分胞状奇胎（部分奇胎）に分類される（**図1**）。また流産絨毛の一部は，水腫化を呈するため，鑑別が必要になる。2011年に改訂された『絨毛性疾患取り扱い規約 第3版』では，胞状奇胎の診断は，組織診断で行うと規定され，診断が困難な場合は，免疫染色法や遺伝

図1 胞状奇胎の肉眼所見

a：全胞状奇胎

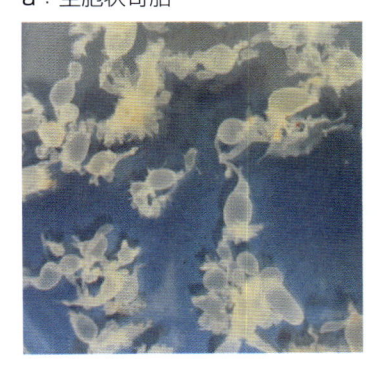

b：部分胞状奇胎

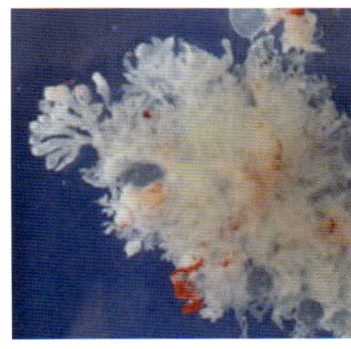

c：流産

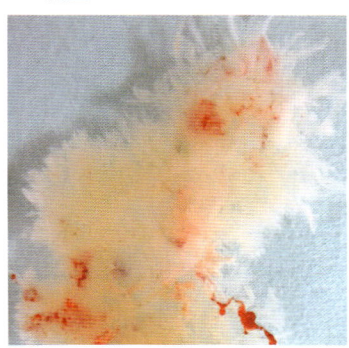

子診断を行うことが望ましいとされた[1]。全奇胎と部分奇胎では続発症リスクが大きく異なるため、鑑別は重要である[2〜4]。胞状奇胎の病理組織診断は、ヘマトキシリン・エオジン（HE）染色単独の診断では難しい場合がある[5,6]。全奇胎の診断には、p57^{kip2}免疫染色が有用であり[7〜17]、日常診療においても取り入れられ始めた。本項では、胞状奇胎の遺伝学的診断、その応用とピットフォールについて概説する。

■ 胞状奇胎の細胞遺伝学的構成

　ヒト生殖では、減数分裂により形成された一倍体である精子と卵子の受精、胚発生、着床を経て、母親の子宮内に新たな個体の発生がスタートする。その結果、絨毛細胞を含めた個々のヒト正常細胞は両親由来二倍体となる。それに対して、全奇胎は雄核発生二倍体、部分奇胎は父2母1のハプロイドを有する三倍体と、正常組織とは大きく異なる細胞遺伝学的構成をとることが知られている（図2）[3,18]。歴史的には、腫大した絨毛が、核型分析により三倍体（69XXY）であることが明らかにされた3症例の報告が第一歩であった[19]。その後も、水腫化した絨毛の核型が、三倍体であるとの報告がなされた[20,21]。全奇胎は二倍体であるため、染色体数の分析だけでは、正常絨毛とは区別がつかない。Qバンド法などの分染法でセントロメア近傍の染色パターンの多型を絨毛組織と患者・パートナーリンパ球間で比較することにより、全奇胎の染色体は父由来であることが明らかにされた[22〜24]。その後、核型解析に加えて、酵素多型などの生化学的多型マーカー・

■ 分染法
染色体分染法は、種々の処理により染色体上に縞模様（バンド）を出現させ、染色体を精密に分析する手技の総称である。ギムザ染色を用いるGバンド法、蛍光色素キナクリンを用いるQバンド法などがある。

図2 胞状奇胎の細胞遺伝学的構成

通常のヒト体細胞・絨毛細胞は、両親由来二倍体であるのに対し、全胞状奇胎は雄核発生二倍体、部分胞状奇胎は父2母1のハプロイドを有する三倍体である。胞状奇胎でも、細胞質遺伝であるミトコンドリアは母性遺伝する。

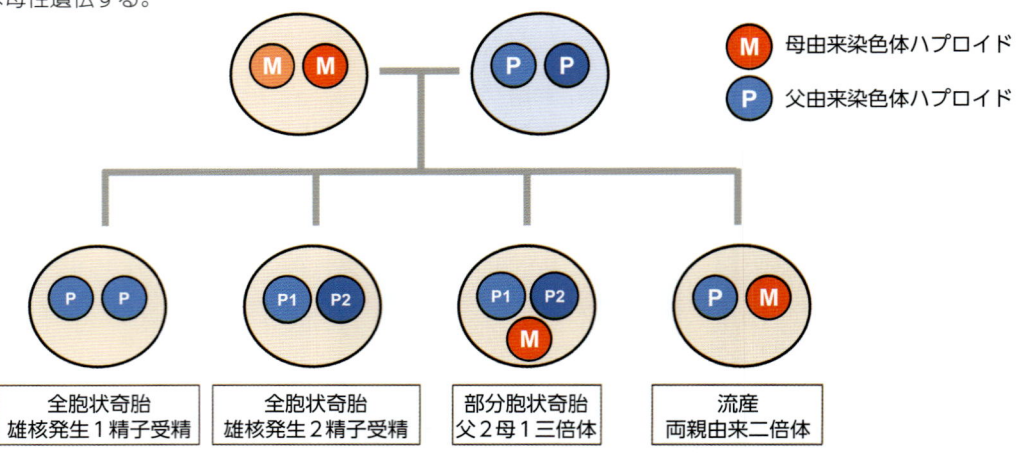

M 母由来染色体ハプロイド
P 父由来染色体ハプロイド

全胞状奇胎　雄核発生1精子受精
全胞状奇胎　雄核発生2精子受精
部分胞状奇胎　父2母1三倍体
流産　両親由来二倍体

DNA多型マーカーの情報も加え，全奇胎は雄核発生二倍体であり，部分奇胎は父2母1の三倍体であることが示された[25〜29]。胞状奇胎の染色体構成の違いを利用した補助診断法（フローサイトメトリー法[30〜43]，fluorescence in situ hybridization（FISH）法[17,44〜48]，chromogenic in situ hybridization（CISH）法[49,50]，DNA多型解析[2,7〜12,36,51〜54]の有用性が多数報告されてきた。最近では，PCR法の原理により少量のサンプルからでも信頼性の高い結果が得られるshort tandem repeat（STR）多型解析が行われている[2,7,55,56]。

■ STR多型解析による遺伝学的診断

　STR多型は，ヒトゲノム上に存在する2塩基から7塩基の配列が2回から数十回反復する繰り返し数の多型である。特に多様性の高い多型部位は，個人識別，親子鑑定など法医学的分野を中心に研究・応用されている[57,58]。ごく少量のサンプルで解析可能であり，経験的には，1粒の絨毛があれば十分に解析可能である。絨毛組織・患者血液およびパートナー血液からゲノムDNAを抽出しテンプレートとする。正しい解析結果を得るためには，絨毛サンプルの量よりも質（脱落膜や血液のコンタミネーションがないこと，絨毛だけを洗浄・単離すること）が大切である。約1ngのゲノムDNAをマルチプレックスSTR-PCRキットを用いて増幅し，PCR産物をキャピラリータイプのDNAシークエンサーで泳動し，各ローカスのアレルパターンを比較することで，その絨毛が遺伝学的に全奇胎か部分奇胎か，もしくは（水腫様）流産か判定可能である（図3）。

■ STR多型解析の応用

　STR多型解析はHE染色・p57^{kip2}による免疫染色を用いても判定が困難な，部分奇胎と流産の鑑別に特に有用であり，全奇胎・部分奇胎・流産の区別が正確に可能である。全奇胎，部分奇胎からの続発症発生率は，13.2〜32.4％，0〜7.7％とそれぞれ報告されている[2,4,55,56,59〜70]。報告によるばらつきは，①胞状奇胎の診断（全奇胎・部分奇胎が正確に診断されていない），②続発症の診断の差違などが関係していると考えられる。筆者らの施設で2001〜2005年の間に存続絨毛症として治療した症例の先行妊娠組織のうち解析が可能であった20例（全奇胎9例，部分奇胎9例，水腫様流産2例）をp57^{kip2}免疫染色で再評価したところ，全症例がp57^{kip2}免疫染色陰性であった[71]。このことは，肉眼診断とHE染色単独での病理組織診断では全奇胎・部分奇胎の鑑別が難しい場合があることを示している。また遺伝学的部分奇胎から存続絨毛症が発生することはきわめてまれ

■ ローカス
ゲノム，染色体または連鎖地図上の遺伝子や多型マーカーの位置のことを遺伝子座（locus：ローカス）とよぶ。

■ アレル
相同の遺伝子座にあり，異なる遺伝情報を有する遺伝子や多型をアレル（対立遺伝子）とよぶ。ヒトは二倍体であるため，それぞれの遺伝子座について，原則2つのアレルを有する。

図3 Short tandem repeat PCR解析例（キャピラリーシークエンサーによる電気泳動図）

上段は母，中段は絨毛，下段は父のSTR-PCRフラグメントの電気泳動図を示している。解析した16ローカスから5ローカス（D3S1358，TH01，D21S11，D18S51，Penta E）のデータを示した。点線は父由来が確実であるアレル，黒矢印は母由来が確実であるアレルを示している。
a：全奇胎（雄核発生1精子受精），b：全奇胎（雄核発生2精子受精）。雄核発生1精子受精は，すべてのローカスが1アレル（シングルピーク）である。雄核発生2精子受精では2つの精子由来であることが推定されるローカス（D3S1358，Penta E）を認める。c：部分胞状奇胎（父2母1三倍体）。部分胞状奇胎は3アレルであるローカス（D18S51）がある（赤点線円内）。また2アレルローカスでは，両アレルのピークは均等ではなく，アレル比を反映しおおよそ2：1となる（赤両矢印）。3アレルローカス，2アレルローカスいずれの場合も父2母1のアレル比で矛盾しない。d：流産（両親由来二倍体）。母・父からそれぞれ1アレルを受け継いでいる。

a：全奇胎（雄核発生1精子受精）

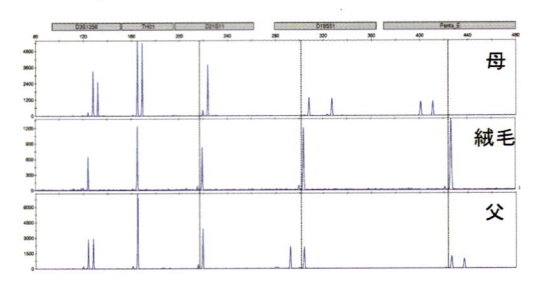

b：全奇胎（雄核発生2精子受精）

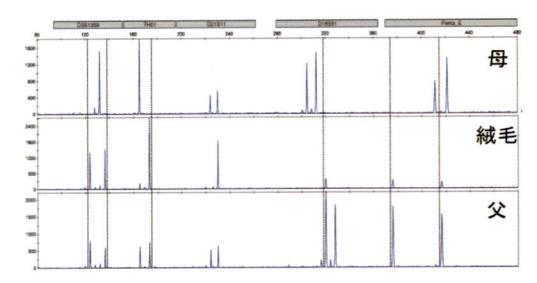

c：部分胞状奇胎（両親由来（父2母1）三倍体）

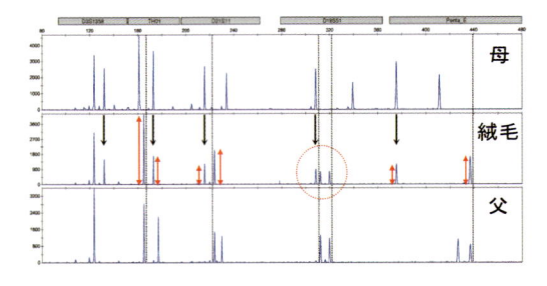

d：流産（両親由来二倍体）

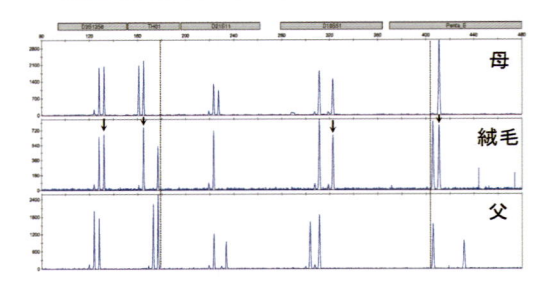

であると考えられた。

　筆者らは，2007年から胞状奇胎が疑われた症例を可能な限りリクルートし，STR多型解析を行い全奇胎・部分奇胎・流産を正確に判定し，前向きに続発症発生率を検証する研究を行った。232例が雄核発生奇胎（全奇胎），60例が父2母1の三倍体（部分奇胎），88例が両親由来二倍体（流産）と診断された。続発症発生率は，全奇胎15.1%（35/232），部分奇胎1.7%（1/60）であり，流産からの発症は認めなかった[2]。遺伝学的部分奇胎からも頻度は低いながらも存続絨毛症は発生するため，p57[kip2]陽性の部分奇胎に対しても，奇胎後管理（一次管理）が必要と考えられた。また，本研究の全奇胎からの続発率は，遺伝学的に診断が行われた2つの報告［18.9%（27/143）[62]と15.7%（28/178）[55]］とほぼ同じであった。

■ 遺伝学的診断のピットフォール

STR多型を用いたDNA診断は，診断精度がきわめて高いと考えられるが，実施・解釈に際して念頭に置く必要のあるピットフォールが存在する。

① **トリソミー症例**：トリソミー症例と部分奇胎は，病理組織診断上鑑別が難しい場合がある[72]。両親由来二倍体である流産では，すべてのローカスが父1母1のピークで矛盾しないパターンをとる（**図3d**）。流産症例のなかには，一定頻度でトリソミー例が含まれている。この場合，トリソミー（3アレル）のローカスにだけ注目すると，三倍体であると誤った判断をしてしまうため，2アレルのピーク比にも注意して判定する必要がある（**図4a**）。現在汎用されているmultiplex STR-PCR Kitでは，1回の解析で，16〜24ローカスが解析可能であるので，すべてのローカスを慎重に判定することで，誤判定を避けることが可能である[73,74]。

② **コンタミネーション**：絨毛サンプルには脱落膜・母体白血球などが含まれている場合がある。この場合には，判定を誤る場合がある。脱落膜組織と雄核発生奇胎のゲノムの混合物を解析した場合には，アレルが3本に見えるため，三倍体と誤って判定してしまう可能性がある（**図4b**）。

③ **提供卵子による妊娠の流産絨毛**：提供卵子による妊娠・分娩の報告がされ始めている[75]。流産となり病理組織検査に提出される場合がある。STR多型解析が行われた場合，絨毛組織には，患者本人由来の染色体は存在しないため，見かけ上，雄核発生パター

図4 STR多型解析のピットフォール

a：18トリソミーのSTR解析例：D18S51のローカス（左から4つ目）は3アレルを示している。他の4つのローカスでは，両アレルのピークが等しい。本症例は，絨毛の染色体分析で核型が47,XX,＋18であることが判明している。b：コンタミネーションを推定する結果解析：D16S539とPenta Dのローカスは，3アレルを示している。絨毛のすべてのローカスで，母由来のアレルが示されている。絨毛組織には，母由来組織が等量以上混在していることが推測される。本症例はp57^{kip2}免疫染色陰性で，雄核発生奇胎であった。

a：18トリソミー（両親由来二倍体）

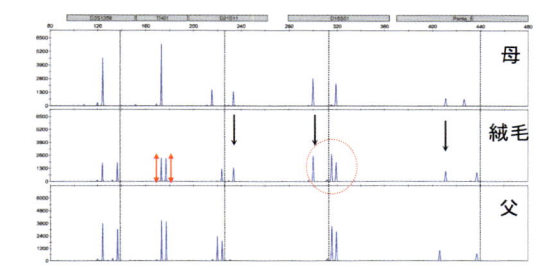

b：全胞状奇胎（雄核発生1精子受精）

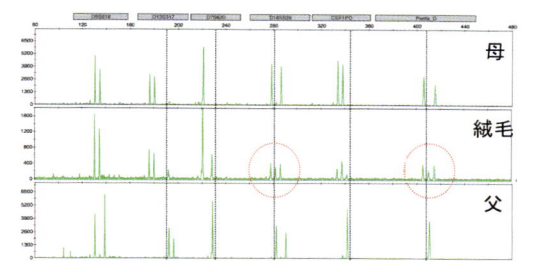

ン（雄核発生2精子受精）と判定されてしまう[76]。誤判定の回避には，問診が重要である。提供卵子由来の絨毛か否かは，理論的にはミトコンドリアDNAの多型解析により確認可能である（図2）。全奇胎のミトコンドリアも，通常の個体と同様に母性遺伝することが証明されているため[77〜80]，絨毛のミトコンドリア多型パターンと患者自身の多型パターンが一致しなければ，卵子提供による妊娠と判定できる。

■ 展望

免疫染色（p57^{kip2}）法による雄核発生奇胎の診断精度の検証がされ，臨床の現場で普及しつつあるため，遺伝学的診断法の真のメリットは，部分奇胎と両親由来二倍体流産の鑑別が可能な点であると考えている。STR解析を行うには，解析キット・PCR機器・DNAシークエンサーが必要であり，費用・設備の点から全国的な普及は難しいと思われる。部分奇胎と流産の鑑別が必要な症例の多くは，稽留流産として流産手術が施行され，病理組織診断で，初めて胞状奇胎が疑われる場合が多い。ホルマリン固定パラフィン包埋標本からDNAを抽出し解析を行うことは可能であるが，通常行っている新鮮組織を用いたSTR解析に比べると手技は複雑であり，かつ診断精度も劣る。現在，筆者らは，遺伝学的に正確に診断された部分奇胎と流産の絨毛検体（凍結保存検体・病理ブロック）を用いて，部分奇胎特異的な免疫染色法の開発を進めている。

文献

1) 絨毛性疾患取扱い規約 第3版. 日本産科婦人科学会・日本病理学会編. p16, 金原出版, 東京, 2011.
2) Usui H, Qu J, Sato A, et al: Gestational Trophoblastic Neoplasia From Genetically Confirmed Hydatidiform Moles: Prospective Observational Cohort Study. Int J Gynecol Cancer 2018; 28 (9): 1772-80.
3) Seckl MJ, Sebire NJ, Berkowitz RS: Gestational trophoblastic disease. Lancet 2010; 376 (9742): 717-29.
4) Savage PM, Sita-Lumsden A, Dickson S, et al: The relationship of maternal age to molar pregnancy incidence, risks for chemotherapy and subsequent pregnancy outcome. J Obstet Gynaecol 2013; 33 (4): 406-11.
5) Usui H, Kiyokawa T, Qu J, et al: Comparison Between Pathological Diagnosis and Cytogenetic Diagnosis by Short Tandem Repeat Polymorphism Analysis of Suspected Molar Pregnancies. J Reprod Med 2016; 61 (5-6): 219-23.
6) Fukunaga M, Katabuchi H, Nagasaka T, et al: Interobserver and intraobserver variability in the diagnosis of hydatidiform mole. Am J Surg Pathol 2005; 29 (7): 942-7.
7) Banet N, DeScipio C, Murphy KM, et al: Characteristics of hydatidiform moles: analysis of a prospective series with p57 immunohistochemistry and molecular genotyping. Mod Pathol 2014; 27 (2): 238-54.
8) Kihara M, Matsui H, Seki K, et al: Genetic origin and imprinting in hydatidiform moles. Comparison between DNA polymorphism analysis and immunoreactivity of p57KIP2. J Reprod Med 2005; 50 (5): 307-12.
9) McConnell TG, Murphy KM, Hafez M, et al: Diagnosis and subclassification of hydatidiform

moles using p57 immunohistochemistry and molecular genotyping: validation and prospective analysis in routine and consultation practice settings with development of an algorithmic approach. Am J Surg Pathol 2009; 33 (6): 805-17.

10) Popiolek DA, Yee H, Mittal K, et al: Multiplex short tandem repeat DNA analysis confirms the accuracy of p57(KIP2) immunostaining in the diagnosis of complete hydatidiform mole. Hum Pathol 2006; 37 (11): 1426-34.

11) Murphy KM, McConnell TG, Hafez MJ, et al: Molecular genotyping of hydatidiform moles: analytic validation of a multiplex short tandem repeat assay. J Mol Diagn 2009; 11 (6): 598-605.

12) Landolsi H, Missaoui N, Brahem S, et al: The usefulness of p57(KIP2) immunohistochemical staining and genotyping test in the diagnosis of the hydatidiform mole. Pathol Res Pract 2011; 207 (8): 498-504.

13) Ronnett BM, DeScipio C, Murphy KM: Hydatidiform moles: ancillary techniques to refine diagnosis. Int J Gynecol Pathol 2011; 30 (2): 101-16.

14) Fukunaga M: Immunohistochemical characterization of p57(KIP2) expression in early hydatidiform moles. Hum Pathol 2002; 33 (12): 1188-92.

15) Fukunaga M: Immunohistochemical characterization of p57Kip2 expression in tetraploid hydropic placentas. Arch Pathol Lab Med 2004; 128 (8): 897-900.

16) Castrillon DH, Sun D, Weremowicz S, et al: Discrimination of complete hydatidiform mole from its mimics by immunohistochemistry of the paternally imprinted gene product p57KIP2. Am J Surg Pathol 2001; 25 (10): 1225-30.

17) Hoffner L, Dunn J, Esposito N, et al: P57KIP2 immunostaining and molecular cytogenetics: combined approach aids in diagnosis of morphologically challenging cases with molar phenotype and in detecting androgenetic cell lines in mosaic/chimeric conceptions. Hum Pathol 2008; 39 (1): 63-72.

18) Hui P, Buza N, Murphy KM, et al: Hydatidiform Moles: Genetic Basis and Precision Diagnosis. Annu Rev Pathol 2017; 12: 449-85.

19) Makino S, Sasaki MS, Fukuschima T: Triploid Chromosome Constitution in Human Chorionic Lesions. Lancet 1964; 2 (7372): 1273-5.

20) Walker S, Andrews J, Gregson NM, et al: Three further cases of triploidy in man surviving to birth. J Med Genet 1973; 10 (2): 135-41.

21) Paterson WG, Hobson BM, Smart GE, et al: Two cases of hydatidiform degeneration of the placenta with fetal abnormality and triploid chromosome constitution. J Obstet Gynaecol Br Commonw 1971; 78 (2): 136-42.

22) Kajii T, Ohama K: Androgenetic origin of hydatidiform mole. Nature 1977; 268 (5621): 633-4.

23) Wake N, Takagi N, Sasaki M: Androgenesis as a cause of hydatidiform mole. J Natl Cancer Inst 1978; 60 (1): 51-7.

24) Ohama K, Kajii T, Okamoto E, et al: Dispermic origin of XY hydatidiform moles. Nature 1981; 292 (5823): 551-2.

25) Lawler SD, Fisher RA, Pickthall VJ, et al: Genetic studies on hydatidiform moles. I. The origin of partial moles. Cancer Genet Cytogenet 1982; 5 (4): 309-20.

26) Lawler SD, Pickthall VJ, Fisher RA, et al: Genetic studies of complete and partial hydatidiform moles. Lancet 1979; 2 (8142): 580.

27) Zaragoza MV, Surti U, Redline RW, et al: Parental origin and phenotype of triploidy in spontaneous abortions: predominance of diandry and association with the partial hydatidiform mole. Am J Hum Genet 2000; 66 (6): 1807-20.

28) Jacobs PA, Angell RR, Buchanan IM, et al: The origin of human triploids. Ann Hum Genet 1978; 42 (1): 49-57.

29) Jacobs PA, Szulman AE, Funkhouser J, et al: Human triploidy: relationship between parental origin of the additional haploid complement and development of partial hydatidiform mole. Ann Hum Genet 1982; 46 (3): 223-31.

30) Lage JM, Driscoll SG, Yavner DL, et al: Hydatidiform moles. Application of flow cytometry in diagnosis. Am J Clin Pathol 1988; 89 (5): 596-600.

31) Genest DR, Dorfman DM, Castrillon DH: Ploidy and imprinting in hydatidiform moles. Complementary use of flow cytometry and immunohistochemistry of the imprinted gene product p57KIP2 to assist molar classification. J Reprod Med 2002; 47 (5): 342-6.

32) Sundvall L, Lund H, Niemann I, et al: Tetraploidy in hydatidiform moles. Hum Reprod 2013; 28 (7): 2010-20.

33) Paul M, Goodman S, Felix J, et al: Early molar pregnancy: experience in a large abortion service. Contraception 2010; 81 (2): 150-6.

34) Fukunaga M: Flow cytometric and clinicopathologic study of complete hydatidiform moles with special reference to the significance of cytometric aneuploidy. Gynecol Oncol 2001; 81 (1): 67-70.

35) Hemming JD, Quirke P, Womack C, et al: Diagnosis of molar pregnancy and persistent trophoblastic disease by flow cytometry. J Clin Pathol 1987; 40 (6): 615-20.

36) Sunde L, Vejerslev LO, Larsen JK, et al: Genetically different cell subpopulations in hydatidiform moles. A study of three cases by RFLP, flow cytometric, cytogenetic, HLA, and morphologic analyses. Cancer Genet Cytogenet 1989; 37 (2): 179-92.

37) Lage JM, Berkowitz RS, Rice LW, et al: Flow cytometric analysis of DNA content in partial hydatidiform moles with persistent gestational trophoblastic tumor. Obstet Gynecol 1991; 77 (1): 111-5.

38) Lage JM, Mark SD, Roberts, DJ et al: A flow cytometric study of 137 fresh hydropic placentas: correlation between types of hydatidiform moles and nuclear DNA ploidy. Obstet Gynecol 1992; 79(3): 403-10.

39) Fukunaga M, Endo Y, Ushigome S：Flow cytometric and clinicopathologic study of 197 hydatidiform moles with special reference to the significance of cytometric aneuploidy and literature review. Cytometry 1995; 22(2): 135-8.

40) Topalovski M, Hankin RC, Michael C, et al: Ploidy analysis of products of conception by image and flow cytometry with cytogenetic correlation. Am J Clin Pathol 1995; 103(4): 409-14.

41) Jeffers MD, Michie BA, Oakes SJ, et al: Comparison of ploidy analysis by flow cytometry and image analysis in hydatidiform mole and non-molar abortion. Histopathology 1995; 27(5): 415-21.

42) Paradinas FJ, Browne P, Fisher RA, et al: A clinical, histopathological and flow cytometric study of 149 complete moles, 146 partial moles and 107 non-molar hydropic abortions. Histopathology 1996; 28(2): 101-10.

43) Sunde L, Mogensen B, Olsen S, et al: Flow cytometric DNA analyses of 105 fresh hydatidiform moles, with correlations to prognosis. Anal Cell Pathol 1996; 12(2): 99-114.

44) Chen KH, Hsu SC, Chen HY, et al: Utility of fluorescence in situ hybridization for ploidy and p57 immunostaining in discriminating hydatidiform moles. Biochem Biophys Res Commun 2014; 446(2): 555-60.

45) Hatanaka K, Higashi M, Fujibayashi M, et al: A case of complete hydatidiform mole in a perimenopausal woman with diagnostic usefulness of p57(kip2) immunohistochemistry and HER2 fluorescent in situ hybridization. Pathol Res Pract 2012; 208(2): 118-20.

46) Chiang S, Fazlollahi L, Nguyen A, et al: Diagnosis of hydatidiform moles by polymorphic deletion probe fluorescence in situ hybridization. J Mol Diagn 2011; 13(4): 406-15.

47) Kipp BR, Ketterling RP, Oberg TN, et al: Comparison of fluorescence in situ hybridization, p57 immunostaining, flow cytometry, and digital image analysis for diagnosing molar and nonmolar products of conception. Am J Clin Pathol 2010; 133(2): 196-204.

48) LeGallo RD, Stelow EB, Ramirez NC, et al: Diagnosis of hydatidiform moles using p57 immunohistochemistry and HER2 fluorescent in situ hybridization. Am J Clin Pathol 2008; 129(5): 749-55.

49) Folkins A, Cruz L, Goldstein DP, et al: Utility of chromosomal chromogenic in situ hybridization as an alternative to flow cytometry and cytogenetics in the diagnosis of early partial hydatidiform moles: a validation study. J Reprod Med 2010; 55(7-8): 275-8.

50) Maggiori MS, Peres LC: Morphological, immunohistochemical and chromosome in situ hybridization in the differential diagnosis of Hydatidiform Mole and Hydropic Abortion. Eur J Obstet Gynecol Reprod Biol 2007; 135(2): 170-6.

51) Fisher RA, Newlands ES: Rapid diagnosis and classification of hydatidiform moles with polymerase chain reaction. Am J Obstet Gynecol 1993; 168(2): 563-9.

52) Furtado LV, Paxton CN, Jama MA, et al: Diagnostic utility of microsatellite genotyping for molar pregnancy testing. Arch Pathol Lab Med 2013; 137(1): 55-63.

53) Lipata F, Parkash V, Talmor M, et al: Precise DNA genotyping diagnosis of hydatidiform mole. Obstet Gynecol 2010; 115(4): 784-94.

54) Bifulco C, Johnson C, Hao L, et al: Genotypic analysis of hydatidiform mole: an accurate and practical method of diagnosis. Am J Surg Pathol 2008; 32(3): 445-51.

55) Kaneki E, Kobayashi H, Hirakawa T, et al: Incidence of postmolar gestational trophoblastic disease in androgenetic moles and the morphological features associated with low risk postmolar gestational trophoblastic disease. Cancer Sci 2010; 101(7): 1717-21.

56) Scholz NB, Bolund L, Nyegaard M, et al: Triploidy--Observations in 154 Diandric Cases. PLoS One 2015; 10(11): e0142545.

57) Gill P, Haned H, Bleka O, et al: Genotyping and interpretation of STR-DNA: Low-template, mixtures and database matches-Twenty years of research and development. Forensic Sci Int Genet 2015; 18: 100-17.

58) Thompson R, Zoppis S, McCord B：An overview of DNA typing methods for human identification: past, present, and future. Methods Mol Biol 2012; 830: 3-16.

59) Horn LC, Bilek K：Clinicopathologic analysis of gestational trophoblastic disease--report of 158 cases. Gen Diagn Pathol 1997; 143(2-3): 173-8.

60) Kerkmeijer L, Wielsma S, Bekkers R, et al: Guidelines following hydatidiform mole: a reappraisal. Aust N Z J Obstet Gynaecol 2006; 46(2): 112-8.

61) Sekharan PK, Sreedevi NS, Radhadevi VP, et al: Management of postmolar gestational trophoblastic disease with methotrexate and folinic acid: 15 years

of experience. J Reprod Med 2006; 51(10): 835-40.

62) Niemann I, Hansen ES, Sunde L : The risk of persistent trophoblastic disease after hydatidiform mole classified by morphology and ploidy. Gynecol Oncol 2007; 104(2): 411-5.

63) Bianconi MI, Otero S, Moscheni O, et al: Gestational trophoblastic disease: a 21-year review of the clinical experience at an Argentinean public hospital. J Reprod Med 2012; 57(7-8): 341-9.

64) Kang WD, Choi HS, Kim SM: Prediction of persistent gestational trophobalstic neoplasia: the role of hCG level and ratio in 2 weeks after evacuation of complete mole. Gynecol Oncol 2012; 124(2): 250-3.

65) Lertkhachonsuk R, Tantbirojn P, Paiwattananupant K: PTEN and MDM2 expression in the prediction of postmolar gestational trophoblastic neoplasia. J Reprod Med 2012; 57(7-8): 333-40.

66) Schmitt C, Doret M, Massardier J, et al: Risk of gestational trophoblastic neoplasia after hCG normalisation according to hydatidiform mole type. Gynecol Oncol 2013; 130(1): 86-9.

67) Braga A, Uberti EM, Fajardo Mdo C, et al: Epidemiological report on the treatment of patients with gestational trophoblastic disease in 10 Brazilian referral centers: results after 12 years since International FIGO 2000 Consensus. J Reprod Med 2014; 59(5-6): 241-7.

68) Joneborg U, Marions L: Current clinical features of complete and partial hydatidiform mole in Sweden. J Reprod Med 2014; 59(1-2): 51-5.

69) Kimiaee P, Ashrafi-vand S, Mansournia MA, et al: Predictive values of different forms of human chorionic gonadotropin in postmolar gestational trophoblastic neoplasia. Int J Gynecol Cancer 2014; 24(9): 1715-22.

70) Sun SY, Melamed A, Joseph NT, et al: Clinical Presentation of Complete Hydatidiform Mole and Partial Hydatidiform Mole at a Regional Trophoblastic Disease Center in the United States Over the Past 2 Decades. Int J Gynecol Cancer 2016; 26(2): 367-70.

71) 木原真紀, 碓井宏和, 永井雄一郎, ほか：存続絨毛症の先行妊娠におけるp57KIP2免疫染色の検討. 日本産科婦人科学会関東連合地方部会会報 2006; 43(4): 407-11.

72) Wilson Y, Bharat C, Crook ML, et al: Histological comparison of partial hydatidiform mole and trisomy gestation specimens. Pathology 2016; 48(6): 550-4.

73) https://www.qiagen.com/jp/shop/product-finder/detection-and-assays/human-identity-testing/?akamai-feo=off

74) https://www.promega.jp/products/genetic-identity/genetic-identity-workflow/str-amplification/

75) Sugino N: First healthy baby by anonymous oocyte donation in Japan. Reprod Med Biol 2018; 17(3): 219.

76) Buza N, Hui P: Egg donor pregnancy: a potential pitfall in DNA genotyping diagnosis of hydatidiform moles. Int J Gynecol Pathol 2014; 33(5): 507-10.

77) Pan Z, Usui H, Sato A, et al: Complete hydatidiform moles are composed of paternal chromosomes and maternal mitochondria. Mitochondrial DNA A DNA Mapp Seq Anal 2018; 29(6): 943-50.

78) Wallace DC, Surti U, Adams CW, et al: Complete moles have paternal chromosomes but maternal mitochondrial DNA. Hum Genet 1982; 61(2): 145-7.

79) Edwards YH, Jeremiah SJ, McMillan SL, et al: Complete hydatidiform moles combine maternal mitochondria with a paternal nuclear genome. Ann Hum Genet 1984; 48(Pt 2): 119-27.

80) Azuma C, Saji F, Tokugawa Y, et al: Application of gene amplification by polymerase chain reaction to genetic analysis of molar mitochondrial DNA: the detection of anuclear empty ovum as the cause of complete mole. Gynecol Oncol 1991; 40(1): 29-33.

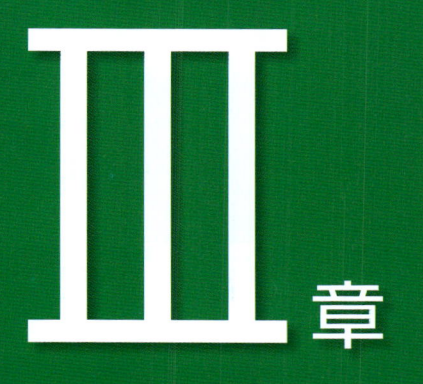

III章

胎盤をより詳しく
知るために
（ホットトピックス）

1 胎盤の遺伝子工学的応用
perinatal stem cell

東北大学大学院医学系研究科情報遺伝学分野　　**岡江　寛明，有馬　隆博**

- 最近，ヒト胎盤幹（TS）細胞の樹立方法とその細胞特性について報告した。
- このヒトTS細胞は，妊娠初期の胎盤の細胞性栄養膜細胞（CT）と，遺伝子発現やDNAメチル化様式が類似していた。
- 絨毛外栄養膜細胞（EVT），合胞体栄養膜細胞（ST）に分化誘導したTS細胞も，胎盤内のそれぞれの細胞の特性を維持していた。
- ノックアウト（CRISPR-Cas9）システムや時期特異的発現（Tet-on）システム，RNA干渉技術などの遺伝子工学的な応用が期待されている。

■ ヒト胎盤幹（TS）細胞

　従来のヒト胎盤に関する基礎的な研究においては，おもに初代培養細胞や絨毛癌細胞株（不死化細胞株）などが使用されてきた。しかし，初代培養細胞では，長期間細胞を維持することは難しく，絨毛癌細胞株では，さまざまな分子機構が破綻しており，これらの細胞を用いた研究結果を，そのまま正常絨毛細胞へと演繹することには無理がある。また，遺伝子変異マウスの胎盤の病理組織学的解析により，その遺伝子の機能について理解されてきたが，ヒトとマウスでは胎盤の構成細胞や組織構築は，まったく異なっている。そのためヒト胎盤研究を行うためには，研究モデルとなる細胞が必須である。最近筆者らは，ヒト胎盤幹 trophoblastic stem cell；TS細胞の樹立に成功した[1]。このTS細胞は，長期間（80継代以上）未分化な状態を維持し，また胎盤構成細胞へと分化できる能力を有する。そのため，ヒト胎盤の発生や機能に関する研究を行ううえで，非常に有益な細胞と考えられる。このTS細胞の樹立方法や細胞特性については，他書に詳述しているので参考にしてほしい[2]。本項では，ヒトTS細胞の細胞遺伝学的特徴について概説し，最近の遺伝子工学技術を用いた研究について紹介したい。

■ ヒトTS細胞の細胞遺伝的特徴

　最近筆者らは，受精卵（胚盤胞）および妊娠初期の胎盤絨毛組織より細胞性栄養膜細胞cytotrophoblast；CTを分離し，培養液にWnt活性化剤，上皮成長因子epidermal growth factor；EGF蛋白，3種類の阻害薬（TGF-β，HDAC，ROCK）を加えることにより，未分化状態を維持することができるヒトTS細胞の樹立に成功した[1]（**図1**）。このTS細胞は，CT細胞特異的マーカー（TP63，TEAD4，GATA3など）陽性を示した。次に，このTS細胞に，細胞内のcAMP濃度を上昇させるフォルスコリンを添加すると，細胞融合が起こり，大部分の細胞が，多核の合胞体栄養膜細胞syncytiotrophoblast；STへと分化した。この細胞は，ST細胞特異的マーカーであるSDC1に陽性であり，妊娠中に産生されるホルモンの一つであるヒト絨毛性ゴナドトロピンhuman chorionic gonadotropin；hCGを大量に産生した。また，TS細胞にニューレグリン-1 Neuregulin；NRG-1およびTGFβ阻害薬を添加すると，紡錘形の絨毛外栄養膜細胞extravillous trophoblast；EVTへと分化した。この細胞は，EVT細胞特異的マーカーであるHLA-Gに陽性であり，CTマーカー（ITGA6，CDH1），ST

■ **Wnt活性化剤**
Wntシグナル伝達経路を活性化することにより，増殖，分化，細胞運動，極性など，多岐にわたる細胞の応答を制御する。

■ **EGF**
上皮成長因子受容体を介して，細胞の増殖や成長を制御する。

■ **TGF-β**
細胞増殖・分化を制御し，細胞死を促すことがしられているサイトカイン。

■ **HDAC**
ヒストンのアセチル化亢進を介して，クロマチン構造を弛緩させ，その結果として発現抑制された遺伝子の発現を促進させる。

■ **ROCK**
低分子量GTP結合蛋白Rhoの標的蛋白質として同定されたセリン-スレオニン蛋白リン酸化酵素であり，さまざまな生理機能に関与している。

■ **NRG-1**
上皮成長因子スーパーファミリーの一種。

図1　ヒトTS細胞の樹立

ヒトTS細胞は，80継代以上も未分化を維持でき（自己複製能），STとEVTへと分化する（多分化能）。

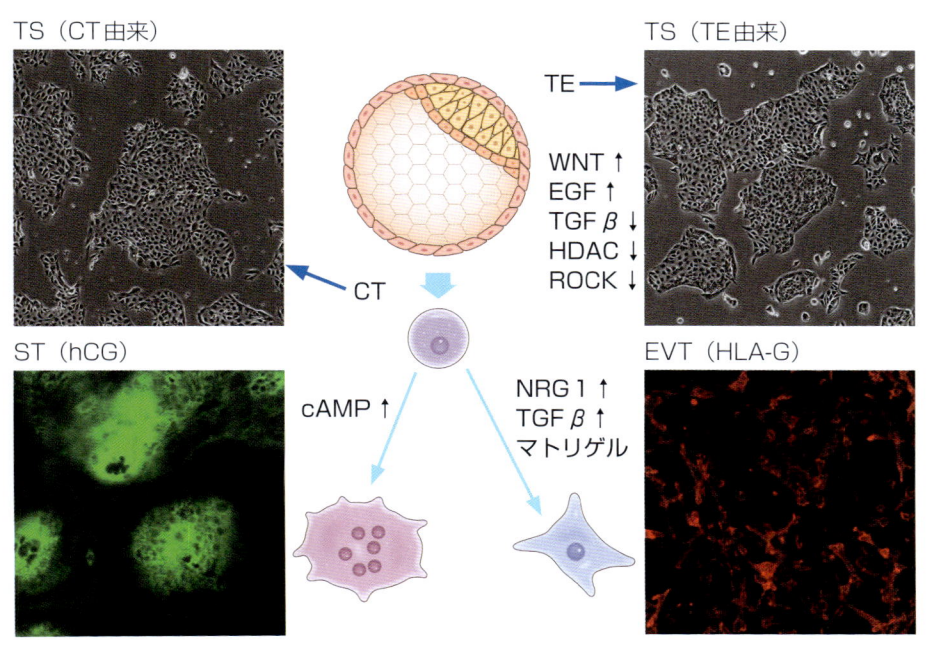

TS（CT由来）

TS（TE由来）

TE

WNT ↑
EGF ↑
TGFβ ↓
HDAC ↓
ROCK ↓

CT

ST（hCG）

EVT（HLA-G）

cAMP ↑

NRG1 ↑
TGFβ ↑
マトリゲル

マーカー（SDC1），間質細胞マーカー（VIM）はすべて陰性であった。このTS細胞と，胎盤組織から精製したCTの遺伝子発現について比較すると両者に，高い相関が認められた。次に，TS細胞より分化誘導したEVT，STは，胎盤組織より分離，精製したそれぞれの細胞と遺伝子発現パターンが類似していることも明らかとなった（図2）。また，胎盤特異的プロモーターが存在する遺伝子（*CYP19A1, EDNRB, IL2RB, PTN*）は，TS細胞で高発現を示した。FGFレセプターは，マウスと同様にヒトTS細胞でも高発現を認めたが，FGFレセプターのアイソフォームのうち，FGFR2Bは強発現を示し，マウスで認められるFGFR2Cの発現は低かった。また，マウスTS細胞で未分化維持に働くCDX2，EOMES，ESRRB，SOX2の発現は，ヒトTS細胞ではその遺伝子の発現量が極端に低かった。

■ ヒトTS細胞のエピジェネティックな特徴

ヒト栄養膜細胞のDNAメチル化パターンでは，これまでに以下のような特徴が報告されている。たとえば，通常，体細胞のゲノムでは，プロモーター領域やエンハンサー領域を除いて高メチル化の状態にあるが，ヒト栄養膜細胞では，ゲノムの約40％が中程度のメチル化の状態を示す〔部分的メチル化領域（PMDs）とよばれる低メチル化領域

図2 胎盤の胎盤組織細胞とTS細胞の遺伝子発現

CT細胞由来，胚盤胞由来のTSおよびEVT，ST細胞の遺伝子発現パターンの比較（Zスコアで示す）。

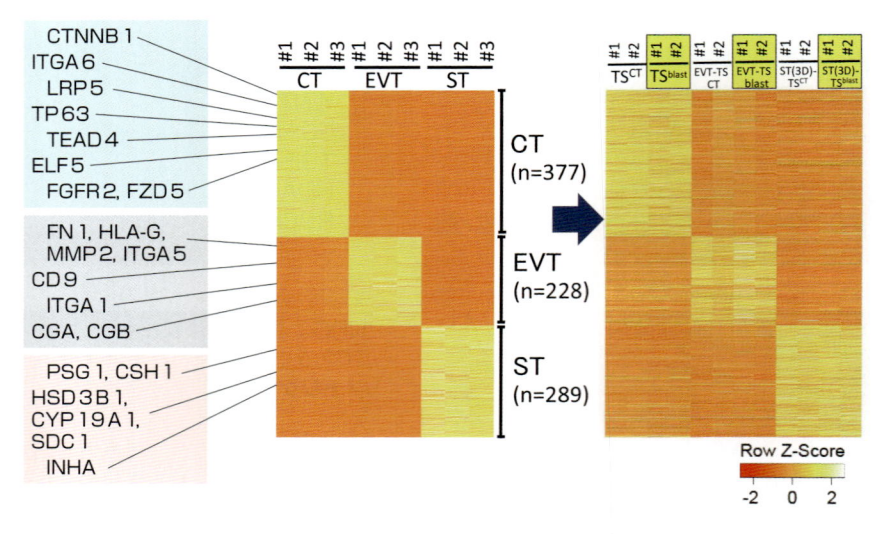

を含んでいる〕。また，胎児および胎児由来の細胞で高メチル化されるプロモーター領域が，ヒト栄養膜細胞においては，低メチル化状態にある（EFL5やINSL4など）。さらに，胎盤特異的インプリンティング（刷り込み）遺伝子が多数存在するなどである。

　ヒトTS細胞のDNAメチル化の平均値は，CT由来TS細胞で33.7％，胚盤胞由来TS細胞は33.6％で，CTの52.3％より低かった。しかし，いずれのTS細胞のメチル化パターンも，胎盤組織由来のCTのメチル化パターンと非常に高い相関を示した。また，胎盤特異性を示す*ELF5*のプロモーターは，胎盤組織と同様に低メチル化を示した。さらに，胎盤組織のCTとTS細胞の44領域のメチル化インプリントは酷似しており，正常なインプリンティングが保持されていることを確認した。また，X染色体上の*XIST*遺伝子は，TS細胞（核型：46XX）でのみ発現を認めた。低分子RNAは，胎盤の発育，成長に重要な役割を果たす。microRNAは，21〜25塩基の低分子RNAで，特定の遺伝子に結合することで発現を抑制する機能を有している。ヒト胎盤では，19番染色体上にmiRNAの発現が高いクラスターが存在することが知られている（C19MC）。miRNAシークエンス解析の結果，TS細胞と胎盤組織由来のCTは，C19MCのmiRNAの発現が高く，ES細胞（胎児細胞）やIMR90では低いことを示した。以上のように，筆者らが報告したヒトTS細胞は，胎盤でみられるユニークなエピゲノムの特性を，そのまま保持していることが判明した。

■ microRNA
→p.396「Ⅲ-14胎盤由来miRNA」

■ ES細胞
Embryonic Stem Cell，胚性幹細胞。将来胎児になる内部細胞塊から作製された細胞株で，どの胚葉系にも分化できる能力をもつ。

■ IMR90
ヒト女性胎児肺の組織片から作製された細胞。老化研究の用途のほか，ワクチン産生用細胞としても使用される。

■ 免疫不全マウスへのヒトTS細胞の移植

　ヒトTS細胞が胎盤組織においてどのように機能するか解析するため，免疫不全マウス皮下への移植実験を行った。移植したヒトTS細胞は，マウスの真皮および皮下組織に浸潤し，辺縁部の細胞の一部はHLA-Gに陽性のEVTとSDC1陽性のSTへと分化した。興味深いことに，一部のSTには空胞が生じ，マウスの血液が流入していることを見出した。この構造は，ヒト胚盤胞が子宮に着床する際につくられる原始合胞体細胞と酷似している（図3）。さらに，マウスの血中には多量のヒト絨毛性ゴナドトロピン human chorionic gonadotropin；hCGが認められた。以上より，免疫不全マウスにヒトTS細胞を移植することにより，着床現象が再現されることが考えられた。

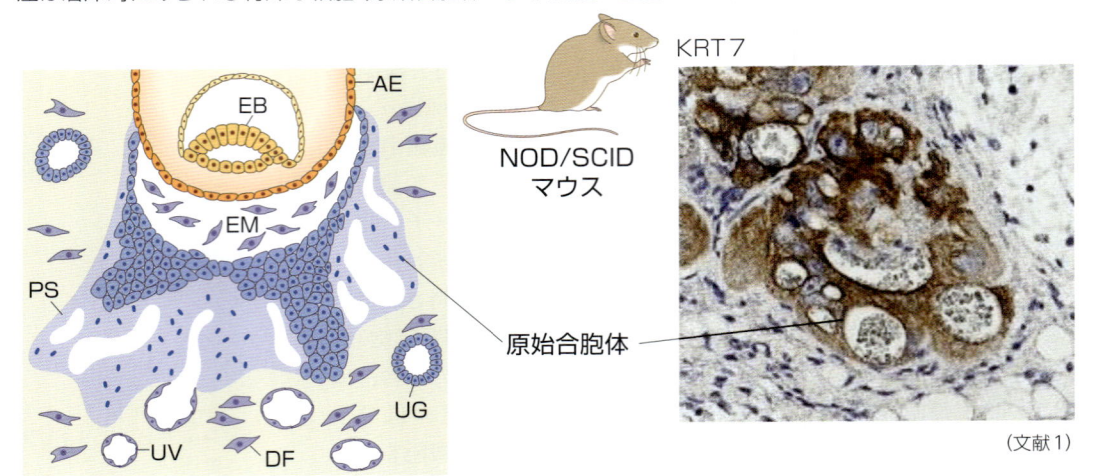

図3 ヒトTS細胞のヌードマウスへの移植

右はNOD/SCIDマウスへ移植したTS細胞が，皮下組織および真皮へと浸潤することを示す（KRT7染色）。左は着床時にみられる特殊な細胞（原始合胞体：多核細胞に空胞を生じ，血液が流出）を示す。

KRT7

NOD/SCID
マウス

原始合胞体

（文献1）

AE：amniotic epithelium；羊膜上皮
EB：embryoblast；胚芽細胞
EM：extraembryonic mesoderm；胚外中胚
葉PS：primitive syncytium；原始シンシチウム
UV：uterine vessel；子宮血管
DF：decidual fibroblast；脱落膜線維芽細胞
UG：uterine gland；子宮腺

（文献7より作成）

■ 遺伝子工学的技術の応用

　近年の遺伝子工学的技術の目覚ましい進歩に伴い，さまざまな細胞への遺伝子導入技術は飛躍的に進化している。胎盤細胞においても，マウスではウイルスベクターの開発や子宮内膜への局所投与，胎盤特異的な遺伝子プロモーターの開発などの遺伝子操作の技術が，遺伝子の機能解析に重要な意味をもっている。最近これらの技術を応用し，マウス体細胞に転写因子（Tfap2C，Gata3，Eomes，Ets2）を導入し，人為的に胎盤幹（iTS）細胞を作製することにも成功したことが報告されている[3, 4]。またヒト栄養膜細胞の3次元培養によるオルガノイドの作製[5]や，マウスES細胞とTS細胞の共培養によるブラストシスト様構造物の形成[6]などの報告もみられる。ヒトの場合，倫理的な制約もあり研究内容に制限があるが，ヒトTS細胞の樹立成功により，CRISPR-Cas9システムを利用した遺伝子ノックアウト細胞や，テトラサイクリンによる遺伝子発現誘導システムを利用した時期特異的な遺伝子機能解析，RNA干渉技術などにより，遺伝子レベルでの胎盤の機能を明らかにすることが可能となると思われる。また将来，それ

■ CRISPR-Cas9システム
clustered regularly
interspaced short
palindromic repeats
CRISPR-associated
proteins 9

らの遺伝子工学的技術は「胎盤異常の遺伝子治療」として寄与することも期待できる。たとえば妊娠高血圧症候群hypertensive disorders of pregnancy；HDPの病因・病態の解明，新規遺伝子治療法を開発することにつなげることも可能である。また，着床不全や流産への細胞治療への応用も十分期待できると考える。

■ 妊娠高血圧症候群
→p.176「Ⅱ-6 妊娠高血圧症候群」

● ● ●

　従来，ヒト胎盤異常の疾患モデルとなる適切な細胞が存在しなかった。しかし，今回紹介したヒトTS細胞は，胎盤の発生や機能を解析するなどの基礎的な研究をするうえで非常に有用なツールとなるとともに，将来胎盤の異常に起因する流産，不育症，ヒト周産期疾患の病態解明に加え，遺伝子操作による治療開発にもおおいに役立つのではないかと期待されている。また，胎盤は胎児の「呼吸器」「消化器」「内分泌器」として機能するとともに，母体の「免疫系」から胎児を守る役割も担っている。妊娠中母体にとって半異物（セミアログラフト）である胎児が子宮内で母体の免疫細胞に攻撃されずにいることは，実に神秘的な現象である。遺伝子工学技術を駆使してTS細胞を活用し，創薬開発や再生医療へのイノベーションの創出につなげることにおおいに期待したい。

文献

1) Okae H, Toh H, Sato T, et al: Derivation of Human Trophoblast Stem Cells. Cell Stem Cell 2018; 22(1): 50-63. e6.
2) 岡江寛明, 有馬隆博：ヒト栄養膜幹細胞の樹立. 実験医学 2018；36：1375-8.
3) Kubaczka C, Senner CE, Cierlitza M et al: Direct Induction of Trophoblast Stem Cells from Murine Fibroblasts. Cell Stem Cell 2015; 17(5): 557-68.
4) Benchetrit H, Herman S, van Wietmarschen N et al: Extensive Nuclear Reprogramming Underlies Lineage Conversion into Functional Trophoblast Stem-like Cells. Cell Stem Cell 2015; 17(5): 543-56.
5) Haider S, Meinhardt G, Saleh L et al: Self-Renewing Trophoblast Organoids Recapitulate the Developmental Program of the Early Human Placenta. Stem Cell Reports 2018; 11(2): 537-51.
6) Rivron NC, Frias-Aldeguer J, Vrij EJ et al: Blastocyst-like structures generated solely from stem cells. Nature 2018; 557(7703): 106-11.
7) Knöfler M, Pollheimer J. Human placental trophoblast invasion and differentiation: a particular focus on Wnt signaling. Front Genet 2013; 4: 190.

2 胎盤と内在性レトロウイルス

広島大学大学院医系科学研究科産科婦人科学 **杉本 潤**

ヒトを含む多くの哺乳類は，レトロウイルスに由来すると考えられる内在性レトロウイルス（ERV）配列を獲得することで，効率的かつ機能的な胎盤を手に入れた。少なくともこれらERV配列の一部は，細胞融合による合胞体形成，胎児を伴う（半）同種移植片環境の成立に貢献したと考えられる。本項では，特に細胞融合にかかわる比較的よく解析された3つのERV遺伝子を中心に，その生理学的意義を紹介する。

■ ERV配列

外来性（感染性）レトロウイルスが，生殖細胞への感染，ウイルスゲノムの挿入を経て，宿主細胞のゲノムの一部になった配列が起源であると考えられている。

■ トランスポゾン配列

広義には，細胞内でゲノム上のある部位から他の部位に転移することができるDNA配列を指す。転移様式により，DNAトランスポゾン，レトロトランスポゾンに分類される。HERVは後者に含まれ，ゲノム中の約8％を占めると推定されている。

ヒト胎盤では，グローバルなDNAメチル化状態が他の臓器と比べて低いことが知られており[1]，またヒト内在性レトロウイルスhuman endogenous retroviruses；HERVに由来する配列が，転写産物中に多く確認される。これらHERVを含めたトランスポゾン配列は，本来，多くの臓器で高度にメチル化され，その発現が抑制されている。しかし，胎盤が例外的に低メチル化状態であることは，この組織におけるHERV配列の生理学的重要性とその意義を反映している可能性が考えられた。

胎盤絨毛組織は，およそ12〜14m²にもおよぶ単純な一層の膜状組織に覆われることで，母体血と胎児血が交わることなく効率的なガス，栄養素の交換が行われる。この合胞体栄養膜細胞syncytiotrophoblast；STとよばれる膜状組織は，その内側に存在する細胞性栄養膜細胞cytotrophoblast；CTが融合することで形成される。興味深いことに，この細胞融合を司る蛋白がHERV配列に由来する*syncytin-1*[2]，*syncytin-2*[3]の翻訳産物であることが明らかとなった。感染性のレトロウイルスは宿主に感染する際，エンベロープ（*env*）蛋白を用いた細胞融合により感染を成立させる。哺乳類は，進化の過程でこれらレトロウイルス配列を内在性化し，*env*由来の細胞融合能を自己の機能として取り込んだと考えられる。この結果，*syncytin*は宿主胎盤にとって不可欠な細胞融合を司るHERV"遺伝子"となった。哺乳類は，自己のゲノムに新しい配列を取り入れ，利用することで，進化を加速させたと考えられる。このことから，新規HERV配

表1 胎盤で発現するHERV配列

Alias	Gene ID	Locus (chr.)	RefSeq, Genbank ID	Function	Localization
syncytin-1	*ERVW-1*	7q21.2	NM_001130925	fusogenic	CT, ST, EVT
syncytin-2	*ERVFRD-1*	6p24.2	NM_207582	fusogenic	CT
suppressyn	*ERVH48-1*	21q22.3	NM_001308491	anti-fusogenic	CT, EVT
ENVV2	*ERVV-2*	19q13.41	NM_001191055	un-known	ST
ERV3	*ERV3-1*	7q11.21	NM_001007253	un-known	ST
HML6-c14	*ERVK3-2*	14q24.2	BG480293	un-known	CT
HERV-E1	*ERVE-1*	17q11.2	BC037342	un-known	na
HERV-F(XA34)	*ERVFH21-1*	7p21.3	AK023847	un-known	na

CT : cytotrophoblast, ST : syncytiotrophoblast, EVT : extravillous cytotrophoblast
na : not available

列の生理学的意義を推察するには，レトロウイルス配列に由来すること，そのウイルス機能を応用していることを考慮することが重要であると思われる。

　本項では，胎盤で発現するHERV配列に着目し（**表1**），特に胎盤の細胞融合にかかわるHERV遺伝子*syncytin-1*と*syncytin-2*，ならびに，筆者らが世界で初めて報告した，細胞融合を抑制する*suppressyn*遺伝子[4]の3つを中心にその機能を紹介する。

■ 細胞融合遺伝子 *syncytin-1, syncytin-2*

　胎盤特異的発現をするsyncytin-1は，細胞融合を司る蛋白として初めて単離・同定された。syncytin-1はHERV配列*ERVW-1*の翻訳産物であり，アミノ酸トランスポーターであるASCT2（SLC1A5）：solute carrier family 1 member 5（NM_005628）を融合時の受容体として用いる（**図1**）。このことは，ASCT2を受容体とする感染性レトロウイルスの内在性化が，*ERVW-1*の起源であることを示唆している。syncytin-1は妊娠期間中を通して高い遺伝子発現を呈し，その蛋白局在はすべての絨毛細胞に遍在している[5]。このsyncytin-1の高い細胞融合能を証明するため，マウスを用いた*in vivo*の解析が行われた。ここで，ERV遺伝子は，種により挿入時期とその起源となるウイルス配列が異なることから種間のオルソログ遺伝子が存在しない。しかし，マウスゲノム中には*syncytin-1*に相同な配列は存在しないが，蛋白機能が同じであるマウス特有のERV配列の存在が示唆されていた。実際に細胞融合能をもつマウスsyncytin-Aが同定され，さらにノックアウトマウスが作製された結果，胎盤の形成不全を

■ *ERVW-1*
ゲノム中に複数コピー存在するHERV配列は，その配列の相同性かうおよそ26のグループに分類される。その1つがHERV-Wファミリーであり，このファミリーのなかでenv領域を含む配列が，少なくともゲノム中に約30コピー存在すると推定されている。そのなかでsyncytin蛋白を発現するのが，染色体7q21.2に座位する*ERVW-1*である。HGNC（HUGO Gene Nomenclature Committee）に登録された*syncytin-1*の正式な遺伝子名である。

■ オルソログ遺伝子
異なる種が，共通祖先に由来する遺伝子情報をもち機能が類似，同一の場合，それらの遺伝子をオルソログ遺伝子とよぶ。ヒトのsyncytin-1とマウスのsyncytin-Aは同じ蛋白機能を有する。しかし，ERV配列は，それぞれの種に分岐後，独自のレトロウイルスの感染，内在性化により生じたことから，遺伝子配列的には相同性がない。このことから，*syncytin-1, -A*はオルソログ遺伝子ではない（現段階でこれら遺伝子群を正確に表現する表記法がない）。

図1 ヒト胎盤絨毛組織において予想される細胞融合メカニズムの概略図

左半分はsuppressynを発現する場合，右半分は発現しない場合のCT細胞を示す。CT細胞内で会合した suppressyn/ASCT2複合体は，ST-CT間，CT-CT間，（脱落膜内でのEVT-EVT間）のsyncytin-1特異的細胞融合を抑制すると考えられる。一方，syncytin-2/MSFD2による細胞融合は，それぞれの遺伝子発現制御により，時間・空間的な開始，抑制が起こると考えられる。細胞融合に関連する蛋白の相互関係を模式的に示した図であり，実際の各蛋白の多量体形成，分泌型suppressynの作用などは図中で考慮していない。

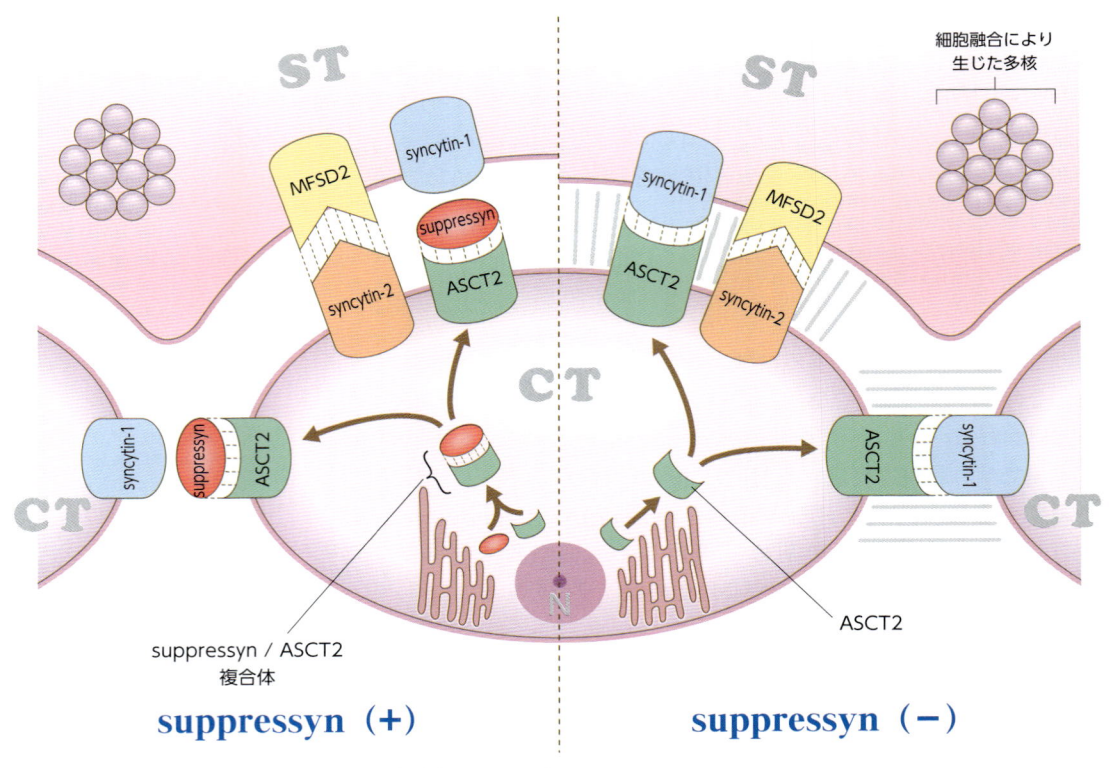

ST; Syncytiotrophoblast, CT; Cytotrophoblast, N; Nucleus

■ GCM1

gcm（glial cell missing）-motifを有するDNA結合型転写因子。syncytin-1をはじめ胎盤特異的な蛋白（PGF；placental growth factor, aromataseなど）の発現に関与していることが明らかとなっている（NM_003643）。

伴う胎生致死が確認されている[6]。これはsyncytin-1が胎盤形成に不可欠であることを証明した重要な知見である。ヒト疾患発症とのかかわりでは，妊娠高血圧症候群，胎児発育不全にみられる遺伝子発現の低下，プロモーター領域のメチル化異常が報告されている[7]。また，*syncytin-1*の胎盤特異的発現は転写因子GCM1により制御されていることから，GCM1の発現異常に起因するこれら疾患の発症も示唆されている[8]。

syncytin-2は細胞融合蛋白として2番目に単離されたが，その配列が霊長類ゲノムに組み込まれた時期は最も古く，絨毛細胞の融合現象に深くかかわる蛋白であると考えられる。*syncytin-1*とは配列的には相同性のないHERV配列*ERVFRD-1*に由来する。このことから，

細胞融合時の受容体も異なり，オメガ脂肪酸の輸送体である MFSD2：major facilitator superfamily domain containing 2A（NM_001136493）を利用する（図1）。また，CT特異的発現をするsyncytin-2は，ST細胞表面にのみ発現するMFSD2受容体を認識し，細胞依存性の選択的融合を行う（図1）。細胞周期（G0期）に依存した遺伝子発現も報告されており[9]，これら時間・空間的特異性を伴った会合は，絨毛細胞の合胞体形成メカニズムを説明するうえで合理的である。さらに，*syncytin-2*と同じ機能をもつマウスERV配列：*syncytin-B*が単離され，ノックアウトマウスの解析が行われた[6]。この結果，胎児発育不全や出産数の減少が確認されている。また，ヒト疾患とのかかわりとして，*syncytin-2*遺伝子の発現低下[10]と*syncytin-2*遺伝子の3'UTRにみられる多型との関連[11]が妊娠高血圧症候群で報告されている。

　以上のように，syncytin-1,-2は胎盤にとって必須の機能蛋白である。同時にこれらの異常が胎盤形成不全を伴う疾患発症に関与することは必然であり，発現・機能異常につながる根本的な原因の解明（ゲノム配列の変異解析，発生過程におけるメチル化異常，低酸素状態による影響など）が求められる。

■ 細胞融合抑制遺伝子 *suppressyn*

　*syncytin-2*の細胞特異的，細胞周期依存的発現が合胞体形成を理解するうえで非常に合理的であるのに対し，*syncytin-1*の細胞融合時における制御様式は不明な部分が多い。偏在するsyncytin-1と，CT特異的に発現するASCT2との会合がどのように調整されるか不明であった。細胞融合抑制蛋白suppressyn[4]の機能は，この疑問を解決する手掛かりになると考える（図1）。*suppressyn*は*syncytin*と同様，HERV由来の配列である。21番染色体q22.3に座位する*HERV-Fb1*（*ERVH48-1*）の*env*領域から転写されるスプライス型の転写産物であり，160アミノ酸の分泌蛋白をコードしている。suppressynは，ASCT2と結合し，syncytin-1 〜 ASCT2間の会合を阻害することでsyncytin-1特異的に細胞融合を抑制する。また，このsuppressyn/ASCT2複合体は，両蛋白が同一細胞内で発現後，細胞表面への輸送過程（粗面小胞体-ゴルジ体）で形成されることが明らかとなっている（図1）。この特殊な会合様式により，*suppressyn*発現細胞は，syncytin-1による細胞融合を高い効率で抑制する[4]。実際，妊娠初期の絨毛組織を用いた免疫組織染色では，ASCT2とsuppressynがCT（EVT）特異的に共発現しており，この特徴的な抑制メカニズムを*in vivo*でも支持している。以上のことから，胎盤におけるsuppressynの生理的意義は，syncytin-1による過剰な細

胞融合を抑制することであり，細胞融合からCT（EVT）を守る番人的役割を担っていると推察された。

　筆者らの研究室ではsuppressyn蛋白の新しい検出法の開発，suppressynノックアウトマウスの表現型解析など，さらなる機能解析を継続している。また，suppressynは，胎盤形成にかかわる重要な機能蛋白であることから，妊娠高血圧症候群，胎児発育不全，不育症，不妊症などの発症原因としての可能性を検証中である。これらの研究の進展によっては，胎盤の機能不全に関連した各種疾患の診断，治療法への貢献が期待される。

● ● ●

　胎盤で発現するHERV配列は，機能が明らかになった上述遺伝子以外にも多数同定されている（表1）。STでの高発現が確認されるが，細胞融合能をもたない*ENV-V2*[12]，古くからよく解析されてきた*ERV-3*[13]，核での特異的発現が確認される*HML6-c14*[14]，胎盤での発現が特徴である*HERV-E1*[15]，*HERV-F*（*XA34*）[14]など，その機能は現段階で不明である。これらの解析は，胎盤の生理学的機能解明のため，今後推進されるべき重要な研究課題であると考える。

　かつては"ジャンクDNA"とよばれたHERV配列だが，胎盤の生理学を考察するうえで，その存在は無視できないものとなった。次世代シークエンスによる包括的解析は，HERV配列を含むリピート配列の解析を飛躍的に推進したが，解明すべき課題は多く，疾患発症との関連を含めた今後のHERV研究の発展が望まれる。

■ ジャンクDNA
ゲノム上で，その配列に機能が推定できないような（よくわからない）領域，配列をジャンクDNAとよんだ。「無駄・ごみDNA」という間違った認識を与えた可能性も否めない。ゲノム解析技術が不十分であったころの呼称であるが，存在意義が不明であったトランスポゾン配列はこれに含まれたと考える。

文献

1) Fuke C, Shimabukuro M, Petronis A, et al: Age related changes in 5-methylcytosine content in human peripheral leukocytes and placentas: an HPLC-based study. Ann Hum Genet 2004; 68(Pt 3): 196-204.

2) Mi S, Lee X, Li X, et al: Syncytin is a captive retroviral envelope protein involved in human placental morphogenesis. Nature 2000; 403(6771): 785-9.

3) Blaise S, de Parseval N, Bénit L, et al: Genomewide screening for fusogenic human endogenous retrovirus envelopes identifies syncytin 2, a gene conserved on primate evolution. Proc Natl Acad Sci U S A 2003; 100(22): 13013-8.

4) Sugimoto J, Sugimoto M, Bernstein H, et al: A novel human endogenous retroviral protein inhibits cell-cell fusion. Sci Rep 2013; 3: 1462.

5) Muir A, Lever AM, Moffett A: Human endogenous retrovirus-W envelope (syncytin) is expressed in both villous and extravillous trophoblast populations. J Gen Virol 2006; 87(Pt 7): 2067-71.

6) Dupressoir A, Marceau G, Vernochet C, et al: Syncytin-A and syncytin-B, two fusogenic placenta-specific murine envelope genes of retroviral origin conserved in Muridae. Proc Natl Acad Sci U S A 2005; 102(3): 725-30.

7) Chen CP, Wang KG, Chen CY, et al: Altered placental syncytin and its receptor ASCT2 expression in placental development and pre-eclampsia. BJOG 2006; 113(2): 152-8.

8) Chiang MH, Liang FY, Chen CP, et al: Mechanism of hypoxia-induced GCM1 degradation: implications for the pathogenesis of preeclampsia. J Biol Chem 2009; 284(26): 17411-9.

9) Lu X, Wang R, Zhu C, et al: Fine-Tuned and Cell-Cycle-Restricted Expression of Fusogenic Protein Syncytin-2 Maintains Functional Placental Syncytia. Cell Rep 2018; 23(13): 3979.

10) Vargas A, Toufaily C, LeBellego F, et al: Reduced expression of both syncytin 1 and syncytin 2 correlates with severity of preeclampsia. Reprod Sci 2011; 18(11): 1085-91.

11) Hua Y, Wang J, Yuan DL, et al: A tag SNP in syncytin-2 3-UTR significantly correlates with the risk of severe preeclampsia. Clin Chim Acta 2018; 483: 265-70.

12) Esnault C, Cornelis G, Heidmann O, et al: Differential evolutionary fate of an ancestral primate endogenous retrovirus envelope gene, the EnvV syncytin, captured for a function in placentation. PLoS Genet 2013; 9(3): e1003400.

13) Boyd MT, Bax CM, Bax BE, et al: The human endogenous retrovirus ERV-3 is upregulated in differentiating placental trophoblast cells. Virology 1993; 196(2): 905-9.

14) Okahara G, Matsubara S, Oda T, et al: Expression analyses of human endogenous retroviruses (HERVs): tissue-specific and developmental stage-dependent expression of HERVs. Genomics 2004; 84(6): 982-90.

15) Shiroma T, Sugimoto J, Oda T, et al: Search for active endogenous retroviruses: identification and characterization of a HERV-E gene that is expressed in the pancreas and thyroid. J Hum Genet 2001; 46(11): 619-25.

3 胎盤からの細胞株樹立

国立成育医療研究センター免疫アレルギー・感染研究部　**本村健一郎**

　ヒト胎盤の研究において，栄養膜細胞の培養は大きな役割を果たす。栄養膜細胞の細胞株は絨毛癌細胞株と栄養膜細胞不死化細胞株に分類でき，安定的な培養が可能である一方，元の栄養膜細胞とは異なる性質をもっている可能性がある。初代培養は初期絨毛由来と満期胎盤由来に分けられ，安定した培養は困難であるものの，元の細胞に近い性質をもつ。実験の目的に照らし合わせ，適切な細胞モデルを選択することが重要である。

　培養細胞は，生体内での各細胞の性質を明らかにするうえで欠かすことができない。ヒト胎盤の研究においてもそれは同様であり，細胞培養を用いた解析により，胎盤のさまざまな重要な機能が明らかにされてきている。栄養膜細胞 trophoblast は胎児由来の細胞で，胎盤を構成する細胞の大多数を占め，妊娠の維持に不可欠な胎盤の機能をつかさどる。本項では，栄養膜細胞の培養細胞への理解を深めることを目的に，栄養膜細胞株の樹立過程と初代培養栄養膜細胞の分離・培養について概説する。

■ 栄養膜細胞の種類

　胎盤を構成する栄養膜細胞は，細胞性栄養膜細胞 cytotrophoblast；CT，合胞体栄養膜細胞 syncytiotrophoblast；ST，絨毛外栄養膜細胞 extravillous trophoblast；EVT の 3 種類に大別される。EVT は脱落膜に浸潤して生理的に子宮螺旋動脈を置換してそれを拡張し，妊娠維持に必要な胎盤還流を確保する[1]。ST は絨毛の表面を覆って母体血と接触し，物質輸送，ホルモン産生，代謝調節，免疫学的境界といった胎盤機能の中心的な役割を担う[2]。CT は分化・増殖能を有し，EVT・ST の前駆細胞として働く[2]。

表1 培養栄養膜細胞の種類

培養栄養膜細胞は，細胞株か初代培養かに大別され，さらに細胞株は絨毛癌細胞株と栄養膜細胞不死化細胞株に，初代培養は初期絨毛由来細胞性栄養膜細胞と満期胎盤由来栄養膜細胞に分類される。絨毛癌細胞株・栄養膜細胞不死化細胞株・初期絨毛由来細胞性栄養膜細胞は絨毛外栄養膜細胞の機能解析に，満期胎盤由来細胞性栄養膜細胞は合胞体栄養膜細胞の機能解析に適する。個別の細胞株の名称を具体例として示す。

分類		主な研究対象	具体例
細胞株	絨毛癌細胞株	絨毛外栄養膜細胞 （一部合胞体栄養膜細胞）	BeWo JAR JEG-3
	栄養膜細胞 不死化細胞株		HTR8/SVneo SGHPL-4 Swan71 HChEpC1b
初代培養	初期絨毛由来 細胞性栄養膜細胞		
	満期胎盤由来 細胞性栄養膜細胞	合胞体栄養膜細胞	

■ 培養細胞の種類

一般に培養細胞には，初代培養細胞と細胞株がある。特徴としては，初代培養細胞は生体内の細胞により近い性質をもつ一方で，細胞老化や細胞培養プレートへの接着能が低いことにより，安定した培養が困難であることなどの欠点がある。細胞株は，細胞形質を維持した状態で長期培養や継代が初代培養より安定的に行える反面，癌化あるいは不死化の過程を経ているため，初代培養と比べて生体内の細胞とは異なる性質を獲得している可能性がある。

栄養膜細胞の培養細胞も同様に細胞株と初代培養細胞があるが，由来となる組織や樹立方法の違いから，さらに細かく分類される（**表1**）。すなわち，細胞株には絨毛癌細胞株，栄養膜細胞不死化細胞株があり，初代培養には初期絨毛由来栄養膜細胞と満期胎盤由来栄養膜細胞がある。

■ 栄養膜細胞株

幹細胞と胚性生殖細胞を除く染色体数正常体細胞は基本的に分裂可能な回数が限られており，いずれ老化し細胞死を起こす[3]。細胞株はこの細胞の老化・細胞死が癌化，あるいは遺伝子導入により抑制され（不死化），長期間形質を保ったまま増殖し，安定的に培養が可能になった細胞である。

栄養膜細胞の細胞株は複数存在するが[4]，現在栄養膜細胞の研究で広く使用されているのは悪性組織から樹立された絨毛癌細胞株と，正常組織から樹立された栄養膜細胞不死化細胞株である。

■ **初代培養細胞**
生体組織から分離した細胞を直接培養した細胞モデル。

■ **細胞株（株化細胞）**
不死化（癌化または遺伝子導入）により，長期培養・継代が可能となった細胞モデル。

■ **栄養膜細胞株**
trophoblast cell line

■ 絨毛癌細胞株
choriocarcinoma cell
lines

■ 絨毛癌細胞株

　絨毛癌細胞株は，ヒト絨毛癌から樹立された細胞株である。癌細胞由来の細胞株の増殖能はヒトの生体内ですでに亢進しているが，その細胞を単に取り出して*in vitro*で培養するだけでは細胞株化することは困難であり，樹立には他細胞との共培養や培養条件の最適化といったさまざまな試行錯誤を伴う。代表的な絨毛癌細胞株には，BeWo細胞，JEG-3細胞，JAR細胞がある[5]。

　具体的な樹立方法は[5]，初めに，Herzらが絨毛癌細胞をハムスターに移植し，*in vivo*での継代・維持に成功した[6]。BeWo細胞は，この*in vivo*で維持されていた絨毛癌細胞を正常脱落膜組織と共培養し，単クローンで増殖してきた細胞として樹立された[7]。JEG-3細胞は，同じくHerzらが*in vivo*で維持していた絨毛癌細胞を単独で培養し，増殖してきた細胞を単クローンで，線維芽細胞（feeder細胞）上で培養・継代することで樹立された[8]。JAR細胞はBeWo細胞，JEG-3細胞とは異なり，妊娠性絨毛性腫瘍から*in vivo*での継代を経ず，直接*in vitro*で樹立された[9]。

　各細胞とも共通して樹立の時点でヒト絨毛性ゴナドトロピンhuman chorionic gonadotropin;hCG産生能を有することが確認されており[7~9]，栄養膜細胞の研究に広く使用されている。また特に，BeWo細胞はアデノシン三リン酸（ATP）の刺激により合胞体を形成することが知られており，細胞性栄養膜細胞から合胞体栄養膜細胞への分化の研究にも使用されている[10]。JEG-3細胞とJAR細胞は絨毛外栄養膜細胞と同様に組織への浸潤能をもち，絨毛外栄養膜細胞のモデルとして使用されている[11]。

■ 栄養膜細胞不死化細胞株
immortalized trophoblast
cell lines

■ 栄養膜細胞不死化細胞株

　絨毛癌細胞株は元となる細胞が癌細胞であり，正常細胞と比較して性質が異なる点が多いことが想定される。一方，栄養膜細胞不死化細胞株は元となる細胞が正常細胞であり，より正常細胞に近い性質を受け継いでいると考えられている。前述の通り，正常細胞の細胞分裂は厳密にコントロールされており[3]，それらを不死化するには遺伝子導入が必要となる。

　数種類の栄養膜細胞不死化細胞株が報告されており，それぞれ異なる方法で樹立されているが，樹立方法の大きな流れは共通している。すなわち，①元となる正常細胞の分離，②遺伝子導入，③不死化した細胞の培養・単離，④細胞の性質の確認，である[12]。

■ 元となる栄養膜細胞の分離

栄養膜細胞は初期絨毛や満期胎盤から分離できる（後述）が，満期胎盤から分離された栄養膜細胞は分離後すぐにその増殖能を失うため[13, 14]，不死化細胞株の樹立が使用されている。

■ 遺伝子導入

正常細胞の老化による増殖調節機構として重要なのが*p53*，retinoblastoma（Rb）遺伝子といった癌抑制遺伝子の活性化，あるいはテロメアの短縮であり，正常細胞の細胞不死化には，これらを抑制するための遺伝子の導入が行われる。具体的に導入される遺伝子としては，simian virus 40 large T neoantigen（SV40 LTAg）[15] やhuman papilloma virus（HPV）E6/E7[16]，telomerase reverse transcriptase（*TERT*）[17, 18] がある。また，遺伝子導入方法もさまざまであり，ウイルスベクター（アデノウイルス，レトロウイルス），poly-l-ornithine，エレクトロポレーションが使用されている[4]。

SV40 LTAg遺伝子導入により樹立された細胞株としては，HTR8SVneo[19]，SGHPL-4[20]がある。HPV E6/E7と*TERT*の遺伝子導入により樹立された細胞株にはSwan 71[21]やHChEpC1b[22]がある。

■ 不死化した細胞の培養・単離，性質の確認

不死化のための遺伝子導入に使用されるベクターには特定の抗菌薬に対する耐性遺伝子が同時に組み込まれている。遺伝子導入後に該当する抗菌薬を細胞培養の培地に添加し，遺伝子導入が成功した細胞（不死化することが期待できる細胞）のみ生存できる培地で長期培養することで，不死化した細胞のみを選択的に増殖させ，単離する。

遺伝子導入自体が細胞形質に影響を与える可能性があること，また最初の細胞分離の際に混入した栄養膜細胞以外の細胞が不死化する可能性があることから，単離した細胞は栄養膜細胞としての性質を保持しているかを確認する必要がある。この確認にはhCG産生，ヒト胎盤ラクトーゲンhuman placental lactogen：hPL産生，cytokeratin7の発現の確認などが挙げられるが，確認方法に関して共通した見解は得られていない[4]。

■ 初代培養栄養膜細胞

初代培養は，正常組織から分離した細胞を不死化を経ずに培養細胞

■ simian virus 40 large T neoantigen（SV40 LTAg）
SV40 LTAg遺伝子はsimian virus 40の一部であり，その転写産物は*p53*，Rb蛋白を抑制することで細胞老化を抑制する[15]。このLTAg遺伝子の導入により樹立された細胞株としては，HTR8/SVneo[19]，SGHPL-4[20]がある。

■ human papilloma virus（HPV）E6/E7
HPV E6/E7はHPV16の発癌メカニズム解析から同定された不死化遺伝子で，HPV E6は*p53*を，HPV E7はRbを抑制する作用をもち，遺伝子導入することで細胞の不死化が可能となる[16]。

■ telomerase reverse transcriptase（*TERT*）
テロメアは染色体の末端に位置し，細胞分裂のたびに短縮する。一定限度の長さ以上にテロメアが短縮すると，その細胞は細胞分裂を停止する（細胞老化）[3]。*TERT*はこの短縮したテロメアを伸長させる作用があり，この遺伝子の導入により細胞の生存期間が延長する[17]。*TERT*とHPV E6/E7を同時に細胞へ導入することで，細胞の不死化が可能である。

■ 初代培養栄養膜細胞
primary trophoblasts

として使用することである。細胞分離，混入細胞の除去といった行程が必要であることに加えて，一般に細胞株と比較し取り扱いが困難である。しかしながら，細胞株と比べてオリジナルの細胞に近い性質をもっており，初代培養細胞を用いた解析から得られる知見も多い。

栄養膜細胞の初代培養は，基本的には前駆細胞であるCTを組織から分離し，直接培養したものである。その元となる組織により性質が異なるため，①初期絨毛由来と②満期胎盤由来の2つに大別できる。初期絨毛（流産絨毛あるいは人工妊娠中絶検体）から分離されたCTは，主にEVTモデルとして胎盤形成期における子宮螺旋動脈リモデリングのメカニズム解析等に使用されている[23, 24]。満期胎盤から分離されたCTの特徴は培養しているだけで融合して合胞体を形成し，ST様の細胞の細胞に分化することである[25]。絨毛癌細胞株・不死化細胞株で，培養のみで合胞体形成をする細胞は今のところ確立されていないため，STのモデルとして，満期胎盤由来CTが果たす役割は大きい。

細胞分離方法の大きな流れは，組織の細切，酵素による組織からの細胞分離，目的細胞（栄養膜細胞）の回収，必要に応じて目的細胞の純化・単離，である[14, 24〜26]。具体的な方法については原著に譲ることとし，本項では栄養膜細胞の分離・培養のポイントを以下にまとめる。

栄養膜細胞の分離・培養のポイント

組織の細切

CTは娩出後速やかに細胞死が始まるため，初期絨毛・満期胎盤とも娩出後迅速に氷冷し，可能な限り早く処理を開始する。

酵素による組織からの細胞分離

酵素処理によりCTを組織から分離する。使用される酵素は報告によって異なるが，プロテアーゼであるトリプシン[25]やディスパーゼ[27]に，DNase Iを加えた酵素処理液が使用されている。酵素処理の効率が全体の細胞収量を大きく左右するため，酵素および緩衝液は分離当日に準備し，pHや処理中の温度管理が酵素活性に最適な条件となるよう注意する。

栄養膜細胞の回収

酵素処理後の細胞浮遊液はCTのほかにさまざまな構成細胞を含んでいるため，100 μmのフィルターで濾過し，Percoll比重遠心で回収するCTの純度を上げる。満期胎盤由来栄養膜細胞の場合，この段階でのCTの純度は約90%である（本村，未発表データ）。

栄養膜細胞の純化・単離

混入細胞が実験結果に影響を与える可能性がある場合，Percoll比重遠心に加えて抗体と磁気ビーズを用いたCTの純化を行う必要があ

る。使用される抗体の種類は報告によって異なるが，基本的にはCTに発現していない蛋白を標的とした抗体を用いて，混入細胞を除く。満期胎盤由来栄養膜細胞はヒト白血球抗原human leukocyte antigen；HLAを発現していないことが特徴であり，抗HLA-A, -B, -C抗体を用いてこれらを発現する細胞を除去する方法が用いられる[26]。これにより，CTの純度は約99％となる（本村，未発表データ）。このほか，抗CD45抗体を用いて白血球を除く，あるいは抗CD9抗体を用いて間質細胞を除く，などの手法がとられている[24, 26]。

■ 初代栄養膜細胞の培養

　一般に初代培養細胞は細胞株と比較し安定した培養が困難であり，細胞培養液への成長因子の添加や，細胞培養プレートのコーティングなどが必要となる場合が多い。栄養膜細胞に関してもそれは同様であり，培養に際してさまざまな工夫がなされている。

　初代栄養膜細胞は細胞培養プレートのコーティングによって細胞接着を増強されることができ，マトリゲル上での培養[23, 28]や，Ⅳ型コラーゲンによるプレートコーティング[24]が行われている。

　満期胎盤由来初代栄養膜細胞は，STへの分化誘導のため培養液に上皮成長因子epidermal growth factor；EGFの添加[29]や，細胞接着向上・分化誘導のためROCK inhibitorの添加[14]などが考慮される。

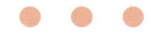

　概説してきたとおり，栄養膜細胞の培養細胞にはさまざまな種類がある。また，それぞれに利点・欠点があり，生体内の細胞とまったく同様の性質をもつ培養細胞は存在しない。従って，各モデルの特徴を熟知し，検証したい仮説に基づいて適切な細胞モデルを選択することが重要である。

文献

1) Kam EP, Gardner L, Loke YW, King A: The role of trophoblast in the physiological change in decidual spiral arteries. Hum Reprod 1999; 14(8): 2131-8.

2) Benirschke K, Burton GJ, Baergen RN: Pathology of the Human Placenta. Springer, 2012.

3) Hayflick L, Moorhead PS: The serial cultivation of human diploid cell strains. Exp Cell Res 1961; 25: 585-621.

4) King A, Thomas L, Bischof P: Cell Culture Models of Trophoblast II: Trophoblast Cell Lines— A Workshop Report. Placenta 2000; 21: S113-S9.

5) Wolfe MW: Culture and transfection of human choriocarcinoma cells. Methods Mol Med 2006; 121: 229-39.

6) Hertz R: Choriocarcinoma of women maintained in serial passage in hamster and rat. Proc Soc Exp Biol Med 1959; 102:77-81.

7) Pattillo RA, Gey GO: The establishment of a cell

line of human hormone-synthesizing trophoblastic cells in vitro. Cancer Res 1968; 28(7): 1231-6.

8) Kohler PO, Bridson WE: Isolation of hormone-producing clonal lines of human choriocarcinoma. J Clin Endocrinol Metab 1971; 32(5): 683-7.

9) Pattilo RA, Ruckert R, Hussa R, et al: The Jar Cell Line — Continuous human multihormone production and controls. In Vitro 1971; 6(5): 398-9.

10) Wice B, Menton D, Geuze H, et al: Modulators of cyclic AMP metabolism induce syncytiotrophoblast formation in vitro. Exp Cell Res 1990; 186(2): 306-16.

11) Lash GE, Hornbuckle J, Brunt A, et al: Effect of low oxygen concentrations on trophoblast-like cell line invasion. Placenta 2007; 28(5-6): 390-8.

12) Whitley GS: Production of human trophoblast cell lines. Methods Mol Med 2006; 121: 219-28.

13) Morrish DW, Dakour J, Li H, et al: In vitro cultured human term cytotrophoblast: a model for normal primary epithelial cells demonstrating a spontaneous differentiation programme that requires EGF for extensive development of syncytium. Placenta 1997; 18(7): 577-85.

14) Motomura K, Okada N, Morita H, et al: A Rho-associated coiled-coil containing kinases (ROCK) inhibitor, Y-27632, enhances adhesion, viability and differentiation of human term placenta-derived trophoblasts in vitro. PLoS One 2017; 12(5): e0177994.

15) Bryan TM, Reddel RR: SV40-induced immortalization of human cells. Crit Rev Oncog 1994; 5(4): 331-57.

16) Hawley-Nelson P, Vousden KH, Hubbert NL, et al: HPV16 E6 and E7 proteins cooperate to immortalize human foreskin keratinocytes. EMBO J 1989; 8(12): 3905-10.

17) Bodnar AG, Ouellette M, Frolkis M, et al: Extension of life-span by introduction of telomerase into normal human cells. Science 1998; 279(5349):349-52.

18) Kiyono T, Foster SA, Koop JI, et al: Both Rb/p16INK4a inactivation and telomerase activity are required to immortalize human epithelial cells. Nature 1998; 396(6706): 84-8.

19) Graham CH, Hawley TS, Hawley RG, et al: Establishment and characterization of first trimester human trophoblast cells with extended lifespan. Exp Cell Res 1993; 206(2): 204-11.

20) Choy MY, Manyonda IT: The phagocytic activity of human first trimester extravillous trophoblast. Hum Reprod 1998; 13(1O): 2941-9.

21) Straszewski-Chavez SL, Abrahams VM, Alvero AB, et al: The isolation and characterization of a novel telomerase immortalized first trimester trophoblast cell line, Swan 71. Placenta 2009; 30(11): 939-48.

22) Omi H, Okamoto A, Nikaido T, et al: Establishment of an immortalized human extravillous trophoblast cell line by retroviral infection of E6/E7/hTERT and its transcriptional profile during hypoxia and reoxygenation. Int J Mol Med 2009; 23(2): 229-36.

23) Tarrade A, Lai Kuen R, Malassine A, et al: Characterization of human villous and extravillous trophoblasts isolated from first trimester placenta. Lab Invest 2001; 81(9): 1199-211.

24) Nagamatsu T, Fujii T, Ishikawa T, et al: A primary cell culture system for human cytotrophoblasts of proximal cytotrophoblast cell columns enabling in vitro acquisition of the extra-villous phenotype. Placenta 2004; 25(2-3): 153-65.

25) Kliman HJ, Nestler JE, Sermasi E, et al: Purification, characterization, and in vitro differentiation of cytotrophoblasts from human term placentae. Endocrinology 1986; 118(4): 1567-82.

26) Petroff MG, Phillips TA, Ka H, et al: Isolation and culture of term human trophoblast cells. Methods Mol Med 2006; 121: 203-17.

27) Nelson DM, Johnson RD, Smith SD, et al: Hypoxia limits differentiation and up-regulates expression and activity of prostaglandin H synthase 2 in cultured trophoblast from term human placenta. Am J Obstet Gynecol 1999; 180(4): 896-902.

28) Onogi A, Naruse K, Sado T, et al.: Hypoxia inhibits invasion of extravillous trophoblast cells through reduction of matrix metalloproteinase (MMP)-2 activation in the early first trimester of human pregnancy. Placenta 2011; 32(9): 665-70.

29) Morrish DW, Bhardwaj D, Dabbagh LK, et al: Epidermal growth factor induces differentiation and secretion of human chorionic gonadotropin and placental lactogen in normal human placenta. J Clin Endocrinol Metab 1987; 65(6): 1282-90.

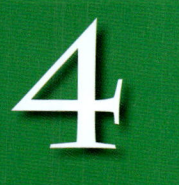

インプリンティング異常

佐賀大学医学部分子生命科学講座分子遺伝学・エピジェネティクス分野　　**副島　英伸**

ゲノムインプリンティングとは，由来する親の性に従って，一方のアレルが選択的に発現する現象である。インプリント遺伝子の発現は，配偶子形成過程で確立するインプリンティング制御領域のDNAメチル化によって制御されている。インプリント遺伝子は，胚の発生・発育，細胞の分化，胎盤形成，代謝などにおいて重要な役割を担っていることから，胎盤におけるインプリンティング異常は，絨毛性疾患や児の発育にかかわっている。

■ ゲノムインプリンティングとDNAメチル化

　ゲノムインプリンティングとは，父由来遺伝子（アレル）と母由来遺伝子（アレル）のうち，由来する親の性に従って，一方のアレルが選択的に発現する現象（父性発現か母性発現の片アレル発現）である。ヒトのインプリント遺伝子は約150個存在するといわれており，胚の発生・発育，細胞の分化，胎盤形成，代謝などにおいて重要な役割を担っている。インプリント遺伝子は，個体の体細胞と胎盤の双方で片アレル発現するユビキタスなインプリント遺伝子と，胎盤のみで片アレル発現する胎盤特異的インプリント遺伝子に大別できる[1]（**表1**）。

　インプリント遺伝子の発現は，インプリンティング制御領域imprinting control region；ICRによって制御されている（**図1**）。ICRは，両アレル間でDNAメチル化状態が異なるメチル化可変領域differentially methylated region；DMRとなっており，配偶子形成過程で確立する（gametic DMR）。また，着床後に確立するsomatic DMRも存在する。

　哺乳類のDNAメチル化は，始原生殖細胞primordial germ cell；PGCから発生初期にかけてドラスティックに変化する[2]（**図2**）。マウスを例に説明すると，PGCが生殖隆起に入った後，維持DNAメチル化酵素Dnmt1の活性低下による受動的脱メチル化とTet蛋白を介した能動的脱メチル化によってゲノムワイドに脱メチル化が生じる。このとき，体細胞がもっていたインプリントDMRのメチル化も消去

表1 既知のヒトのインプリント遺伝子

ユビキタスインプリント遺伝子				胎盤特異的インプリント遺伝子	
染色体座位	遺伝子	染色体座位	遺伝子	染色体座位	遺伝子
1q34.2	PPIEL	13q14.2	RB1	1p32.3	EPS15
1p31.3	DIRAS3	14q32.2	DLK1	2q33.3	GPR1-AS
1p31.3	GNG12-AS1	14q32.2	GTL2	3q27.1	MCCC1
2q33.3	ZDBF2	14q32.2	MEG8	5q15	RHOBTB3
3q21.3	AK097792	14q32.2	RTL1	5q35.2	SNCB
4q22.1	NAP1L5	14q32.2	C14MC	6q16.3-q21	LIN28B
6p25.2	FAM50B	15q11.2	MKRN3	6q16.3-q21	AIM1
6q24.2	PLAGL1	15q11.2	NDN	7q21.11	MAGI2
6q24.2	HYMAI	15q11.2	MAGEL2	7q21.3	TFPI2
6q25.3	IGF2R	15q11.2	SNRPN	7q32.1	LEP
6q25.3	SLC22A2	15q11.2	UBE3A-ATS	7q33	AGBL3
6q25.3	SLC22A3	15q11.2	UBE3A	8q24.22	ZFAT
6q27	WDR27	15q26.3	IGF1R	8q24.22	ZFAT-AS1
7p12.2-p12.1	DDC	15q26.3	IRAIN	9p24.2	GLIS3
7p12.1	GRB10	16p13.3	ZNF597	10p12.2	ARMC3
7q21.3	SGCE	16p13.3	NAA60	10q22.1	AIFM2
7q21.3	PEG10	19q13.42	ZNF331	11p13.3	ANO1
7q21.3	PPP1R9A	19q13.42	NLRP2	11q22.3	ZC3H12C
7q32.2	MEST	19q13.43	PEG3	12p12.1	ST8SIA1
7q32.2	COPG2	19q13.43	ZIM2	12q14.3	WIF1
7q32.2	KLF14	20q11.21	MCTS2P	15q25.1	RASGRF1
7q32.2	CPA4	20q11.23	BLCAP2-V1	16q22.1	CMTM3
7q36.2	HTR5A	20q11.23	BLCAP2-V2	18q12.2	ZNF396
8p11.23	ERLIN2	20q11.23	NNAT	19p13.2	DNMT1
8q24.3	PEG13	20q13.12	L3MBTL	19q13.42	C19MC
8q24.3	KCNK9	20q13.12	SGK2	22q13.33	MOV10L1
10q21.3	CTNNA3	20q13.12	GDAP1L1		
10q26.11	INPP5F	20q13.32	GNAS		
11p15.5	H19	20q13.32	GNAS-XL		
11p15.5	IGF2	20q13.32	GNAS-AS1		
11p15.5	KCQ1OT1	20q13.32	NESP		
11p15.4	CDKN1C	21q22.2	WRB		
11p15.4	SLC22A18	22q13.2	NHP2L1		
11p15.4	PHLDA2				

青：父性発現遺伝子，赤：母性発現遺伝子

図1 インプリント遺伝子の発現制御

インプリント遺伝子はインプリンティング制御領域imprinting control region；ICRによって制御されている。ICRは，両アレル間でDNAメチル化状態が異なる（differentially methylated region：DMR）。このアレル間のメチルの違いは，それぞれの配偶子形成過程で確立する（図2参照）。インプリンティング疾患の疾患座位では，複数のインプリント遺伝子がドメインを形成しており，ドメイン内にあるICRによって遺伝子発現が制御されている。

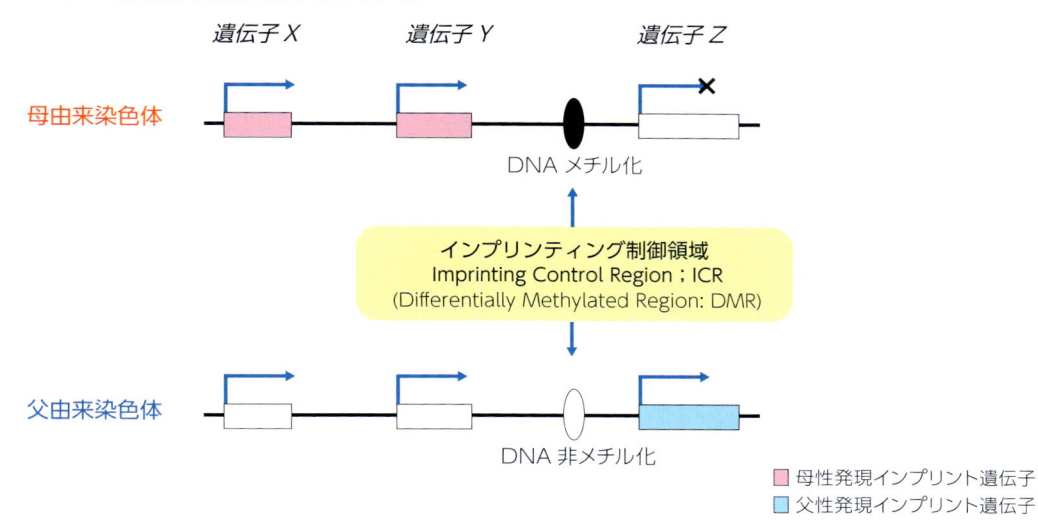

される。その後，配偶子形成過程では新規のメチル化が生じるが，これは主に新規DNAメチル化酵素Dnmt3a-Dnmt3l複合体が性特異的なメチル化を行い，gametic DMRが確立する。精子形成過程では減数分裂に入る前の精原細胞の段階で確立するが，卵形成過程では第一減数分裂前期で停止した卵母細胞が成熟する過程で確立する。そして，受精から着床前にかけて再びゲノムワイド（ゲノム全体）な脱メチル化が生じる。父性ゲノムはTetによる能動的脱メチル化で，母性ゲノムは受動的脱メチルでメチル化が低下する。この間，gametic DMRはDppa3やZfp57/Trim28/Dnmt1/Setdb1複合体によって脱メチル化から保護され，その結果，体細胞でDMRが維持される。着床後は新規メチル化酵素Dnmt3b-Dnmt3l複合体によりそれぞれの組織に特異的なメチル化が生じ，この時期にsomatic DMRが確立する。また，胎盤ゲノムは個体のゲノムに比べて低メチル化である。

■ gametic DMR
卵および精子の形成過程でメチル化の差異が確立するDMR

■ somatic DMR
着床後の体細胞でメチル化の差異が確立するDMR

■ インプリンティング異常と疾患

胞状奇胎と間葉性異形成胎盤

　胞状奇胎は雄核発生であるため，単純に考えるとすべての父性発現インプリント遺伝子が2コピー分発現し，すべての母性発現インプリント遺伝子は発現しないということになる。一方，反復胞状奇胎では，

図2 哺乳類の発生におけるDNAメチル化の変化

それぞれの配偶子形成過程で確立されたICRのDNAメチル化は，受精後のゲノムワイドな脱メチル化から保護されるため，体細胞でDMRとして維持される。DNAメチル化の変化の詳細は本文参照。

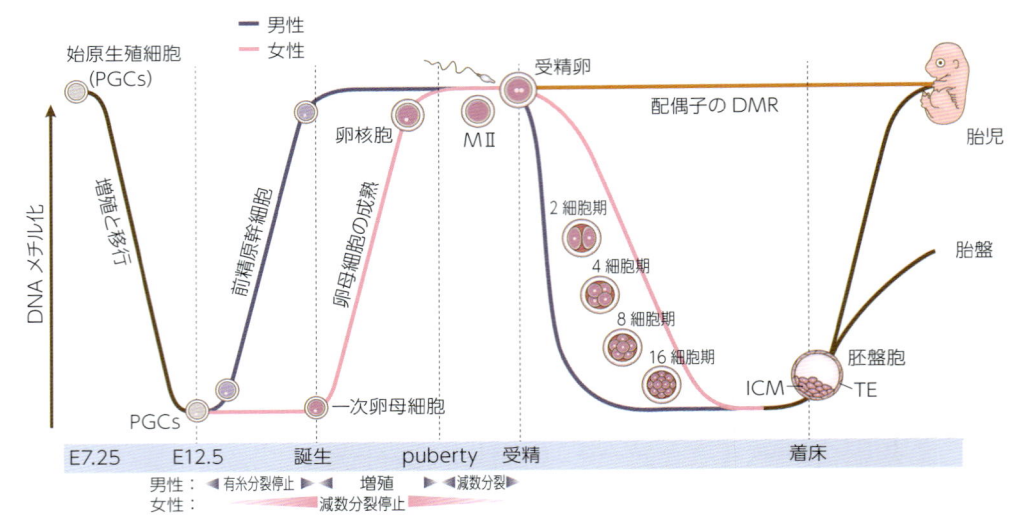

MⅡ：第二減数分裂中期，ICM；inner cell mass：内細胞塊，TE；trophectoderm：栄養外胚葉

(Smallwood SA, Kelsey G, Trends in Genetics, 2012より作成)

両親性のゲノムをもつが胞状奇胎と同様の組織像を示す。48～80%の患者で*NLRP7*の変異を，*NLRP7*変異がない患者の10～14%に*KHDC3L*の変異を認め，患者はこれらの変異のホモ接合体または複合ヘテロ接合体でるため，奇胎組織は変異のヘテロ接合となる。*NLRP7*変異による反復胞状奇胎では，母性メチル化DMRの大半が低メチル化となり，それに伴いインプリント遺伝子の発現は両アレル発現を示す。一方，父性メチル化DMRは変化しない。従って，反復胞状奇胎は，*NLRP7*や*KHDC3L*の遺伝子変異により卵形成過程のメチル化が不十分であったことに起因すると考えられる[3]（図3）。

　間葉性異形成胎盤placental mesenchymal dysplasia；PMDは，胞状奇胎と類似した囊胞状変化を呈するが，組織学的には栄養膜細胞の異常増殖を認めない胎盤形態異常である。早産・胎児発育不全fetal growth restriction；FGR・胎児死亡を高率に合併する高リスク妊娠でもあるが，出生した児の20%程度はインプリンティング疾患であるBeckwith-Wiedemann症候群を合併する[4,5]。PMD胎盤では，母性発現インプリント遺伝子*CDKN1C*がコードするp57^{KIP2}は細胞性栄養膜細胞にのみ発現し，絨毛内の間質や血管では発現していない[6]。また，*Cdkn1c*の母性アレル欠失と*Igf2*の両アレル発現を同時にもつマウスでは，栄養膜細胞の増殖を伴った異形成像を示す腫大胎盤が生じる[7]。さらに，PMDはandrogenetic/biparental mosaic（ABM）

図3 胞状奇胎と反復胞状奇胎

a：正常妊娠は，両親性ゲノムの二倍体で，核型は46,XXあるいは46,XYとなる。DMRのメチルは正常であり，両アレル間でメチル化状態が異なる。

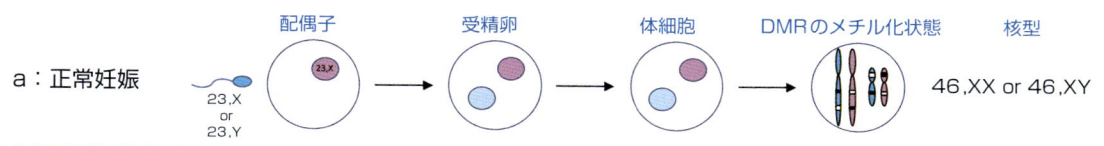

b：胞状奇胎は雄核発生で，不活化あるいは除核された卵に1つの精子が受精し父由来ゲノムが倍加する場合（46,XX）と，2つの精子が受精する場合（46,XXあるいは46,XY）がある。父由来ゲノムの二倍体であるため，DMRのメチル化はすべて父由来パターンとなる。

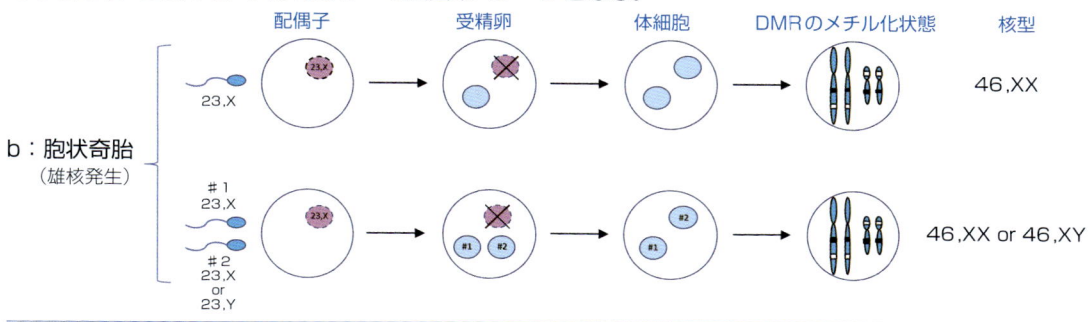

c：反復胞状奇胎では，両親性のゲノムをもつ（46,XXあるいは46,XY）。患者は*NLRP7*変異あるいは*KHDC3L*変異のホモ接合体または複合ヘテロ接合体である。患者の卵成熟過程においてメチル化インプリントが確立できず，本来母性メチル化を示すべきDMRが低メチル化となる（矢印）。一方，精子由来の父性メチル化DMRは変化しない。

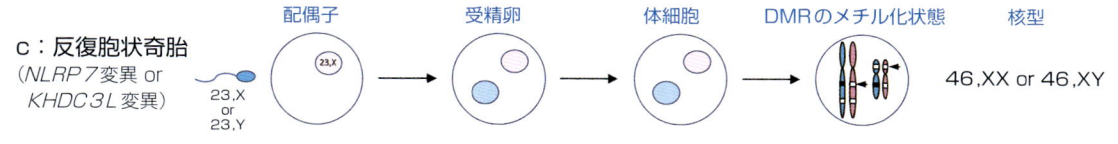

あるいはandrogenetic/biparental chimera（ABC）を示すことが報告されている[8〜10]。androgenetic細胞だけの場合は全胞状奇胎となるが，biparental細胞が混在していると胎児が存在できるようである。androgenetic細胞の46本の染色体はすべて父由来なので，胞状奇胎と同様のインプリント異常が生じている。また，androgenetic細胞は，栄養膜細胞には存在しないため[9]，これがPMDで栄養膜細胞の増殖が認められない原因と考えられる。ABM/ABCはPMDの多くの症例で認められることから，*IGF2*や*CDKN1C*に限らず，その他のインプリント遺伝子の発現異常が発症に関連する可能性がある。

胎児発育

　インプリント遺伝子は胎児の成長や胎盤形成に重要であることから，その発現異常が胎児の発育と関連することが以前より推測されて

いた。実際に，FGRの胎盤では，*PHLDA2, CDKN1C, NNAT, PEG10*の過剰発現と，*MEST, MEG3, GNAS, PLAGL1, ZNF331*の発現減少が見出されている[11, 12]。特に*PLAGL1*は，転写因子としてマウスの成長関連遺伝子ネットワークの制御にかかわっていることが知られており，ヒト胎盤においてもインプリント遺伝子*IGF2, H19, CDKN1C*，および非インプリント遺伝子*SLC2A4, TCF4, PPARγ*の発現に関連している[13]。

　出生時体重と発現異常との関連については，*PHLDA2*の発現増加と出生時体重が負の相関を示すことが報告されている[14]。また，*MEST*発現増加（2倍以上）でsmall for gestational age（SGA）のオッズ比が低くなり（0.31），*NNAT*発現増加（2倍以上）でSGAのオッズ比が高くなる（1.52）。large for gestational age（LGA）については，*MEST*発現増加（2倍以上）でオッズ比は高くなり（4.78），*NNAT*発現増加（2倍以上）でも高い（1.40）[15]。しかし，FGRや出生時体重に関連するこれらの遺伝子の発現異常はICRのメチル化とは関連しないことから，発現異常については別の機序が考えられる。

妊娠高血圧腎症

■ 妊娠高血圧腎症
→ p.176「Ⅱ-6妊娠高血圧症候群」
→ p.182「Ⅱ-7妊娠高血圧腎症の予知」

　妊娠高血圧腎症preeclampsia；PEのモデルマウスにおいて*Cdkn1c*の発現低下や機能喪失が認められていたが，ヒトにおいても*CDKN1C*の変異をもつBeckwith-Wiedemann症候群を妊娠した母がPEを呈したことが報告された[16]。さらに，妊娠末期胎盤の網羅的遺伝子発現解析の結果，インプリント遺伝子の発現異常（父性発現遺伝子の発現低下と母性発現遺伝子の発現上昇）が，非インプリント遺伝子の発現異常に比べて有意にPEと相関することが示された[17]。

生殖補助医療

■ IVF
ARTにおける中心的な技術。一般には超音波断層法ガイド下に卵胞を穿刺し，吸引採取した卵子を体外で受精させる。

■ ICSI
単一の精子を卵子の細胞質内に注入して受精させる方法。受精障害，精子無力症などに応用されるARTの一つである。

　生殖補助医療assisted reproductive technology；ARTにはさまざまな手法があるが，過剰な排卵誘発や，生殖細胞および初期胚を体外で操作する体外受精*in vitro* fertilization；IVFと顕微授精intracytoplasmic sperm injection；ICSIは，DNAメチル化に影響を及ぼす可能性がある。実際に，ICSI・IVFによる出生児は自然妊娠に比べ，インプリンティング疾患発症のオッズ比が3.67と高く，Beckwith-Wiedemann症候群，Silver-Russell症候群，Angelman症候群の頻度が高いことが知られている[18]。大半の症例では，末梢血DNAにおいて，それぞれの疾患座位の母性アレルICRの低メチル化が認められる。一方，ART胎盤におけるDMRのメチル化異常やインプリント遺伝子の発現異常は原則として生じていない[19〜21]。ARTとメチル化異常によるインプリンティング疾患の発症は関連するが，ART手技が直接的に関連しているかどうかは不明である。

文献

1) Monk D: Genomic imprinting in the human placenta. Am J Obstet Gynecol 2015; 213: S152-62.

2) Monk D: Germline-derived DNA methylation and early embryo epigenetic reprogramming: The selected survival of imprints. Int J Biochem Cell Biol 2015; 67: 128-38.

3) Sanchez-Delgado M, Martin-Trujillo A, Tayama C, et al: Absence of Maternal Methylation in Biparental Hydatidiform Moles from Women with NLRP7 Maternal-Effect Mutations Reveals Widespread Placenta-Specific Imprinting. PLoS Genet 2015; 11: e1005644.

4) Cohen MC, Roper EC, Sebire NJ, et al: Placental mesenchymal dysplasia associated with fetal aneuploidy Prenat Diagn 2005, 25: 187-92

5) Pham T, Steele J, Stayboldt C, et al: Placental mesenchymal dysplasia is associated with high rates of intrauterine growth restriction and fetal demise: A report of 11 new cases and a review of the literature. Am J Clin Pathol 2006; 126(1): 67-78.

6) Allias F, Lebreton F, Collardeau-Frachon S, et al: Immunohistochemical expression of p57 in placental vascular proliferative disorders of preterm and term placentas. Fetal Pediatr Pathol 2009; 28: 9-23.

7) Caspary T, Cleary MA, Perlman EJ, et al: Oppositely imprinted genes p57Kip2 and Igf2 interact in a mouse model for Beckwith–Wiedemann syndrome. Genes & Dev 1999; 13: 3115-24.

8) Surti U, Hill LM, Dunn J, et al: Twin pregnancy with a chimeric androgenetic and biparental placenta in one twin displaying placental mesenchymal dysplasia phenotype. Prenat Diagn 2005; 25(11): 1048-56.

9) Kaiser-Rogers KA, McFadden DE, Livasy CA, et al: Androgenetic/biparental mosaicism causes placental mesenchymal dysplasia. J Med Genet 2006; 43: 187-92.

10) Robinson WP, Lauzon JL, Innes AM, et al: Origin and outcome of pregnancies affected by androgenetic/biparental chimerism. Hum Reprod 2007; 22(4): 1114-22.

11) McMinn J, Wei M, Schupf N, et al: Unbalanced placental expression of imprinted genes in human intrauterine growth restriction. Placenta 2006; 27: 540-9.

12) Diplas AI, Lambertini L, Lee MJ, et al: Differential expression of imprinted genes in normal and IUGR human placentas. Epigenetics 2009; 4: 235-40.

13) Iglesias-Platas I, Martin-Trujillo A, Petazzi P, et al: Altered expression of the imprinted transcription factor PLAGL1 deregulates a network of genes in the human IUGR placenta. Hum Mol Genet 2014; 23: 6275-85.

14) Apostolidou S, Abu-AmeroS, O'Donoghue K, et al: Elevated placental expression of the imprinted PHLDA2 gene is associated with low birth weight. J Mol Med 2007; 85: 379-87.

15) Kappil MA, Green BB, Armstrong DA, et al: Placental expression profile of imprinted genes impacts birth weight. Epigenetics. 2015; 10: 842-9.

16) Romanelli V, Belinchón A, Campos-Barros A, et al: CDKN1C mutations in HELLP/preeclamptic mothers of Beckwith-Wiedemann Syndrome (BWS) patients. Placenta 2009; 30: 551-4.Christians JK, Leavey K, Cox BJ: Associations between imprinted geneexpression in the placenta, human fetal growth and preeclampsia. Biol Lett 2017; 13: pii: 20170643.

17) Lazaraviciute G, Kauser M, Bhattacharya S, et al: A systematic review and meta-analysis of DNA methylation levels and imprinting disorders in children conceived by IVF/ICSI compared with children conceived spontaneously. Hum Reprod Update. 2015; 21: 555-7.

18) Rancourt RC, Harris HR, Michels KB: Methylation levels at imprinting control regions are not altered with ovulation induction or in vitro fertilization in a birth cohort. Hum Reprod 2012; 27: 2208-16.

19) Camprubí C, Iglesias-Platas I, Martin-Trujillo A, et al: Stability of genomic imprinting and gestational-age dynamic methylation in complicated pregnancies conceived following assisted reproductive technologies. Biol Reprod 2013; 89: 50.

20) Litzky JF, Deyssenroth MA, Everson TM, et al: Placental imprinting variation associated with assisted reproductive technologies and subfertility. Epigenetics 2017; 12: 653-61.

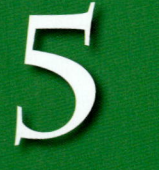

5 胎盤のホルモン産生

千葉大学大学院医学研究院生殖医学 **生水　真紀夫**

胎盤の合胞体栄養膜細胞は，さまざまなステロイドホルモン・蛋白ホルモンを産生分泌する。胎盤が産生する主なステロイドホルモンは黄体ホルモンとエストリオールである。黄体ホルモンは，母体血中のコレステロールからde novoで合成され妊娠維持に働く。エストリオールは，胎児副腎由来の副腎性アンドロゲンが胎盤のアロマターゼにより代謝されたもので，胎盤性ラクトーゲン（hPL）などとともに乳腺の発育に働く。蛋白ホルモンであるhPLは，妊娠後半期に向けて漸増する。胎盤性成長ホルモン（GH）とともに母体インスリンに拮抗することにより，妊娠前半期に皮下に蓄えられた脂肪の分解を促進し胎児にエネルギー（ブドウ糖・脂肪酸やケトン体）を供給する。

胎盤は，さまざまなステロイドホルモン・蛋白ホルモン（ヒト絨毛性ゴナドトロピン human chorionic gonadotropin；hCG，ヒト胎盤性ラクトーゲン human placental lactogen；hPL，胎盤性成長ホルモン growth hormone；GHなど）を産生分泌する。これらのホルモンは，合胞体栄養膜細胞で産生されて母体血中に分泌されるが，一部は胎児血中にも分泌される。胎盤から分泌されるサイトカインや分泌型酵素などの生理活性物質とともに，妊娠の維持・胎盤の形成・乳腺発達のほか妊娠中の特異なエネルギー代謝（糖・脂質）を調節して，胎児発育や母体の妊娠適応に重要な役割を果たす。また，これらのホルモンは妊娠中に生じる各種の病理・病態にもかかわっている。

本項では，病態との関連が明らかになっているステロイドホルモンとhPLについてその分泌や作用を中心に解説する。

■ ステロイドホルモン

胎盤から分泌されるおもなステロイドホルモンは，黄体ホルモンとエストロゲン（エストリオールが最も多い）である。ともに妊娠中に漸増し，分娩前には非妊娠時の100〜1,000倍に達する。

■ 合成経路

　一般に，エストロゲンは黄体ホルモンを経由して合成されるが，胎盤において合成される黄体ホルモンはエストロゲン合成の基質とはなっていない（図1）。また，胎盤はエストロゲンを合成するが，その基質となるアンドロゲンを合成することはできない。このようなステロイド分泌腺としての際立った特徴は，胎盤にエストロゲン合成の鍵となるステロイド17α水酸化酵素（CYP17A）が発現していないことによるものである。

　胎盤は，母体血中のLDL-コレステロールを取り込み，コレステロール側鎖切断酵素（CYP11A1）および3β-水酸化ステロイド脱水素酵素1（HSD3B1）の作用によりプロゲステロンを合成し，母体および胎児血中に分泌する。妊娠第3三半期の母体血中プロゲステロン濃度は200ng/mlに達する。胎児血中への分泌量は，母体への分泌量に比し少ないが胎児でのクリアランスが遅く，胎児血中のプロゲステロン濃度は母体血中より数倍高い。

図1 胎児胎盤系によるステロイドホルモン合成経路

胎児副腎で合成された副腎性アンドロゲン（DHEA）は，胎児肝臓で硫酸抱合を受けてDHEA-Sとなり胎盤に達する。胎盤では，硫酸基が除去された後に活性型アンドロゲン（ADD・T）を経て，アロマターゼによりエストロゲン（エストラジオール）に転換される。DHEAの多くが胎児肝臓で16位の水酸化を受けるため，ADD・T・エストラジオールもそれぞれ16位の水酸化を受けた化合物となる。16位が水酸化されたエストラジオールがエストリオールである。

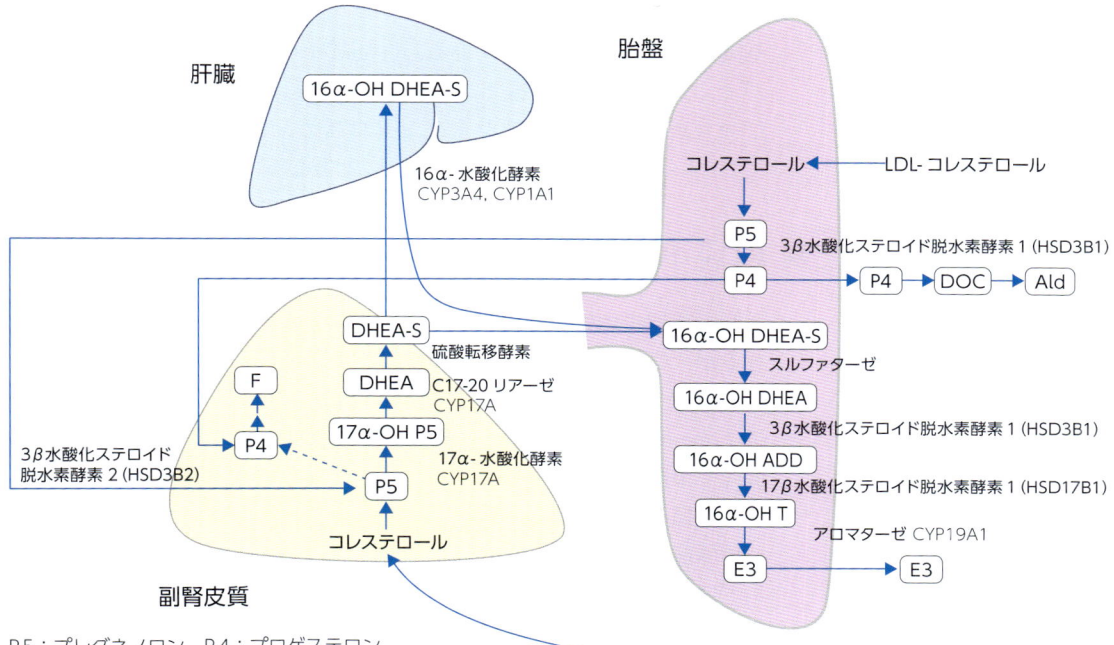

P5；プレグネノロン，P4；プロゲステロン，
F；コルチゾール，DHEA；デヒドロエピアンドロステロン，
DHEA-S；硫酸抱合体デヒドロエピアンドロステロン，16α-OH；16α-水酸化，
LDL；低密度リポ蛋白質，DOC；デオキシコルチコステロン，Ald；アルドステロン，ADD；アンドロステンジオン，
T；テストステロン，E3；エストリオール

胎盤では，胎児副腎で合成されたアンドロゲンを基質としてエストロゲンが合成される。ヒト胎盤には，黄体ホルモンをアンドロゲンに転換するCYP17A（この酵素はC17-20切断酵素活性を有する）がほとんど発現していないため，胎盤で合成された黄体ホルモンが直接エストロゲン合成基質となることはない。胎児副腎には，胎児層とよばれる発達した皮質があり，コレステロールから大量のデヒドロエピアンドロステロンおよびその硫酸抱合体デヒドロエピアンドロステロン(-スルフェート)〔DHEA（DHEA-S)〕が合成分泌される（胎児副腎では，プレグネノロンをプロゲステロンに転換するHSD3B2の活性が低いため，プレグネノロンは，プロゲステロンにはならずにCYP17A1の作用を受けて17α-水酸化プレグネノロンを経てDHEAとなる）。DHEAおよびその硫酸抱合体DHEASはそのまま，もしくは胎児肝臓で16位水酸化を受けて16α-OH DHEA, 16α-OH DHDEAとなって胎盤に達し，スルファターゼにより硫酸基が除去された後，HSD3B1, 17β-水酸化ステロイド脱水素酵素1（HSD17B1）の作用により（16α-水酸化）アンドロステンジオン，(16α-水酸化)テストステロンを経て，最終的にアロマターゼ（CYP19A1）の作用によりエストラジオール（エストリオール）に転換される。エストラジオールとエストリオールは，母体血を経て尿中に排泄される。エストロゲンの尿中への総排泄量は妊娠第3三半期で20〜30mg/日に達する。

　エストロゲンが胎児副腎の3β-HSD2(HSD3B2)を抑制するため，胎児副腎では胎盤から供給されるプロゲステロンがコルチゾール合成基質となっている可能性がある。胎児副腎の3β水酸化活性の低下は，17α-水酸化 プレグネノロンやDHEA（⊿5経路ステロイド）が，17α-OH プロゲステロンやアンドロステンジオン（⊿4経路ステロイド）より多く産生される理由の一つともなっている。

■ 黄体ホルモンの作用

　妊娠初期には妊娠黄体が産生する黄体ホルモンにより妊娠が維持されるが，妊娠6週以降は絨毛からのプロゲステロン分泌が増加し，プロゲステロンのおもな産生源が黄体から胎盤へと代わる（luteal-placental shift）。プロゲステロンは，子宮内膜や子宮筋に作用して流産や早産の防止に働いている。乳腺に対しては，妊娠中の乳汁産生分泌を抑制している。

　母体血中のプロゲステロンは，デオキシコルチコステロンを経てアルドステロンに代謝されているが代謝経路はよくわかっていない。これらのステロイドの妊娠中の血中濃度は非妊娠時の濃度の5倍に達する。増加したミネラルコルチコイドは，妊娠中の体液量の増加・ナト

リウム貯留に働いているものと考えられる。また，正常妊婦では非妊娠時に比べてレニン・アンジオテンシン・アルドステロン（R-A-A）の基礎値が上昇し反応性も亢進するが，妊娠高血圧症候群妊婦ではR-A-A系の亢進が認められないと報告されている[1]。R-A-A系の亢進する正常妊婦で血圧は低下し，R-A-A系の亢進が欠如する妊娠高血圧で血圧は上昇する。このようにR-A-A-系の働きが矛盾したようにみえる理由はよくわかっていない。アルドステロンが循環血漿量を増加させ妊娠中に大幅に増加する子宮・胎盤循環を維持しており，この循環血漿量の増加が不十分な場合に血管内皮の障害をきたして異常な血圧上昇がもたらされるという機序が推定される。すなわち，胎盤が産生したプロゲステロンが母体の病的な血圧上昇を阻止している可能性があり，今後の検討課題である。

　黄体ホルモンの一部は，脳内でアロプレグナノロンや5αジヒドロプロゲステロンに転換されている。これらの代謝産物は神経ステロイドとしての作用があり，γ-アミノ酪酸A受容体GABA$_A$Rに結合してその機能を変化させる。5αジヒドロプロゲステロンの変動が妊娠中や産褥期の気分の変調あるいは分娩時の鎮痛に関与している可能性があり，最近FDAが産後うつ病の治療にアロプレグナノロンを承認した[2]。

■ 妊娠高血圧症候群
→p.176「Ⅱ-6妊娠高血圧症候群」

■ エストロゲンの作用

　血管の増生・胎盤血流の増加，子宮筋の発育増大，母体肝臓での蛋白合成（アルブミンや血液凝固因子など）など，さまざまな妊娠中の生理的変化にエストロゲンが関与している。乳腺に対してはプロラクチンと共同して乳房腺管の増殖や乳汁産生に働く。胎盤が産生するエストロゲンの妊娠分娩における役割は，アロマターゼ欠損症の発見により明確に理解されるようになった[3]。

アロマターゼ欠損症

　本症の発見以前には胎盤の産生する大量のエストロゲンが妊娠分娩の維持・児の生存に必須と考えられていたが，現在ではこの考えは否定されている。

　胎児がアロマターゼ欠損症（母親は保因者）で，胎盤でのエストロゲン産生が欠如している状態でも妊娠分娩は可能で，生児が出生する。しかし，胎児がアロマターゼ欠損症の場合，胎盤でエストロゲンへの転換が起こらないために，エストロゲンの前駆物質であるテストステロンが高値となり，母体と胎児自身の男性化が生じる（図2）。母体の男性化症状は，妊娠中に進行性に悪化し，分娩後軽減するものの完全には消退しない。胎児が女児の場合，外性器が男性化して出生する

図2 胎盤におけるエストロゲン産生とアロマターゼ欠損症の病態

a：胎盤におけるエストロゲン産生
正常妊娠では，胎盤においてテストステロン（T）はエストロゲン（E）に転換され母体尿中に排出される。

b：アロマターゼ欠損症の病態
アロマターゼ欠損症胎児では，胎盤でのエストロゲンの転換が起こらず，テストステロンが蓄積して母児に男性化が生じる。

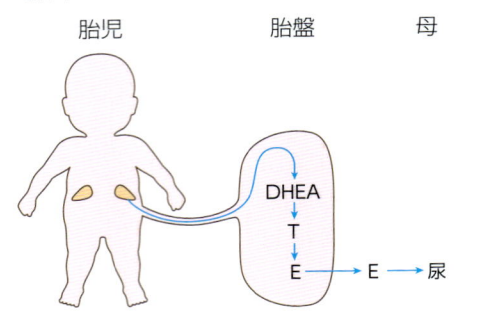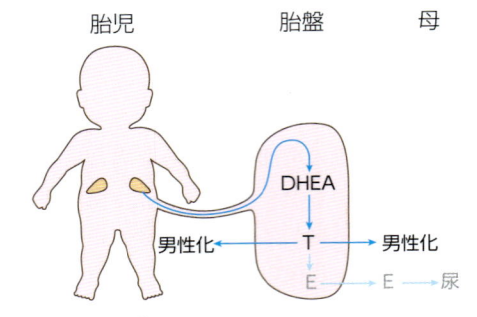

DHEA：デヒドロエピアンドロステロン，T：テストステロン，E：エストロゲン

■ 46,XX性分化疾患
46,XX disorders of sex
development：DSD

（46,XX性分化疾患）。男児の場合には，出生時に表現型の異常はみられない。このようにアロマターゼ欠損症の表現型の観察から，胎盤のアロマターゼは胎児副腎が産生する大量のアンドロゲンから母児の男性化を防ぐ働きをもっていると理解されるようになった。

　妊娠期間の長い（胎生）哺乳類は，母体内で性分化を遂げる。哺乳類では，胎児精巣からのアンドロゲンが作用して"男"性（♂）に，アンドロゲンがなければ"女"性（♀）に分化する。この性分化様式は胎生に適した様式である。すなわち，母体にはエストロゲンはあるがアンドロゲンはほとんど存在しないため，男児および女児はともに母体内で性分化が可能である。ところが，母体卵巣の黄体種や母体副腎腫瘍などでは母体でアンドロゲンが多く産生される。また，多胎では同腹♂からアンドロゲンが供給される。また，母体卵巣で妊娠中に大量のアンドロゲンを産生する種も存在する。さらに，胎児期の卵巣自身もアンドロゲン合成能をもっている（エストロゲンへの転換率は低い）。従って，胎児（♀）は妊娠中さまざまな男性化リスクに曝されている。胎盤はこの外界からのアンドロゲンを胎児に入る前に安全なエストロゲンに転換することで，安全な性分化を保障する役割を担っているものと考えることができる（**図3**）。

　実際，ハイエナやワオキツネザルなどでは胎盤のアロマターゼが低下し，妊娠中に母親と胎児が男性化することが知られている。強く男性化した♀は排卵障害や分娩障害をきたすが，社会性優位となって男性化の弱い♀に比し繁殖に成功する確率が高い。最近，ヒトにおいても同腹男児からのアンドロゲン被曝が，女児の男性化のリスクになっている可能性が報告された[4]。

　胎盤のアロマターゼ発現には，明らかな種差がある。齧歯類では胎

図3 胎盤のアロマターゼは胎児に安全な性分化のための環境を提供する

胎盤のアロマターゼは胎児に入る物質の関門となってアンドロゲンを不活性化し，胎児に外来由来のアンドロゲンに被曝するリスクのない環境を提供する。

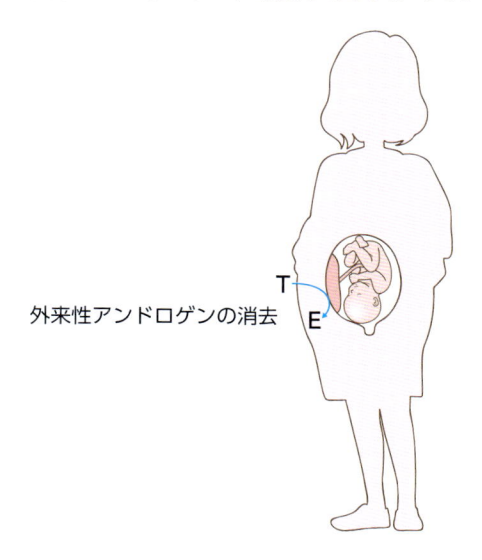

外来性アンドロゲンの消去

T
E

盤にアロマターゼは発現していない。齧歯類では，妊娠期間が短く，性分化が出生後に胎外で生じるためにアロマターゼの発現が必要ないものと思われる。一方，広鼻猿類（マカク）以降の高等な霊長類では胎盤にアロマターゼが強く発現する。これらはいずれの胎児副腎に胎児層が出現する種で，胎児副腎から DHEA が大量に分泌される。広鼻猿類以降の高等な霊長類では，*CYP19A1* の5'上流に新たに胎盤に強く発現する胎盤型プロモーターを獲得しており，胎盤に強くアロマターゼが発現し，母児を男性化から守っていると推定される。この胎盤型アロマターゼは，内因性レトロウイルスの long terminal repeat に由来しており，合胞体形成にかかわるシンシチン遺伝子 *ERVW-1*, *ERVFRD-1* と起源を一にすることが明らかになっている。

■ エストロゲン測定の臨床的意義

　エストリオールが胎児副腎由来であることから，エストリオール値は胎児副腎機能を反映する指標と考えられる。実際，母体尿中エストリオールは，胎児胎盤機能の低下では低値，胎児死亡ではほぼ0となる。従って，かつて胎児機能低下が疑われる症例のモニタリングや，過期妊娠時の胎児機能のスクリーニングに盛んに用いられた。現在では，胎児機能評価は超音波検査や胎児心拍図によるダイナミックな指標に取って代わられ，胎児・胎盤機能評価にエストリオールが用いられることはなくなった。

母体血を用いて胎児機能を評価できるというエストリオールのメリットは，現在胎児染色体異常のスクリーニング「母体血清マーカー検査」に引き継がれている。無脳児や胎児染色体異常（Down症候群，Turner症候群など）では，胎児副腎機能が低下しエストリオールは低値を示す。他の項目と組み合わせた出生前スクリーニング検査に用いられている（クアトロテスト）。

母体血中エストリオールは，胎児のステロイド代謝疾患の診断にも応用できる。胎児副腎低形成（*DAX1*変異など）・先天性副腎皮質過形成〔P 450 oxidoreductase（POR）欠損〕・サルファターゼ欠損症・アロマターゼ欠損症・Smith-Lemli-Opitz症候群（7-dehydrocholesterol reductase欠損）などでエストリオールは低値を示す[1,2]。このうち，POR欠損とアロマターゼ欠損症では妊娠母体に男性化が進行するので，母体の男性化症状発現から妊娠中に胎児疾患を疑うことができる。

■ **クアトロテスト**
母体血清中の4つのマーカー（α-fetoprotein，unconjugated estriol，hCG，inhibin 3）の値から，胎児がDown症候群，18トリソミー，開放性神経管奇形である確率をそれぞれ算出する出生前スクリーニング検査。

■ ヒト胎盤性ラクトーゲン（hPL）

hPLは，胎盤の合胞体栄養膜細胞で産生され，主として母体血中に放出される蛋白性ホルモンである。Ch17q23のGH/CSクラスターに存在する遺伝子chorionic somatomammotropin 1と2（*CSH1*と*CSH2*）にコードされ胎盤に発現する。妊娠6週から母体血中に検出され，血中濃度は妊娠期間を通じてほぼ直線的に増加する。合胞体栄養膜細胞あたりの発現量はほぼ一定で，総産生量が絨毛組織量に比例することから，母体血中のhPL濃度は胎盤重量さらには胎児体重の指標としてかつて臨床応用されていた。胎児発育不全で母体血中hPL値は低値となり，急性の低酸素虚血イベントでは変化しないが，胎児水腫などの慢性的な低酸素状態では高値となる。

*CSH1*と*CSH2*は成長ホルモン（GH）遺伝子*GH*の重複により生じたもので，両遺伝子は同一の蛋白hPLをコードしている（図4a）。hPLと受容体との結合性はGHのそれとは大きく異なる。ヒトGHはGH受容体とプロラクチン受容体の両方に結合するのに対して，hPLはプロラクチン受容体とのみ結合し，GH受容体との結合性を喪失している（図4b）。hPLの別名がヒト絨毛膜ソマトマンモトロピンhuman chorionic somatomammotropic hormone；CSHである。

hPLは妊娠中に大量（1mg/日）に産生され，血中濃度はGHよりはるかに高い。妊娠中の糖代謝・胎児成長に重要な役割を担っている。血中濃度が上昇する妊娠後半期に，母体の皮下脂肪・肝グリコーゲンの分解を促進し，血中の遊離脂肪酸・ケトン体・糖を増加させて，胎児へのエネルギー供給を高める。また，プロラクチン受容体を介して乳腺でのエネルギー摂取を高めて腺房の発育を促進する。さらに，GHなどと共同してインスリン作用に拮抗してアミノ酸濃度・糖を上

昇させ，胎児の蛋白合成を促進する。

　hPLの主要な受容体であるプロラクチン受容体は，免疫細胞や膵臓・脂肪など全身の臓器に発現し，免疫調節やエネルギー代謝・膵β細胞増殖・血管新生などにも作用するなど妊娠中の代謝作用が注目されている受容体である。

図4 *GH/CSH* 遺伝子クラスター（17q23）

遺伝子重複によりできた5つの遺伝子が同一方向にタンデムに並んでいる。クラスターの40kb上流に一群のクラスター遺伝子の発現を制御するlocus control region（GH-LCR）がある。このlocus control regionは，*CD79B*（immunoglobulin associated beta gene）やSCN4Aと重なっている。*CSH1*（chorionic somatomammotropin hormone 1）と*CSH2*（chorionic somatomammotropin hormone 2）は同一のhPLをコードしている。*CSHL1*はスプライシングバリアントの一部が転写されるが，意義は分かっていない。妊娠週数がすすむと，GHの転写は，*GH1*（下垂体）から*GH2*（胎盤）にシフトする。

a

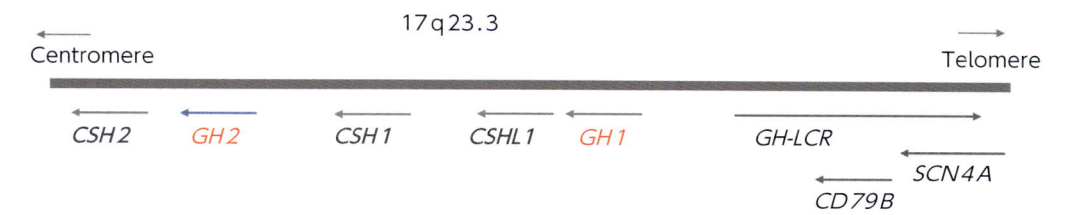

b

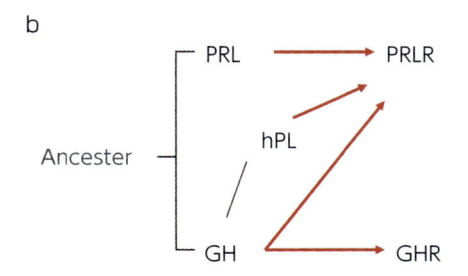

文献

1) Nielsen LH, Ovesen P, Hansen MR, et al: Changes in the renin-angiotensin-aldosterone system in response to dietary salt intake in normal and hypertensive pregnancy. A randomized trial. J Am Soc Hypertens 2016; 10(11): 881-90 e4.

2) Meltzer-Brody S, Colquhoun H, Riesenberg R, et al: Brexanolone injection in post-partum depression: two multicentre, double-blind, randomised, placebo-controlled, phase 3 trials. Lancet 2018; 392(10152): 1058-70.

3) Shozu M, Akasofu K, Harada T, et al: A new cause of female pseudohermaphroditism: placental aromatase deficiency. J Clin Endocrinol Metab 1991; 72(3):560-6.

4) Butikofer A, Figlio DN, Karbownik K, et al: Evidence that prenatal testosterone transfer from male twins reduces the fertility and socioeconomic success of their female co-twins. Proc Natl Acad Sci U S A 2019; 116(14):6749-53.

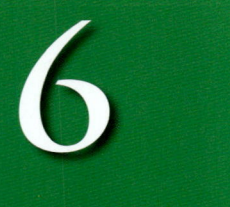

6 胎盤とオートファジー

富山大学医学薬学研究部産科婦人科学教室　**中島　彰俊**

　胎盤は母児間の中心にあり，正常な胎盤形成は胎児のみならず妊娠母体の健康にとっても必須である。オートファジーは自己貪食といわれ，さまざまなストレスに応答する細胞内恒常性維持機構である。さらに，近年の筆者らの研究からオートファジーの破綻が妊娠高血圧腎症（PE）の発症の一因となることがわかってきた。また，早産の原因となることも示唆されている。そこで，本項では胎盤におけるオートファジーの役割について概説する。

■ オートファジーとは？

　オートファジーは，2016年ノーベル医学・生理学賞を受賞された東京工業大学の大隅良典栄誉教授の研究として注目を浴びた[1]。その命名者は，ベルギー人の細胞生物学者クリスチャン・ド・デューブ（Christian de Duve）博士であり，彼自身は，膜構造をもつ細胞小器官"リソソーム"を発見したことで1974年にノーベル医学・生理学賞を受賞している。Duve博士は，リソソーム以外にも，類似の膜構造体があることを見つけ，その膜（ファゴフォア）が細胞内の不要な物質を取り込み，分解して新たな物質に作り変える仕組みを「オートファジー」と名付け，1963年にロンドンで開かれたthe Ciba Foundation Symposium on Lysosomesで発表した。その後，Duveのオートファジー研究は世界から忘れ去られてしまうが，この発見を掘り起こしたのが，大隅良典教授であった。

　オートファジー autophagyは，自己autoを食べる phage ≒ phagyという意味であり，プロテアソーム系と並ぶ細胞内蛋白分解機能の一つである。細胞を構成する高分子蛋白質は，一定期間後，細胞によって能動的に分解されており，合成と分解のバランスによって老化した蛋白は除去され，生命は維持される。そのなかで，プロテアソーム系は短寿命蛋白質の選択的分解，オートファジーは細胞構成成分など多くの長寿命蛋白質を非選択的に分解する機構として存在する。体内では1日におよそ200gの蛋白質が作られているものの，人間の蛋白摂取

量は1日約70g程であり，足りない分は細胞自身がオートファジーを活性化させ補充している。**図1a**にそのメカニズム[2]を図示する。飢餓や低酸素等の刺激が細胞に加わると，細胞質内に隔離膜が出現し，彎曲・伸長しミトコンドリアやペルキシソーム等のオルガネラを包み込む。隔離膜の末端同士が融合し直径約1μmの2重膜構造が完成し，それをオートファゴソームとよぶ。その後リソソームと融合することでオートリソソームとなり，内容物を消化する[3]。オートファジー評価はオートファジーの流れ（autophagy flux）の速さを評価することである。**図1b**にオートファジーの流れの概念図を示す。オートファジーは定常的に流れており，ストレス等により活性化するが，正常に反応できなくなる場合があり（図1b赤線），それをオートファジー不全とする。オートファジーの活性化には大きく2つあり，①細胞飢餓などの低栄養状態によって活性化され自身にエネルギー補充を行う場合と，②細胞内に蓄積する異常蛋白を除去する蛋白品質管理という2つである。ただしこれ以外にも，リソソーム膜の陥入によって細胞質内物質を取り込むミクロオートファジー（通常のオートファジーはマクロオートファジーとよばれる）や，特定のモチーフをもつ蛋白をHsc70およびLAMP2Aを介してリソソームに取り込むシャペロン介在性オートファジーなどがある[4]。

オートファジーは発生・分化，発癌抑制，抗原提示，免疫応答，病原体排除，炎症反応抑制，心不全抑制，糖尿病抑制，プログラム細胞死など多彩な機能を有する。妊娠関連において，オートファジー隔離膜の伸長に必須因子の*Atg5*を受精卵特異的にノックアウトすると，胚盤胞への到達率が低下することがわかっている[5]。また妊娠時の胎

■ **オルガネラ**
細胞の内部に存在する機能をもつ構造体の総称。細胞小器官。

図1 オートファゴソーム形成（a）およびオートファジーの流れ（b）

a：オートファジーの
　メカニズム
オートファジーは隔離膜が出現すると，LC3-Ⅱ，p62が膜に結合し膜の伸長を促進し，オートファゴソームを形成する。その後リソソームと融合しオートリソソームとなり，内容物を分解する。

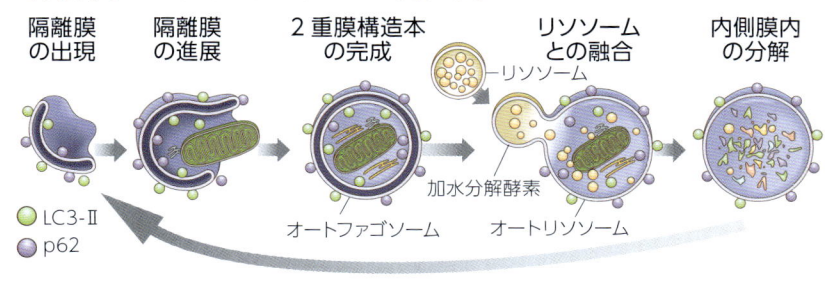

b：オートファジーの
　流れの概念図
種々のストレスに対し正常な状態ではオートファジーが活性化し，抗ストレスとして働くが（黒線），オートファジー不全（赤線）に陥ると，その活性化が起こらなくなり，細胞の恒常性が維持できなくなる。

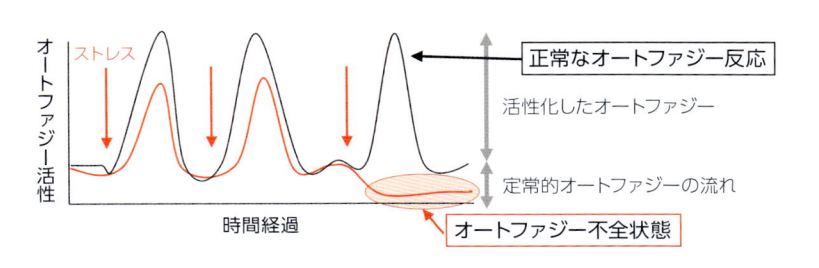

児母体への影響を**表1**に示すが，初期ステップが傷害されるほど，重篤な表現型を示す傾向にある[6]。その原因として，後期ステップの因子は，よりオートファジーに特異的であることから，他の因子がオートファゴソーム形成を相補するため，重篤な表現型を示さないと考えられている。一方で，上流因子の欠損はほとんどが胎生致死となるが，その原因は必ずしもオートファジーにあるとは限らず，オートファジー経路以外への影響が関与することが示唆されている。その他，オートファジーと生殖への影響として，卵巣特異的BCLN1（隔離膜形成に関与）欠損によって，卵巣におけるプロゲステロン産生の低下が起こり，早産が引き起こされることもわかっている[7]。つまり，オートファジーはエネルギー産生などを介して，発生や妊娠維持にも寄与している。

■ オートファジーの胎盤形成への役割

　筆者のオートファジーと胎盤形成の検討は，「絨毛外栄養膜細胞extravillous trophoblast；EVT浸潤が，低酸素，低栄養という過酷な環境にありながら，浸潤のためのエネルギーをいかに得るのか？」という疑問から始まった。つまり，「飢餓時に働くエネルギー産生機構であるオートファジーが，低酸素下のEVT浸潤をサポートするのではないか？」と考えたのである（今では低酸素がオートファジーを活性化することはよく知られているが，以前は不明であった）。EVTの

遺伝子名	表現型
隔離膜形成前	
BCLN1	胎生致死（胎生7.5日）：原始羊膜腔閉鎖不全
FIP200	胎生致死（胎生13.5〜16.5日）：心臓・肝臓のアポトーシス増加
Ambra1	胎生致死（胎生10〜14日）：神経管欠損
オートファゴソーム形成過程	
Atg3, Atg5, Atg7, Atg16L1	出生後1日以内死亡（母乳吸啜障害による）
オートリソソーム形成過程	
LAMP1	正常胎仔。LAMP2発現が上昇する。
LAMP2	出生後40日以内に半数の新生児が死亡。オートファゴソーム様構造物が臓器に蓄積し，血腫などを生じる。
その他　trancriptional factor EB：オートファジーおよびリソソームの中心的制御因子	
TFEB	胎生致死（胎生9.5〜10.5日）：胎盤迷宮層の形成不全。Vegf発現の低下

表1　オートファジー関連蛋白ノックアウトマウスの胎仔表現型

セルライン（細胞株）であるHTR8/SVneo細胞，および初期EVT細胞を2%酸素濃度下に曝露すると，約24時間後にオートファゴソームが観察される。これは，妊娠初期の絨毛間腔の生理的低酸素（約2%酸素）が，EVTのオートファジーを活性化することを示している。次に，ATG4B遺伝子変異体を発現するレトロウイルスベクター（大阪大学遺伝学 吉森保栄誉教授より分与[8]）を導入することで，恒常的オートファジー欠損EVTセルライン（以下，AtP欠損細胞）を作製した。その結果，通常のオートファジーが起こる細胞（以下，野生型細胞）では，20%酸素と比較し2%酸素刺激によって浸潤能が亢進するのに対し，AtP欠損細胞では，2%酸素刺激による浸潤細胞数が有意に減少することがわかった。また，野生型細胞はヒト臍帯静脈由来血管内皮細胞human umbilical vein endothelial cells；HUVECとの共培養によって，時間経過とともにHUVEC細胞の作る脈管構造をEVT細胞に置換する作用をもつ。これは血管リモデリングのモデルとなるものであるが，EVT細胞によるHUVEC細胞の置換率はAtP欠損細胞において有意に低下することが明らかとなった。これらの結果から，低酸素刺激によって活性化されるEVTの機能（**図2**：浸潤，血管リモデリング）に，オートファジーが重要な役割をもつことがわかった[9]。

■ AtP欠損細胞
AutoPhagy欠損細胞

図2 EVT細胞浸潤と正常胎盤形成の関連

a：妊娠7～11週
Trophoblastic plugは絨毛管腔への流れを遮断させ，妊娠7～11週は低酸素状態に保つ。

b：妊娠12～16週
eEVTsは動脈壁に浸潤し，血管内皮細胞アポトーシスを誘導し，自身に置換する。その結果交感神経系からの制御が外れ，子宮動脈拡張とそれに伴う大量の血流が絨毛管腔入する。

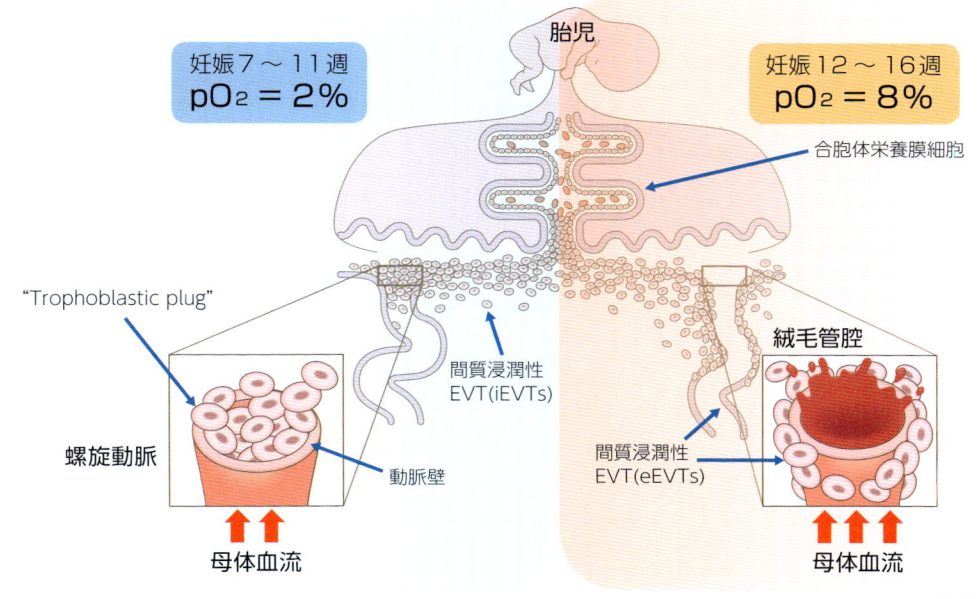

（文献6より作成）

■ オートファジー不全と妊娠高血圧腎症（PE）

■ 妊娠高血圧腎症
→p.176「Ⅱ-6 妊娠高血圧症候群」
→p.182「Ⅱ-7 妊娠高血圧腎症の予知」

■ 可溶型エンドグリン
soluble endoglin；sEng
→p.179

■ cKOマウス
conditional knock out mouse

■ EGFP
enhanced green fluorescent protein
オワンクラゲがもつ緑色蛍光蛋白質，GFPの改良型がEGFPである。各種細胞に導入することでレポーターとして利用されている。

筆者らは，妊娠高血圧腎症preeclampsia；PEの発症前から血中に増加する可溶型エンドグリン（sEng）が，低酸素誘導性オートファジーの抑制作用があることも報告した[9]。また，sEngのmRNAレベルはPE発症者の妊娠初期絨毛（妊娠11～13週）ですでに増加しているという報告もあり[10]，sEngがオートファジー抑制の一因であると考えた。一方で，PE胎盤におけるオートファジーは活性化しているという論文が，その後多く報告された。そのため，筆者のグループは，胎盤におけるオートファジー機能を明らかにするため，胎盤特異的 *Atg7* 欠損（cKO）マウスを大阪大学吉森 保 栄誉教授，伊川正人教授らと共同で作製した[11]。*Atg7* 遺伝子はオートファゴソーム形成に必須の遺伝子であるが，その欠損により胎盤におけるオートファジーが抑制されることがわかった。そして，それらcKO胎盤を移入された偽妊娠マウス（オートファジー正常）は，コントロール胎盤（EGFPを発現させている）に比し，その母獣は妊娠後期に有意に血圧が上昇し，胎盤が有意に縮小することが明らかとなった（**図3**）。一方で，胎仔重量の減少および母獣からの蛋白尿増加は認めなかった。また，cKO胎盤ではspongiotrophoblst層およびgiant trophoblastでオートファジーが特に抑制され，アポトーシス細胞が増加していることもわかった。

図3 胎盤特異的オートファジーノックアウトマウスの母獣血圧（a）と胎盤重量（b）

a：胎盤においてのみオートファジーを欠損させた妊娠マウスにおいて，妊娠後期にかけて血圧が有意に上昇した（黒丸）。

b：胎盤重量の有意な低下も示し，胎盤形成不全の関与も疑われる。

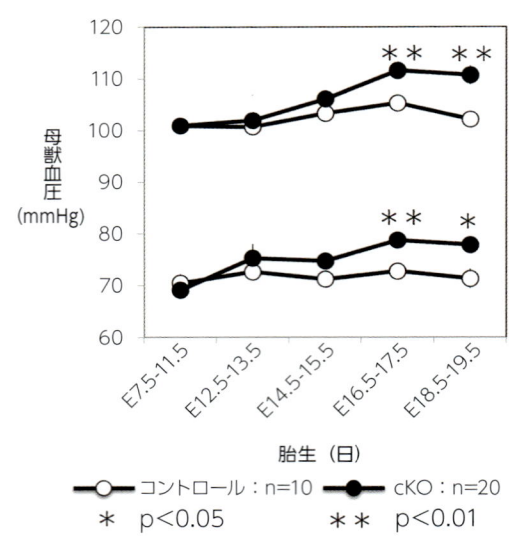

（文献3より引用，一部改変）

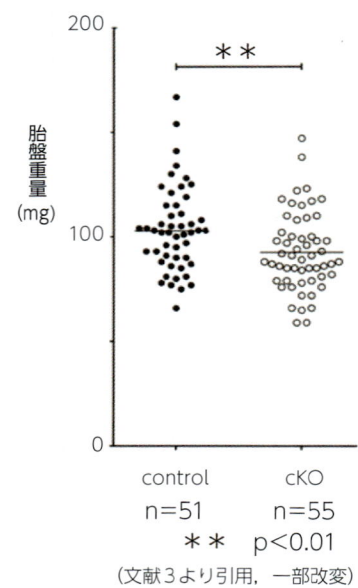

（文献3より引用，一部改変）

■PE発症2段階仮説
→p.176

図4 PE発症2段階仮説におけるオートファジーの役割

胎盤低形成はPE胎盤の一つの特徴であるが，オートファジー不全はEVTの妊娠初期での機能を抑制し，胎盤低形成に関与する。一方で，血管内皮障害に対する作用は低いことが想定される。

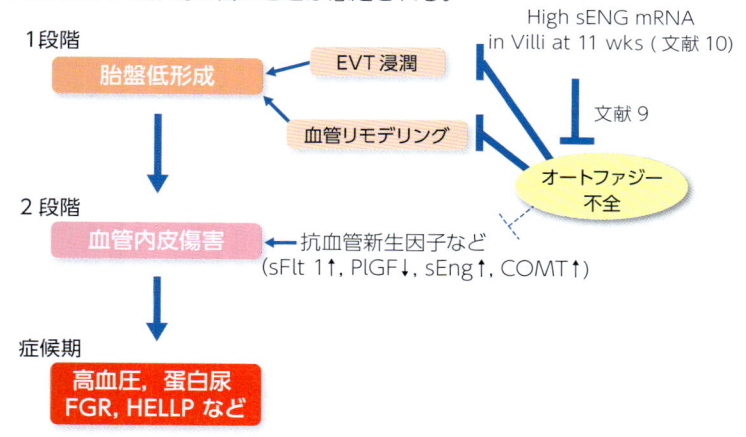

また，cKOモデルにおいてもヒトEVT細胞のように，絨毛細胞浸潤の低下および血管リモデリング不全が観察された。これは，PEの第1ステップである胎盤低形成に関連する胎盤病理学的特徴であり，cKO胎盤がヒトPEに類似していることがわかった。さらに分子メカニズムとして，胎盤の血管新生にかかわるplacental growth factor mRNAの発現低下を認めたが，PEの第2ステップに関連する因子（COMT低下，sEng上昇，sFlt-1上昇）の発現変化は認めなかった。以上より，胎盤におけるオートファジー抑制は胎盤低形成に関与することが示唆されたが，PEの第2ステップには直接的関与が低いこともわかった（図4）。

■COMT
catechol-O-methyltransferase
カテコール-O-メチル基転移酵素

■ オートファジーと妊娠関連疾患

早産の発症は，オートファジー抑制に関与することが報告されている。一つは，リポ多糖 lipopolysaccharide；LPSあるいはpoly（I:C）によるToll様受容体4あるいは3を用いたマウス早産モデルであり，炎症の誘導がリソソーム発現を低下させオートファジーを抑制することを報告している[12]。一方で，プロゲステロン受容体阻害による早産モデルでは，オートファジー抑制は認めなかった。もう一つは，オートファゴソーム形成に必須の*ATG16L1*全身欠損モデルで，オートファジー欠損が細菌抵抗性低下につながり，早産に陥りやすくなることを報告している[13]。さらに，ウイルス感染に関しては，小頭症の原因となるジカウイルスは胎盤および新生児脳に感染するが，その感染をクロロキン（リソソーム中和によるオートファジー抑制薬）投与

■poly（I:C）
polyinosinic-polycytidylic acid
合成のdsRNA。ウイルスのdsRNAと同様の免疫活性をもつ。

によって減少できることが実験的に証明されている[14]。一方で, ヒト絨毛細胞はエクソソームを介したmiRNAを胎盤以外の細胞に移入することにより, オートファジーを誘導し抗ウイルス感染作用を示すことも報告されている[15]。つまり, 細菌やウイルスの感染に対し, オートファジーは正にも負にも働く可能性がある。

■ オートファジーと胎盤：今後の展望

　現時点では, 細胞におけるオートファジーの評価は可能であるが, 生体臓器におけるオートファジー活性を正確に評価することはできない。特にヒトでの評価は不可能とされる。そこで, 筆者らは共同研究により胎盤特異的オートファジー欠損マウスを作製し, 妊娠高血圧(高血圧を認めるが蛋白尿を認めない)に関与することを証明した。また, 最近になり東京大学分子生物学分野の水島 昇教授らのグループが生体内でのオートファジー活性化評価に有用なプローブを発表した[16]。この技術と今回の系を応用すれば, 生体臓器としての胎盤におけるオートファジー活性の評価が可能となり, 薬剤を介したオートファジー制御が評価でき, 非常に有益なツールになると考えている。具体的には, PE胎盤で低下したオートファジーを改善する薬剤の有用な検索ツールとなるであろう。現在, 筆者らはplacentamediated pregnancy complicationsの概念の下, ともに胎盤低形成という共通性をもちながら, PE重症＋胎児発育不全fetal growth restriction；FGR合併例とFGR単独例（母体血圧上昇なし）の病態の違いをオートファジーの観点から明らかにできないかを検討中であり, また胎児の性別による活性の違いも検討中である。

謝辞

この研究は, 米国Brown大学小児科Surendra Sharma教授, 大阪大学遺伝学教室吉森 保 栄誉教授, 大阪大学微生物病研究所遺伝子機能解析分野 伊川正人教授らとの共同研究の成果です。この場を借りまして, 先生方のご協力に心より感謝申し上げます。

文献

1) Tsukada M, Ohsumi Y: Isolation and characterization of autophagy-defective mutants of Saccharomyces cerevisiae. FEBS lett 1993; 333: 169-74.

2) Choi AM, Ryter SW, Levine B: Autophagy in human health and disease. N Engl J Med 2013; 368(7): 651-62.

3) 吉森　保：疾患に対抗するオートファジー. 実験医学 2019; 7: 2918-23.

4) Mizushima N, Yoshimori T, Levine B: Methods in

mammalian autophagy research. Cell 2010; 140: 313-26.

5) Tsukamoto S, Kuma A, Murakami M, et al: Autophagy is essential for preimplantation development of mouse embryos. Science 2008; 321:117-20.

6) Nakashima A, Aoki A, Kusabiraki T, et al: Autophagy regulation in preeclampsia: Pros and cons. J Reprod Immunol 2017; 123: 17-23.

7) Gawriluk TR, Ko C, Hong X, et al: Beclin-1 deficiency in the murine ovary results in the reduction of progesterone production to promote preterm labor. Proc Natl Acad Sci U S A 2014; 111(40): E4194-203.

8) Fujita N, Hayashi-Nishino M, Fukumoto H, et al: An Atg4B mutant hampers the lipidation of LC3 paralogues and causes defects in autophagosome closure. Mol Biol Cell 2008; 19(11):4651-9.

9) Nakashima A, Yamanaka-Tatematsu M, Fujita N, et al: Impaired autophagy by soluble endoglin, under physiological hypoxia in early pregnant period, is involved in poor placentation in preeclampsia. Autophagy 2013; 9(3): 303-16.

10) Farina A, Sekizawa A, De Sanctis P, et al: Gene expression in chorionic villous samples at 11 weeks'

gestation from women destined to develop preeclampsia. Prenat Diagn 2008; 28: 956-61.

11) Aoki A, Nakashima A, Kusabiraki T, et al: Trophoblast-specific conditional knockout mice develop gestational hypertension. Am J Pathol. 2018; 188(11): 2474-86.

12) Agrawal V, Beaman KD, Mallers T, et al: Altered autophagic flux enhances inflammatory responses during inflammation-induced preterm labor. Sci Rep 2015; 5: 9410.

13) Cao B, Macones C, Mysorekar IU: ATG16L1 governs placental infection risk and preterm birth in mice and women. JCI Insight. 2016; 1(21): e86654.

14) Cao B, Parnell LA, Diamond MS, et al: Inhibition of autophagy limits vertical transmission of Zika virus in pregnant mice. J Exp Med 2017; 214(8): 2303-13.

15) Delorme-Axford E, Donker RB, Mouillet JF,et al: Human placental trophoblasts confer viral resistance to recipient cells. Proc Natl Acad Sci U S A. 2013; 110(29): 12048-53.

16) Kaizuka T, Morishita H, Hama Y, et al: An autophagic flux probe that releases an internal control. Mol Cell 2016; 64(4): 835-49.

7

エピゲノム進化
―胎盤の発生に必要とされる遺伝子群とそのエピジェネティックな制御

国立成育医療研究センター周産期病態研究部　　**谷口　公介，秦 健一郎**

> 本項では，以下のことを解説する。
> - 哺乳類進化と胎盤獲得に必要なレトロウイルス由来の遺伝子とエピゲノム制御 - *PEG10*を中心に
> - 哺乳類におけるDNAメチル化酵素とその進化時期
> - 進化におけるX染色体不活性化
> - 胎盤mRNAのメチル化と胎児発育や周産期疾患との関連

■ 哺乳類進化と胎盤獲得のエピゲノム（図1）

　エピジェネティクスとはゲノムを変えることなく遺伝する情報，またはその学問分野と定義され，エピジェネティック情報全体がエピゲノムである。

　エピゲノムを担う代表的な分子的実体として，ヒストンのメチル化・アセチル化や，DNAのシトシンのメチル化，クロマチン再構成などが挙げられる。人体を構成する多種類の細胞で基本的にゲノムは変化しないのに対し，それら固有のエピゲノム様式が各細胞の遺伝子発現様式を規定する。哺乳類の初期発生時には，特にこれらのエピゲノムが初期化と再構築のためにダイナミックに変化し，細胞，組織の発生，分化に寄与することが知られている。さらに，エピゲノムは，生存環境に応答して変化・記憶されることが示されている。

paternally expressed gene 10 ; *Peg 10*

　胎盤の獲得，進化にはエピゲノム進化が重要と考える。およそ1億6千年前の真獣類（ヒト，マウスなど）と有袋類（カンガルーなど）の分化に注目すると，paternally expressed gene 10（*Peg 10*）という特徴的な遺伝子が例に挙げられる[1]。*Peg 10*は，哺乳類でも胎盤をもつ真獣類と有袋類で確認されるが，胎盤をもたない哺乳類である単孔類（カモノハシなど）では存在しない。また*Peg 10*は胎盤の発生に必須であり[2]，名前のとおり父性発現遺伝子で，詳細は他項を参照

■ 父性発現遺伝子
→p.329「Ⅲ-4インプリンティング異常」

図1 エピゲノム進化に重要な遺伝子発現制御機構と胎盤

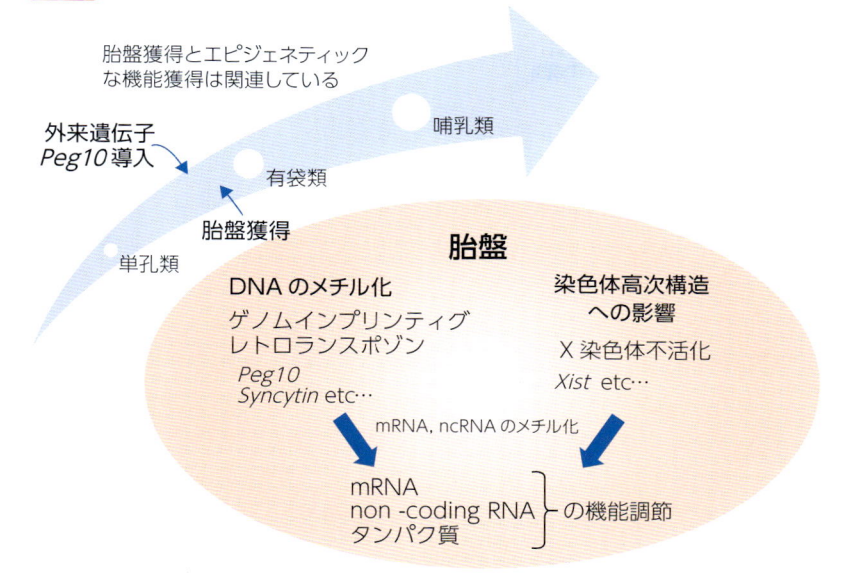

していただきたいが，いわゆるインプリンティング遺伝子である。ゲノムインプリンティングとは，片方の親由来のアレルのみが発現する機構であり，哺乳類でも胎生様式を採用した真獣類と有袋類のみにみられる。*Peg10*は，ヒトを含む真獣類では，母方アレルがメチル化され，遺伝子発現が抑えられている。さらに真獣類では，*Peg10*近傍に複数のインプリンティング遺伝子がクラスターを形成する。一方，有袋類では，これらの遺伝子群は存在するが，*Peg10*のみが父性発現し，その理由は近傍のDNAメチル化領域のサイズに起因すると考えられている。そもそも*Peg10*自体がレトロトランスポゾン由来の遺伝子であることを考えると，進化の過程で外来DNAが挿入され，周囲の遺伝子群を巻き込んで胎盤獲得に影響していることが想像できる。実際，胎盤のない単孔類ではこの相同領域に*Peg10*は存在せず，インプリンティング現象も存在しない[3]。

*SYNCYTIN*遺伝子

　インプリンティング遺伝子ではないが，やはりレトロウイルス由来の*SYNCYTIN*遺伝子もDNAメチル化によって胎盤特異的に発現が制御され，胎盤形成に重要である[4]。そもそもこのようなレトロウイルス由来DNAの多くはいわゆる"ジャンクDNA"と考えられ，DNAメチル化はそれを抑制するために存在するという仮説もある[5]。一方で，レトロウイルス由来の反復配列LINE-1はマウス発生初期のクロマチン再構成に必須であることも報告され[6]，近年"ジャンクDNA"が胚発生や胎盤形成に対してエピジェネティックな観点から

■ **レトロトランスポゾン**
転写されることでRNAとなり，逆転写反応によりDNAを複製（コピー）し，ゲノム中で転移（ペースト）する配列。多くは機能を有さないが，まだその生理的意義が解明されていない領域も多い。

■ **ジャンクDNA**
→p.320

重要であるという興味深い事実が報告されている。しかし，胎盤の獲得や進化が*Peg10*などのインプリンティング遺伝子の獲得だけで説明できるのかはいまだ不明であり，胎盤進化研究は未踏の部分が多い。

■ DNA メチル化酵素

DNAメチル化酵素に目を向けると，そこにもエピゲノム進化と胎盤獲得の関係が示唆される。哺乳類では，主にde novoメチル化酵素と維持メチル化酵素によりDNAはメチル化される。そのなかでもDNMT3AとDNMT3Bは，発生初期にDNAメチル化パターンを形作るde novo メチル化酵素である。さらに，DNMT3と相同性があるが，酵素活性はないDNMT3Lという酵素も存在する。しかし，DNMT3LはDNMT3A，DNMT3Bと共役して働きインプリンティング遺伝子のDNAメチル化に必須である[7]。このDNMT3LのDNA配列は，魚類，鳥類にはなく，胎盤をもつ有袋類，真獣類のみに存在することがわかっている[8]。

■ X 染色体不活性化

2コピーある遺伝子のうち，一方だけが発現するエピジェネティックな他の典型例としてX染色体不活性化が挙げられる。哺乳類の雌雄の性染色体構成はXX，XYであり，雌がX染色体上の遺伝子を雄の2倍もっている。この遺伝子量を補正するために，雌では1本のX染色体がXistというnon-coding RNAによってcisに制御され不活性化されている。このX染色体不活性化が破綻すると細胞レベルで致死となる。真獣類のなかのげっ歯類の胎盤では，選択的に父由来のX染色体が不活化されるが，同じ真獣類でもヒトの胎盤ではランダムに不活性化されるといわれている。一方で，真獣類の体細胞では不活性化されるX染色体はランダムだが，有袋類では父由来X染色体が選択的に不活性化される[9]。一方，単孔類ではX染色体不活性化は存在しない[10]。以上のように，X染色体不活性化も胎盤を有する哺乳類で観察され，ゲノムインプリンティングなどと同様に，哺乳類での胎盤進化になんらかの関係があると想像できる。

■ 胎盤 mRNA のメチル化と 胎児発育や周産期疾患との関連

これまで進化上のエピジェネティクス制御機構の獲得と胎盤を中心に述べてきたが，関連はあるものの因果関係はまだ不明である。

胎盤DNAは他の組織と比べ全体的に低メチル化であり[11]，また

インプリンティング遺伝子以外にも，母由来のDNAメチル化修飾が胎盤では消去されず維持されて重要な役割を果たす領域がある[12]。前述のように胎盤は*Peg10*などのレトロトランスポゾン由来の遺伝子がその発生，維持に重要とされる特徴的な臓器である。さらに胎盤では多くの遺伝子が転写されるが，蛋白質まで翻訳されないものも多いと示唆されている。おそらくは，このような "leakyな" 転写を上手く調節する機構の一つに，mRNAのメチル化（N6-メチルアデノシン；m^6A）が挙げられる。DNA，ヒストンと同様にmRNAにもメチル化が存在する。これらはmRNA上のさまざまな場所に存在し，転写後修飾として発現量のfine tuningを行う[13]。近年の次世代シークエンサー技術により，m^6Aを網羅的にみるエピトランスクリプトーム解析が実現可能になり，われわれは，mRNAの5' UTRのメチル化修飾によって発現調節を受けた遺伝子が，胎児発育や妊娠高血圧腎症preeclampsiaと関連することを示唆する結果を得ている。興味深いことにそれらの候補遺伝子は発現量解析だけでは同定できず，発現量の多寡だけでは，病的意義を説明できないことが示唆される。

このような新たな知見を用いると，胎盤機能をさらに理解することが可能となる。また，特徴的なエピゲノム環境をもつ胎盤にはまだまだ研究の余地があり，それらにより進化の謎にせまる重要なアイデアを生み出すことが期待される。

■ エピトランスクリプトーム解析
転写後修飾を受けているmRNAを免疫沈降などで濃縮，回収し，次世代シークエンサーを用いて網羅的に解析する手法。近年，mRNAのメチル化などの転写後修飾が，mRNA分解促進などを介して翻訳調節を行っていると推測されている。

文献

1) Ono R, Kobayashi S, Wagatsuma H, et al: A retrotransposon-derived gene, PEG10, is a novel imprinted gene located on human chromosome 7q21. Genomics 2001; 73: 232-7.

2) Ono R, Nakamura K, Inoue K, et al: Deletion of Peg10, an imprinted gene acquired from a retrotransposon, causes early embryonic lethality. Nat Genet 2006; 38: 101-6.

3) Suzuki S, Ono R, Narita T, et al. Retrotransposon silencing by DNA methylation can drive mammalian genomic imprinting. PLoS Genet 2007; 3: e55.

4) Cornelis G, Vernochet C, Carradec Q, et al: Retroviral envelope gene captures and syncytin exaptation for placentation in marsupials. Proc Natl Acad Sci U S A 2015; 112: E487-96.

5) Yoder JA, Walsh CP, Bestor TH: Cytosine methylation and the ecology of intragenomic parasites. Trends Genet 1997; 13: 335-40.

6) Jachowicz JW, Bing X, Pontabry J, ET AL: LINE-1 activation after fertilization regulates global chromatin accessibility in the early mouse embryo. Nat Genet 2017; 49:1 502-10.

7) Kaneda M, Okano M, Hata K, et al: Essential role for de novo DNA methyltransferase Dnmt3a in paternal and maternal imprinting. Nature 2004; 429: 900-3.

8) Yokomine T, Hata K, Tsudzuki M, ET AL: Evolution of the vertebrate DNMT3 gene family: a possible link between existence of DNMT3L and genomic imprinting. Cytogenet Genome Res 2006; 113: 75-80.

9) Grant J, Mahadevaiah SK, Khil P, et al: Rsx is a metatherian RNA with Xist-like properties in X-chromosome inactivation. Nature 2012; 487: 254-8.

10) Whitworth DJ, Pask AJ: The X factor: X chromosome dosage compensation in the evolutionarily divergent monotremes and marsupials. Semin Cell Dev Biol 2016; 56: 117-21.

11) Gama-Sosa MA, Midgett RM, Slagel VA, et al: Tissue-specific differences in DNA methylation in various mammals. Biochim Biophys Acta 1983; 740: 212-9.

12) Hamada H, Okae H, Toh H, et al: Allele-Specific Methylome and Transcriptome Analysis Reveals Widespread Imprinting in the Human Placenta. American journal of human genetics 2016; 99: 1045-58.

13) Roignant JY, Soller M: m (6) A in mRNA: An Ancient Mechanism for Fine-Tuning Gene Expression. Trends Genet 2017; 33: 380-90.

8

ナノマテリアルの胎盤移行性と胎盤毒性

大阪大学大学院医学系研究科法医学教室／大阪大学大学院薬学研究科毒性学分野　　東阪　和馬

大阪大学微生物病研究所ワクチン創成プロジェクト／
大阪大学大学院薬学研究科創薬ナノデザイン学分野　　吉岡　靖雄

大阪大学大学院薬学研究科毒性学分野／大阪大学国際医工情報センター　　堤　康央

　妊婦・胎児・乳幼児といった，化学物質に高感受性の集団に対する安全性評価の重要性が世界的に指摘されている。しかし，近年の開発・実用化が著しいナノマテリアルの安全性については，いまだ理解が十分とは言い難く，生殖毒性・次世代影響に関する科学的根拠・情報の収集と，そのリスク解析は喫緊の課題と位置付けられている。そこで本項では，特に，ナノマテリアルの胎盤移行性と胎盤毒性に焦点を当て，脆弱な個体への影響に関する知見について紹介する。

■ ナノマテリアルの台頭と，安全性への懸念

　われわれは，黄砂や結晶質シリカのような自然発生した環境中微粒子に日常的に曝されているため，天然に存在する微粒子への曝露による健康被害は古くから認知されている。この点，近年の疫学研究において，環境中の外因性微粒子への母体曝露と，低体重児出産や早産との連関が調査されている[1～3]。例えば，米国オハイオ州でのコホート研究による報告では，米国環境保護庁United States Environmental Protection Agency；EPAの定める環境基準値を超える量での，大気中微粒子状物質への妊娠期曝露により，早産のリスクが約19％増加することが示唆された[4]。さらに，環境中微粒子の中には，ナノサイズの粒子が多く含まれることが明らかとされ，これらナノサイズ領域の粒子が，疾患の発症・悪化に関与していることが報告されるなど，微粒子曝露による生体影響の誘発が着目されている。

　このような背景のもと，昨今，製品応用を目的として工業的に生産された，外因性の人工微粒子であるナノマテリアル（NM：粒子径100 nm以下）の利用が増加し，NMの意図的／非意図的な曝露機会が急増している。NMは，工業・医療などの産業分野において未来を担う新素材として期待され，いまやわれわれの生活の質の向上に欠か

せないものとなっている[5〜7]。例えば，香粧品素材として使用されてきたマイクロサイズの酸化チタンは，ナノサイズまで微小化することで，組織浸透性の向上や紫外線遮蔽効果といった新たな機能が付加され，日焼け止めやファウンデーションにまで適用範囲が拡大している。また，非晶質ナノシリカは，固結防止剤などの食品添加物として，食塩やインスタント食品をはじめとした多くの食品に使用されており，米国においては，その使用は食塩重量中2％以下まで，その他，食品中には1％未満まで使用が認められている。しかし，NMの有用性が二面性を呈し，予想外の部位で未知の生体応答を誘発する可能性が指摘され[8, 9]，世界保健機構（WHO）や経済協力開発機構（OECD）を中心に，NMの安全性に関する議論が精力的に進められている。本観点から，欧米各国では，REACH規則やTSCA（有害物質管理法）において，特定の化学物質がナノスケールで製造または処理される際に，ナノ形状（粒子サイズや表面特性など）の報告とその記録文書の保管を定めるなど，規制策定に関する動きが進みつつある。この点，わが国を鑑みると，化審法をはじめとする各種法律をみても，NMに言及した規制はない。厚生労働省や環境省からの通達・ガイドラインが発出されるにとどまっており，NMの製造・取り扱い作業現場における曝露予防措置に関する通達しかなされていない。そのため，NMのリスク解析に資する安全性情報の収集が求められており，NMの安全性の理解と安全性の確保に向けた，動態情報に基づく生体応答の理解が喫緊の課題とされている。

■ **REACH**
Registration, Evaluation, Authoriza-tion and Restriction of Chemicals 欧州における化学物質の総合的な登録・評価・認 可・制限の制度（農薬や医薬品は対象外）。

■ **TSCA**
Toxic Substance Control Act 米国において，人の健康または環境を損なう不当なリスクをもたらす化学物質および混合物を規制することを目的とした法律。

■ **化審法**
「化学物質の審査及び製造等の規制に関する法律」。人の健康を損なうおそれまたは動植物の生息・生育に支障を及ぼすおそれがある化学物質による環境の汚染を防止することを目的とする法律。

■ ナノマテリアルの胎盤移行性

　胎児や乳幼児は，血液脳関門や免疫系といった，身体の防御機構が未発達であることから，化学物質に対し脆弱であることが知られている。そのため，化学物質の次世代へ及ぼす影響を考慮して，さまざまな化学物質に対する安全性を確保することが重要である。また，成人では影響が観察されない量の化学物質であっても，胎児や乳幼児に予期せぬ生体影響が生じることが指摘されている。従って，化学物質による生殖毒性は，社会的にも関心が高く，NM曝露による生殖毒性・次世代影響についても例外ではない[10, 11]。

　本観点から，げっ歯類や初代培養細胞を用いた検討において，これまでに，ナノシリカ粒子[12〜14]，ナノ酸化チタン[15, 16]，ナノ銀粒子[17, 18]といった多くのNMが胎盤に移行しうることが報告されている（**表 1**）。一例を紹介すると，Huangらは，ポリスチレンナノ粒子を胎生17日目のマウスに尾静脈内投与（300 μg/body）し，その胎盤への移行について解析している。その結果，マイクロサイズ（直径200，500 nm）では胎盤移行はほとんど認められないものの，ナノサイズの粒

■ エンドサイトーシス
細胞が異物を内部に取り込む作用。細胞の表面で、細胞膜の一部が物質を包み込むようにして陥没し、細胞外から細胞内へ物質を取り込む。

■ spICP-MS
single particle inductively coupled plasma-Mass Spectrometry
誘導結合プラズマ (ICP) によってイオン化された原子を質量分析計に導入し、元素の同定・定量を行う分析法であるICP-MS法を基盤に、試料を過剰に希釈し、1粒子ずつ解析する分析法。

子が胎盤へ移行しうることを明らかとした[19]。一方で、ナノサイズの粒子の胎盤移行性について、粒子サイズの減少との相関は認められず、サイズ特異的な移行経路の存在が示唆される。この点、NMによる胎盤関門の透過機構としては、クラスリン-カベオリン介在性のエンドサイトーシスの関与や[20]、NMの直接的な影響により関門機構が破綻する可能性[21]、また最近では、NMが血管内皮細胞における物質透過性を向上しうることが示され[22,23]、血液胎盤関門などの生体バリアの透過性を亢進するといったことも考えられつつある。従って今後、NMの血液胎盤関門透過性についてより詳細な機序解明が進むことが期待される。また、げっ歯類を用いた検討のみならず、ヒトのex vivo胎盤灌流モデルにおけるNMの胎盤移行性について評価が進められている。Myllynenらは、10～30nmのポリエチレングルコール (PEG) 化金ナノ粒子を用い、それぞれの粒子が血液胎盤関門を透過し胎盤の栄養膜層へ移行することを示した[24]。また、VidmarらはPEGおよびカルボン酸ナトリウムで修飾を施したナノ銀粒子を用い、表面修飾の違いが胎盤への移行性や蓄積性に及ぼす影響を単一粒子ICP-MS (spICP-MS) により評価している[25]。なお、spICP-MSはさまざまなマトリクス中の金属NMを研究するための選択技術であり、粒子数に基づく粒度分布に関する情報を提供し、対象とするNMの粒子数および質量濃度ならびにマトリクス中の質量濃度を定量することができる[26]。解析の結果、いずれも胎盤へ移行しうるものの、その透過性はPEG修飾したナノ銀粒子で高く、逆に胎盤蓄積性はカルボン酸ナトリウム修飾したナノ銀粒子で高いことを明らかとした。

このように、NMはヒトあるいはげっ歯類の血液胎盤関門を透過しうるものの、先述のヒト胎盤灌流モデルにおけるナノ銀粒子の胎盤透過率はおよそ0.015～0.062％であること、また、他の研究グループによるげっ歯類を用いた検討においても同程度の移行率を示すことから[27,28]、その割合は低いことが考えられる。NMの血液胎盤関門の透過性を規定する要素としては、粒子サイズ[19,29,30]のほかに、表面性状[31,32]をはじめとする粒子の物性の違いが一因として挙げられる。さらに、在胎日数も重要な要素として考えられており、Yangらは、13nmの金ナノ粒子が妊娠11.5日目よりも以前に投与することで、それ以降に投与したときと比較し血液胎盤関門を通過し胎仔側に移行しやすいことを示している[33]。従って、適切なNMを設計すること、あるいは妊娠期間中において使用しても安全であると考えられる時期にNMを使用することで血液胎盤関門の透過を調節し、制御することが可能になると考えられる。

表1 ナノマテリアルの胎盤移行性

ナノマテリアル	モデル	曝露	結果	参考文献
ナノ酸化チタン (35nm), ナノシリカ粒子 (70, 300, 1,000nm), カルボキシル基修飾ナノシリカ粒子 (70nm), アミノ基修飾ナノシリカ粒子 (70nm)	BALB/c mice	妊娠16, 17日に静脈内投与 (0.8mg/mouse)	透過型電子顕微鏡 (TEM) 解析により, ナノ酸化チタンと粒子径70nmのナノシリカ粒子が検出された。一方で, 大きいサイズのシリカ粒子は本投与条件では検出されなかった。	12)
ナノシリカ粒子 (70nm)	ICR mice	妊娠13, 14日に静脈内投与 (0.025mg/g もしくは0.04mg/g)	胎盤において, 好中球やマクロファージによるナノシリカ粒子の取り込みが認められた。	14)
ナノ酸化チタン (<25nm)	Kunming Mice	妊娠1日から13日まで強制経口投与 (1mg/kg/日もしくは10mg/kg/日)	胎盤の細胞核において, ナノ酸化チタンの凝集が認められた。	16)
ナノ銀粒子 (18〜20nm)	C57BL/6 Mice	妊娠15日まで1または4時間, 経鼻曝露 (640μg/m³)	エネルギー分散型X線分析法と組み合わせたTEM解析, および, 単一粒子誘導結合プラズマ質量分析法 (splCP-MS) により, 胎盤においてナノ銀粒子が検出された。	17)
ポリスチレンナノ粒子 (20, 40, 100, 200, 500nm)	FVB/N mice	妊娠17日に静脈内投与 (0.3mg/mouse)	ポリスチレン粒子 (<500nm) が血液胎盤関門を通過する。	19)
金ナノ粒子 (20, 50nm)	ICR mice	妊娠16, 17日に静脈内投与 (0.01%懸濁液)	ICP-MS解析により胎盤において金ナノ粒子が検出された。	20)
修飾体金ナノ粒子 (13nm)	CD-1 mice	胎生8.5, 11.5日に静脈内投与 (7.2μg Au/g)	胎盤における金ナノ粒子の蓄積が認められ, その分布量は妊娠期間に依存する。	33)
ポリエチレングリコール (PEG) 修飾金ナノ粒子 (5, 30nm)	Outbred laboratory rats	妊娠10日に静脈内投与 (0.8mg Au/kg)	PEG修飾金ナノ粒子が血液胎盤関門を通過する。	31)
PEG修飾金ナノ粒子 (10, 15, 30nm)	Human placenta (*ex vivo*)	単回処置, もしくは再循環灌流	PEG修飾金ナノ粒子は, 胎盤の栄養膜細胞層に局在する。	24)
ポリスチレンナノ粒子 (80, 500nm)	Human placenta (*ex vivo*)	二重再循環灌流	粒子径80nmのポリスチレンナノ粒子は血液胎盤関門を通過した一方で, 500nmのナノ粒子は胎盤組織に蓄積した。	29)
PEG, カルボン酸ナトリウム修飾ナノ銀粒子 (25〜270nm)	Human placenta (*ex vivo*)	灌流モデル	いずれのナノ銀粒子も胎盤組織に蓄積した。	25)

■ ナノマテリアルによる胎盤毒性

　血液胎盤関門を透過しうるNMは，胎盤に対するハザードを呈する可能性が報告されており，これまでにさまざまな素材，物性を有するNMを対象とした研究が取り組まれている（表2）。例えば，筆者らの解析においては，ナノシリカ粒子を妊娠後期（16，17日目）のマウスに静脈内投与（0.8 mg/body）することで，胎盤栄養膜層におけるTUNEL陽性細胞数の増加に示されるアポトーシスが誘導され，栄養膜層の割合が対照群と比較して減少することを明らかとしている[12]。また，このとき，母体胎盤における好中球の集積が確認でき，これら好中球の減少によって，ナノシリカ粒子による胎盤障害，胎盤血管障害，およびアポトーシス細胞死が顕著に悪化することも見出してきた[34]。本現象の詳細な機序は明らかではないが，一つの可能性としては，胎盤における炎症応答の活性化が考えられる。妊娠マウスにおける炎症応答の惹起は，NMによる妊娠合併症誘発の重要な因子として捉えられており，Shirasunaらは，ナノシリカ粒子の静脈内投与（0.025または0.04 mg/g）が，妊娠13，14日目のマウス胎盤において，NLRP3インフラマソームを誘導することで，ナノシリカ粒子誘発性の妊娠合併症を引き起こしうることを示している[14]。この点，胎盤におけるエンドトキシン誘発性のインフラマソームの活性抑制にオートファジーが関与していることが示唆されており[35]，NMによるオートファジーへの作用が，その妊娠合併症誘発機序に関与している可能性も考えられる。

　ナノシリカ粒子以外のNMに関する胎盤毒性についても一例を紹介すると[18, 32, 36]，Zhangらは，マウスに妊娠日から妊娠13日目までナノ酸化チタンを強制経口投与（1または10 mg/kg/日）することで，胎盤におけるスポンジオトロホブラスト spongiotrophoblast 層の増加と迷路層 labyrinth layer の減少が引き起こされるとともに，血管新生やアポトーシス誘導経路を介して，胎盤の形成と発達を損なう可能性を示している[16]。また，カーボンナノチューブを用いた解析においては，妊娠マウスに静脈内投与することで，直径の異なるいずれのカーボンナノチューブも，胎盤の機能不全を誘発すること，その機序の一端として，胎盤組織における核DNAの損傷や血管数の減少，血管の狭窄を引き起こしうることを報告している[37, 38]。さらに，胎盤は胎児の成長には欠くことのできない組織であり，胎児の脳の発達を調節する役割を担うことが知られている。しかし，母体がNMに曝露されることで，その仔の情動認知機能に影響をおよぼす可能性については議論されてきたものの，その機序についてはいまだ明確にはされていない[39, 40]。この点，Hawkinsらは，ヒト胎盤細胞（絨毛癌細胞株）であるBeWo細胞を用いた関門モデルにおいて，コバルトナ

■ **TUNEL**
TdT-mediated dUTP nick end labeling
アポトーシスの過程で生じる断片化DNAを検出する方法。

■ **NLRP3インフラマソーム**
→ p.386「Ⅲ-12胎盤とインフラマソーム」参照

■ **オートファジー**
→ p.344「Ⅲ-6胎盤とオートファジー」参照

表2 ナノマテリアルによる胎盤毒性

ナノマテリアル	モデル	曝露	結果	参考文献
Tナノ酸化チタン (35 nm)，ナノシリカ粒子 (70, 300, 1,000 nm)，カルボキシル基修飾ナノシリカ粒子 (70 nm)，アミノ基修飾ナノシリカ粒子 (70 nm)	BALB/c mice	妊娠16, 17日に静脈内投与 (0.8 mg/mouse)	ナノ酸化チタンと粒子径70 nmのナノシリカ粒子が，胎盤組織におけるアポトーシスを誘導する。	12)
ナノシリカ粒子 (70 nm)	ICR mice	妊娠13, 14日に静脈内投与 (0.025 mg/gもしくは0.04 mg/g)	ナノシリカ粒子が胎盤組織においてNLRP3インフラマソームを介した炎症応答を誘導する。	14)
ナノ酸化チタン (＜25 nm)	Kunming Mice	妊娠1日から13日まで強制経口投与 (1 mg/kg/日もしくは10 mg/kg/日)	ナノ酸化チタンが血管新生とアポトーシスを阻害することで，胎盤における増殖と発達を抑制した。	16)
単層 (1〜2 nm)，多層 (8〜50 nm) カーボンナノチューブ	Pregnant p53+/- (C57BL/6J) mice	妊娠10.5, 12.5, 15.5日に静脈内投与 (5 mg/kg)	カーボンナノチューブが胎盤細胞の核DNA障害を引き起こす。	37)
酸化多層カーボンナノチューブ (10〜30 nm)	Kunming Mice	妊娠7日に静脈内投与 (20 mg/kg)	カーボンナノチューブは，胎盤血管腔の狭窄と血管数の減少を誘発した。	38)
デンドリティックポリグリセロールナノ粒子 (＜5 nm))	Primary trophoblast cells from human term placenta	1 µM，もしくは10 nM	デンドリティックポリグリセロールナノ粒子は，初期発生期において胎盤に有害な影響を及ぼす。	36)
量子ドット	Wistar Rats	妊娠13日に腹腔内投与 (5, 10, 20 mg/kg)	量子ドットは，胎盤における炎症とネクローシスを誘導することで胎盤傷害を引き起こす。	42)
ナノ銀粒子 (8 nm)	ICR mice	後尾後6.5日に単回静脈内投与 (1.0 mg/kg)	ナノ銀粒子は，胎盤におけるエピジェネティックな変化の破綻を介して，胎盤の発達を阻害する。	43)

ノ粒子により惹起されるIL-6を介したシグナル伝達カスケードの活性化が，分化中の神経前駆細胞に対してDNA障害を誘発することを明らかとした。また，*in vivo*においても同様に，コバルトナノ粒子を曝露した母体の胎仔脳内において，アストログリオーシスによる神経発達異常と，胎仔海馬におけるDNA損傷を増加させることを示した。すなわち，NM曝露による胎仔の発達神経毒性の誘発，およびその発現機序において，NMの胎盤移行に伴う，胎盤におけるシグナル伝達カスケードの役割を見出した重要な知見であるといえる[41]。

● ● ●

　厚生労働省によると，ヒトの1日あたりの微粒シリカ（15μm以下）の推定摂取量は約530μgとされており，また，日本食品添加物協会によると，食品着色料としての酸化チタンの摂取量は0.074mg/日と推定されている。従って，これら検討については，過剰量投与，非現実的な投与経路によるハザード同定の域を超えないものの，NMの使用量は今後も増加していくことが予想されることから，これら検討結果を無視することはできない。そのため，NMのリスク（ハザードと曝露の積算）解析に向けては，動態（吸収・分布・代謝・排泄や蓄積）を定性・定量的に解析し，NMのヒト健康影響，および曝露実態に関する情報を収集することが喫緊の課題である。これら情報を基盤に，NMのNOAEL（最大無毒性量）やADI（1日許容摂取量）の追求を図り，一方で，ヒトの健康への影響が疑われるNMを単に規制するのではなく，それらを安全なものに仕立てあげて，有効活用につなげていくことが何よりも重要である。

　将来的には，動物実験で認められたNMによる生体影響に関する知見が，実際にヒトでも起こりうるのかを紐解くことが，持続利用可能なナノテクノロジーの発展の観点から重要である。従って今後，ヒトにおけるNMの曝露実態とハザード情報とを結びつけることができれば，NMのリスク解析やレギュレーション策定に貴重な情報を提供可能であると考えられる。本研究領域における研究の推進が，国民が安心してNMの恩恵を最大限に享受できるのみならず，ヒトの健康と環境に関する問題と安全・安心に向き合える社会の構築にもつながるものと期待される。

■ NOAEL
no observable adverse effect level
動物試験等で有害な影響が認められない最高の投与量。

■ ADI
acceptable Daily Intake
一生涯毎日摂取してもこの量までの摂取は許容されると判断される量。食品添加物のように意図して使用される場合に用いられることが多い。

文献

1) Proietti E, Roosli M, Frey U, et al: Air pollution during pregnancy and neonatal outcome: a review. J Aerosol Med Pulm Drug Deliv 2013; 26: 9-23.

2) Li X, Huang S, Jiao A, et al: Association between ambient fine particulate matter and preterm birth or term low birth weight: An updated systematic review and meta-analysis. Environ Pollut 2017; 227: 596-605.

3) Westergaard N, Gehring U, Slama R, et al: Ambient air pollution and low birth weight - are some women more vulnerable than others? Environ Int 2017; 104: 146-54.

4) DeFranco E, Moravec W, Xu F, et al: Exposure to airborne particulate matter during pregnancy is associated with preterm birth: a population-based cohort study. Environ Health 2016; 15: 6.

5) Cheng Z, Al Zaki A, Hui JZ, et al: Multifunctional nanoparticles: cost versus benefit of adding targeting and imaging capabilities. Science 2012; 338: 903-10.

6) Raj S, Jose S, Sumod US, et al: Nanotechnology in cosmetics: Opportunities and challenges. J Pharm Bioallied Sci 2012; 4: 186-93.

7) Wang H, Du LJ, Song ZM, et al: Progress in the characterization and safety evaluation of engineered inorganic nanomaterials in food. Nanomedicine (Lond) 2013; 8: 2007-25.

8) Bakand S, Hayes A: Toxicological Considerations, Toxicity Assessment, and Risk Management of Inhaled Nanoparticles. Int J Mol Sci 2016; 17. pii: E929.

9) Ajdary M, Moosavi MA, Rahmati M, et al: Health Concerns of Various Nanoparticles: A Review of Their in Vitro and in Vivo Toxicity. Nanomaterials (Basel) 2018; 8. pii: E634.

10) Brohi RD, Wang L, Talpur HS, et al: Toxicity of Nanoparticles on the Reproductive System in Animal Models: A Review. Front Pharmacol 2017; 8: 606.

11) Hou CC, Zhu JQ: Nanoparticles and female reproductive system: how do nanoparticles affect oogenesis and embryonic development. Oncotarget 2017; 8: 109799-817.

12) Yamashita K, Yoshioka Y, Higashisaka K, et al: Silica and titanium dioxide nanoparticles cause pregnancy complications in mice. Nat Nanotechnol 2011; 6: 321-8.

13) Poulsen MS, Mose T, Maroun LL, et al: Kinetics of silica nanoparticles in the human placenta. Nanotoxicology 2015; 9 Suppl 1:79-86.

14) Shirasuna K, Usui F, Karasawa T, et al: Nanosilica-induced placental inflammation and pregnancy complications: Different roles of the inflammasome components NLRP3 and ASC. Nanotoxicology 2015;
9: 554-67.

15) Rollerova E, Tulinska J, Liskova A, et al: Titanium dioxide nanoparticles: some aspects of toxicity/focus on the development. Endocr Regul 2015; 49: 97-112.

16) Zhang L, Xie X, Zhou Y, et al: Gestational exposure to titanium dioxide nanoparticles impairs the placentation through dysregulation of vascularization, proliferation and apoptosis in mice. Int J Nanomedicine 2018; 13: 777-89.

17) Campagnolo L, Massimiani M, Vecchione L, et al: Silver nanoparticles inhaled during pregnancy reach and affect the placenta and the foetus. Nanotoxicology 2017; 11: 687-98.

18) Ema M, Okuda H, Gamo M, et al: A review of reproductive and developmental toxicity of silver nanoparticles in laboratory animals. Reprod Toxicol 2017; 67: 149-64.

19) Huang JP, Hsieh PC, Chen CY, et al: Nanoparticles can cross mouse placenta and induce trophoblast apoptosis. Placenta 2015; 36: 1433-41.

20) Rattanapinyopituk K, Shimada A, Morita T, et al: Demonstration of the clathrin- and caveolin-mediated endocytosis at the maternal-fetal barrier in mouse placenta after intravenous administration of gold nanoparticles. J Vet Med Sci 2014; 76: 377-87.

21) Faust JJ, Zhang W, Chen Y, et al: Alpha-Fe(2)O(3) elicits diameter-dependent effects during exposure to an in vitro model of the human placenta. Cell Biol Toxicol 2014; 30: 31-53.

22) Li CH, Shyu MK, Jhan C, et al: Gold Nanoparticles Increase Endothelial Paracellular Permeability by Altering Components of Endothelial Tight Junctions, and Increase Blood-Brain Barrier Permeability in Mice. Toxicol Sci 2015; 148: 192-203.

23) Guo H, Zhang J, Boudreau M, et al: Intravenous administration of silver nanoparticles causes organ toxicity through intracellular ROS-related loss of inter-endothelial junction. Part Fibre Toxicol 2016; 13: 21.

24) Myllynen PK, Loughran MJ, Howard CV, et al: Kinetics of gold nanoparticles in the human placenta. Reprod Toxicol 2008; 26: 130-7.

25) Vidmar J, Loeschner K, Correia M, et al: Translocation of silver nanoparticles in the ex vivo human placenta perfusion model characterized by single particle ICP-MS. Nanoscale 2018; 10: 11980-91.

26) Montano MD, Olesik JW, Barber AG, et al: Single Particle ICP-MS: Advances toward routine analysis of nanomaterials. Anal Bioanal Chem 2016; 408: 5053-74.

27) Melnik EA, Buzulukov YP, Demin VF, et al: Transfer of Silver Nanoparticles through the Placenta and Breast Milk during in vivo Experiments on Rats. Acta Naturae 2013; 5: 107-15.

28) Fennell TR, Mortensen NP, Black SR, et al: Disposition of intravenously or orally administered silver nanoparticles in pregnant rats and the effect on the biochemical profile in urine. J Appl Toxicol 2017; 37: 530-44.

29) Grafmuller S, Manser P, Krug HF, et al: Determination of the transport rate of xenobiotics and nanomaterials across the placenta using the ex vivo human placental perfusion model. J Vis Exp. 2013; (76). doi: 10.3791/50401.

30) Semmler-Behnke M, Lipka J, Wenk A, et al: Size dependent translocation and fetal accumulation of gold nanoparticles from maternal blood in the rat. Part Fibre Toxicol 2014; 11: 33.

31) Tsyganova NA, Khairullin RM, Terentyuk GS, et al: Penetration of pegylated gold nanoparticles through rat placental barrier. Bull Exp Biol Med 2014; 157: 383-5.

32) Zhang Y, Wu J, Feng X, et al: Current understanding of the toxicological risk posed to the fetus following maternal exposure to nanoparticles. Expert Opin Drug Metab Toxicol 2017; 13: 1251-63.

33) Yang H, Sun C, Fan Z, et al: Effects of gestational age and surface modification on materno-fetal transfer of nanoparticles in murine pregnancy. Sci Rep 2012; 2: 847.

34) Higashisaka K, Nakashima A, Iwahara Y, et al: Neutrophil Depletion Exacerbates Pregnancy Complications, Including Placental Damage, Induced by Silica Nanoparticles in Mice. Front Immunol 2018; 9: 1850.

35) Nakashima A, Aoki A, Kusabiraki T, et al: Autophagy regulation in preeclampsia: Pros and cons. J Reprod Immunol 2017; 123: 17-23.

36) Juch H, Nikitina L, Reimann S, et al: Dendritic polyglycerol nanoparticles show charge dependent bio-distribution in early human placental explants and reduce hCG secretion. Nanotoxicology 2018; 12: 90-103.

37) Huang X, Zhang F, Sun X, et al: The genotype-dependent influence of functionalized multiwalled carbon nanotubes on fetal development. Biomaterials 2014; 35: 856-65.

38) Qi W, Bi J, Zhang X, et al: Damaging effects of multi-walled carbon nanotubes on pregnant mice with different pregnancy times. Sci Rep 2014; 4: 4352.

39) Blum JL, Xiong JQ, Hoffman C, et al: Cadmium associated with inhaled cadmium oxide nanoparticles impacts fetal and neonatal development and growth. Toxicol Sci 2012; 126: 478-86.

40) Goeden N, Velasquez J, Arnold KA, et al: Maternal Inflammation Disrupts Fetal Neurodevelopment via Increased Placental Output of Serotonin to the Fetal Brain. J Neurosci 2016; 36: 6041-9.

41) Hawkins SJ, Crompton LA, Sood A, et al: Nanoparticle-induced neuronal toxicity across placental barriers is mediated by autophagy and dependent on astrocytes. Nat Nanotechnol 2018; 13: 427-33.

42) Zalgeviciene V, Kulvietis V, Bulotiene D, et al: Quantum dots mediated embryotoxicity via placental damage. Reprod Toxicol 2017; 73:222-231.

43) Zhang XF, Park JH, Choi YJ, et al: Silver nanoparticles cause complications in pregnant mice. Int J Nanomedicine 2015; 10: 7057-71.

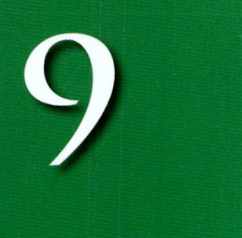

9 胎盤絨毛マクロファージ

熊本大学大学院生命科学研究部産科婦人科学講座　山口　宗影，片渕　秀隆

　ヒト胎盤の絨毛マクロファージは，絨毛の間質に存在し，その細胞質内に特徴的な空胞を有するため，その特異な形態は古くから組織学の分野を中心に注目されていた．現在では胎児由来の抗炎症性M2マクロファージと考えられ，妊娠中に担う生理機能は，絨毛の形成，物質の輸送，hCGの調節，胎児感染の防御，抗原提示や免疫複合体の除去など妊娠全期において多岐にわたる．近年，その恒常性の破綻が，周産期疾患や胎児予後と関連することが明らかになりつつある．

　マクロファージは，貪食という最も原始的な機能を有する一方で，炎症や腫瘍などの病的状態で免疫担当細胞としての役割を担う一群の細胞として認識されてきた。個体発生初期からすでに存在し，全身の臓器や組織に存在し，上述の機能によって形態形成ならびに生体の恒常性の維持において重要な一翼を担っている。マクロファージは，10カ月でその寿命を終えるヒト胎盤にも存在する。胎児由来の絨毛の間質に存在する絨毛マクロファージと母体由来の脱落膜に存在する脱落膜マクロファージに分類され，両者の妊娠中の生理機能は大きく異なる。

　本項ではヒト胎盤絨毛マクロファージについて，形態，起源，機能，そして周産期疾患との関連について述べる。

■ 胎盤絨毛マクロファージの形態と起源

　ヒト胎盤絨毛は組織学的に栄養膜細胞trophoblast層，基底膜，そして間質からなっており，間質には，細胞質に多数の大小の空胞をいれた遊離状の大型の単核細胞がみられ，光学顕微鏡で容易に同定できる（**図1a**）。この細胞の存在は，すでに19世紀中期より指摘されており，1903年，J. Hofbauerが自らの名を冠し，以来Hofbauer細胞とよばれるに至っている[1]。この一群の細胞について，形態学的観察に加え，免疫組織化学などの多方面からの検討から，マクロファージとして認識され[2〜4]，今日では「胎盤絨毛マクロファージ villous macrophages」が一般的な名称である。

　絨毛マクロファージは，妊娠8週ころより急激にその数を増し，妊娠中期を頂点に漸増・漸減し，妊娠末期にも消失することなく認められる[2]。超微形態学的には，細胞質内小器官の発達の程度と細胞質内の空胞や顆粒の有無により4つに分類されるが，そのほとんどが大小不同の空胞を細胞質内に容れた成熟した細胞である[2]（**図1b**）。この特異な形状から，その担う機能についてはこれまで種々の説がみられる。そのなかでも，形態学的にこの空胞の限界膜内側には酸ホスファターゼの活性がみられることから二次リソソームであることが示されており，貪食との関係が示唆されてきた[5]。

　絨毛マクロファージは，妊娠4～5週から絨毛間質に存在しているが，この時期には胎生期の骨髄造血は開始しておらず胎児血液循環は確立していない。そのため，この時期の絨毛マクロファージは，通常の骨髄に由来する単球-マクロファージ系とは異なり，卵黄嚢に起源を発する[6]。その一方で，妊娠週数を経て胎児循環が確立すると，絨毛マクロファージは胎児骨髄系単球を由来とする[7,8]。マウスではこれら起源の異なる2種類のマクロファージが共存しており，卵黄嚢由来のマクロファージは各臓器の組織中の上皮のみに局在し，上皮形成に重要である。一方，造血幹細胞由来のマクロファージは造血や抗原提示を行うことから[9]，絨毛マクロファージも妊娠週数によってその役割が異なると考えられる。

図1　ヒト胎盤絨毛の組織学的所見と絨毛マクロファージの超微形態学的所見

a：光学顕微鏡によるヒト胎盤絨毛の形態
絨毛の組織構築は，栄養膜細胞層，基底膜，間質からなる。網状の間質には，胎児血管や線維芽細胞とともに，遊離状の大型の単核細胞であるマクロファージ（矢頭）が認められる。（妊娠10週, HE染色, バー: 50μm）

b：電子顕微鏡によるヒト胎盤絨毛マクロファージの形態
ヒト胎盤絨毛マクロファージは，その細胞質内に大小不同の空胞をいれる。（妊娠9週, 酢酸ウラニウム＋クエン酸鉛染色, バー: 2μm）

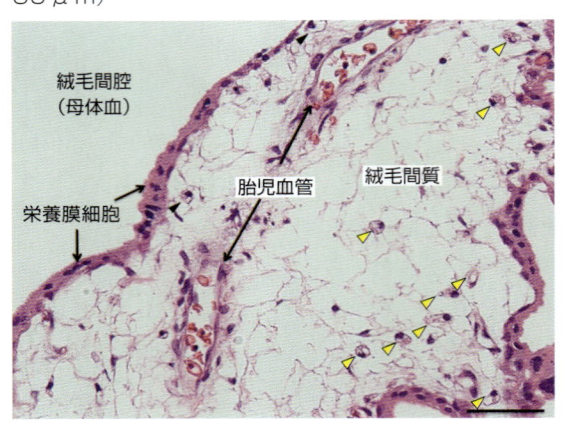

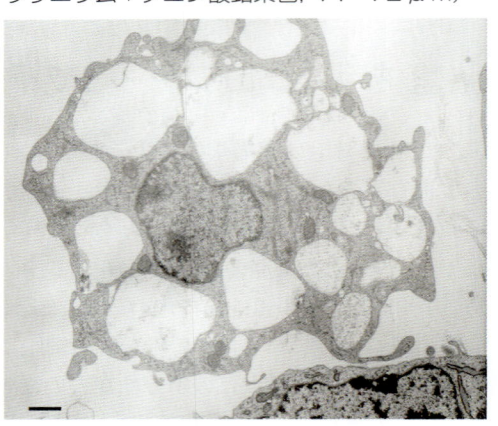

（b：文献2より引用）

■ 絨毛マクロファージの生理機能

ヒト胎盤は血絨毛胎盤に属し，絨毛間質の外層は栄養膜細胞からなり，母体血とは直接交通しない。この組織構築から，絨毛間質に存在するマクロファージは，母児間に介在し多岐にわたる生理機能を担っている。

絨毛の形成

絨毛マクロファージの培養上清は，細胞性栄養膜細胞cytotrophoblastの増殖と分化を促進し，かつその経時的な凝集と合胞化を促す。分化した合胞体栄養膜細胞syncytiotrophoblastはより大きくなり，この培養上清は栄養膜細胞のヒト絨毛性ゴナドトロピンhuman chorionic gonadotropin；hCGやヒト胎盤性ラクトーゲンhuman placental lactogen；hPLの産生も亢進し，パラクライン的に作用する[10]。さらに，絨毛マクロファージは血管内皮細胞増殖因子vascular endothelial growth factor；VEGFを発現し血管新生を担い[11,12]，extracellular signal-regulated kinase（ERK）活性を制御するSprouty蛋白を発現することで，絨毛の分枝を促進し絨毛の形態形成に寄与する[13]。

物質の輸送

超微形態学的に絨毛マクロファージの細胞質内には被覆小胞が豊富にみられる。また，絨毛間質は解剖学的にリンパ系を欠いている。これらのことが，絨毛間質における水分の調節をはじめとした物質の輸送を行っている証左とされている[14,15]。

hCGの調節

妊娠初期において，合胞体栄養膜細胞から産生されるhCGは母児双方に重要な生理的役割を果たす。母体血中のhCGは，妊娠初期に母体卵巣の黄体を刺激し，胎盤形成前のプロゲステロンの合成に必須であり，妊娠8〜10週に10万mIU/mlを超えてピークを迎える[16]。母体のhCGは胎児へも移行し，胎児性腺においてステロイド産生を開始し[17]，胎児血中のhCG濃度は，妊娠8〜20週で30〜2,800mIU/mlとされ母体のそれとは大きく異なる[18]。母体からの過剰なhCGの胎児への移行は，胎児性腺の異常な分化をきたすため[19,20]，絨毛間質においてhCGの厳密な調節機構が必要である。

絨毛の免疫組織化学的検討では，絨毛マクロファージは妊娠末期を除いてhCGβに強陽性を示し，免疫電子顕微鏡による観察では，細胞膜に接する被覆小窩，被覆小胞あるいは小胞集合体，そして空胞や顆粒に一致してhCGβの陽性がみられる[3,5]。このことは，絨毛マクロファージがhCGを摂取していることを示す。

■ **Sprouty蛋白**
さまざまな細胞反応を抑制するERK経路を選択的に制御し，多くの発生ならびに生理過程において重要な役割を担う。

hCGを含む培養液中で，ヒト腹腔マクロファージあるいは，phorbol 12-myristate 13-acetate（PMA）処理したヒト単球-マクロファージ系細胞株であるTHP-1細胞をそれぞれ培養すると，培養上清中のhCGはいずれにおいても経時的に減少し，その代謝産物は漸増する[21, 22]。このことは，絨毛マクロファージもhCGを摂取した後に代謝を行っている可能性を示唆している。

妊娠初期の絨毛マクロファージは，hCGに親和性のある黄体化ホルモン/絨毛性ゴナドトロピンluteinizing hormone/chorionic gonadotropin；LH/CG受容体のうち，エクソン9を完全に欠失したLH/CG受容体（LH/CG-RΔ9）のみを細胞内に発現するが，この受容体の細胞質内における機能は不明であった。PMA処理THP-1細胞は同様にLH/CG-RΔ9のみを発現していることから，この細胞にLH/CG-RΔ9を過剰発現させると，hCGの代謝能が亢進する。すなわち，LH/CG-RΔ9は，全長型LH/CG受容体が本来有するシグナル伝達ではなく，細胞質内において摂取されたhCGの代謝を行う[22]。PMA処理THP-1細胞では，hCG摂取後に内因性のLH/CG-RΔ9の消費とともに空胞化がみられることから，絨毛マクロファージにみられる特徴的な空胞は，特に妊娠初期における母児間のhCGの代謝を反映していると考えられる[23]（図2，3）。

胎児感染の防御

母体血と接する栄養膜細胞は，絨毛マクロファージとともにinterferon（IFN）-αを発現し，胎児への病原体の感染を防御する[24]。栄養膜細胞の構造が破綻した部位に絨毛マクロファージが集積することから，栄養膜細胞に次ぐ感染防御の第二の砦と考えられてきた[25]。

図2 hCG投与前後のPMA処理THP-1細胞の形態変化

a：PMA処理TPH-1細胞（HE染色，バー：10μm）
細胞質内に空胞はほとんどみられない。

b：hCG投与後30分のPMA処理TPH-1細胞（HE染色，バー：10μm）
細胞質内に大小多数の空胞がみられる。

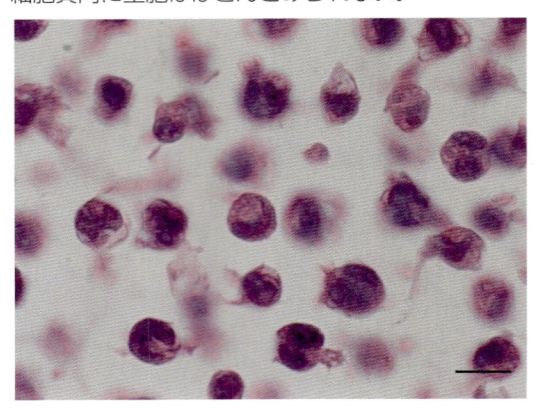

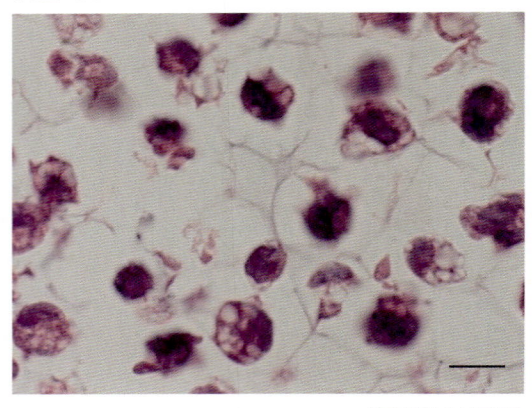

（文献23より引用）

図3 hCG投与後のPMA処理THP-1細胞の抗LH/CG受容体の発現変化

a：PMA処理TPH-1細胞（抗LH/CG受容体抗体による免疫細胞化学染色）
細胞質内にLH/CG受容体の発現がみられる。
（バー：10μm）

b：hCG投与後30分のPMA処理TPH-1細胞（抗LH/CG受容体抗体による免疫細胞化学染色）
aで細胞質に陽性となった染色性は低下し，大小多数の空胞が細胞質内に出現する。（メチル緑染色，バー：10μm）

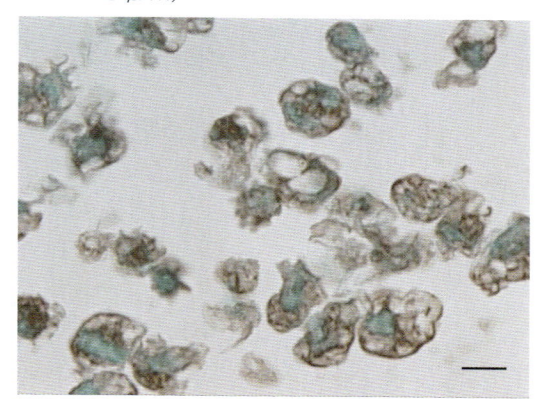

（文献23より引用）

さらに，絨毛マクロファージはToll様受容体4を発現することから，絨毛膜羊膜炎などを惹起する細菌感染に対する防御を行う[26]。TORCH感染の胎盤では，絨毛マクロファージ内にこれらのウイルスが観察され，絨毛マクロファージはウイルスを胎児から隔離していると解釈される[27]。同様に，human immunodeficiency virus（HIV）やジカウイルスも絨毛マクロファージ内に観察され，HIVの複製は抑制されるが[28]，ジカウイルスの複製は抑制されず[29]，細胞内における抗ウイルス作用に関してはいまだ不明な点が多い。

■ TORCH
Toxoplasmosis,
Other（HBV, varicella zonster virus：VZV, Treponema pallidum など），
Rubella,
Cytomegalovirus,
Herpes simplex virus

栄養膜細胞への抗原提示

　絨毛マクロファージは，Tリンパ球に抗原提示するMHC class Ⅱ，IL-1，dendritic cell-specific ICAM-3 grabbing non-integrin（DC-SIGN）を発現することから，Tリンパ球に対する抗原提示の機能についてもこれまで論じられてきた。妊娠初期には，ヒト白血球抗原human leukocyte antigen；HLA-DR，HLA-DP，HLA-DQはこの一群の細胞には同定されず，絨毛内にTリンパ球が存在しないことから，抗原提示の機能は否定的であった。しかし，妊娠末期にかけてその発現が増加することが指摘されており，抗原提示についてはいまだ充分には明らかとはなっていない[25, 30]。そのなかで，抗原提示を受けて産生されるべきIL-2をコードするmRNAが合胞体栄養膜細胞に局在していることから，栄養膜細胞との相互作用により母児間の局所の免疫応答を担っているとも考えられている[31]。

■ DC-SIGN
樹状細胞に発現する接着因子の一つで，細菌やウイルスなどの糖鎖を認識し，樹状細胞による抗原の取り込みや抗原の提示に関与する。

免疫複合体の除去

母体の免疫グロブリンや補体から胎児を防御するために，絨毛マクロファージはそれらを免疫複合体として捕食する。その細胞膜には単球-マクロファージ系細胞に共通する各種の表面抗原を表出しているが，特にFc受容体や補体成分受容体を発現しており[32]，胎児に対して免疫学的に有害な母体由来のIgG抗体複合体[33]，IgE含有免疫複合体[34]や補体結合複合体[30]を捕食すると考えられている。

抗炎症性マクロファージとしての多彩な生理機能

全身に存在するマクロファージはその活性化様式から，炎症性のM1と抗炎症性のM2に分類され，抗炎症性のM2マクロファージは，炎症の制御，血管新生，組織の修復と再構築にかかわる[35]。絨毛マクロファージは，IL-10やTGF-βなどの抗炎症性サイトカインを産生し[28, 36]，DNAメチレーション解析によりM2のプロファイルを示す[37]。このことから，絨毛マクロファージは生理的環境では抗炎症性のM2として機能する。ヒトM1マクロファージを胎盤間葉系幹細胞と共培養すると，M2に分化する[38]。そのため，生理的環境では絨毛間質の微小環境により抗炎症性のM2活性が維持されている。絨毛間質の微小環境が変化すると，この生理的なM2活性は変化すると考えられる。ラット胎盤マクロファージにM1の分化刺激を行うとM1に分化することから，絨毛間質の微小環境の変化は絨毛マクロファージの活性化様式に影響を及ぼしている[39]。

■ 胎盤絨毛マクロファージと周産期疾患

妊娠の生理的状態とは異なり，種々の周産期疾患では，抗炎症性のM2に分化した絨毛マクロファージが減少することから，この細胞のそれぞれの疾患の病態との関連が論じられている（**表1**）。

早産の原因である絨毛膜羊膜炎では，主に上行性感染に続き絨毛膜羊膜に母体好中球の浸潤を伴う。妊娠14～37週の前期破水を伴った絨毛膜羊膜炎を呈した胎盤の絨毛間質では，絨毛マクロファージの数が減少している[40]。一方，正期産で絨毛膜羊膜炎を呈した胎盤では，その数は変化しない[41]。妊娠32週以下の早産児の胎盤の免疫組織化学的検討において，脳室周囲白質軟化症や慢性肺疾患を合併した早産の胎盤では，それらを合併しない早産の胎盤と比較してもマクロファージの総数は変化しない。しかし，CD163やCD204陽性の抗炎症性のM2マクロファージに限るとその数は有意に減少していることから，炎症性マクロファージの増加と早産児の予後との関連も示唆されている[42]。早産児の新生児合併症の予防を目的として，切迫早産妊婦に対するグルココルチコイドの投与が広く行われているが，そ

表1 周産期合併症における胎盤絨毛マクロファージ数と M2/M1マクロファージ数の比

胎盤絨毛マクロファージの数ならびにM2/M1マクロファージ数の比を生理的状態と種々の周産期疾患において比較した。

	マクロファージ数	M2/M1マクロファージ数の比
絨毛膜羊膜炎	減少 (早産)	減少 (新生児合併症を伴った早産)
	不変 (正期産)	
原因不明の絨毛炎 (VUE)	増加	―
肥満	増加	減少
妊娠糖尿病	―	増加
1型糖尿病合併妊	―	減少
妊娠高血圧腎症	減少	減少

―：報告なし

の機序は長く不明であった。しかし，グルココルチコイドは，絨毛膜羊膜炎におけるM1絨毛マクロファージをM2へ分化させ，炎症性サイトカインの曝露から胎児を防御することにより，新生児合併症の予防に寄与している可能性がある[43]。

原因不明の絨毛炎 villitis of unknown etiology；VUE では，絨毛間質に母体のCD8陽性Tリンパ球が浸潤する。同時に，絨毛マクロファージはKi67を発現し，増殖が亢進し増加する。さらに，絨毛膜羊膜炎において胎児血中で増加するリンパ球の遊走にかかわる種々のケモカインは，VUEにおいては母体血中でも増加する。すなわち，VUEでは母児免疫寛容が破綻し，胎児への拒絶反応の結果として母体のケモカインが増加すると考えられる[7,8]。

肥満妊婦では，絨毛マクロファージ数は増加し，IL-1，IL-6，TNF-αなどの炎症性サイトカインのmRNAの発現が高く，同時に母体血中のCRPやIL-6も増加している。増加した炎症性サイトカインに胎児が曝露されるため，肥満の母体から生まれる胎児の発達に影響している[44]。

糖代謝異常を伴う妊婦では，その程度により絨毛マクロファージの活性が異なっている。妊娠糖尿病の胎盤絨毛では，CD206やCD209を発現するM2マクロファージが増加している。妊娠糖尿病妊婦の胎盤では炎症反応が亢進しており，M2に分化した絨毛マクロファージが胎児を炎症状態から防御していると考えられる[45]。その一方で，1型糖尿病合併妊娠の胎盤では，M1マクロファージが発現するC-C chemokine receptor 7（CCR7）やIL-1βのmRNAが増加し，M2マクロファージが発現するCD163，CD209，IL-10のmRNAが減

■ villitis of unknown etiology；VUE
→ p.260「Ⅱ-16 villitis of unknown etiology」

■ 糖代謝異常
→ p.254「Ⅱ-15 糖代謝異常と胎盤」

少している。さらに，高血糖環境下のラット胎盤のマクロファージは同様にM1のプロファイルを示すことから，M1とM2の絨毛マクロファージの不均衡が糖尿病を合併した妊娠の転帰に関与していることが示唆されている[39]。

　重症妊娠高血圧腎症の胎盤における絨毛マクロファージ数は，対照群と比較し著明に減少し，かつfolate receptor（FR）-βの発現が減少している。このことから，その生理機能の障害により胎盤の組織構築に変化をきたし，母児の予後と関連している可能性が指摘されている[46]。

● ● ●

　昨今の細胞組織培養技術の進歩やフローサイトメトリーを用いた解析により，胎盤絨毛マクロファージが担う生理機能がさらに明らかとなっている。絨毛マクロファージは，絨毛の間質に存在し母児の接点となり，抗炎症性のマクロファージとして多岐にわたる生理的役割を担うことにより，妊娠の維持に寄与している。一方，種々の周産期疾患では，生理的状態ではみられない炎症性マクロファージの増加が，胎児予後に影響する。周産期疾患における胎児予後の改善のためには，この細胞が胎児へ与える影響の解明も不可欠である。

■ FR-β
葉酸受容体（α，β，γ）の一つで，葉酸の細胞内の取り込みにかかわる。マクロファージにも発現がみられ，抗炎症性のM2マクロファージのマーカーとして知られている。

文献

1) Hofbauer J: Ueber das konstante Vorkommen bisher unbekannter zelliger Formelemente in der Chorionzotte der menschlichen Plazenta und über Embryotrophe. Wien Klin Wochenschr 1903; 16: 871-3.

2) Katabuchi H, Naito M, Miyamura S, et al: Macrophages in human chorionic villi. Prog Clin Biol Res 1989; 296: 453-8.

3) Katabuchi H, Fukumatsu Y, Araki M, et al: Morphodynamics of macrophages in the female genital tract. in Motta PM (ed). Recent Advances in Microscopy of Cells, Tissues and Organs. The Female Reproductive System. pp547-52, Antonio Delfino Editore, 1997.

4) Okamura H, Katabuchi H, Kanzaki H: Macrophages in reproductive biology. in Burke B and Lewis CE (eds). The macrophage. 2nd ed. pp548-76, Oxford University Press, 2002.

5) Katabuchi H, Fukumatsu Y, Araki M, et al: Localization of chorionic gonadotropin in macrophages of the human chorionic villi. Endocr J 1994; 41 (Suppl): 141-53.

6) Takahashi K, Naito M, Katabuchi H, et al: Development, differentiation, and maturation of macrophages in the chorionic villi of mouse placenta with special reference to the origin of Hofbauer cells. J Leukoc Biol 1991; 50: 57-68.

7) Kim JS, Romero R, Kim MR, et al: Involvement of Hofbauer cells and maternal T cells in villitis of unknown aetiology. Histopathology 2008; 52: 457-64.

8) Kim MJ, Romero R, Kim CJ, et al: Villitis of unknown etiology is associated with a distinct pattern of chemokine up-regulation in the feto-maternal and placental compartments: implications for conjoint maternal allograft rejection and maternal anti-fet al graft-versus-host disease. J Immunol 2009; 182: 3919-27.

9) Schulz C, Gomez Perdiguero E, Chorro L, et al: A lineage of myeloid cells independent of Myb and hematopoietic stem cells. Science 2012; 336: 86-90.

10) Khan S, Katabuchi H, Araki M, et al: Human villous macrophage-conditioned media enhance human trophoblast growth and differentiation in vitro. Biol

Reprod 2000; 62: 1075-83.

11) Cervar M, Blaschitz A, Dohr G, et al: Paracrine regulation of distinct trophoblast functions in vitro by placental macrophages. Cell Tissue Res 1999; 295: 297–305.

12) Clark DE, Smith SK, He Y, et al: A vascular endothelial growth factor antagonist is produced by the human placenta and released into the maternal circulation. Biol Reprod 1998; 59: 1540–8.

13) Anteby EY, Natanson-Yaron S, Greenfield C, et al: Human placental Hofbauer cells express sprouty proteins: a possible modulating mechanism of villous branching. Placenta 2005; 26: 476–83.

14) Enders AC and King BF: The cytology of Hofbauer cells. Anat Rec 1970; 167: 231-6.

15) Demir R, Erbengi T: Some new findings about Hofbauer cells in the chorionic villi of the human placenta. Acta Anat (Basel) 1984; 119: 18-26.

16) Cunningham FJ, Leveno KJ, Hauth JC, et al: Implantation, embryogenesis, and placental development. in Rouse D, Rainey B, Spong C et al. (eds). Williams Obstetrics. pp39-90, McGraw-Hill, 2005.

17) Huhtaniemi IT, Korenbrot CC, Jaffe RB: hCG binding and stimulation of testosterone biosynthesis in the human fet al testis. J Clin Endocrinol Metab 1997; 44: 963-7.

18) Clements JA, Reyes FI, Winter JSD, et al: Studies on human sexual development. III. Fet al pituitary and serum, and amniotic fluid concentrations of LH, CG, and FSH. J Clin Endocrinol Metab 1976; 42: 9-19.

19) Takasugi N, Iguchi T, Kurihara J, et al: Changes in gonads of male and female offspring of mice receiving a continuous intravenous infusion of human chorionic gonadotropin during gestation. Exp Clin Endocrinol 1985; 86: 273-83.

20) Matzuk MM, DeMayo FJ, Hadsell LA, et al: Overexpression of human chorionic gonadotropin causes multiple reproductive defects in transgenic mice. Biol Reprod 2003; 69: 338-46.

21) Khan S, Katabuchi H, Araki M, et al: The molar vesicle fluid contains the β-core fragment of human chorionic gonadotropin. Placenta 2000; 21: 79-87.

22) Sonoda N, Katabuchi H, Tashiro H, et al: Expression of variant luteinizing hormone/chorionic gonadotropin receptors and degradation of chorionic gonadotropin in human chorionic villous macrophages. Placenta 2005; 26: 298-307.

23) Yamaguchi M, Ohba T, Tashiro H, et al: Human chorionic gonadotropin induces human macrophages to form intracytoplasmic vacuoles mimicking Hofbauer cells in human chorionic villi. Cells Tissues Organs 2013; 197: 127-35.

24) Bulmer JN, Morrison L, Johnson PM, et al: Immunohistochemical localization of interferons in human placental tissues in normal, ectopic, and molar pregnancy. Am J Reprod Immunol 1990; 22: 109–16.

25) Bulmer JN, Johnson PM: Macrophage populations in the human placenta and amniochorion. Clin Exp Immunol 1984; 57: 393–403.

26) Kumazaki K, Nakayama M, Yanagihara I, et al: Immunohistochemical distribution of Toll-like receptor 4 in term and preterm human placentas from normal and complicated pregnancy including chorioamnionitis. Hum Pathol 2004; 35: 47–54.

27) Satosar A, Ramirez NC, Bartholomew D, et al: Histologic correlates of viral and bacterial infection of the placenta associated with severe morbidity and mortality in the newborn. Hum Pathol 2004; 35: 536–45.

28) Johnson EL, Chakraborty R: Placental Hofbauer cells limit HIV-1 replication and potentially offset mother to child transmission (MTCT) by induction of immunoregulatory cytokines. Retrovirology 2012; 9: 101.

29) Quicke KM, Bowen JR, Johnson EL, et al: Zika virus infects human placental macrophages. Cell Host Microbe 2016; 20: 83–90.

30) Goldstein J, Braverman M, Salafia C, et al: The phenotype of human placental macrophages and its variation with gestational age. Am J Pathol 1988; 133: 648–59.

31) Boehm KD, Kelley MF, Ilan J: The interleukin 2 gene is expressed in the syncytiotrophoblast of the human placenta. Proc Natl Acad Sci USA 1989; 86: 656–60.

32) Simister NE: Human placental Fc receptors and the trapping of immune complexes. Vaccine 1998; 16: 1451–5.

33) Wood GW, King CR Jr: Trapping antigen-antibody complexes within the human placenta. Cell Immunol 1982; 69: 347–62.

34) Rindsjo E, Joerink M, Papadogiannakis N, et al: IgE in the human placenta: why there? Allergy 2010; 65: 554–60.

35) Sica A, Mantovani A: Macrophage plasticity and polarization: in vivo veritas. J Clin Invest 2012; 122: 787-95.

36) Satosar A, Ramirez NC, Bartholomew D, et al: Histologic correlates of viral and bacterial infection of the placenta associated with severe morbidity and mortality in the newborn. Hum Pathol 2004; 35: 536–45.

37) Kim SY, Romero R, Tarca AL, et al: Methylome of fet al and maternal monocytes and macrophages at the feto-maternal interface. Am J Reprod Immunol 2012; 68: 8–27.

38) Abumaree MH, Al Jumah MA, Kalionis B, et al: Human placental mesenchymal stem cells (pMSCs)

play a role as immune suppressive cells by shifting macrophage differentiation from inflammatory M1 to anti-inflammatory M2 macrophages. Stem Cell Rev 2013; 9: 620-41.

39) Sisino G, Bouckenooghe T, Aurientis S, et al: Diabetes during pregnancy influences Hofbauer cells, a subtype of placental macrophages, to acquire a pro-inflammatory phenotype. Biochim Biophys Acta 2013; 1832: 1959-68.

40) Vinnars MT, Rindsjo E, Ghazi S, et al: The number of CD68 (+)(Hofbauer) cells is decreased in placentas with chorioamnionitis and with advancing gestational age. Pediatr Dev Pathol 2010; 13: 300-4.

41) Toti P, Arcuri F, Tang Z, et al: Focal increases of fetal macrophages in placentas from pregnancies with histological chorioamnionitis: potential role of fibroblast monocyte chemotactic protein-1. Am J Reprod Immunol 2011; 65: 470-9.

42) 河野　礼，山口宗影，大場　隆，ほか：胎児炎症反応症候群の発症機構解明を目的とした胎盤絨毛マクロファージに関する検討．日産婦誌 2017；69：742.

43) Tang Z, Niven-Fairchild T, Tadesse S, et al: Glucocorticoids enhance CD163 expression in placental Hofbauer cells. Endocrinology 2013; 154: 471-82.

44) Challier JC, Basu S, Bintein T, et al: Obesity in pregnancy stimulates macrophage accumulation and inflammation in the placenta. Placenta 2008; 29: 274-81.

45) Carolin S, Miriam P, Susanne K, et al: Human placental Hofbauer cells maintain an anti-inflammatory M2 phenotype despite the presence of gestational diabetes mellitus. Front Immunol 2017; 8: 888.

46) Tang Z, Buhimschi IA, Buhimschi CS, et al: Decreased levels of folate receptor-beta and reduced numbers of fetal macrophages (Hofbauer cells) in placentas from pregnancies with severe pre-eclampsia. Am J Reprod Immunol 2013; 70: 104-15.

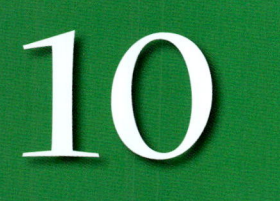

樹状細胞と流・早産

日本医科大学大学院微生物学免疫学教室 　**根岸　靖幸**

- 自然免疫に属する樹状細胞は，異物の取り込みや強力な抗原提示能，サイトカイン産生能を有し，獲得免疫，自然免疫の両者をコントロールする。
- 子宮内膜，脱落膜には多くの樹状細胞が存在している。
- 樹状細胞は着床，脱落膜形成，母体免疫寛容に重要な役割を担う。一方で，不適切な時期の活性化や亜分画のアンバランスは流・早産をはじめとする妊娠合併症を引き起こしうる。
- "樹状細胞の制御による流・早産予防"は新しい治療概念になるかもしれない。

■ 妊娠維持と免疫バランス

　父方抗原を有する胎児は母体にとって半同種異型の存在であり，妊娠期間中，母体の免疫寛容が求められる。一方，さまざまな病原体から胎児を守る免疫も同時に有する必要がある。すなわち，母体免疫寛容，外来異物に対する防御機構，さらには児の娩出など，妊娠期間中に母体の免疫機能は大きく変化する。この複雑な免疫状態の構築には，細胞性免疫反応に関与するヘルパーT（Th）1，抗体産生や免疫抑制能を有するTh2，炎症性，自己免疫疾患を惹起するTh17，強力な免疫抑制能をもつ制御性T（Treg）細胞の絶妙なバランスが必要となる。

　生体の免疫は主にT細胞，B細胞を主体とする獲得免疫と，樹状細胞，マクロファージ，ナチュラルキラー（NK）細胞に代表される自然免疫に大別される。前者はレセプターの遺伝子再構成を伴い，蛋白の微細構造を識別，精密であるが遅い反応様式である。一方，後者はさまざまな内因性，外因性異物を抗原とし，抗原特異性は低いものの素早い反応様式をとる。近年，生殖免疫学において，獲得免疫のみならず自然免疫の重要性が指摘されるようになった。

■ 母体の免疫寛容
→p.90「Ⅰ-7脱落膜の機能 ■ 母子間免疫」

■ 制御系T（Treg）細胞
regulatory T（Treg）cell
→p.95

■ 樹状細胞の機能とサブタイプ

樹状細胞は自然免疫に属する細胞群である。その表面には異物を認識するパターン認識受容体 pattern recognition receptors；PRRs が存在し，免疫反応を惹起する各種アラーミン群，病原体関連分子パターン pathogen-associated molecular patterns；PAMPs，ダメージ関連分子パターン damage-associated molecular patterns；DAMPs など，さまざまな物質を抗原とする。樹状細胞はこれら異物の取り込みと MHC class II を介した抗原提示，MHC class I を介した cross presentation，CD1分子による脂質／糖脂質の提示，インターロイキン（IL）-12 などのサイトカイン産生により，T細胞，NK細胞，invariant natural killer T（iNKT）細胞，Treg細胞への情報伝達や活性化を行う（図1）。

■ PAMPs
細菌やウイルスなど病原体構成成分・放出因子の総称。

■ DAMPs
生体内の組織障害，細胞死によって放出される因子の総称。

図1 免疫細胞に対する樹状細胞の制御

パターン認識受容体（PRRs）にはC型レクチン，NOD様受容体 NOD-like receptors；NLRs，Toll様受容体 toll like receptors；TLRs，RIG-I様受容体 RIG-I-like receptors；RLRs などの種類がある。

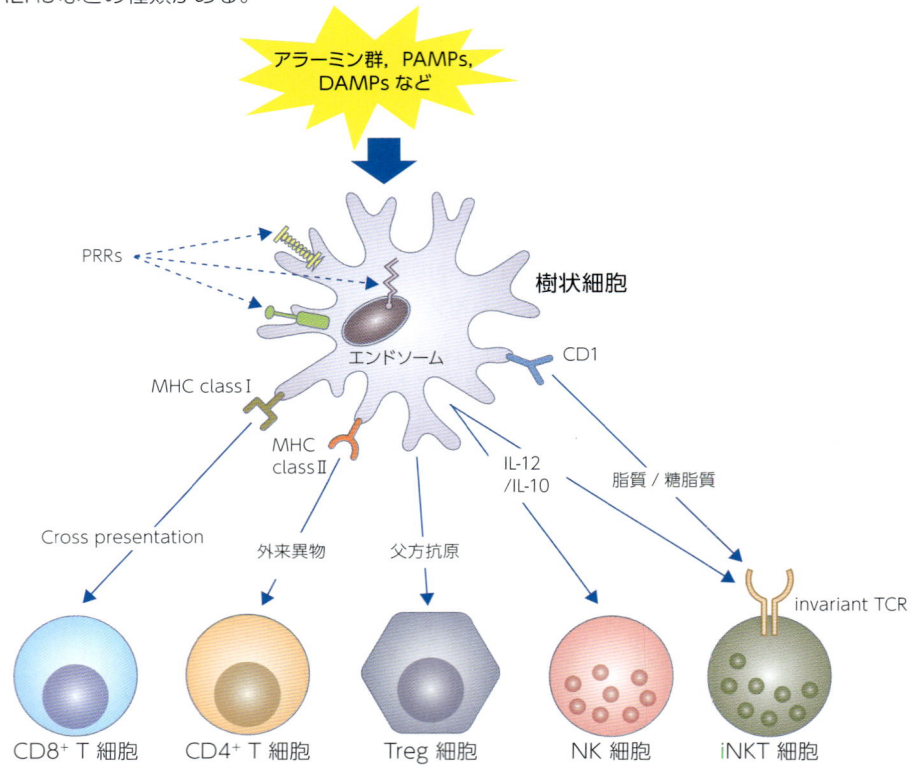

PRRs: pattern recognition receptors, PAMPs: pathogen-associated molecular patterns, DAMPs: damage-associated molecular pattern molecules, Treg: regulatory T, NK: natural killer, iNKT: intact natural killer T, invariant TCR: invariant T cell receptor

このように樹状細胞は獲得免疫，自然免疫を制御する，いわゆる免疫の指揮者的役割を担う。樹状細胞はいくつかのサブタイプに分類され，ヒトの場合，plasmacytoid dendritic cell（DC），monocyte-derived DC，conventional DC（cDC）が知られており，cDCはさらにcDC1とcDC2に分けられる。cDC1はCD141，XCR1，CLEC9などの表面マーカーを特徴とし，MHC class I を介したcross presentationやサイトカイン産生により，CD8$^+$ T細胞の活性化など生体内をTh1に傾ける。一方，cDC2はCD1c，CD11bを表出し，MHC class II やサイトカイン産生を介してTh2傾向を示す。マウスではcDC1はCD8，CLEC9，CD103，DEC-205（CD205）を特徴とし，ヒトと同様Th1傾向を示す。cDC2はCD11bやDCIR2表出を特徴とし，生体をTh2傾向に傾ける。これら樹状細胞の機能やサブタイプ分布の変化が，妊娠期間中，子宮内膜，脱落膜に認められる。

■ 樹状細胞の役割〜その功罪

樹状細胞は子宮内膜や脱落膜に多く存在し，妊娠中のさまざまなステージで重要な機能を担う。マウス実験において，樹状細胞を一時的に除去すると着床障害や初期流産が引き起こされ，妊娠初期の脱落膜形成に樹状細胞が重要であることが示唆されている[1]。易流産マウスモデルCBA/J（♀）x DBA/2J（♂）では，非妊娠CBA/Jマウス骨髄から誘導した樹状細胞を交配前のメスマウスに投与すると流産率が減少する[2]。さらに樹状細胞によって取り込まれ提示された父方抗原は，免疫抑制能を有するTreg細胞によって認識され，樹状細胞-Treg細胞の相互作用が母体免疫寛容形成に大きく寄与する[3]。ヒト臨床において子宮内膜の軽微な損傷，いわゆる子宮内膜スクラッチが胚移植における着床率を上昇させるとの報告があるが，このスクラッチにより樹状細胞やマクロファージの局所集積と炎症性サイトカインの上昇が誘導され，着床率改善や初期流産予防に役立つとの概念が提唱されている[4]。また，マウス妊娠後期にはIL-10産生性のTh2傾向を示す樹状細胞が優位になるという報告もあり[5]，妊娠初期のみならず，妊娠期間全般にわたって樹状細胞はなんらかの重要な役割を果たしている可能性がある。

一方，樹状細胞は妊娠維持に不利に働く場合もある。前述のように，マウスではTh1傾向をもつDEC-205$^+$樹状細胞とTh2傾向を有するDCIR2$^+$樹状細胞に分類されるが，DEC-205$^+$樹状細胞優位な環境は流産を誘導する[6]。また，iNKT細胞の活性化剤である糖脂質α-galactosylceramide（α-GC）投与によるマウス流産モデルでは，活性化したiNKT細胞のみならず樹状細胞の免疫賦活作用も増強さ

■ cross presentation
通常，外来抗原を取り込んだ抗原提示細胞は，その抗原をMHC class II から提示しヘルパーT細胞によって認識されるが，cross presentationでは取り込んだ外来抗原をMHC class I に表出し，キラーT細胞を活性化する。

せ、さらにα-GCを添加したDEC-205⁺樹状細胞を他の妊娠マウスに移植すると流産を誘導する[7]。これらはTh1傾向をもつ樹状細胞がマウス流産の原因になることを示唆する。ヒト早産においても、絨毛膜羊膜炎を伴わない、これまで原因不明に分類せざるをえなかった早産脱落膜には、活性化したiNKT細胞とともにDEC-205⁺樹状細胞の集積が認められている[8]。さらにHELLP症候群の胎盤ではTh1傾向をもつDEC-205⁺樹状細胞が多く集積している報告もある[9]。

■ HELLP症候群
hemolysis, elevated liver enzymes, low platelets syndrome

このように、樹状細胞は、ときとして流・早産をはじめとする妊娠合併症を引き起こしうる。これらは樹状細胞の適切な時期、適切な程度の活性化は妊娠維持には必要であるが、不適切な時期、過度な炎症反応を惹起した場合、流・早産を含めた妊娠合併症を引き起こしうる可能性を示唆する。

■ 樹状細胞制御と新しい流・早産治療へ

現在プロゲステロン療法は、切迫早産の治療として広く行われている。一般的にプロゲステロンは抗炎症作用を有すると考えられているが、実際の作用点、分子機序はいまだ不明である。最近の報告によれば、プロゲステロンは樹状細胞に作用してTh1サイトカインであるIL-12の産生抑制、Th2サイトカインであるIL-10の産生亢進を誘導するなどの報告があり[10]、樹状細胞がプロゲステロン作用点の一つである可能性が示唆されている。また樹状細胞上に発現しているCD1分子は脂質/糖脂質抗原提示能を有し、これらの抗原によって樹状細胞が制御される可能性がある。

生体内にはまだまだ未知の脂質/糖脂質は多く、さらには食物、薬物、漢方薬などにもこれら抗原は多く含まれる。これら物質が原因不明流・早産のメカニズム解明の鍵となり、さらには"樹状細胞の制御による流・早産の予防"という新しい治療概念が構築されるかもしれない。

文献

1) Plaks V, Birnberg T, Berkutzki T, et al: Uterine DCs are crucial for decidua formation during embryo implantation in mice. J. Clin. invest 2008; 118: 3954-65.

2) Blois S, Alba Soto CD, Olmos S, et al: Therapy with dendritic cells influences the spontaneous resorption rate in the CBA/J x DBA/2J mouse model. Am. J. Reprod. Immunol 2004; 51: 40-8.

3) Saito S, Shima T, Nakashima A, et al: Role of Paternal Antigen-Specific Treg Cells in Successful Implantation. Am. J. Reprod. Immunol 2016; 75: 310-6.

4) Dekel N, Gnainsky Y, Granot I, et al: The Role of Inflammation for a Successful Implantation. Am. J. Reprod. Immunol 2014; 72: 141-7.

5) Blois SM, Alba Soto CD, Tometten M, et al: Lineage, maturity, and phenotype of uterine murine dendritic cells throughout gestation indicate a

protective role in maintaining pregnancy. Biol. Reprod 2004; 70: 1018-23.

6) Negishi Y, Wakabayashi A, Shimizu M, et al: Disruption of maternal immune balance maintained by innate DC subsets results in spontaneous pregnancy loss in mice. Immunobiology 2012; 217: 951-61.

7) Negishi Y, Ichikawa T, Takeshita T, et al: Miscarriage induced by adoptive transfer of dendritic cells and invariant natural killer T cells into mice. Eur. J. Immunol 2018; 48: 937-49.

8) Negishi Y, Shima Y, Takeshita T, et al: Distribution of invariant natural killer T cells and dendritic cells in late pre-term birth without acute chorioamnionitis. Am. J. Reprod. Immunol 2017: e12658.

9) Scholz C, Toth B, Santoso L, et al: Distribution and maturity of dendritic cells in diseases of insufficient placentation. Am. J. Reprod. Immunol 2008; 60: 238-45.

10) Xu Y, He H, Li C, et al: Immunosuppressive effect of progesterone on dendritic cells in mice. J. Reprod. Immunol 2011; 91: 17-23.

11 陣痛とプロスタグランジン

順天堂大学大学院医学研究科産婦人科学講座　　**板倉　敦夫**

- プロスタグランジンは，ホスホリパーゼA_2によって細胞膜リン脂質から切り出され，シクロオキシゲナーゼによってPGH_2に変換され，その後特異的合成酵素により，各プロスタグランジンが合成される。
- マウスでの生殖における黄体退行には$PGF_{2\alpha}$-FPが不可欠であることが日本人研究者によって，明らかとなった。
- ジノプロストン放出制御型腟内投与システムによって，わが国の分娩誘発法は今後変化するであろう。

■ **5員環構造**
5つの原子で1つの環を形成する化学構造。

プロスタノイドに分類されるプロスタグランジン prostaglandin；PGの分子構造は，5員環構造とそこから伸びる2つのアルキル側鎖からなる。この側鎖はそれぞれα-側鎖，ω-側鎖とよばれ，α-側鎖には末端部分にカルボン酸をω-側鎖にはアリルアルコール構造を有している（図1）。PGはホスホリパーゼA_2 phospholipase A_2；PLA_2の活性化によって，細胞膜リン脂質からアラキドン酸として切り出され，アラキドン酸カスケードで代謝される。アラキドン酸はシクロオキシゲナーゼ cyclooxygenase；COXによって，プロスタノイドの共通の前駆物質であるPGH_2に変換され，そののち特異的な合成酵素（TXS, PGFS, PGES, PGDS, PGIS）によって，各プロスタノイドに変換さ

■ **TXS**
thromboxane A_2
synthetase，TXA_2合成酵素

■ **PGFS**
prostaglandin F
synthetase，PGF合成酵素

■ **PGES**
prostaglandin E
synthetase，PGE合成酵素

■ **PGDS**
prostaglandin D
synthetase，PGD合成酵素

■ **PGIS**
prostaglandin I
synthetase，PGI合成酵素

図1　プロスタグランジンE_2の分子構造

5員環構造と，そこから伸びる2つのアルキル側鎖からなる。α-側鎖には末端部分にカルボン酸をω-側鎖にはアリルアルコール構造を有しているのが，プロスタノイドに共通している。

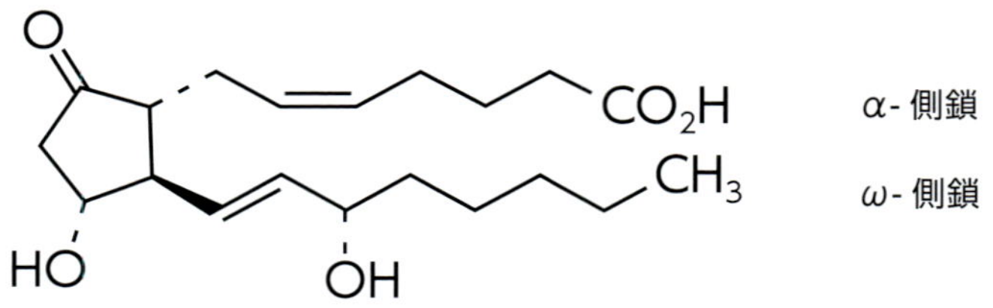

α-側鎖
ω-側鎖

図2 プロスタグランジンの主な代謝経路

ホスホリパーゼA_2（PLA_2）の活性化によって，細胞膜リン脂質からアラキドン酸として切り出され，そののちシクロオキシゲナーゼ（COX）によって，前駆物質であるPGH_2に変換され，そののちプロスタノイド特異的合成酵素（TXS，PGFS，PGES，PGDS，PGIS）によって，プロスタノイドに代謝される。

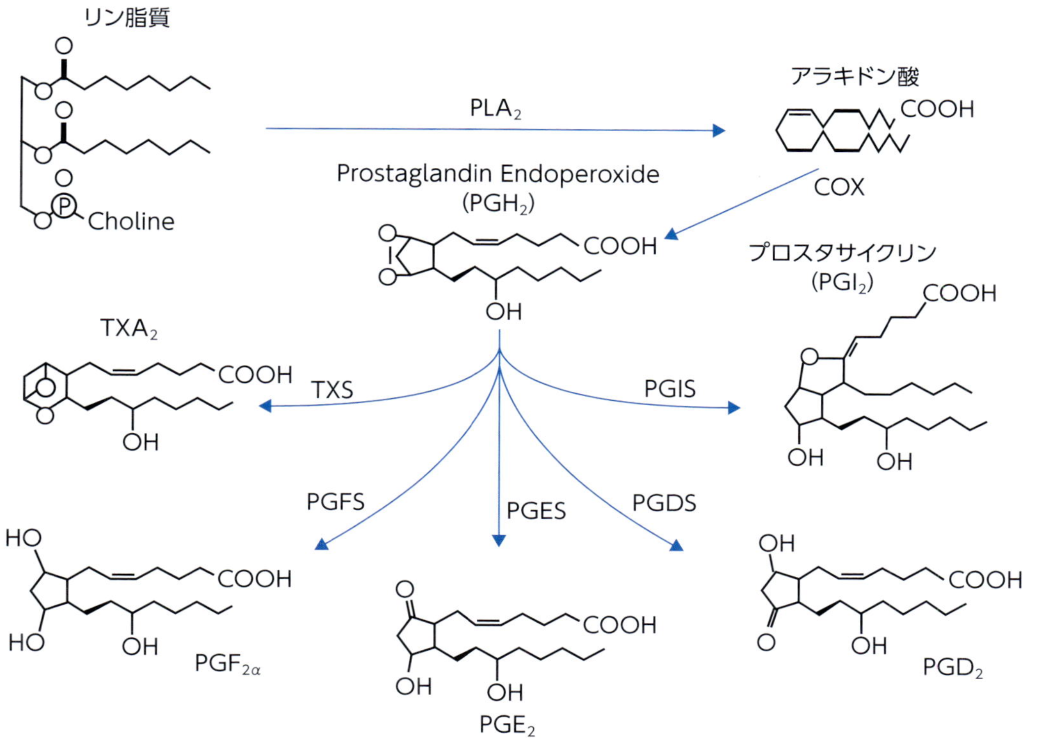

PLA_2: ホスホリパーゼA_2，COX: シクロオキシゲナーゼ，TXS: トロンボキサンシンターゼ TXA_2: トロンボキサンA_2，PGFS: プロスタグランジンFシンターゼ，$PGF_{2\alpha}$: プロスタグランジン$F_{2\alpha}$，PGES: プロスタグランジンEシンターゼ，PGE_2: プロスタグランジンE_2，PGDS: プロスタグランジンDシンターゼ，PGD: プロスタグランジンD，PGIS: プロスタグランジンIシンターゼ，PGI_2: プロスタサイクリン

れ，合成直後にプロスタグランジン・トランスポーターによって細胞外へ放出される（**図2**）。PGG，PGH，PGI，TXAは化学的に不安定で，半減期は数秒から30秒で不活性化される。他のPGは生理的条件では比較的安定しており，autocrine/paracrineで分泌された細胞の近傍で作用することが多い。

■ プロスタグランジン受容体とその作用

PG受容体には，PGD_2，PGE_2，$PGF_{2\alpha}$，プロスタサイクリンに特異的な受容体として，おのおのDP，EP，FP，IP，が含まれる（**図3**）。さらにEPには4種類（EP1，EP2，EP3，EP4）のサブタイプ

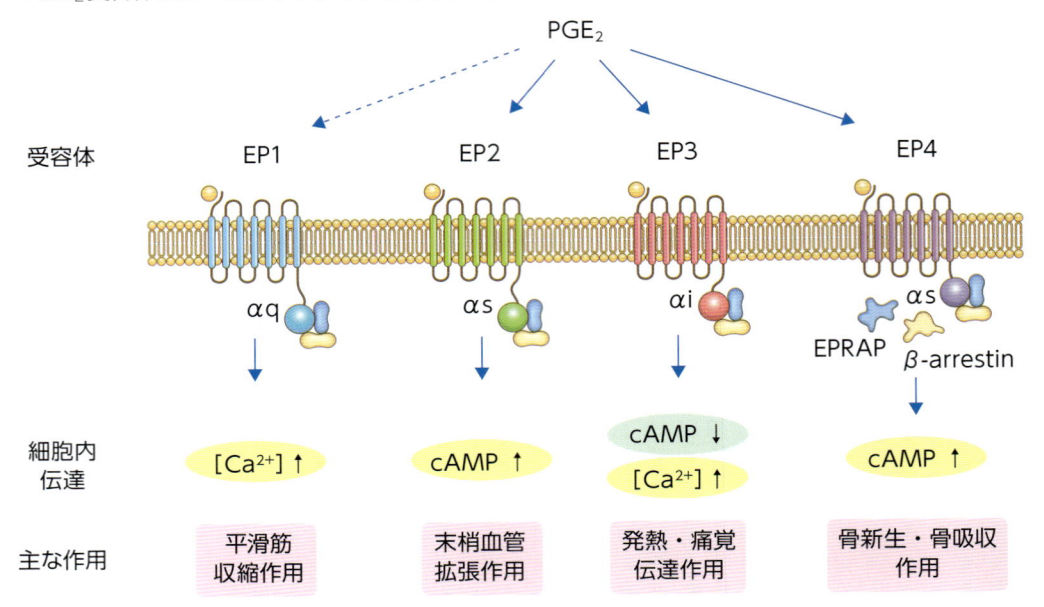

図3 PGE₂受容体サブタイプとその作用

プロスタグランジン受容体はいずれも7回膜貫通構造をもち，Gタンパク質共役受容体である。
PGE₂受容体には4種のサブタイプがあり，それぞれ異なる作用を有する。

■ G蛋白質共役受容体
真核細胞の細胞質膜上，あるいは細胞内部の構成膜上に存在する受容体の一種。7つのαヘリックス構造が細胞質膜を貫通する。7回膜貫通型受容体ともいわれる。

が存在する。これらの受容体はいずれも7回膜貫通構造をもち，G蛋白質共役受容体であるロドプシン型受容体に属するが，PG受容体としての構造上の相同性をもち，全体としてサブファミリーを形成している。PGはこれらの受容体にリガンドとして結合し，活性化してさらにそのエフェクター分子であるアデニル酸シクラーゼを活性化し，細胞内のサイクリックアデノシン一リン酸 cyclic adenosine monophosphate；cAMP レベルを変化させたり，細胞内 Ca^{2+} 濃度を上昇させるなどして，多彩な生命現象を発揮する。これらの細胞内情報伝達に基づき，PGは強力な血管拡張作用および平滑筋収縮作用を示す。さらにPGは神経伝達物質放出，睡眠誘導，消化管の分泌，アポトーシス，細胞分化，アレルギー反応にも，関与している。さらにPGは血小板の凝集を抑制することで，血小板血栓の発生を抑制し，血管拡張作用とともに末梢の血行を改善する[1]。

■ プロスタグランジンと妊娠・分娩

Sugimotoらは，EPおよびFPノックアウトマウスを作製して，生殖における影響を検討した。EP1，EP3欠損マウスでは生殖機能の変化はみられなかったが，EP2欠損マウスでは新生仔の数が減少し[2]，

FP欠損マウスは出産しなかった[3]。さらにEP4欠損マウスの新生仔は，動脈管開存のために出生72時間以内に死亡することを明らかにするなど[4]生殖におけるPG-受容体の働きを明らかにした。彼らの研究では，EP2欠損マウスの受精率は，野生型の約20％と顕著な障害を示しており，過排卵処理後にhCGを投与すると，卵丘細胞にEP2の発現を認めることから，排卵過程における卵丘細胞の機能低下が新生仔減少の原因と考えている。FP欠損マウスは黄体数や着床数にも異常がなく，帝王切開でレスキュー可能であることから，分娩機転に異常を生じることが推定された。マウスでは妊娠期間を通じて，卵巣黄体からプロゲステロンの分泌が継続し，この低下（黄体退行）が陣痛発来のキーファクターである。分娩直前のFP欠損母獣から卵巣を摘出あるいはプロゲステロン受容体阻害薬（RU486）の投与を行うと分娩が発生することから，黄体退行の阻害が分娩機転の障害であることが明らかとなった。なお子宮筋層，卵膜のFP欠損のままこの処理のみで分娩が発生することから，$PGF_{2\alpha}$による子宮収縮はマウスの分娩には不可欠ではないことも明らかとなった。オキシトシン，およびオキシトシン受容体ノックアウトマウスでも分娩が発生することから[5,6]，マウスにおける陣痛を制御する不可欠な物質は，いまだ明らかではない。さらに二足歩行のヒトと四足歩行のげっ歯類とでは，子宮の構造や陣痛発来機序は異なる。さらにFPノックアウトマウスにオキシトシンを投与すると分娩が進行するなど[7]，複雑の経路によって分娩は制御されており，マウスでの研究成果をそのままヒトに当てはめることはできない。また別の研究グループからの報告では，Cytosolic PLA_2欠損マウスでも同様に分娩は発生していない[8]。やはりこの母獣にRU486を投与することにより分娩が発生したことから，生殖において黄体退行には$PGF_{2\alpha}$-FPが不可欠であることが理解される。

■ プロスタグランジンと関連する製剤

PGE₁および誘導体製剤

　PGE₁製剤として，わが国で医薬品として承認されているのは，慢性動脈閉塞症に用いられているアルプロスタジル アルファデクス（プロスタンディン®）である。この薬剤は動脈管依存性先天性心疾患の新生児に対しても投与されている。子宮収縮効果も強く，妊婦または妊娠している可能性のある女性には禁忌であり，分娩誘発等にも使用してはならない。またPGE₁誘導体として，ミソプロストール（サイトテック®），リマプロスト（オパルモン®錠），ゲメプロスト（プレグランディン®腟坐薬）が利用できる。ミソプロストールは非ステロイド性消炎鎮痛剤の長期投与時にみられる胃潰瘍および十二指腸潰瘍

■ 卵丘細胞
卵胞腔が形成される過程において，顆粒膜細胞の一部が卵子を覆う細胞層へ分化し，卵丘細胞となる。LHサージによる卵丘細胞への刺激によって，卵子は減数分裂を開始し，排卵が起こる。

■ 黄体退行
排卵後の卵胞が変化して黄体となりエストロゲンとプロゲステロンを放出する。マウスでは妊娠末期まで黄体はプロゲステロンを分泌し続け，黄体退行によってそのレベルが低下することにより，分娩が開始される。

に，リマプロストは閉塞性血栓血管炎，後天性の腰部脊柱管狭窄症に，ゲメプロストは妊娠中期における治療的流産に使用されている。ゲメプロストの管理は麻薬と同程度，あるいはそれより厳しく，母体保護法指定医のみしか使用できない。ミソプロストールは，わが国では非ステロイド性消炎鎮痛剤の長期投与時にみられる胃潰瘍および十二指腸潰瘍に適応がある内服薬として使用されている。海外ではミソプロストールとRU 486で人工流産を行っている国も多いことから，分娩後の弛緩出血治療薬として適応外投与を行っている施設もあるが，薬剤管理には十分注意が必要である。この3剤に共通なのは，後述するPGE_2と同様にEPに結合して作用を発揮するが，気管支収縮作用はなく，気管支喘息に対して禁忌にはなっていない。もちろん，使用中の喘息発作出現には注意すべきであるが，使用を差し控える必要はない。

PGE_2 製剤

生体で最も豊富に産生されるPGであるPGE_2は，陣痛の発来および分娩の進行に大きな影響を与えている。血中でも比較的安定しており，医薬品として利用されているが，わが国で医薬品として販売されているPGE_2製剤はジノプロストン（プロスタグランジンE_2）のみで，現在は陣痛誘発・促進剤として内服薬が利用可能である。子宮収縮作用とともに頸管熟化作用も有しており，産婦人科診療ガイドライン産科編2017では，CQ 412-1で「頸管熟化が非常に不良な場合には原則として子宮収縮薬は用いない。」としている[9]。解説中には「プロスタグランジンE_2錠には頸管熟化作用があるため，頸管熟化不良例に対する使用も考慮される。」と記載されているが，ジノプロストンの内服薬には頸管熟化促進を目的とした適用はない。また海外ではすでにジノプロストン放出制御型腟内投与システムが販売され，頸管熟化促進法として頸管熟化不全の妊婦に対する分娩誘発法として利用されている。わが国でもまもなく上市される予定であるが，子宮筋収縮作用もあるため，使用の際には十分な注意が必要である。

$PGF_{2\alpha}$ および誘導体製剤

$PGF_{2\alpha}$製剤ジノプロスト（プロスタルモン・F®）は注射薬として，分娩誘発および陣痛促進に使用されている。そのほか，麻痺性イレウスや胃腸管手術における腸管麻痺にも効能をもつ。分娩誘発・陣痛促進に使用する際には，気管支喘息の合併・既往のある妊婦には禁忌であることも忘れてはならない。緑内障に対しては，4種類の$PGF_{2\alpha}$誘導体と1種類のプロスタマイド$F_{2\alpha}$誘導体が房水流出促進作用を利用して，治療薬として使用されている。

■ これからの分娩誘発

海外の多くの国では，子宮収縮の誘発・促進にはオキシトシンのみが使用されている。わが国では$PGF_{2\alpha}$も使用可能であり，オキシトシン無効例への別の選択肢が提供可能である。頸管熟化にはミソプロストールの経口投与，PGE_2あるいはミソプロストールの腟内投与が行われている国が多いが，わが国ではジノプロストン放出制御型腟内投与システムが利用可能となるまでは，メトロイリンテル，吸湿性頸管拡張材（ラミナリア桿，ダイラパン等）などの器械的拡張が唯一の選択肢である。

最新のランダム化比較試験randomized control trial；RCTのメタ解析を行ったシステマティックレビューによると，ミソプロストール，ジノプロストン放出制御型腟内投与システム，フォーリーカテーテル（頸管熟化用のメトロイリンテル）のうち，どの方法が最も有効であるかは判定できないとしている[10]。しかし，ミソプロストールに関しては，経腟より経口投与が優れているとしている。これらは96件のRCT，17,387例の結果であり，多くが帝王切開率をアウトカム，過強陣痛を有害事象としている。メトロイリンテルには頻度は低いものの（ミニメトロで0.018％），発生すると児にとってきわめて重篤な有害事象となりうる臍帯脱出が発生する[11]。このリスクは，こうしたRCTでは評価が難しいことも，知っておかなければならない。

文献

1) Sugimoto Y, Inazumi T, Tsuchiya S: Roles of prostaglandin receptors in female reproduction. J Biochem 2015; 157: 73-80.

2) Hizaki H, Segi E, Sugimoto Y, et al: Abortive expansion of the cumulus and impaired fertility in mice lacking the prostaglandin E receptor subtype EP2. Proc Natl Acad Sci U S A 1999; 96: 10501-6.

3) Sugimoto Y, Yamasaki A, Segi E, et al: Failure of parturition in mice lacking the prostaglandin F receptor. Science 1997; 277 (5326): 681-3.

4) Segi E, Sugimoto Y, Yamasaki A, et al: Patent ductus arteriosus and neonatal death in prostaglandin receptor EP4 – deficient mice. Biochem Biophys Res Commun 1998; 246: 7-12

5) Nishimori K, Young LJ, Guo Q, et al: Oxytocin is required for nursing but is not essential for parturition or reproductive behavior. Proc Natl Acad Sci U S A 1996; 93: 11699-704.

6) Young WS 3rd, Shepard E, Amico J, et al: Deficiency in mouse oxytocin prevents milk ejection, but not fertility or parturition. J Neuroendocrinol 1996; 8: 847-53.

7) Kawamata M, Yoshida M, Sugimoto Y, et al: Infusion of oxytocin induces successful delivery in prostanoid FP-receptor-deficient mice. Mol Cell Endocrinol 2008; 283: 32-7.

8) Uozumi N, Kume K, Nagase T, et al: Role of cytosolic phospholipase A2 in allergic response and parturition. Nature 1997; 390(6660): 618-22.

9) CQ412-1分娩誘発の方法とその注意点は？ 産婦人科診療ガイドライン 産科編2017．日本産科婦人科学会／日本産婦人科医会 編．p290-1，日本産科婦人科学会，2017.

10) Chen W, Xue J, Peprah MK, et al: A systematic review and network meta-analysis comparing the use of Foley catheters, misoprostol, and dinoprostone for cervical ripening in the induction of labour BJOG 2016; 123: 346-54.

11) Hasegawa J, Sekizawa A, Ikeda T, et al: The use of balloons for uterine cervical ripening is associated with an increased risk of umbilical cord prolapse: population based questionnaire survey in Japan. BMC pregnancy childbirth 2015; 15: 4.

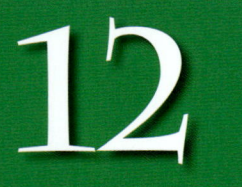

12 胎盤とインフラマソーム

東京農業大学農学部動物科学科動物生殖学研究室　**白砂　孔明**

- NLRP3インフラマソームは感染の関与しない「無菌性炎症」を制御する。
- NLRP3インフラマソームは，体内に蓄積したさまざまな内因性物質（尿酸結晶やコレステロール結晶等）や環境外因性物質（アスベスト等）に反応して過度の炎症応答を誘導し，痛風，糖尿病，動脈硬化，アルツハイマー病等の炎症性疾患発症につながる。
- NLRP3インフラマソームは胎盤や子宮などでも機能し，この"暴走"が妊娠高血圧腎症や流・早産などの異常妊娠に関与する。

■ 妊娠における免疫の関与

　次世代を残すためのさまざまなイベントは厳密に制御され，多くの妊娠機構に対して免疫機構が関与する。例えば，マクロファージが排卵や黄体形成を調節すること，半異物semiallograftである胎児を許容するためには制御性T（Treg）細胞が重要であること，母体脱落膜では子宮ナチュラルキラー natural killer；NK細胞が集積して着床や胎盤形成に関与することなど，その働きは多岐にわたる。一方，免疫機構の破綻や過剰な炎症性サイトカイン産生等によって着床障害，流・早産，妊娠高血圧症候群 hypertensive disorders of pregnancy；HDP等が起こる。多くの異常妊娠では病原体などの感染は関与しておらず，炎症がどのようにして惹起されるのかは不明であった。このような感染の関与しない炎症は「無菌性炎症sterile inflammation」と認識され，その誘導経路の1つであるインフラマソームとよばれる蛋白質複合体が注目されている。

■ 制御系T（Treg）細胞
regulatory T（Treg）cell
→p.95

■ インフラマソームとは

　哺乳類等の免疫系は自然免疫と獲得免疫に大別される。自然免疫系の活性化の起点となるのは，病原体等の分子パターンを認識して下流シグナル伝達経路を活性化するパターン認識受容体pattern recognition receptors；PRR である。PRR は存在様式で2種類に分けられる。一つは細胞外の微生物等に共通した構造を認識する Toll 様受容体である。もう一つは細胞質で働く PRR であり，NOD-like receptors（NLR）ファミリーや RIG-like helicase ファミリーが知られている。PRR で認識される共通パターンについて，主に病原体由来で外因性のものを病原体関連分子パターン pathogen-associated molecular patterns；PAMPs，生体内に存在している内因性のものおよび生体内に取り込まれた外因性のものをダメージ関連分子パターン danger/damage-associated molecular patterns；DAMPs とよぶ。

自然免疫の活性化に伴い炎症性サイトカインが産生され，周囲の細胞を活性化して生体防御を可能にしているが，なかでもインターロイキン（IL）-1β や IL-18 が代表的なサイトカインとして知られる。細胞内において IL-1β は前駆体として存在し，そのままでは分泌されず，活性ももたない。IL-1β 前駆体のプロセシングには caspase-1 の活性化が必要であり，分子内切断を受けて分泌・生理活性を発揮する。インフラマソームは NLRs 等の自然免疫受容体とアダプター分子 ASC が会合して形成される分子複合体の総称であり，その下流で caspase-1 が活性化される（**図1**）。このうち，最も研究が進んでいるのが NLR family, pyrin domain containing 3（NLRP3）インフラ

■ **Toll 様受容体**
さまざまな病原体を感知して自然免疫を作動させる細胞内外の受容体。ヒトでは10種類が知られている。

■ **NOD-like receptors（NLR）ファミリー**
パターン認識受容体の一種で，微生物や内因性因子を細胞内で認識するセンサーとして働く。

■ **RIG-like helicase ファミリー**
RIG-Ⅰはウイルスが侵入した際にRNAを認識してインターフェロン産生を誘導する細胞内RNAヘリカーゼである。RIG-Ⅰと同様の作用をもつMDA5とLGP2を総称してRIG-like helicaseとよぶ。

■ **caspase-1**
caspase-1前駆体が集合し，自己分析を引き起こして活性型ヘテロダイマーとなり，炎症性サイトカインIL-1βなどの前駆体を切断して成熟化させる酵素。ピロトーシスなどの細胞死にも関与する。

■ **ASC**
apoptosis-associated speck-like protein containing a caspase recruitment domain

図1 NLRP3インフラマソームによる炎症応答誘導機構

内因性および外因性のPAMPsやDAMPsによって細胞内でNLRP3インフラマソーム形成が促進され，IL-1b産生による炎症やcaspase-1による細胞死などが誘発される。

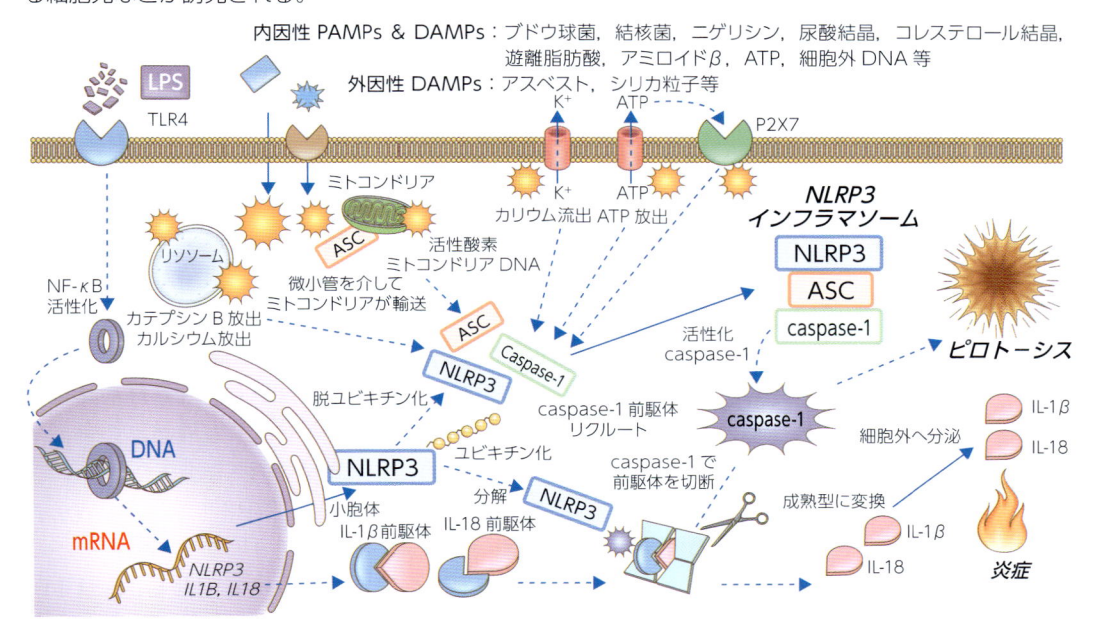

マソームである。

　NLRP3インフラマソームは多岐にわたる病原体や病原体成分に応じて活性化し，病原体に対する感染防御において重要な役割をもつ。また，NLRP3インフラマソームは体内に蓄積したさまざまなDAMPsやPAMPsに反応して過度の炎症応答を誘導する（図1）。過剰なNLRP3インフラマソーム活性化による暴走は，痛風，糖尿病，動脈硬化，アルツハイマー病などさまざまな炎症性疾患を誘導する[1]。

　NLRP3インフラマソームを活性化する細胞内シグナルについては多くのことがわかってきた[2]（図1）。尿酸結晶等の結晶構造によって細胞内のリソソームが破壊され，リソソームから蛋白質分解酵素・カテプシンBやカルシウムイオンが流出し，これが危険信号となってNLRP3インフラマソームが活性化される。危険信号によってミトコンドリア機能不全が起こるとミトコンドリアから大量の活性酸素種が産生され，これもNLRP3インフラマソーム活性化を促す。通常，細胞内ではNLRP3およびASCはそれぞれ小胞体とミトコンドリアに局在しているが，細胞が刺激を受けてミトコンドリアが損傷するとミトコンドリア損傷に応じて微小管を介して小胞体近傍に移動し，NLRP3とASCの会合頻度が高まることでNLRP3インフラマソーム活性化が促進される。その他，細胞外アデノシン三リン酸（ATP）は，細胞膜にあるP2X7受容体を介して活性酸素種産生とカリウムの流出を引き起こし，これが危険信号となってNLRP3インフラマソームが活性化される。このように，NLRP3はさまざまな細胞ストレスに応じる危険信号センサーの役割を果たしている。

■ 胎盤における NLRP3 インフラマソーム

　基本的にIL-1β等はマクロファージ・樹状細胞・好中球等から大量に産生されるため，これまでのインフラマソーム研究の主役は免疫細胞であったが，最近では線維芽細胞や血管内皮細胞等の実質細胞にもインフラマソームが存在し，重要な役割をもつことが明らかになっている。

　胎盤においてNLRP3インフラマソームが機能していることは，2011年にMullaらがはじめて報告した[3]。ヒト胎盤組織から単離した栄養膜細胞trophoblast（初代および株化）にはNLRP3，ASC，caspase-1のインフラマソーム構成分子が発現し，妊娠高血圧腎症preeclampsia；PE患者の母体中で発現が高くなる尿酸結晶の刺激でNLRP3インフラマソーム依存的にIL-1βが産生・分泌される。また，ヒト脱落膜の間質細胞や血管内皮細胞にもNLRP3インフラマソーム機構が存在する。

　さらに胎盤においては，内因性DAMPsである尿酸結晶，ATP，

遊離脂肪酸や外因性DAMPsであるシリカ粒子が危険信号として働き，NLRP3インフラマソームが活性化される[4, 5]。これらの危険信号で惹起されたIL-1β分泌は，NLRP3・ASC・caspase-1を欠損したマウスから採取した胎盤ではみられない。また，リソソームから放出されるカテプシンBや活性酸素種の抑制剤を栄養膜細胞に処理することで，危険信号で惹起されたIL-1β分泌を抑制することができる。

■ 異常妊娠における NLRP3 インフラマソーム

妊娠高血圧症候群（HDP）と NLRP3 インフラマソーム

HDPは，自然免疫細胞が活性化して炎症状態になり，制御性T細胞が減退することから，炎症反応が亢進状態になっていることなどが病因の一端と考えられる。

妊娠高血圧腎症（PE）患者の胎盤や末梢血白血球では，NLRP3，caspase-1，IL-1β発現が健常妊娠よりも高い。さらに，PE患者の胎盤や血液中では，NLRP3インフラマソーム活性化を直接誘導する因子である尿酸結晶，遊離脂肪酸，酸化低比重リポ蛋白質，細胞外DNA（核やミトコンドリア由来）等，多くの危険信号の発現が高い（図2）。すなわち，PEではNLRP3インフラマソーム活性化が起きている。

細胞は，エクソソームを含む細胞外小胞extracellular vesicles；EVを分泌することで細胞・臓器間コミュニケーションを行う。健常妊娠の状態でもEVは非妊娠女性に比べて増加するが，PE患者ではEVがさらに増加し，質的にも変化する。つまり，胎盤からEVが放出され，そこに含まれるさまざまな因子群（蛋白質，脂質，RNAやDNA等）が危険信号として母体に伝達され，PE発症につながると考えられる。実際にKohliらは，妊娠マウスにEVを投与するとNLRP3イ

■ 妊娠高血圧症候群
→p.176「Ⅱ-6妊娠高血圧症候群」

■ 妊娠高血圧腎症
→p.176「Ⅱ-6妊娠高血圧症候群」
→p.182「Ⅱ-7妊娠高血圧腎症の予知」

■ 細胞外小胞extracellular vesicles；EV
細胞から放出される核をもたない脂質二重膜で包まれた粒子であり，産生機構の違いなどからエクソソームやマイクロベシクルなどに分けられる。

図2 NLRP3インフラマソームを介した異常妊娠発症

母体のリスクに伴いさまざまな危険シグナルが蓄積され，NLRP3インフラマソーム活性化による過剰な炎症応答が異常妊娠の発症に関与する。

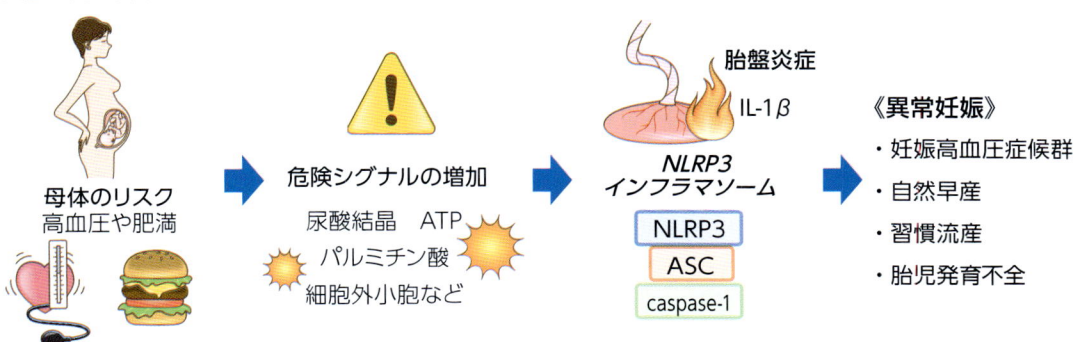

ンフラマソーム依存的に高血圧・腎機能異常・低体重胎児が起こることを見出した[6]。具体的には，EV投与によって胎盤内に血小板が集積し，活性化した血小板からはATPが過剰に産生され，このATPが胎盤内のNLRP3インフラマソーム活性化シグナルとなり，IL-1βが分泌されることで母体の血管や腎臓などで炎症応答が惹起される。この病態モデルに，IL-1受容体アンタゴニストであるanakinraを投与するとEVで誘導したPE病態が改善されたことから，NLRP3インフラマソームが新たな治療ターゲットになりうるかもしれない。

筆者らは，NLRP3インフラマソームの重要性を検討するため，アンジオテンシンIIを妊娠マウスに持続的に投与することでPEモデルを作製した[7]。アンジオテンシンIIによって急激な高血圧が誘導され，胎盤内に多くの好中球が集積し，腎機能異常と低体重胎仔が誘導される。NLRP3欠損妊娠マウスでは，アンジオテンシンII誘導性の高血圧が抑制されるが，腎機能異常と低体重胎仔には関与しない。興味深いことに，アンジオテンシンIIはNLRP3インフラマソーム活性化に関与するのではなく，NLRP3分子依存的に炎症性サイトカインIL-6産生を制御していた。今後，NLRP3インフラマソーム依存的役割および非依存的役割の両者を検討していく必要がある。

習慣流産や早産とNLRP3インフラマソーム

■早産
→p.196「II-9早産」

自然流産を連続して3回以上繰り返している状態は習慣流産と定義され，習慣流産患者の子宮内膜組織ではIL-1β等の炎症性サイトカインが増加する。習慣流産患者の腹腔内では腸管透過性が異常に亢進することから血液循環中の腸内由来LPS濃度が高く，それに伴い子宮内膜におけるNLRP3インフラマソーム活性化およびIL-1β分泌の増加が起こるとの報告がある[8]。

■LPS
lipopolysaccharide
糖脂質リポ多糖

自然早産の原因は多岐にわたるが，好中球やNK細胞等の集積や炎症性サイトカイン産生の増加を伴う絨毛膜羊膜炎は，早産リスクの重要な因子となる。自然早産患者の絨毛膜羊膜や子宮筋細胞などではNLRP3，活性化型caspase-1やIL-1β発現量が高く，羊水中にはASC分子が放出されてスペック状の構造を形成している（＝インフラマソーム活性化の指標）[9, 10]。

習慣流産や自然早産等では，NLRP3インフラマソーム機構が活性化して病態発症に関与すると考えられ，今後は因果関係や，より詳細なメカニズムの解明が期待される。

ナノ粒子による流産とNLRP3インフラマソーム

■ナノマテリアル
→p.356「III-8ナノマテリアルの胎盤移行性と胎盤毒性」

ナノマテリアルは次世代を担う新規素材であるが，ナノ粒子は危険信号としてNLRP3インフラマソームを活性化し，珪肺症などの炎症性疾患にも関与する。ナノ粒子を妊娠マウスに曝露させると母体の体

重が低下し，胎盤機能不全，胎児発育不全fetal growth restriction；FGRや胚吸収（流産）が起こる[5, 11]。このとき胎盤内では好中球等がナノ粒子を貪食し，NLRP3インフラマソームの活性化が起こることで炎症状態となる。NLRP3欠損の妊娠マウスでは胎盤内への白血球浸潤が抑制され，ナノ粒子で誘導した胎盤機能不全，FGRや胚吸収が改善する[5]。また，活性酸素消去剤や抗炎症性サイトカインIL-10を投与することでNLRP3インフラマソームが抑制され，ナノ粒子で誘導した胎盤毒性が減弱する。

● ● ●

　NLRP3インフラマソームをはじめとするインフラマソーム機構は，生体防御からさまざまな疾患発症に関与する。妊娠や胎盤機能においても，母体内の危険信号が増加することでNLRP3インフラマソーム機構がそれらを感知し，多くの異常妊娠につながる（図2）。今後も妊娠・胎盤とインフラマソーム機構の基礎研究によって新たな知見が生まれ，臨床応用可能な治療法等への応用研究につながると期待される。

文献

1) Strowig T, Henao-Mejia J, Elinav E, et al: Inflammasomes in health and disease. Nature 2012; 481: 278-86.

2) Lamkanfi M, Dixit VM: Mechanisms and functions of inflammasomes. Cell 2014; 157: 1013-22.

3) Mulla MJ, Myrtolli K, Potter J, et al: Uric acid induces trophoblast IL-1 beta production via the inflammasome: implications for the pathogenesis of preeclampsia. Am J Reprod Immunol 2011; 65: 542-8.

4) Brien ME, Duval C, Palacios J, et al: Uric Acid Crystals Induce Placental Inflammation and Alter Trophoblast Function via an IL-1-Dependent Pathway: Implications for Fetal Growth Restriction. J Immunol 2017; 198: 443-51.

5) Shirasuna K, Usui F, Karasawa T, et al: Nanosilica-induced placental inflammation and pregnancy complications: Different roles of the inflammasome components NLRP3 and ASC. Nanotoxicology 2015; 9: 554-67.

6) Kohli S, Ranjan S, Hoffmann J, et al: Maternal extracellular vesicles and platelets promote preeclampsia via inflammasome activation in trophoblasts. Blood 2016; 128: 2153-64.

7) Shirasuna K, Karasawa T, Usui F, et al: NLRP3 Deficiency Improves Angiotensin II-Induced Hypertension But Not Fetal Growth Restriction During Pregnancy. Endocrinology 2015; 156: 4281-92.

8) Tersigni C, D'Ippolito S, Di Nicuolo F, et al: Recurrent pregnancy loss is associated to leaky gut: a novel pathogenic model of endometrium inflammation? J Transl Med 2018; 16: 102.

9) Lim R, Lappas M: NOD-like receptor pyrin domain-containing-3（NLRP3）regulates inflammation-induced pro-labor mediators in human myometrial cells. Am J Reprod Immunol 2018; 79: e12825.

10) Gomez-Lopez N, Romero R, Panaitescu B, et al: Inflammasome activation during spontaneous preterm labor with intra-amniotic infection or sterile intra-amniotic inflammation. Am J Reprod Immunol. 2018; 80: e13049.

11) Yamashita K, Yoshioka Y, Higashisaka K, et al: Silica and titanium dioxide nanoparticles cause pregnancy complications in mice. Nat Nanotechnol 2011; 6: 321-8.

13 胎盤特異的遺伝子導入

カンザス大学メディカルセンター　**武藤　真長**
大阪大学微生物病研究所遺伝子機能解析分野　**伊川　正人**

　胎盤において遺伝子機能解析を生体レベルで行う方法として，遺伝子改変動物の作製と表現型解析が有用である。しかし従来の遺伝子改変動物では，胎児と胎盤の両方のゲノムが遺伝子操作されてしまうため，胚性致死など妊娠期における表現型が胎児と胎盤のいずれに起因するのかを判断することが困難であった。筆者らは，レンチウイルスベクターを胚盤胞期胚に感染させることで胎盤特異的に遺伝子操作ができる系を確立した。胎盤異常による胚性致死の治療など，本法の臨床応用への可能性について概説する。

　個々の遺伝子機能を生体レベルで明らかにすることができる遺伝子改変動物は，胎盤形成機構や胎盤を起因とする妊娠疾患の原因解明などに非常に有用である。そのため外来遺伝子を過剰発現させるトランスジェニックマウスや，内在遺伝子を破壊したノックアウトマウスが汎用されている。特にノックアウトマウスでは胚性致死となる表現型が数多く報告されており，それらの系統のほとんどに胎盤形成異常が認められることが報告されているため[1, 2]，胎盤の適切な遺伝子操作モデルによる胚性致死の原因究明が必要である。

　一般にノックアウトマウスは標的遺伝子組換えしたES細胞や，CRISPR/CAS9システムを導入した受精卵を介して生殖系列に伝わったヘテロ欠損マウスの交配により作られる。また，トランスジェニックマウスは受精卵の前核に直接DNAを注入して作製される。これらは手法では胎児と胎盤の両方のゲノムが操作されてしまうため，妊娠期の表現型については胎児と胎盤のいずれに起因するのかを解析することが困難であった。

　筆者らは，ノックアウトマウスの胚性致死の原因究明と治療，さらに胎盤に起因する疾患モデルの開発には，胎盤特異的な遺伝子操作法の開発が必要と考えた。すでに，レンチウイルスベクターを受精卵に感染させることで効率良くトランスジェニックマウスが作製できることを報告していたので[3, 4]，感染時期を遅らせることを試みた。

■ ES 細胞
→p.313参照

■ CRISPR/Cas 9
clustered regularly interspaced short palindromic repeats (CRISPR) /CRISPR-associated proteins

■ ウイルスベクター

遺伝子発現を導入するために広く使われているアデノウイルスベクターは，さまざまな細胞種に感染することが可能であり，発現効率も良いが，細胞毒性が高く，初期胚への遺伝子導入には適していなかった[5]。また，レトロウイルスベクターは宿主ゲノムへの挿入により長期的な遺伝子発現を可能にするが，生体内ではLTR部分のメチル化等により，遺伝子発現が抑制されやすいという欠点があった[6]。

筆者らが用いたレンチウイルスベクターは，制御遺伝子であるtatと修飾遺伝子が取り除かれるとともに，ウイルスベクターの構成に必要な要素が4種類のプラスミドに分割されたシステムである[7]。さらに3'-LTRのプロモーター部分を削除することにより，染色体に組み込まれた後にウイルスゲノムが転写されないself-inactivating（SIN）タイプとなり[8]，P2A実験として実施できる。目的遺伝子の発現は，ウイルス由来のLTRではなくベクター内に挿入したプロモーターに依存し，LTRの間には約10kbpまで挿入できる。また感染の宿主を決めるエンベロープには一般的な膜成分であるリン脂質をレセプターとするvesicular stomatitis virus G glycoprotein（VSV-G）を使用しており，動物種を問わず感染させることができる。レンチウイルスベクターの調整については，文献等[9, 10]を参照してほしい。

■ 初期胚への遺伝子導入

マウスを含め哺乳類の卵は，透明帯とよばれる細胞外マトリックスに覆われており，透明帯が物理的バリアとして機能することでウイルスは感染できない。そこで古くから，酸性処理やpronase処理により透明帯を取り除くことで[11]，受精卵にウイルスベクターを感染させる試みがなされてきた。さらにレンチウイルスベクターが登場し，高効率のトランスジェニック動物作製法として利用されるようになった[3, 12]。筆者らは，透明帯を除去したマウス2細胞期胚に，GFPを発現するレンチウイルスベクターを感染させて培養すると，胚盤胞期胚では将来胎児になる内部細胞塊と，将来胎盤になる栄養膜細胞の両方にGFPが発現することを確認した（**図1**）。次に筆者らは，胚盤胞の外側からレンチウイルスベクターを感染させれば，外側の細胞つまり栄養膜細胞のみに遺伝子導入できると考えた。受精卵への遺伝子導入と同様に，胚盤胞の透明帯を酸性処理により取り除き，GFPを発現するレンチウイルスベクターを感染させたところ，胚盤胞の内部細胞塊には発現せず，栄養膜細胞にのみGFPが発現することを確認した[13]（図1）。

■ GFP
green fluorescent protein
オワンクラゲのもつ緑色蛍光蛋白質。青色の光を吸収して緑色の蛍光を発する，分子量約29 kDaの蛋白質。各種細胞に導入することでレポーターとして利用される。

a：胎盤特異的な遺伝子操作法のストラテジー。酸性タイロード液により初期胚から透明帯を取り除き，GFP発現レンチウイルスベクターと共培養する。発生した胚盤胞を偽妊娠マウスに移植して遺伝子操作マウスを作製する。感染時期の違いにより胎児と胎盤もしくは胎盤のみの遺伝子操作が可能となる。**b**：2細胞期に感染させると内部細胞塊 inner cell mass；ICMと栄養膜 trophectoderm；TEの両方に遺伝子導入されるのに対し，胚盤胞期に感染させるとTEにのみ遺伝子導入される（左：非感染コントロール，中：2細胞期感染，右：胚盤胞期感染）。**c**：bの胚を偽妊娠マウスの子宮に移植して得られた14.5日目の胚。

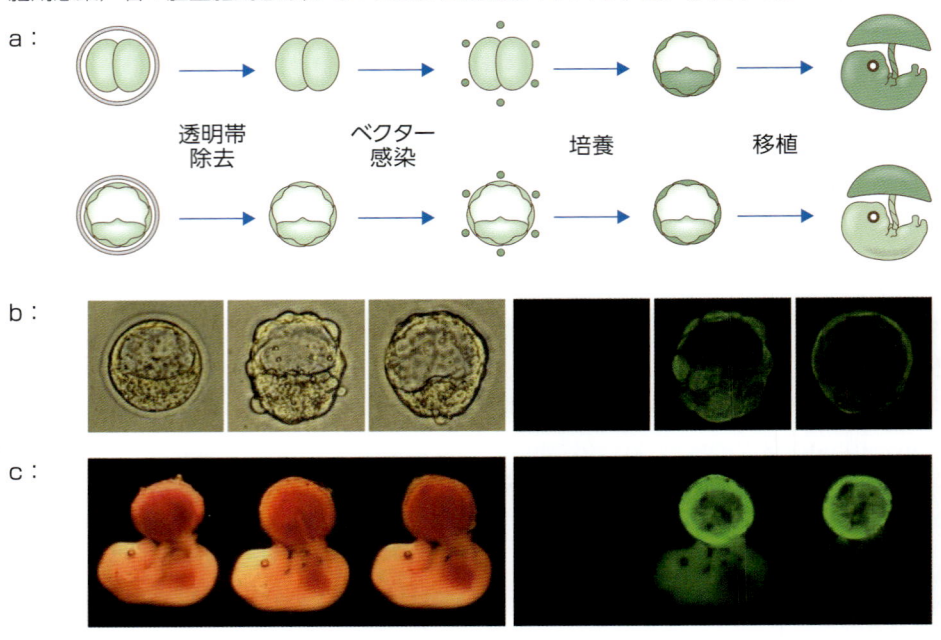

d：同じく10.5日目の胎盤切片（de：脱落膜，gi：海綿栄養芽層，sp：海綿栄養芽層，la：迷路層）。母体由来の脱落膜と迷路層内の母由来血管細胞にはGFP蛍光はみられず，胎児由来の胎盤細胞（gi, sp, la）にのみ蛍光がみられる。

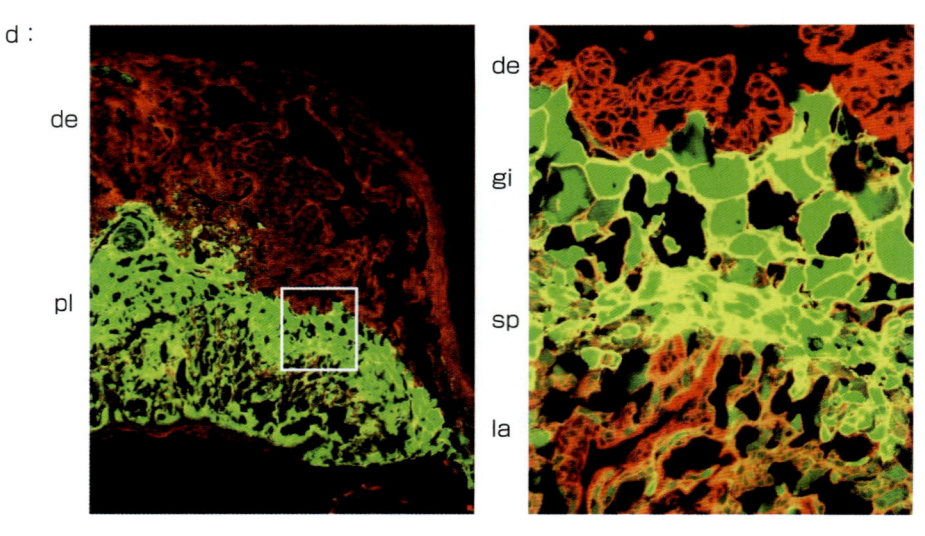

e：Ets2ヘテロ欠損マウスの交配により得られるホモ欠損胚盤胞に，Ets2発現レンチウイルスベクターを感染させたレスキュー実験のストラテジー。

e：

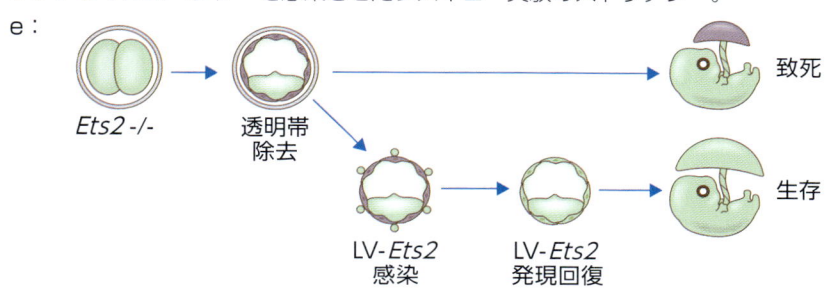

f：胎盤の遺伝子治療により生まれたEts2欠損マウス新生仔。

g：生後3週令3週齢のEts2欠損マウス。野生型に比べて毛が縮れている。

f：

LV(-)　　　　　LV-Ets2

Ets2 +/-　　　Ets2 -/-

g：

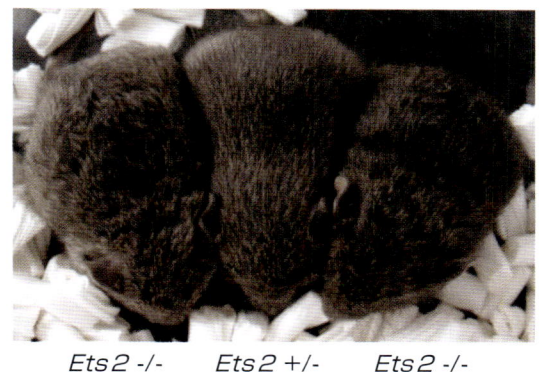

Ets2 -/-　　Ets2 +/-　　Ets2 -/-

（文献13より引用）

■ 胎盤特異的な遺伝子導入

　次に筆者らは，GFPを発現するレンチウイルスベクター感染させた胚を，偽妊娠マウスの子宮に移植して胎仔と胎盤を採取したところ，2細胞期胚に感染させた場合は胎仔と胎盤両方に発現がみられるのに対し，胚盤胞期胚に感染させた場合はGFPの発現が胎盤組織のみに認められた。その遺伝子導入効率は非常に高く，ほぼ100%の胎盤に遺伝子導入できることを確認した[13]（図1）。

　さらに胎盤切片を観察したところ，マウス胎盤の3つの主要な細胞層を構成する栄養膜巨細胞層trophoblast giant cells，海綿状栄養膜層spongiotrophoblast，迷路層labyrinth layerのすべてに遺伝子導入されていると同時に，全妊娠期間を通じて安定的に遺伝子発現することも確認された[13]。筆者らは，普遍的に発現するCAGプロモーターを用いているが，胎盤の各層における細胞種もしくは時期特異的なプロモーターと組み合わせることも可能であろう。

■ CAGプロモーター
cytomegalovirus immediate early enhancer-chicken β-actin hybrid promoter
全身の細胞で導入遺伝子を強力に発現できる。

■ 遺伝子発現補完による胎盤異常の遺伝子治療モデル

筆者らは，胎盤特異的な遺伝子操作法の有用性を確かめるため，胎盤異常が原因で胚性致死となることが示唆されていた*Mapk1*（*Erk2*），*Mapk14*（*p38α*），*Ets2*ノックアウトマウスの胎盤特異的な遺伝子補完の実験を考えた。CAGプロモーターを用いた過剰発現系で胎盤特異的にそれぞれ責任遺伝子を発現させた結果，胎盤異常が正常化し，自然交配では決して得られないノックアウトマウス新生仔を得るに至った。このことから，これらノックアウトマウスの胚性致死は胎盤異常を起因とした表現型であることが明らかになり，胎盤の遺伝子補完はノックアウトマウス胎仔の遺伝子治療を可能にした。さらにレスキューされた*Ets2*ノックアウトマウスは毛が縮れるという表現型が観察されたことから，生後個体における遺伝子欠損の影響を調べることも可能になった[13]（図1）。

■ 遺伝子機能喪失型モデルによる胎盤特異的な遺伝子機能解析

これまで胎盤の遺伝子発現による研究手法を紹介したが，レンチウイルスベクターには，ほかにも遺伝子機能欠損を導入する手法にも使える。インテグレースを不活型にしたベクター integrase defective lentiviral vector；IDLV を用いれば，逆転写されたウイルスゲノムが宿主に組み込まれずに核内に留まって一過性発現を導くことができる[14]。Creリコンビナーゼの遺伝子産物は細胞毒性が高いため，IDLVにより少量，一過性に発現させることで胎盤特異的なコンディショナルノックアウトマウスを作製することが可能である[15]。

一方で，特定の遺伝子に対するshort hairpin RNA（shRNA）を発現するレンチウイルスベクターを，マウスまたはラットの胚盤胞に発現させることで胎盤特異的な遺伝子ノックダウンを誘導することができる[16〜18]。ラット胎盤では，栄養膜細胞の母体組織への浸潤が明確に観察できることから[19]，レンチウイルスベクターの技術をラット胎盤に応用して，子宮螺旋動脈の再構築に焦点を当てた研究が行われている。PIK3／AKTシグナルの下流にある転写因子Fos-like antigen 1（*Fosl1*）のラット胎盤特異的なノックダウンを行うと，栄養膜細胞の母体組織への浸潤が抑制され，マトリックスメタロプロテアーゼ（MMP）を含む細胞浸潤関連遺伝子の発現も低下した。このことからFOSL1はMMPの発現を調節し，栄養膜細胞の浸潤を制御することが明らかにされた。また，栄養膜細胞は低酸素状態により浸潤能が亢進すると同時に，浸潤に関与するMMP12の発現増加が知ら

■ MMP；matrix metalloproteinase
→ p.189

れているが，リジン脱メチル化酵素KDM3Aをラット胎盤特異的にノックダウンすると，MMP12の発現が低下し，栄養膜細胞の浸潤も抑制されたことが明らかにされた[20]。このことより，低酸素状態－KDM3A－MMP12のシグナル経路が子宮螺旋動脈再構築に重要であることが示唆された[21]。これらの例のように，レンチウイルスベクターとRNA干渉法を組み合わせることで，胚盤胞への感染から移植後の胎盤の表現型解析をワンステップで行うことができ，通常であれば着床後早期に致死となる全身性ノックアウト個体では，不可能であった胎盤栄養膜細胞の浸潤能における表現型を解析することができる。

■ 胎盤特異的遺伝子操作による 妊娠高血圧症候群モデル

全妊婦の約5～10％に認められる妊娠高血圧症候群hypertensive disorders of pregnancy；HDPは，胎盤の機能不全に起因する病気であり，適切な実験動物モデルがないために診断・治療法の開発が遅れている。近年の疫学調査から，血管増殖因子受容体vascular endothelial growth factor receptor；VEGFRの可溶型（sFlt-1）の過剰発現が，有力な病因として考えられつつある[22]。そこで筆者らは，ヒトsFLT-1（hsFlt-1）をマウスの胎盤特異的に過剰発現させることを試みた。胎盤で作られたhsFlt-1は妊娠経過とともに増加し，母体血中を循環することが確認された。さらに妊娠後期（E16.5以降）に血圧上昇が認められ，分娩とともに正常値まで低下した。尿蛋白の増加も認められたことから，HDPのモデルとして報告した[23]。モデルマウスの胎盤では，迷路層における血管形成が障害され，胎盤のみならず胎児の成長不全も認められた。さらに筆者らはこのモデルを利用した治療戦略として，HMG-CoA還元酵素阻害薬であるスタチンを投与したところ，血圧・尿蛋白や胎盤形成不全，胎児発育不全fetal growth restriction；FGRが改善された[23]（**図2**）。また，他グループとの共同研究により，プロトンポンプ阻害薬を同モデルに投与することで血圧が改善したことも報告されている[24]。

また，HDPのヒト胎盤においてオートファジーが低下することが知られており，前述したIDLVを用いて*Atg7*というオートファジーに必須の遺伝子に対し胎盤特異的遺伝子欠損を行った系も報告されている。オートファジー不全を示した*Atg7*欠損胎盤の重量は有意に減少し，栄養膜細胞の母体組織への浸潤も顕著に障害され，妊娠時に高血圧を示した[25]。このことから，オートファジー欠損による胎盤形成不全がHDPの原因の一つである可能性が提示された。

■ 妊娠高血圧症候群
→p.176「Ⅱ-6妊娠高血圧症候群」

■ オートファジー
→p.344「Ⅲ-6胎盤とオートファジー」

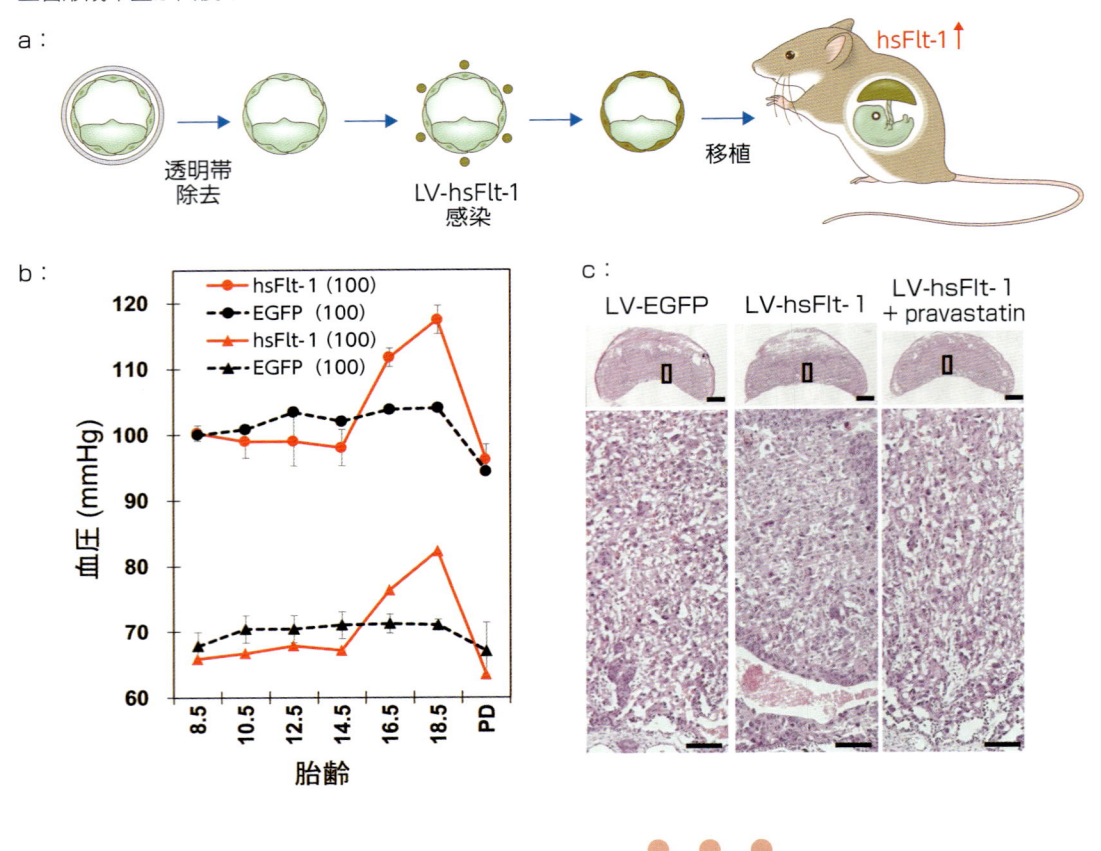

図2 胎盤特異的 hsFlt-1 発現による妊娠高血圧モデルマウス

a：胎盤特異的 hsFlt-1 発現による妊娠高血圧モデルマウスの作製プラン。b：胎盤特異的に作られた hsFlt-1 が母体血中を循環するとともに，妊娠後期に母体血圧が上昇した（赤色）。c：胎盤特異的 hsFlt-1 発現により，胎盤における迷路層の血管形成が障害された。また，プラバスタチン投与により，血管形成不全が回復した。

● ● ●

■ Zinc-finger nuclease (ZFN)
DNAに結合するジンクフィンガードメインと，DNAを切断するFOK1ヌクレアーゼドメインを組み合わせた人工制限酵素

■ TALE-effect nuclease (TALEN)
植物病原細菌キサントモナス属由来のTALEタンパク質のDNA結合ドメインと，DNAを切断するFOK1ヌクレアーゼドメインを組み合わせた人工制限酵素。

　レンチウイルスベクターは，胚盤胞に感染させることで胎盤特異的な遺伝子操作ができるシンプルかつ有用なツールであり，さまざまな遺伝子の生体機能解析や遺伝子補完によるレスキュー実験をワンステップで行うことができる。近年，Zinc-finger nuclease（ZFN）や TALE-effector nuclease（TALEN），CRISPR/Cas9システムなどによるゲノム編集技術の発達が目覚ましい。これらの技術は人工制限酵素が起こすゲノムDNAの二重鎖切断とその修復エラーを利用するものであり，リファレンスとなるオリゴDNAなどと同時に導入することで，点変異などのより細かい編集も行える。レンチウイルスベクターはこれら人工制限酵素を発現させることもできるため，妊娠疾病患者にて発見されている遺伝子変異を胎盤特異的に導入した動物モデルの作製も可能となるため，今後の研究が期待される。

文献

1) Rossant J, Cross JC: Placental development: lessons from mouse mutants. Nat Rev Genet 2001; 2(7): 538-48.

2) Perez-Garcia V, Fineberg E, Wilson R: Placentation defects are highly prevalent in embryonic lethal mouse mutants. Nature 2018; 555(7697): 463-8.

3) Pfeifer A, Ikawa M, Dayn Y, et al: Transgenesis by lentiviral vectors: lack of gene silencing in mammalian embryonic stem cells and preimplantation embryos. Proc Natl Acad Sci U S A 2002; 99(4): 2140-5.

4) Ikawa M, Tergaonkar V, Ogura A, et al: Restoration of spermatogenesis by lentiviral gene transfer: offspring from infertile mice. Proc Natl Acad Sci U S A 2002; 99(11): 7524-9.

5) Gordon JW: Adenovirus gene transfer vector toxicity to mouse embryos: implications for human IVF. Hum Reprod 2002; 17(9): 2380-7.

6) Jahner D, Haase K, Mulligan R, et al: Insertion of the bacterial gpt gene into the germ line of mice by retroviral infection. Proc Natl Acad Sci U S A 1985; 82(20): 6927-31.

7) Dull T, Zufferey R, Kelly M, et al: A third-generation lentivirus vector with a conditional packaging system. J Virol 1998; 72(11): 8463-71.

8) Miyoshi H, Blomer U, Takahasi M, el al: Development of a self-inactivating lentivirus vector. J Virol 1998; 72(10): 8150-7.

9) Tiscornia G, Singer O, Verma IM: Production and purification of lentiviral vectors. Nat Protoc 2006; 1(1): 241-5.

10) Follenzi A, Ailles LE, Bakovic S, et al: Gene transfer by lentiviral vectors is limited by nuclear translocation and rescued by HIV-1 pol sequences. Nat Genet 2000; 25(2): 217-22.

11) Gwatkin RB: Effect of enzymes and acidity on the zona pellucida of the mouse egg before and after fertilization. J Reprod Fertil 1964; 7: 99-105.

12) Lois C, Hong EJ, Pease S, et al: Germline transmission and tissue-specific expression of transgenes delivered by lentiviral vectors. Science 2002; 295(5556): 868-72.

13) Okada Y, Ueshin Y, Isotani A, et al: Complementation of placental defects and embryonic lethality by trophoblast-specific lentiviral gene transfer. Nat Biotechnol 2007; 25(2): 233-7.

14) Phillippe S, Sarkis C, Barkats M, et al: Lentiviral vectors with a defective integrase allow efficient and sustained transgene expression in vitro and in vivo. Proc Natl Acad Sci U S A 2006; 103(47): 17684-9.

15) Morioka Y, Isotani A, Ohsima RG, et al: Placenta-specific gene activation and inactivation using integrase-defective lentiviral vectors with the Cre/LoxP system. Genesis 2009; 47(12): 793-8.

16) Zhou Z, Zhang Q, Lu X, et al: The proprotein convertase furin is required for trophoblast syncytialization. Cell Death Dis 2013; 4: e593.

17) Zhang Q, Yu S, Huang X, et al: New insights into the function of Cullin 3 in trophoblast invasion and migration. Reproduction 2015; 150(2): 139-49.

18) Lee DS, Rumi MA, Konno T, et al: In vivo genetic manipulation of the rat trophoblast cell lineage using lentiviral vector delivery. Genesis 2009; 47(7): 433-9.

19) Ain R, Canham LN, Soares MJ: Gestation stage-dependent intrauterine trophoblast cell invasion in the rat and mouse: novel endocrine phenotype and regulation. Dev Biol 2003; 260(1):176-90.

20) Kent LN, Rumi MA, Kubota K, et al: FOSL1 is integral to establishing the maternal-fetal interface. Mol Cell Biol 2011; 31(23): 4801-13.

21) Chakraborty D, Cui W, Rosario GX, et al: HIF-KDM3A-MMP12 regulatory circuit ensures trophoblast plasticity and placental adaptations to hypoxia. Proc Natl Acad Sci U S A 2016; 113(46):E7212-E7221.

22) Maynard SE, Min JY, Merchan J, et al: Excess placental soluble fms-like tyrosine kinase 1 (sFlt1) may contribute to endothelial dysfunction, hypertension, and proteinuria in preeclampsia. J Clin Invest 2003; 111(5): 649-58.

23) Kumasawa K, Ikawa M, Kidoya H, et al: Pravastatin induces placental growth factor (PGF) and ameliorates preeclampsia in a mouse model. Proc Natl Acad Sci U S A 2011; 108(4): 1451-5.

24) Onda K, Tong S, Beard S, et al: Proton pump inhibitors decrease soluble fms-like tyrosine kinase-1 and soluble endoglin secretion, decrease hypertension, and rescue endothelial dysfunction. Hypertension 2017; 69(3): 457-68.

25) Aoki A, Nakashima A, Kusabiraki T, et al: Trophoblast-specific conditional Atg7 knockout mice develop gestational hypertension. Am J Pathol 2018; 18: 30366-3.

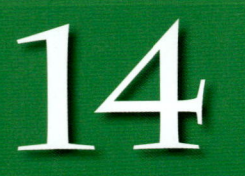

14 胎盤由来miRNA

日本医科大学大学院分子解剖学　　**瀧澤　俊広**

microRNA（miRNA）は一本鎖の低分子ノンコーディングRNAであり，遺伝子発現の転写後調節を行う重要な調節因子であり，胎盤の生理機能や疾患の分子病態に関与している。胎盤由来miRNAは母体血液中に移行して母体中を循環しており，母体血液から検出可能である。妊娠高血圧症候群（HDP）を発症した妊婦胎盤においてmiRNAの発現異常が起こっており，血漿miRNAはHDPの有力な予知マーカーの可能性を秘めている。

■ **ノンコーディングRNA**
蛋白質をコードしていない領域から転写されたRNA。

■ **miRBaseデータベース**
miRBase Release 22.1；
http://www.mirbase.org/
index.shtml
マンチェスター大学が主催する，miRNAの塩基配列，アノテーション，標的遺伝子の予測などの情報を集めたオンラインデータベース。

■ **アレル**
→ p.301，329参照
■ **インプリンティング遺伝子**
→ p.329「Ⅲ-4 インプリンティング異常」

microRNA（miRNA）は一本鎖の低分子ノンコーディングRNA（長さ約22塩基長）であり，遺伝子発現の転写後調節を行う重要な調節因子である。miRNAはmiRNAと相補的な配列をもつコーディングRNA（標的となるmRNA）の3'非翻訳領域に結合して，その翻訳を（基本的には）抑制することで，遺伝子発現ネットワークを制御している。現在までに2,654種類のヒト成熟miRNA〔1,917種類の前駆体（pre-miRNA）〕がmiRBaseデータベースに登録されている。このmiRNAの転写後翻訳調節は胎盤の生理機能や疾患の分子病態に関与している[1, 2]。

■ 胎盤由来 miRNA

胎盤には，少なくとも約800種のmiRNAが発現しているが[3]，胎盤特異的に発現している多くのmiRNAは14および19染色体上に存在し，3つのクラスター〔the chromosome 14 microRNA cluster（C14MC），the chromosome 19 microRNA cluster（C19MC），the miR-371-3 cluster（C19MC近傍の3種類のmiRNA）〕を形成している[1]。胎盤特異的miRNAは胎盤絨毛の栄養膜細胞，すなわち合胞体栄養膜細胞syncytiotrophoblastと細胞性栄養膜細胞cytotrophoblastで産生されている[4, 5]。C14MCは52種類のmiRNA遺伝子より形成され，母親由来のアレルのみから発現するインプリンティング遺伝子である[6]。C19MCは46種類のmiRNA遺伝子より形成され，種間

保存性がなく，ヒトを含む霊長類のみに存在し，父親由来のアレルのみから発現するインプリンティング遺伝子である[7]。次世代シークエンシングによる胎盤，母体血漿，胎児血漿の同時解析より，C19MC miRNAは胎盤由来であり，C14MC miRNAは，胎盤だけでなく，胎児からも産生されている[8,9]。個々のC19MC miRNAは1mg当たりの胎盤組織に～2×10^8個含まれており，母体血漿1ml当たりに0.03個含まれていることになり，0.3g以上の胎盤絨毛組織があれば血漿中のC19MC miRNAはリアルタイムPCRで検出可能であると考えられる[10]。

　母体血に接し胎盤絨毛最表面を覆っている合胞体栄養膜細胞において発現しているmiRNAは，主に細胞外小胞extracellular vesicle；EVを介して細胞外に放出され，母体中を循環している[11～13]。合胞体栄養膜細胞から放出されるEVはエクソソームだけでなく，他のEV（微小小胞，アポトーシス小体，合胞体性結節）も存在することに注意が必要である[11,14]。

■ 胎盤の生理機能に関与する miRNA

　妊娠初期において，正常の胎盤発達（血管新生，細胞増殖・浸潤）に必要な胎盤由来レニン・アンジオテンシ系の遺伝子（*REN*，*AGT*など）を標的とするmiRNA（*miR-181a-5p*など）は，初期胎盤においてその発現が低下しており，初期胎盤形成に寄与している可能性が報告さている[15]。

　妊娠後期の合胞体栄養膜細胞において，活性型ビタミンD［1,25(OH)2D］によるビタミンD受容体の活性化に伴い*MIR26B*および*MIR181B*遺伝子も活性化され，*miR-26b-5p*と*miR-181b-5p*の発現が上昇し，陣痛発来機構であるプロスタグランジン産生の責任遺伝子（*CRH*，*COX2*）が標的遺伝子であり，その発現が抑制されることが報告されており，ビタミンDが早産リスク低減に寄与する可能性を示唆している[16]。

　栄養膜細胞由来エクソソーム中のC19MC miRNA（*miR-517-3p*など）に，ウイルス抵抗性があることが報告されている[17,18]。取り込まれたC19MC miRNAによるレシピエント細胞のオートファジー惹起が，ウイルス感染抵抗性の機序の一端に関与している[17]。C19MC miRNAが周産期のウイルス感染に抵抗性を示す効果は，先天性・周産期感染症における新しい予防・治療法の開発につながり，注目に値する。

■ 妊娠高血圧腎症における胎盤 miRNA の発現異常

■ HIF1A
hypoxia inducible factor 1 subunit alpha
ヘテロ二量体として構成される低酸素誘導因子HIF1のうちのαサブユニット。HIF1は、低酸素応答を制御する司令塔的な転写因子。

妊娠高血圧腎症 preeclampsia；PE の胎盤 miRNA の網羅的発現解析において，PE 胎盤での *miR-210-3p*（HIF1Aで誘導される miRNA）の発現上昇は，多くの報告で唯一共通している [3, 19〜26]。近年，PE 胎盤における発現異常を示すmiRNAと，その標的分子を介したPE分子病態への関与を示唆する報告が集積しつつある（**表1**）。その報告の多くのものは，増殖，アポトーシス，浸潤に関与するものであり，miRNAの異常（増加または減少）が増殖，アポトーシス，浸潤のシグナル伝達経路中の標的分子の発現異常（逆相関して減少または増加）を引き起こし，シグナル伝達経路の下流分子に影響を及ぼし，胎盤形成不全や病態の増悪を引き起こすことが示唆されている。

PE胎盤におけるmiRNAによるホルモン異常についても報告されている。正常と比較してPE胎盤で発現が上昇しているC19MC *miR-518c-3p*と*miR-210-3p*は，エストロン（E1）をエストラジオール（E2）に変換する胎盤特異的E2合成酵素である*HSD17B1*遺伝子を標的にしており，発現異常（低下）が起きていること [24]，さらに，PE胎盤における*miR-22-3p*の発現上昇が，その標的であるエストロゲン受容体1遺伝子（*ESR1*）を抑制し，その異常を介してアロマターゼ（*CYP19A1*）合成経路が抑制されるため，アロマターゼによるアンドロゲン（テストステロン）からE2への転換低下が報告されており [27]，これらmiRNAによる胎盤ホルモン異常が妊娠維持や胎盤機能不全につながることが示唆されている。早発型重症PE胎盤および血漿において*miR-125b-5p*が上昇しており，その標的分子である*SGPL1*（の抑制）を介した炎症性サイトカインIL-8の胎盤および血漿中での上昇が起こり，PEの分子病態におけるmiRNAによる炎症誘導の可能性が示されている [28]。また，C19MC *miR-515-5p*，*miR-19b-3p*は栄養膜細胞の合胞体化（合胞体栄養膜細胞への分化）に関与しており [26, 29]，PE胎盤において合胞体形成を抑制する*miR-515-5p*の発現が上昇し，その標的である合胞体関連遺伝子（*CYP19A1*など）の発現が低下している [26]。

■ SGPL1
sphingosine-1-phosphate lyase 1
スフィンゴシン-1-リン酸リアーゼ1

胎盤の血管新生に関連して，硫化水素はVEGFの産生を制御しているが，PE胎盤において硫化水素の産生は低下しており，その低下は*miR-133b*の発現を低下させ，その標的遺伝子であるFlt-1の可溶型アイソフォーム遺伝子の発現を上昇させ，抗血管新生作用を発揮することが報告されている [30]。

表1 胎盤由来miRNAと標的遺伝子

miRNA	PE*	標的遺伝子	機能	文献
let-7a-5p		MAPK1, MYC	proliferation	J Biol Chem 2014; 289: 30404-16.
miR-18a-5p		ESR1	apoptosis, invasion	Mol Med Rep 2015; 12: 2701-6.
miR-19a-3p	↓	IL1RAP, PSG10P (lncRNA)	cell proliferation, migration, invasion	J Cell Mol Med 2019; 23: 852-64.
miR-19b-3p	↑	CYP19A1, GCM1	trophoblast differentiation (syncytium formation)	[29]
miR-20a-5p	↑	FOXA1	proliferation, migration, invasion	Int J Biol Sci 2014; 10: 973-82.
miR-22-3p	↑	ESR1	steroidogenesis	[27]
miR-26b-5p		COX2	premature labor	[16]
miR-29b-3p	↑	MCL1, MMP2, VEGFA, ITGB1	apoptosis, invasion, angiogenesis	Clin Sci (Lond) 2013; 124: 27-40.
miR-34a-5p	↑	BCL2 MYC	apoptosis invasion	J Hum Hypertens 2017; 31: 815-20. BMC Cell Biol 2015; 16: 21.
miR-101-3p	↓	ERP44	apoptosis	J Hum Hypertens 2014; 28: 610-6.
miR-106a-5p	↑	CYP19A1 (aromatase)	trophoblast differentiation (syncytium formation)	[29]
miR-125b-1-3p	↑	S1PR1	invasion	Biochem Biophys Res Commun 2014; 453: 57-63.
miR-125b-5p	↑	SGPL1	IL-8 secretion	[28]
miR-133b	↓	FLT1 Isoform 2 (sFlt-1)	sFlt1 production	[30]
miR-135b-5p		CXCL12	invasion	Biochem Biophys Res Commun 2015; 461: 421-6.
miR-137	↑	ESRRA	Proliferation, migration	Reprod Sci 2017; 24: 85-96.
miR-155-5p	↑	CYR61 CCND1	angiogenesis invasion	[22] Placenta 2012; 33: 824-9.
miR-181a-5p	↑	IGF2BP2	migration, invasion	Cell Death Dis 2018; 9: 16.
miR-181b-5p		CRH	premature labor	[16]
miR-182-5p	↑	RND3	migration, invasion	Eur Rev Med Pharmacol Sci 2018; 22: 6583-90.
miR-193b-3p		TGFB2	migration, invasion	[3]
miR-195-5p	↓	ACVR2A ACVR2B	invasion	PLoS One 2012; 7: e38875. J Hypertens 2016; 34: 1371-9.
miR-200c-3p	↑	VEGFA	angiogenesis	Placenta 2016; 39: 101-10.
miR-203a-3p	↑	VEGFA	proliferation, migration, invasion	Mol Med Rep 2018; 17: 5627-34.
miR-204-5p	↑	MMP9	invasion	Placenta 2013; 34: 799-804. Biochem Biophys Res Commun 2015; 463: 285-91.
miR-210-3p	↑	CCNE1, EFNA3, HOXA9, KCMF1 HSD17B1 STAT6	proliferation, invasion steroidogenesis inflammatory	J Cell Mol Med 2012; 16: 249-59., Hypertension 2014; 64: 839-45. [24] PLoS One 2013; 8: e67760.
miR-218-5p	↓	TGFB2	invasion, EVT differentiation, spiral artery remodeling	Mol Ther 2018; 26: 2189-205.
miR-320a-3p	↑	ESRRG	invasion	J Obstet Gynaecol Res 2018; 44: 756-63.
miR-335-5p	↑	NOS3	migration	Mol Med Rep 2015; 12: 5383-90.
miR-362-3p	↑	PAX3	proliferation, migration, invasion	Biomed Pharmacother 2018; 99: 462-8.
miR-376c-3p	↓	ALK5, ALK7	proliferation, invasion	Hypertension 2013; 61: 864-72.
miR-377-3p		MAPK1, MYC	proliferation	J Biol Chem 2014; 289: 30404-16.
miR-378a-5p	↓	NODAL	proliferation, survival, migration, invasion	J Cell Sci 2012; 125: 3124-32.
miR-431-5p		ZEB1	migration, invasion	Gene 2019; 683: 225-32.
miR-454-3p	↓	ALK7, EPHB4	proliferation, invasion	Biomed Pharmacother 2018; 107: 746-53., Chem Biol Interact 2019; 298: 8-14.
miR-515-5p	↑	CYP19A1, GCM1, FZD5	trophoblast differentiation (syncytium formation)	[26]
miR-518c-3p	↑	HSA17B1	steroidogenesis	[24]
miR-519d-3p	↑	CXCL6, NR4A2, FOXL2 MMP2,	migration invasion	Endocrinology 2014; 155: 4975-85., Placenta 2016; 48: 34-7. PLoS One 2015; 10: e0120321.
miR-520c-3p		CD44	invasion	Placenta 2017; 50: 25-31.
miR-584-5p	↑	NOS3	migration	Mol Med Rep 2015; 12: 5383-90.
miR-675-5p		NOMO1	proliferation	RNA Biol 2012; 9: 1002-10.
miR-942-5p	↓	ENG	invasion, angiogenesis	Clin Exp Hypertens 2017; 39: 108-13.

*：PE胎盤におけるmiRNAの発現異常（↑上昇；↓低下）

■ 妊娠高血圧腎症の予知マーカーとしての血漿中の胎盤由来 miRNA

　妊娠期間中，胎盤特異的miRNAやそれを含んだEVが母体血液から検出可能であることは，採血という低侵襲のルーチン検査によって胎盤由来のmiRNA情報を得ることができることを意味している。PE発症妊婦血漿において，正常と比較してmiRNA の有意な変動が報告されている [25, 31 ～ 35]。Hromadnikovaらは，コホート内症例対照研究（妊娠10 ～ 13週で登録，採血した妊婦を検討した縦断コホート症例；PE発症妊婦21症例）を用いて，以前に見出したPE発症前血漿で上昇していたC19MC miRNA（*miR-517-5p*など）[36] の予知マーカー候補としての有用性の追試を行った [37]。予知マーカーと期待されたC19MC miRNAのいくつかは，PE発症前血漿で有意な上昇を認めたが，その精度〔*miR-517-5p* が最もよい精度（AUC：0.700，95% CI：0.497 ± 0.792，感度：42.9%，特異度：86.2%）〕は，残念ながら厳しい現状である。Timofeevaらは，PE発症妊婦胎盤と血漿miRNAの次世代シークエンス解析を行い，有意に発現低下したmiRNAから*miR-423-5p*（早発型PEで低下）を予知因子候補と見出し，発症前の血漿エクソソーム解析から，*miR-423-5p*（の低下）が，妊娠11 ～ 13週のPE予知マーカーとなりうることを報告しており，興味深い [38]。

● ● ●

　PEの根治的治療はterminationであり，早発型においては妊娠期間の延長により児の予後改善のための待機的治療となることを考えると，血漿miRNAも，いかに妊娠初期にPEの予知ができるかがその有用性の鍵となる。PEの予知が可能となれば，予防や新規治療法の開発が可能となる。miRNAがPE予知マーカーとなりうる可能性は十分あり，そのためには，血漿miRNA測定の標準化，胎盤由来EV，エクソソームの分離・精製法の標準化が望まれる。

文献

1) Mouillet JF, Ouyang Y, Coyne CB, et al: MicroRNAs in placental health and disease. Am J Obstet Gynecol 2015; 213: S163-72.

2) Takizawa T, Ohkuchi A, Matsubara S, et al: MicroRNA. Saito S ed. Preeclampsia: Basic, Genomic, and Clinical. pp209-224, Springer Singapore, Singapore, 2018.

3) Zhou X, Li Q, Xu J, et al: The aberrantly expressed miR-193b-3p contributes to preeclampsia through regulating transforming growth factor-beta signaling. Sci Rep 2016; 6: 19910.

4) Luo SS, Ishibashi O, Ishikawa G, et al: Human villous trophoblasts express and secrete placenta-specific microRNAs into maternal circulation via

exosomes. Biol Reprod 2009; 81: 717-29.

5) Donker RB, Mouillet JF, Chu T, et al: The expression profile of C19MC microRNAs in primary human trophoblast cells and exosomes. Mol Hum Reprod 2012; 18: 417-24.

6) Seitz H, Royo H, Bortolin ML, et al: A large imprinted microRNA gene cluster at the mouse Dlk1-Gtl2 domain. Genome Res 2004; 14: 1741-8.

7) Noguer-Dance M, Abu-Amero S, Al-Khtib M, et al: The primate-specific microRNA gene cluster (C19MC) is imprinted in the placenta. Hum Mol Genet 2010; 19: 3566-82.

8) Chang G, Mouillet JF, Mishima T, et al: Expression and trafficking of placental microRNAs at the feto-maternal interface. Faseb j 2017; 31: 2760-70.

9) Paquette AG, Chu T, Wu X, et al: Distinct communication patterns of trophoblastic miRNA among the maternal-placental-fetal compartments. Placenta 2018; 72-73: 28-35.

10) Williams Z, Ben-Dov IZ, Elias R, et al: Comprehensive profiling of circulating microRNA via small RNA sequencing of cDNA libraries reveals biomarker potential and limitations. Proc Natl Acad Sci U S A 2013; 110: 4255-60.

11) Tannetta D, Masliukaite I, Vatish M, et al: Update of syncytiotrophoblast derived extracellular vesicles in normal pregnancy and preeclampsia. J Reprod Immunol 2017; 119: 98-106.

12) 瀧澤俊広，大口昭英，竹下ей行，ほか：第1章 情報伝達における機能 第2節 周産期における胎盤由来エクソソーム機能．落谷孝広 監修．パラダイムシフトをもたらすエクソソーム機能研究最前線―シグナル伝達からがん，免疫，神経疾患との関わり，創薬利用まで．pp61-7, 株式会社エヌ・ティー・エス，2017.

13) 瀧澤俊広：4-1受精，妊娠，出産におけるエクソソーム．落谷孝広，吉岡祐亮，監修．医療を変えるエクソソーム：生体機能から疾患メカニズム，臨床応用まで．pp92-8, 化学同人，2018.

14) Mincheva-Nilsson L, Baranov V: The role of placental exosomes in reproduction. Am J Reprod Immunol 2010; 63: 520-33.

15) Wang Y, Lumbers ER, Arthurs AL, et al: Regulation of the human placental (pro) renin receptor-prorenin-angiotensin system by microRNAs. Mol Hum Reprod 2018; 24: 453-64.

16) Wang B, Cruz Ithier M, Parobchak N, et al: Vitamin D stimulates multiple microRNAs to inhibit CRH and other pro-labor genes in human placenta. Endocr Connect 2018; pii: EC-18-0345.R2.

17) Delorme-Axford E, Donker RB, Mouillet JF, et al: Human placental trophoblasts confer viral resistance to recipient cells. Proc Natl Acad Sci U S A 2013; 110: 12048-53.

18) Bayer A, Delorme-Axford E, Sleigher C, et al: Human trophoblasts confer resistance to viruses implicated in perinatal infection. Am J Obstet Gynecol 2015; 212: 71.e1-71.e8.

19) Pineles BL, Romero R, Montenegro D, et al: Distinct subsets of microRNAs are expressed differentially in the human placentas of patients with preeclampsia. Am J Obstet Gynecol 2007; 196: 261.e1-6.

20) Zhu XM, Han T, Sargent IL, et al: Differential expression profile of microRNAs in human placentas from preeclamptic pregnancies vs normal pregnancies. Am J Obstet Gynecol 2009; 200: 661.e1-7.

21) Hu Y, Li P, Hao S, et al: Differential expression of microRNAs in the placentae of Chinese patients with severe pre-eclampsia. Clin Chem Lab Med 2009; 47: 923-9.

22) Zhang Y, Diao Z, Su L, et al: MicroRNA-155 contributes to preeclampsia by down-regulating CYR61. Am J Obstet Gynecol 2010; 202: 466.e1-7.

23) Enquobahrie DA, Abetew DF, Sorensen TK, et al: Placental microRNA expression in pregnancies complicated by preeclampsia. Am J Obstet Gynecol 2011; 204: 178.e12-21

24) Ishibashi O, Ohkuchi A, Ali MM, et al: Hydroxysteroid (17-beta) dehydrogenase 1 is dysregulated by miR-210 and miR-518c that are aberrantly expressed in preeclamptic placentas: a novel marker for predicting preeclampsia. Hypertension 2012; 59: 265-73.

25) Xu P, Zhao Y, Liu M, et al: Variations of microRNAs in human placentas and plasma from preeclamptic pregnancy. Hypertension 2014; 63: 1276-84.

26) Zhang M, Muralimanoharan S, Wortman AC, et al: Primate-specific miR-515 family members inhibit key genes in human trophoblast differentiation and are upregulated in preeclampsia. Proc Natl Acad Sci U S A 2016; 113: E7069-76.

27) Shao X, Liu Y, Liu M, et al: Testosterone represses estrogen signaling by upregulating miR-22: a mechanism for imbalanced steroid hormone production in preeclampsia. Hypertension 2017; 69: 721-30.

28) Yang W, Wang A, Zhao C, et al: miR-125b enhances IL-8 production in early-onset severe preeclampsia by targeting sphingosine-1-phosphate lyase 1. PLoS One 2016; 11: e0166940.

29) Kumar P, Luo Y, Tudela C, et al: The c-Myc-regulated microRNA-17~92 (miR-17~92) and miR-106a~363 clusters target hCYP19A1 and hGCM1 to inhibit human trophoblast differentiation. Mol Cell Biol 2013; 33: 1782-96.

30) Hu TX, Guo X, Wang G, et al: MiR133b is involved in endogenous hydrogen sulfide suppression of sFlt-1 production in human placenta. Placenta 2017; 52: 33-40.

31) Wu L, Zhou H, Lin H, et al: Circulating microRNAs

are elevated in plasma from severe preeclamptic pregnancies. Reproduction 2012; 143: 389-97.

32) Hromadnikova I, Kotlabova K, Ondrackova M, et al: Circulating C19MC microRNAs in preeclampsia, gestational hypertension, and fetal growth restriction. Mediators Inflamm 2013; 2013: 186041.

33) Miura K, Higashijima A, Murakami Y, et al: Circulating chromosome 19 miRNA cluster microRNAs in pregnant women with severe preeclampsia. J Obstet Gynaecol Res 2015; 41: 1526-32.

34) Biro O, Alasztics B, Molvarec A, et al: Various levels of circulating exosomal total-miRNA and miR-210 hypoxamiR in different forms of pregnancy hypertension. Pregnancy Hypertens 2017; 10: 207-12.

35) Motawi TMK, Sabry D, Maurice NW, et al: Role of mesenchymal stem cells exosomes derived microRNAs; miR-136, miR-494 and miR-495 in preeclampsia diagnosis and evaluation. Arch Biochem Biophys 2018; 659: 13-21.

36) Hromadnikova I, Kotlabova K, Doucha J, et al: Absolute and relative quantification of placenta-specific micrornas in maternal circulation with placental insufficiency-related complications. J Mol Diagn 2012; 14: 160-7.

37) Hromadnikova I, Kotlabova K, Ivankova K, et al: First trimester screening of circulating C19MC microRNAs and the evaluation of their potential to predict the onset of preeclampsia and IUGR. PLoS One 2017; 12: e0171756.

38) Timofeeva AV, Gusar VA, Kan NE, et al: Identification of potential early biomarkers of preeclampsia. Placenta 2018; 61: 61-71.

15 絨毛性腫瘍と hCGの糖鎖修飾

名古屋大学医学部附属病院産科婦人科　**新美　薫**

- ヒト絨毛性ゴナドトロピン（hCG）は正常胎盤絨毛および絨毛性疾患において分泌される糖蛋白ホルモンであり，絨毛性疾患では重要な腫瘍マーカーとして診断や治療に利用されている。
- hyperglycosylated hCG（H-hCG）は regular hCGの変異体の一つで，過剰に糖鎖が付加されたhCGであり，絨毛癌から分泌されるhCGの大部分を占める。
- H-hCGには，アスパラギン結合型（N型）とセリン結合型（O型）があり，それらを合成する糖転移酵素GnT-Ⅳ aとC2GnTについて紹介する。

■ H-hCG と糖転移酵素の役割

　生体内で合成される分子は蛋白合成後の翻訳後修飾により機能が決定され，糖鎖修飾は重要な役割を担っていると考えられる。正常胎盤および絨毛細胞から発生する絨毛性疾患は，糖蛋白質であるヒト絨毛性ゴナドトロピン human chorionic gonadotropin；hCG を分泌する。しかし，悪性化（侵入奇胎や絨毛癌）すると正常胎盤や胞状奇胎では認めない異常糖鎖付加hCG hyperglycosylated hCG；H-hCGが患者から検出されることが明らかにされている。H-hCGには，アスパラギン結合型（N型）とセリン結合型（O型）がある。N型H-hCGを構成するβ1-4 GlcNAc側鎖を付加する糖転移酵素はNアセチルグルコサミン転移酵素IVa（GnT-Ⅳ a）であり，O型H-hCGの構造を合成する糖転移酵素は，Core2 β-1,6-Nアセチルグルコサミン転移酵素（C2GnT）である。これらの糖転移酵素は，絨毛性腫瘍において，hCGや他の糖蛋白の糖鎖修飾に関与し，その蛋白の機能変化を誘導していると考えられる。今回，H-hCGの概要と，絨毛性腫瘍におけるGnT-Ⅳ aとC2GnTの2つの糖転移酵素の役割について解説する。

■ ヒト絨毛性ゴナドトロピン（hCG）

　絨毛性疾患とは，絨毛細胞（栄養膜細胞 trophoblast）によって構成

された疾患の総称である。臨床的分類として胞状奇胎，侵入奇胎，絨毛癌，胎盤部トロホブラスト腫瘍placental site trophoblastic tumor；PSTT，類上皮性トロホブラスト腫瘍epithelioid trophoblastic tumor；ETT，存続絨毛症の6つに区別されている[1]。絨毛性疾患においても，正常絨毛と同様にhCGが産生，分泌されるため，hCGが重要な腫瘍マーカーとして診断や治療に利用されている。

　hCGは分子量約38,000の糖蛋白ホルモンであり，αとβの2つのサブユニットの非共有結合により形成される2量体である[2]。hCGのαサブユニットは92個のアミノ酸残基からなり，2個のアスパラギン結合糖鎖（N型糖鎖）の付加が52位と78位にみられる。αサブユニットはhCG，下垂体由来の黄体化ホルモンluteinizing hormone；LH，卵胞刺激ホルモンfollicle stimulating hormone；FSH，甲状腺刺激ホルモンthyroid stimulating hormone；TSHで共通している。

　hCGのβサブユニットは145個のアミノ酸残基からなり，2個のN型糖鎖と4個のセリン結合糖鎖（O型糖鎖）を有する[3]。N型糖鎖は13，80位に，O型糖鎖は121，127，132，138位に結合する。hCGβのC末端にLHβにはない34個のアミノ酸残基が付加される[4]ことで，LHより分子量，親水性が増加し，hCGの血漿半減期は24時間で，LHの2時間よりもかなり長くなっている。

　hCGにはregular hCGとその変異体が存在し，その総称をtotal hCGという。regular hCGは，妊娠6週以降に主に合胞体栄養膜細胞syncytiotrophoblast；STで産生され，ヒトの胎盤形成と維持に重要な役割を果たしている。regular hCGの変異体の一つであるH-hCGは，妊娠4～5週の初期の胎盤絨毛において，浸潤能を有する未分化な細胞性栄養膜細胞cytotrophoblast；CTから分泌され，絨毛の子宮筋層への浸潤や絨毛性腫瘍の浸潤に関与している。母体血中total hCGは8～10週でピークとなり10万～12万mIU/mlに達する。その後減少し，14週以降は2～3万mIU/mlとなり妊娠末期まで低値を維持する[3]。

■ hyperglycosylated hCG（H-hCG）

　H-hCGは過剰に糖鎖が付加された分子量約41kDaのhCGである。絨毛癌由来培養細胞から抽出されるhCGの主な形態はH-hCGであり，これは，regular hCGとアミノ酸配列は同じであるが，1.5倍のアスパラギン結合糖鎖と2倍量のセリン結合糖鎖を有する[5]。Birkenらは，絨毛癌患者のH-hCGを抗原としてモノクローナル抗体B152を作製した。これはhCGβのセリン残基であるSer132に付加された過剰糖鎖とその周囲のペプチドを介してH-hCGを認識する抗体である[6]。ほとんどのH-hCGの研究報告は，この抗体を利用したものである。

Kovalevskayaらは，H-hCGが妊娠初期のCTから分泌されていることや，妊娠成功例に対して流産症例のhCGではregular hCGにおけるH-hCGの割合が低いことを証明した[7]。また，H-hCGは妊娠の早期診断，異所性妊娠，妊娠中期におけるダウン症の診断などに有用とされている[3]。絨毛性腫瘍においては，Quiescent GTD（gestational trophoblastic diseases）などの活動性の乏しい低単位hCG持続に対して，H-hCGがその活動性の指標となり，治療の開始の目安になる可能性が報告されている[8]。さらに，CTと絨毛癌細胞のJEG-3にそれぞれregular hCG，H-hCGを加えたところ，両細胞において，regular hCGでは細胞浸潤の増加はみられなかったが，H-hCG添加により浸潤能が亢進した。以上から，分泌されたH-hCG自身が絨毛細胞および絨毛癌細胞の浸潤を増強させる効果をもつことが示された[9]。

2006年に，Valmuらは，妊娠，絨毛癌および精巣胚細胞腫瘍におけるregular hCGとH-hCGの糖鎖修飾部位による違いについて報告した。悪性細胞では，hCGβのアスパラギン残基Asn 13に過剰なフコシル化が確認され，セリン残基Ser 127，132，138に異常分岐型糖鎖が付加されていた。これがregular hCGとH-hCGの主な相違であると考えられる[10]。

■ Quiescent GTD
低単位のreal hCGが長期間検出される病態。化学療法や手術を行ってもhCG値は変化しないが，本疾患の10〜25%は活動性のGTNに進展するといわれる。

■ 絨毛性疾患における hCG 糖鎖の多様性と糖転移酵素

■ 絨毛性疾患
→p.281「Ⅱ-19絨毛性疾患」

N 型糖鎖と N-アセチルグルコサミン転移酵素Ⅳ（GnT-Ⅳ）

絨毛癌患者の尿中hCGの解析により，さまざまなN型糖鎖の構造があることがわかっている[5, 11]。絨毛癌の尿中hCGには，糖鎖末端のシアル酸基を欠如するasialo hCGが認められる。また，正常妊婦由来のhCGの糖鎖構造だけではなく，Galβ1-4GlcNAcβ1-4側鎖が付加された異常分岐hCGやFucα1-6側鎖が出現する[11, 12]（**図1**）。胞状奇胎は正常妊娠と同じ糖鎖構造をもつが，侵入奇胎では三分岐構造のdがみられた。絨毛癌ではa〜dのすべての糖鎖が含まれ，特にcは侵入奇胎にはみられず，絨毛癌特異的な糖鎖である。

侵入胞状奇胎や絨毛癌にのみ検出される三分岐，または異常二分岐型の高分岐型N型糖鎖は，N-アセチルグルコサミン転移酵素Ⅳ（GnT-Ⅳ）という，N-アセチルグルコサミン分岐をβ1,4結合で付加する糖転移酵素によって生合成される。GnT-Ⅳは，これまで膵癌，腎癌，肝癌，大腸癌などで悪性化への関与が報告されてきた。絨毛癌に関しては，Takamatsuらが，1999年にGnT-Ⅳのアイソフォームの一つであるGnT-ⅣaのmRNA発現レベルが正常胎盤と比較して絨毛癌において高いことを報告した[12]。筆者らは，この糖転移酵素GnT-Ⅳa

図1 hCGの糖鎖構造 （シアル酸を除いたもの）

	N型糖鎖構造	正常妊娠	胞状奇胎	侵入奇胎	絨毛癌
a	±Fuc α 1 6 Man α 1 6 Gal β 1-4 GlcNAc β 1-2 Man α 1 3 Man β 1-4 GlcNAc β 1-4 GlcNAc-	+	+	+	+
b	±Fuc α 1 6 Gal β 1-4 GlcNAcb 1-2 Man α 1 6 Gal β 1-4 GlcNAc β 1-2 Man α 1 3 Man β 1-4 GlcNAc β 1-4 GlcNAc-	+	+	+	+
c	±Fuc α 1 6 Man α 1 6 Gal β 1-4 GlcNAc β 1 4 Gal β 1-4 GlcNAc β 1 2 Man α 1 3 Man β 1-4 GlcNAc β 1-4 GlcNAc-	−	−	−	+
d	±Fuc α 1 6 Gal β 1-4 GlcNAcb 1-2 Man α 1 6 Gal β 1-4 GlcNAc β 1 4 Gal β 1-4 GlcNAc β 1 2 Man α 1 3 Man β 1-4 GlcNAc β 1-4 GlcNAc-	−	−	+	+

（文献12より引用）

O型糖鎖構造
e	Gal β 1-3 GalNAc-
f	Gal β 1-4 GlcNAc β 1 6 Gal β 1-3 GalNAc-

Gal= galactose
GlcNAc=N-acetylglucosamine
Man= mannose
GalNAc= N-acetylgalactosamine

（文献9より引用）

■ β1インテグリン
細胞接着が基本の機能で，癌の転移，細胞伸展，組織修復に関与する。

■ LAMP-2
ライソソーム構成蛋白で自己消化を防ぐ働きがある。

に着目し，絨毛性疾患におけるGnT-Ⅳaの機能を解析した。侵入胞状奇胎や絨毛癌組織においてGnT-Ⅳa蛋白は強発現していた（図2）。また，絨毛癌細胞株Jarを用いたGnT-Ⅳa発現抑制モデルを作製し機能実験を行った。GnT-Ⅳa発現抑制により細胞の浸潤能が抑制された（図3）。また，皮下腫瘍マウスモデルでは，GnT-Ⅳa発現抑制細胞群で腫瘍形成率が低下し，全生存期間が延長した（図4）。GnT-Ⅳa発現抑制および過剰発現細胞を使用した免疫沈降により，GnT-Ⅳa糖鎖修飾標的蛋白としてhCG，β1インテグリンおよびLAMP-2の存在が確認された。以上のことから，GnT-ⅣaがhCG，β1インテグリンまたはLAMP-2のN型糖鎖修飾を介して絨毛癌の浸潤に関与する可能性を示した[13, 14]（図5）。

図2 絨毛性疾患におけるGnT-Ⅳaの発現

a：GnT-Ⅳa抗体を用いた絨毛性疾患組織の免疫染色では侵入奇胎，絨毛癌で発現が増強していた。

胞状奇胎

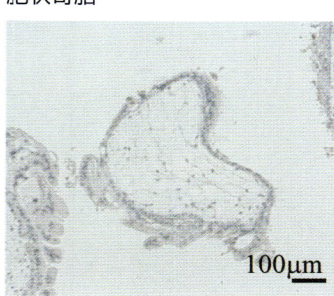

100μm

侵入奇胎

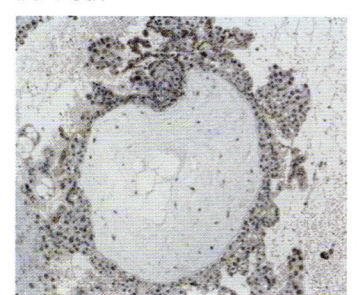

絨毛癌

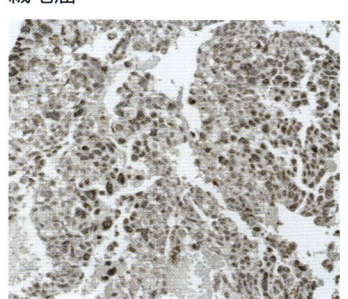

b：侵入奇胎（4例）および絨毛癌（8例）は胞状奇胎（11例）に対して有意に発現強度が高かった。

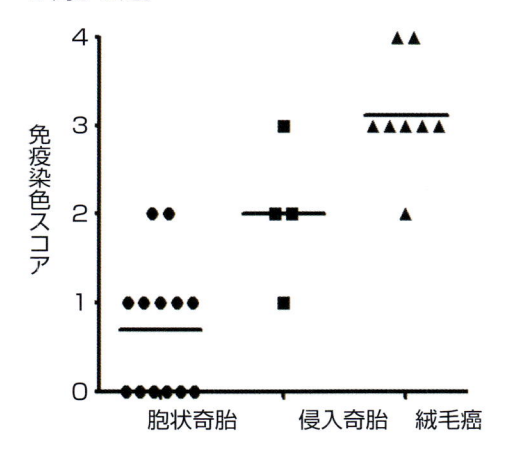

図3 GnT-Ⅳa発現抑制による細胞浸潤能の抑制

絨毛癌細胞JarにおいてGnT-Ⅳa発現を抑制することで，浸潤能が抑制された。

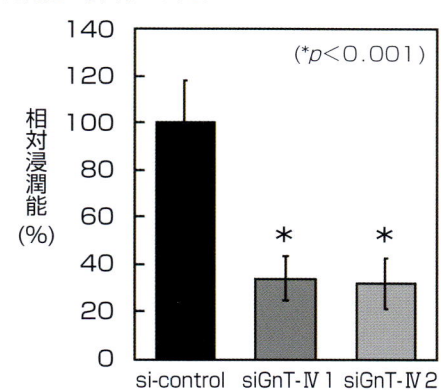

図4 皮下腫瘍マウスモデルの腫瘍形成率と生存期間

a：腫瘍形成率
GnT-Ⅳa発現抑制細胞群で腫瘍形成率が低下した。

sh-control

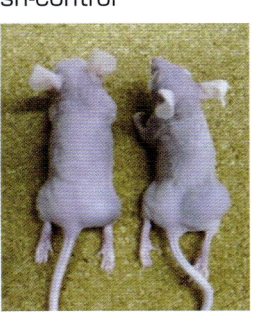

sh GnT-Ⅳ

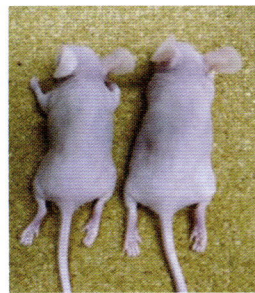

b：生存期間
GnT-Ⅳa発現抑制細胞群で全生存期間が延長した。

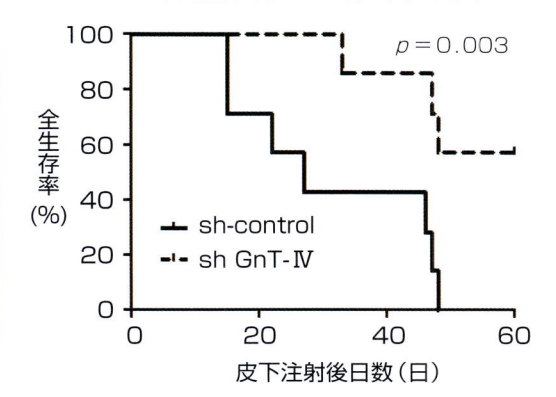

図5 GnT-Ⅳaの標的蛋白

免疫沈降にて，GnT-Ⅳa発現抑制によりhCGおよびβ1 integrinに付加されたβ1-4GlcNac鎖が減少した。また，GnT-Ⅳa過剰発現によりLAMP-2のβ1-4GlcNac鎖が増加した。hCG，β1 integrinおよびLAMP-2がGnT-Ⅳaの標的蛋白と考えられた。

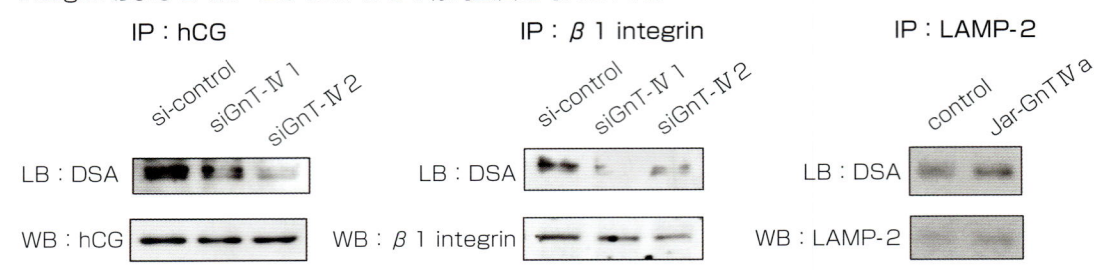

IP；immuno precipitation：免疫沈降，WB；Western blotting：ウエスタンブロッティング法
DSA；Datura stramonium agglutinin：GnT-Ⅳで合成される糖鎖であるb1-4GlcNac鎖を認識するレクチン

（文献13,14より引用）

O型糖鎖とCore2 β-1,6-Nアセチルグルコサミン転移酵素（C2GnT）

　Elliottらは，絨毛癌の尿中からO型糖鎖の構造を解析した[5]（図1）。正常妊婦でみられる図1eの糖鎖構造に加え，O型糖鎖にCore2構造が付加された分岐型の図1fが絨毛癌では48 ～ 100％に出現していた。このCore2構造は，regular hCGのセリン残基Ser121のO型糖鎖として確認されることもあるが，前述したとおり，Ser127，132，138位に結合するO型糖鎖でCore2構造をもつhCGは通常の妊娠では検出されず，絨毛癌や精巣悪性腫瘍で主に分泌される[10]。

　絨毛癌でみられるO型糖鎖にCore2構造を付加する糖転移酵素が，Core2 β-1,6-Nアセチルグルコサミン転移酵素（C2GnT）である。C2GnTの発現が大腸癌，肺癌，前立腺癌，膀胱癌，子宮体癌において悪性度と密接に関連している報告がある。そのメカニズムとしては，C2GnTによって形成された分岐構造にラクトサミン鎖が形成され，その末端にシアリルルイスXなどの接着分子などが合成され，血管内皮細胞などのセレクチンと結合する機序がある。また，Tリンパ球やナチュラルキラー natural killer；NK細胞からの免疫逃避機構が報告されている。

　筆者らは，この糖転移酵素C2GnTに着目し，絨毛性腫瘍においてC2GnTの発現が増強していること，C2GnT発現抑制により絨毛癌細胞の浸潤能が低下すること，さらにC2GnTノックアウトによりNK細胞傷害性が増強することをInternational Society for the Study of Trophoblastic Diseases XⅨ world congress 2017で報告した（未発表データ）。C2GnTはH-hCGを合成するために必要な酵素であるとともに，他の糖蛋白にも作用して，絨毛癌細胞の悪性度に関与していることが予想される。

■ 免疫逃避機構
→p.90

hCGについて，その構造や糖鎖に関してさまざまなことが明らかになりつつある。H-hCGは絨毛癌の診断や活動性の評価，また着床期の異常など臨床的に有用と考えられている。現時点で，販売キットなどはなく，わが国で測定することは不可能であるが，今後H-hCGについて詳細なデータが集積されれば，測定する必要性が高まるため，今後の測定方法の開発が必要となると思われる。

H-hCGの異常糖鎖修飾の原因となる糖転移酵素GnT-ⅣaとC2GnTは，絨毛性疾患において悪性化すると発現が増強する傾向にあった。これらの糖転移酵素の機能および糖鎖の役割の解明は，絨毛性疾患の早期診断・治療への応用につながると考えられ，今後も注目して研究を進めていきたい。

文献

1) 絨毛性疾患取扱い規約 改訂第3版. 日本産科婦人科学会・日本病理学会編. 東京, 金原出版, 2011.

2) Lapthorn AJ, Harris DC, Littlejohn A, et al: Crystal structure of human chorionic gonadotropin. Nature 1994; 369: 455-61.

3) Cole LA: New discoveries on the biology and detection of human chorionic gonadotropin. Reprod Biol Endocrinol 2009; 7: 8.

4) Matzuk MM, Hsueh AJ, Lapolt P, et al: The biological role of the carboxyl-terminal extension of human chorionic gonadotropin [corrected] beta-subunit. Endocrinology 1990; 126: 376-83.

5) Elliott MM, Kardana A, Lustbader JW, et al: Carbohydrate and peptide structure of the alpha- and beta-subunits of human chorionic gonadotropin from normal and aberrant pregnancy and choriocarcinoma. Endocrine 1997; 7: 15-32.

6) Birken S, Krichevsky A, O'Connor J, et al: Development and characterization of antibodies to a nicked and hyperglycosylated form of hCG from a choriocarcinoma patient: generation of antibodies that differentiate between pregnancy hCG and choriocarcinoma hCG. Endocrine 1999; 10: 137-44.

7) Kovalevskaya G, Genbacev O, Fisher SJ, et al: Trophoblast origin of hCG isoforms: cytotrophoblasts are the primary source of choriocarcinoma-like hCG. Mol Cell Endocrinol 2002; 194: 147-55.

8) Cole LA, Muller CY: Hyperglycosylated hCG in the management of quiescent and chemorefractory gestational trophoblastic diseases. Gynecol Oncol 2010; 116: 3-9.

9) Cole LA, Butler SA: Hyperglycosylated human chorionic gonadotropin and human chorionic gonadotropin free beta-subunit: tumor markers and tumor promoters. J Reprod Med 2008; 53: 499-512.

10) Valmu L, Alfthan H, Hotakainen K, et al: Site-specific glycan analysis of human chorionic gonadotropin beta-subunit from malignancies and pregnancy by liquid chromatography--electrospray mass spectrometry. Glycobiology 2006; 16: 1207-18.

11) Kobata A, Takeuchi M: Structure, pathology and function of the N-linked sugar chains of human chorionic gonadotropin. Biochim Biophys Acta 1999; 1455: 315-26.

12) Takamatsu S, Oguri S, Minowa MT, et al: Unusually high expression of N-acetylglucosaminyltransferase-IVa in human choriocarcinoma cell lines: a possible enzymatic basis of the formation of abnormal biantennary sugar chain. Cancer Res 1999; 59: 3949-53.

13) Nishino K, Yamamoto E, Niimi K, et al: N-acetylglucosaminyltransferase IVa promotes invasion of choriocarcinoma. Oncol Rep 2017; 38: 440-8.

14) Niimi K, Yamamoto E, Fujiwara S, et al: High expression of N-acetylglucosaminyltransferase IVa promotes invasion of choriocarcinoma. Br J Cancer 2012; 107: 1969-77.

16 絨毛性腫瘍の免疫寛容と標的免疫治療

和歌山県立医科大学産科婦人科学　**井箟　一彦**

　絨毛性腫瘍は妊娠時の栄養膜細胞 trophoblast（トロホブラスト）由来の腫瘍であり，免疫学的には父方抗原を有する移植腫瘍といえるが，宿主免疫監視からの回避機構を獲得し増殖・転移する。そのメカニズムとして，絨毛性腫瘍には IDO や PD-L1 が発現しており，これらを介した免疫抑制シグナルが，ヒト絨毛性ゴナドトロピン（hCG）など他の因子とも協調して免疫寛容システムを構築している。これらの免疫寛容誘導分子を標的とした免疫療法が，難治性絨毛性腫瘍の新たな治療戦略となる可能性がある。

■ 免疫学的にみた絨毛性腫瘍の特徴

　妊娠性絨毛性腫瘍 gestational trophoblastic neoplasia；GTN には，侵入奇胎，絨毛癌，さらにまれなタイプとして胎盤部トロホブラスト腫瘍 placental site trophoblastic tumor；PSTT と類上皮性トロホブラスト腫瘍 epithelioid trophoblastic tumor；ETT が含まれる[1]。いずれも先行する責任妊娠が存在し，その胎盤を形成する絨毛栄養膜細胞が異常増殖や腫瘍性変化をきたした疾患群である。侵入奇胎のほとんどは胞状奇胎からの続発であり，絨毛癌は胞状奇胎からの続発に加えて満期産の胎盤絨毛からの発生や流産絨毛からの発生が含まれる[1]。PSTT の先行妊娠は満期産分娩が多いとされる。つまり，妊娠時の栄養膜細胞由来である絨毛性腫瘍は，すべて父方抗原を有するいわば移植腫瘍であり，自己の細胞が癌化する他の固形癌とは免疫学的に大きく異なる。例えば，雄核発生の全胞状奇胎（全奇胎）に由来する絨毛癌であれば，腫瘍は父方抗原のみを有する宿主にとっては完全な allograft であり，正常胎盤や流産あるいは三倍体の部分胞状奇胎に由来する絨毛性腫瘍であれば，父方・母方の両者の DNA を有する semi-allograft である。

　これらを踏まえ，「患者（宿主）と免疫学的に異なる父方抗原を有する絨毛性腫瘍が宿主免疫監視からの回避機構（免疫寛容）を獲得し，拒絶されずに旺盛な増殖・転移をすることができるのはなぜか？」という疑問を解明すべく，多くの腫瘍免疫・生殖免疫の研究が行われて

■ **allograft**
同種移植片のこと。妊娠性絨毛性腫瘍は患者自身とは遺伝的に異なるパートナー由来の DNA を含むため，患者側からみると移植組織となる。

■ **免疫寛容**
→ p.90「Ⅰ-7 脱落膜の機能：母子間免疫」

きた。一方，このような免疫学的特性を有する絨毛性腫瘍を免疫療法によって治療できないかという試みも行われ，1980年代には難治性絨毛癌に対して，夫リンパ球輸注療法により父方抗原に特異的な免疫活性を誘導し腫瘍細胞を拒絶しようとする治療がされたが，明らかな有効性は示せず，その後，近年まで免疫療法は行われていなかった。

■ 絨毛性腫瘍が免疫寛容を獲得するメカニズム

絨毛性腫瘍の腫瘍細胞は栄養膜細胞由来であるという視点から，腫瘍細胞が宿主からの免疫寛容を獲得するために，正常妊娠の胎盤形成期において栄養膜細胞が妊娠維持のために獲得する母子間の免疫寛容システムと同様のメカニズムを有しているのではないかとの仮説があり，それを裏付けようとする多くの研究がなされてきた[2]。絨毛癌細胞におけるHLA-Gの発現によるナチュラルキラー natural killer；NK細胞の抑制，および制御性T（Treg）細胞の活性化[2,3]，絨毛癌細胞表面のFas-ligandの発現とFas/Fas-ligand経路による活性化T細胞のアポトーシス誘導[4]などが報告されてきた。一方，絨毛性腫瘍，特に絨毛癌はhCGを旺盛に分泌するが，近年このhCGの多様な役割が解明され，hCGは胎盤形成期において栄養膜細胞の増殖や血管新生を促進するばかりでなく，Treg細胞の誘導やIL-10などのTh2サイトカインの促進を介して強力な免疫抑制作用を発揮し，母子免疫寛容の主要な役割を示すことが明らかにされつつある[5,6]。実際に絨毛癌細胞株JEG3がhCG分泌を介してTreg細胞を誘導し，免疫抑制活性を示すことが報告されている[7]。これらの因子に加えて，近年，固形癌の免疫寛容メカニズムにおいて，主要な役割を果たす複数の免疫抑制性シグナル経路が解明され[8]，絨毛性腫瘍においてもこれらの免疫寛容システムが存在することが最近明らかになってきた。筆者らの知見とともに詳述する。

■ 制御性T（Treg）細胞
regulatory T（Treg）cell
→p.95

■ 絨毛性腫瘍における indoleamine 2,3-dioxygenase（IDO）の発現と役割

indoleamine 2,3-dioxygenase（IDO）は，必須アミノ酸であるトリプトファンの代謝酵素であり，局所のトリプトファンを枯渇させ毒性代謝産物であるキヌレニンを産生させることにより，細胞障害性T細胞 cytotoxic T lymphocyte；CTLやNK細胞を強力に抑制する[9]。1998年にMunnらは，IDOが胎盤に発現し，母子免疫寛容に中心的役割を果たすことを初めて示した[9]。その後の研究でIDOが多くのヒト固形癌に発現していることが明らかになった[10]。筆者らはこれまでの研究において，IDO発現が子宮体癌や卵巣癌の患者の予後規

定因子となること，また卵巣癌のマウス腹膜播種モデルにおいて，IDOが腫瘍微小環境内のCTLやNKのリクルートを抑制して腹膜播種を促進すること，さらにはIDO阻害薬が抗腫瘍効果を示すことを報告してきた[11〜14]。すなわち，IDOは婦人科癌において主要な腫瘍免疫寛容誘導分子として働くことが明らかとなった。そこで，筆者らはヒトの正常胎盤および絨毛性腫瘍におけるIDO発現を免疫組織学的に検討した。正常胎盤（妊娠18週）では，IDOは絨毛内の栄養膜細胞および間質細胞，さらに脱落膜内の絨毛外栄養膜細胞 extravillous trophoblast；EVT に強く発現しているが，絨毛性腫瘍においても，全奇胎の増生する栄養膜細胞や子宮筋層内に浸潤する絨毛癌細胞に強く発現していた（図1a〜c）。また，絨毛癌細胞株に in vitro でインターフェロン（IFN）-γを添加すると，IDO発現が誘導された（未発表データ）。一方，Sebireらは，胞状奇胎においてはIDOが発現しているが，絨毛癌，PSTTにおいては発現するものと発現しないものがあることを報告している[15]。以上より，絨毛性腫瘍において全例ではないものの，IDOが腫瘍免疫寛容を誘導している可能性が示唆された。

図1 正常胎盤，胞状奇胎，絨毛癌におけるIDOとPD-L1の発現

手術検体のホルマリン固定パラフィン包埋ブロックを用いて免疫組織化学染色を施行した。
上段a〜c：IDOの免疫染色，下段d〜f：PD-L1の免疫染色。

IDOの免疫染色

a：正常胎盤（18週）

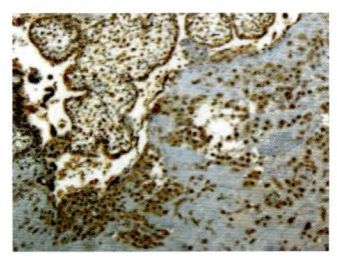

b：全胞状奇胎

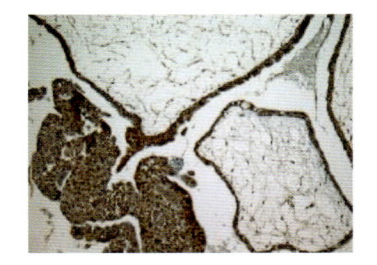

c：絨毛癌

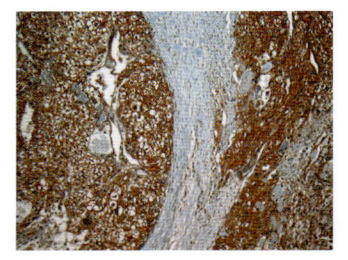

PD-L1の免疫染色

d：正常胎盤（14週）

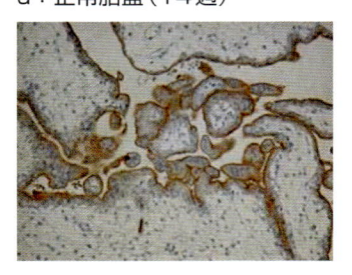

e：全胞状奇胎

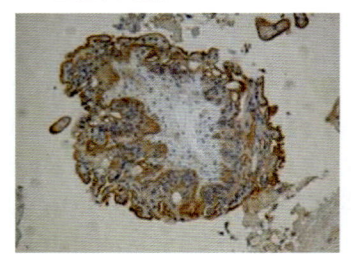

f：絨毛癌

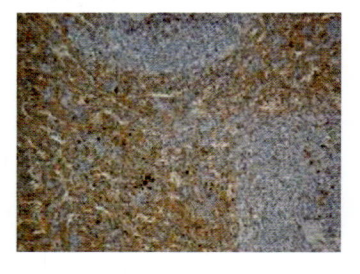

■ 絨毛性腫瘍における programmed cell death 1 ligand 1（PD-L1）の発現

　programmed cell death 1 ligand 1（PD-L1）は，種々の固形癌において腫瘍細胞表面に発現し，活性化T細胞上のPD-1と結合することによりその機能を抑制する免疫チェックポイント分子である。固形癌において，PD-L1/PD1シグナルは，cytotoxic T-lymphocyte antigen-4（B7/CTLA-4）経路や前述のIDOシグナルと合わせて，主要な免疫寛容経路であることが判明している[8]。絨毛性腫瘍においても，最近のいくつかの免疫組織化学染色による研究において，PD-L1分子が大多数の絨毛性腫瘍の腫瘍細胞に発現していることが報告されている[16～19]。筆者らの手術検体を用いた検討においても，PD-L1は正常胎盤の絨毛内栄養膜細胞に明瞭に発現するとともに，全奇胎の増生した栄養膜細胞や絨毛癌細胞に強く発現していた（**図1d～f**）。また，IDOと同様に，*in vitro*で絨毛癌細胞株にIFN-γを添加すると，PD-L1発現が誘導された（未発表データ）。

■ 絨毛性腫瘍における IDO，PD-L1 による免疫寛容とその標的免疫治療の展望

　これまでの結果をまとめると，絨毛性腫瘍が宿主の免疫監視を回避して増殖進展する理由として，以下のメカニズムを考えることができる。父方アロ抗原を有する絨毛性腫瘍を活性化T細胞が認識し，攻撃しようとしたりNK細胞が攻撃したりする際には，局所でIFN-γが産生される。それにより腫瘍微小環境内においてはIFN-γ依存性に免疫寛容分子であるIDOやPD-L1の発現が強力に誘導され，他の免疫抑制因子とも協力しながら免疫寛容的微小環境を自ら構築し，宿主により拒絶を受けない強固なバリア形成をしていると考えられる（**図2**）。最近，化学療法耐性の難治性絨毛癌に対してPD-1阻害薬pembrolizumabによる免疫療法が有効であった症例が報告された[20]。現在，メラノーマや肺癌に対するPD-1阻害薬（nivolumab，pembrolizumabなど）やPD-L1阻害薬（atezolizumab，avelumab，durvalumabなど）がすでに臨床の場で使用されているのに加えて，IDO阻害薬であるepacadostatの臨床試験も進行している。アロ抗原を有する絨毛性腫瘍は，理論的にはこれらの免疫チェックポイント阻害薬の非常に良いターゲットとなる可能性を秘めており，近い将来これらを用いた難治性絨毛性腫瘍に対する新規免疫療法の臨床への導入が期待される。

■ **epacadostat**
IDO1の阻害薬。進行固形癌やメラノーマに対して，PD-L1阻害薬やPD-1阻害薬との併用によるフェーズ1/2およびフェーズ3の試験が進行中である。

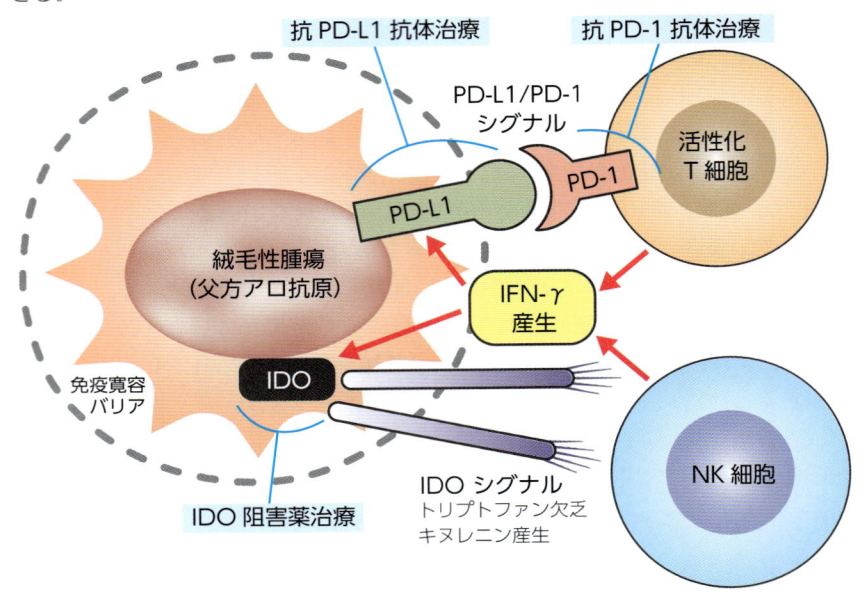

図2 IDOおよびPD-L1による絨毛性腫瘍の免疫寛容とその標的治療

活性化T細胞やNK細胞から産生されるIFN-γにより腫瘍細胞側のPD-L1やIDOなどの免疫寛容誘導分子の発現が誘導され，免疫寛容バリアが形成される。免疫チェックポイント阻害薬である抗PD-L1抗体，抗PD-1抗体，IDO阻害薬などによる免疫寛容バリアの破壊は，難治性絨毛癌に対する新規治療戦略としてその有効性が期待できる。

図中ラベル：抗PD-L1抗体治療／抗PD-1抗体治療／PD-L1/PD-1シグナル／活性化T細胞／PD-L1／PD-1／絨毛性腫瘍（父方アロ抗原）／IFN-γ産生／免疫寛容バリア／IDO／NK細胞／IDOシグナル トリプトファン欠乏 キヌレニン産生／IDO阻害薬治療

文献

1) Ngan HYS, Seckl MJ, Berkowitz RS, et al: Update on the diagnosis and management of gestational trophoblastic disease. Int J Gynaecol Obstet 2018; 143 Suppl 2: 79-85.

2) Wang X, Fu S, Freedman RS, et al: Immunobiology of gestational trophoblastic diseases. Int J Gynecol Cancer 2006; 16(4): 1500-15.

3) Melsted WN, Matzen SH, Andersen MH, et al: The choriocarcinoma cell line JEG-3 upregulates regulatory T cell phenotypes and modulates pro-inflammatory cytokines through HLA-G. Cell Immunol 2018; 324: 14-23.

4) Mor G, Gutierrez LS, Eliza M, et al: Fas-fas ligand system-induced apoptosis in human placenta and gestational trophoblastic disease. Am J Reprod Immunol 1998; 40: 89-94.

5) Schumacher A: Human chorionic gonadotropin as a pivotal endocrine immune regulator initiating and preserving fetal tolerance. Int J Mol Sci 2017; 18(10). pii: E2166.

6) Tsampalas M, Gridelet V, Berndt S, et al: Human chorionic gonadotropin: a hormone with immunological and angiogenic properties. J Reprod Immunol 2010; 85: 93-8.

7) Poloski E, Oettel A, Ehrentraut S, et al: JEG-3 trophoblast cells producing human chorionic gonadotropin promote conversion of human CD4+FOXP3- T cells into CD4+FOXP3+ regulatory T cells and foster T cell suppressive activity. Biol Reprod 2016; 94: 106.

8) Moon YW, Hajjar J, Hwu P, et al: Targeting the indoleamine 2,3-dioxygenase pathway in cancer. J Immunother Cancer 2015; 3: 51.

9) Munn DH, Zhou M, Attwood JT, et al: Prevention of allogeneic fetal rejection by tryptophan catabolism. Science 1998; 281: 1191-3.

10) Godin-Ethier J, Hanafi LA, Piccirillo CA, et al: Indoleamine 2,3-dioxygenase expression in human cancers: clinical and immunologic perspectives. Clin Cancer Res 2011; 17: 6985-91.

11) Ino K, Yamamoto E, Shibata K, et al: Inverse correlation between tumoral indoleamine

2,3-dioxygenase expression and tumor-infiltrating lymphocytes in endometrial cancer: Its association with disease progression and survival. Clin Cancer Re 2008; 14: 2310-7.

12) Inaba T, Ino K, Kajiyama H, et al: Role of the immunosuppressive enzyme indoleamine 2,3-dioxygenase in the progression of ovarian carcinoma. Gynecol Oncol 2009; 115: 185-92.

13) Ino K: Indoleamine 2,3-dioxygenase and immune tolerance in ovarian cancer. Curr Opin Obstet Gynecol 2011; 23: 13-8.

14) Tanizaki Y, Kobayashi A, Toujima S, et al: Indoleamine 2,3-dioxygenase promotes peritoneal metastasis of ovarian cancer via inducing immunosuppressive environment. Cancer Sci 2014; 105: 966-73.

15) Sebire NJ, Fisher RA, Williams S, et al. Indoleamine 2,3-dioxygenase expression in gestational trophoblastic disease: implications for development of immunotherapeutic approaches. J Reprod Med 2008; 53: 789-92.

16) Lu B, Teng X, Fu G, et al: Analysis of PD-L1 expression in trophoblastic tissues and tumors. Hum Pathol 2019; 84: 202-12.

17) Bolze PA, Patrier S, Massardier J, et al: PD-L1 expression in premalignant and malignant trophoblasts from gestational trophoblastic diseases is ubiquitous and independent of clinical outcomes. Int J Gynecol Cancer 2017; 27: 554-61.

18) Veras E, Kurman RJ, Wang TL, et al: PD-L1 expression in human placentas and gestational trophoblastic diseases. Int J Gynecol Pathol 2017; 36: 146-53.

19) Inaguma S, Wang Z, Lasota J, et al: Comprehensive immunohistochemical study of programmed cell death ligand 1 (PD-L1): analysis in 5536 cases revealed consistent expression in trophoblastic tumors. Am J Surg Pathol 2016; 40: 1133-42.

20) Ghorani E, Kaur B, Fisher RA et al: Pembrolizumab is effective for drug-resistant gestational trophoblastic neoplasia. Lancet 2017; 390(10110): 2343-5.

Index

基礎と臨床の両側面からみた **胎盤学**

2019 年 12 月 1 日　第 1 版第 1 刷発行

■**編　集**　日本胎盤学会

■**発行者**　三澤　岳

■**発行所**　株式会社メジカルビュー社
　　　　〒162-0845 東京都新宿区市谷本村町2-30
　　　　電話　03(5228)2050(代表)
　　　　ホームページ http://www.medicalview.co.jp/

　　　　営業部　FAX 03(5228)2059
　　　　　　　　E - mail　eigyo@medicalview.co.jp

　　　　編集部　FAX 03(5228)2062
　　　　　　　　E - mail　ed@medicalview.co.jp

■**印刷所**　シナノ印刷株式会社

ISBN978 - 4 - 7583 - 1762 - 7 C3047